Die Kinderapotheke

Wenn Sie kleine Kinder haben, sollten Sie eine Reihe von Arzneimitteln zusammenstellen, die speziell für Kinder geeignet sind. Bedenken Sie, daß Kinder keine Erwachsenen im Mini-Format sind. Sie haben häufig andere Beschwerden, und ihr kleiner Körper funktioniert noch anders.

Die Dosierung eines Medikaments muß auch jeweils dem Alter des Kindes und seinem Körpergewicht angepaßt werden.

Am besten sprechen Sie sich für die Ausrüstung der Kinderapotheke mit Ihrem Kinderarzt ab oder fragen in Ihrer Apotheke nach Mitteln, die besonders für Kinder geeignet sind.

Das gehört hinein

- Fieberzäpfchen
  (verschiedene Größen, je nach Alter
  und Gewicht der Kinder)
- Mittel gegen Blähungen:
  Anis-, Fenchel-, Kümmeltee,
  Windtee oder Windsalbe,
  Entschäumer-Präparate,
  Carminativum-Tropfen
- Mittel gegen Durchfall und Erbrechen:
  Zucker-Elektrolyt-Präparate
  (in der Apotheke als Pulver oder
  Tabletten)

- Mittel bei Erkältungen:
  Einreibungen (ohne Menthol und
  Kampfer),
  Nasentropfen oder Spray für Kinder,
  Kinder-Tropfen oder Saft gegen Husten
  und Entzündungen der Atemwege
- Mittel gegen Windeldermatitis
  (Wundsein):
  Kamillenbad und -salbe,
  Eichenrindenbad,
  Kleiebad,
  Zinkpaste,
  Wund- und Heilsalbe
- kindergeeignete Sonnenschutzmittel
- buntes Kinderpflaster

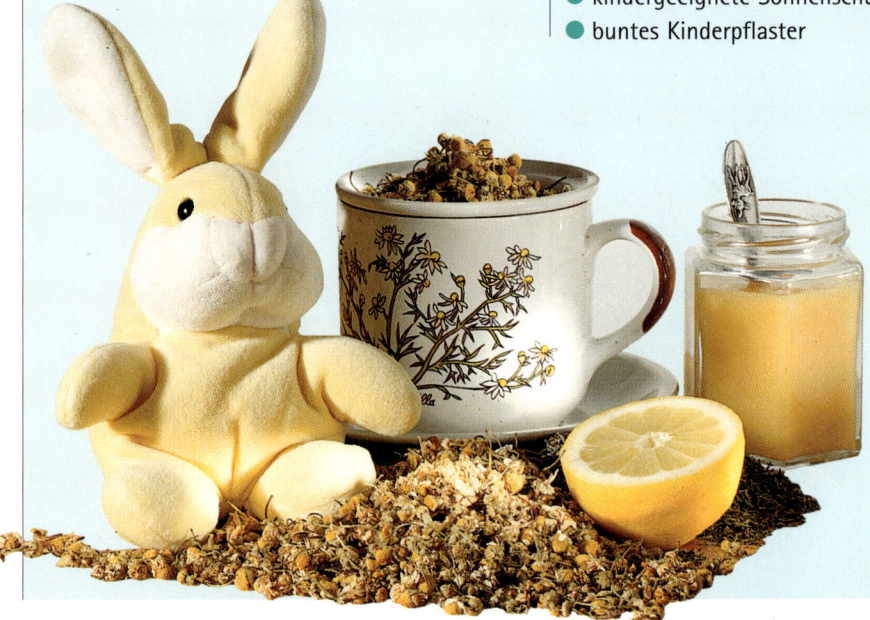

Die Reiseapotheke

Sie hat schon so manchen Urlaub gerettet, der sonst vielleicht gleich mit einer Reisekrankheit begonnen hätte. Die Reiseapotheke sollte Ihr Nothelfer sein, denn im Ausland ist es manchmal nicht leicht, sofort eine Apotheke zu finden. Bedenken Sie beim Zusammenstellen die lange Anreise, die neue Umgebung, das ungewohnte Essen, das andere Klima mit viel Sonne und Salzwasser und die Möglichkeit kleiner Sportverletzungen. Die folgende Liste hat für alle Fälle ein Mittel parat.

Das gehört hinein

- Medikamente, die Sie dauerhaft einnehmen müssen
- Mittel gegen Reisekrankheit
- Schmerzmittel
- Abführmittel
- Mittel gegen Durchfall
- Mittel gegen Sodbrennen
- Mittel gegen Erkältungskrankheiten
- Mittel zur Wunddesinfektion, Wundsalben
- Sonnenschutzmittel
- Salbe oder Gel zur Behandlung von Sonnenbrand
- Einreibemittel zur Behandlung von Prellungen und Verstauchungen
- Verbandsmittel, Wundverband und Heftpflaster (Verbandspäckchen, elastische Binden, Mullbinden, Verbandsklammern)
- Fieberthermometer
- Pinzette zur Entfernung von Splittern oder Seeigelstacheln
- Augentropfen gegen Bindehautentzündung
- Mittel gegen Juckreiz, Insektenstiche
- Mittel gegen Ohrenschmerzen
- Mittel gegen Pilzerkrankungen
- Mittel gegen Schlafstörungen

Krankenversicherung im Ausland

- Der Abschluß einer Reisekrankenversicherung und Reiseunfallversicherung, gegebenenfalls im Zusammenhang mit einer Reisekostenrücktrittsversicherung, kann sehr nützlich sein.
- Innerhalb Deutschlands ist ein normaler Krankenschein oder Überweisungsschein ausreichend. In einigen Ländern sind Sie mit einem sogenannten Auslandskrankenschein genügend abgesichert, den Sie sich vor Reiseantritt von Ihrer Krankenkasse besorgen können. Informieren Sie sich bei Ihrer Krankenkasse darüber.
- Etwa 3 bis 4 Monate vor Reiseantritt sollten Sie auch Ihren Impfausweis kontrollieren und sich gegebenenfalls impfen lassen.

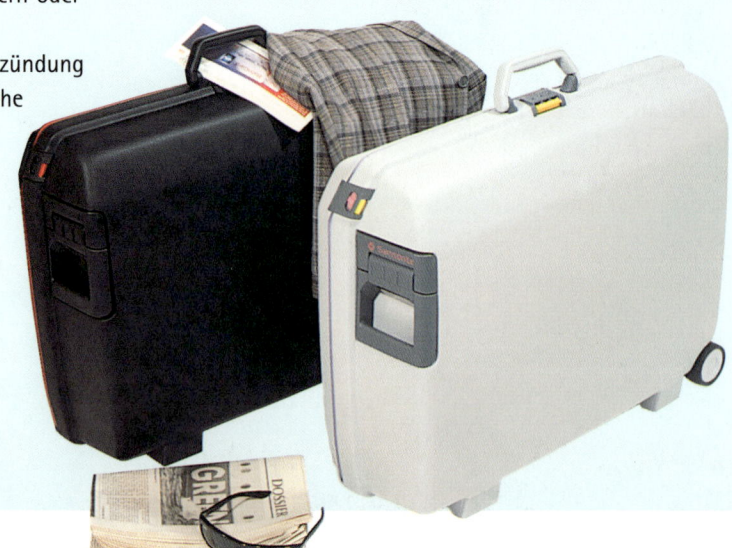

Die Grundausstattung Ihrer Hausapotheke

Diese Zusammenstellung ist die Basisausrüstung für Ihre Hausapotheke: Außer Arzneimitteln gegen die alltäglichen Unpäßlichkeiten sollte sie auch Verbandsmittel und etwas Zubehör zur häuslichen Krankenpflege enthalten. Alle aufgeführten Bestandteile erhalten Sie in Ihrer Apotheke oder in einer guten Drogerie.

Verbandsmittel

- Mullbinden, 6 cm und 8 cm breit
- Elastische Binden, 6 cm und 8 cm breit
- Idealbinde, 8 cm breit
- Verbandspäckchen (klein, mittel und groß)
- 1 Rolle Heftpflaster
- 1 Packung Pflasterstrips
- Wundschnellverband (6 cm und 8 cm)
- Verbandswatte
- 6 Sicherheitsnadeln
- Verbandsklammern
- 1 Splitterpinzette
- 1 Verbandsschere
- 2 Dreieckstücher

Arzneimittel

- Schmerztabletten
- Halstabletten
- Tabletten gegen Durchfall
- Tabletten gegen Verstopfung
- Mittel gegen Sodbrennen (Magenübersäuerung), Blähungen und Völlegefühl
- Mittel gegen Erkältungskrankheiten

- Mittel gegen Insektenstiche
- Wunddesinfektionsmittel
- Wund- und Brandgel
- Individuelle Arzneimittel (Arzneimittel, die Sie ständig oder häufiger einnehmen)

Krankenpflegeartikel

- Fieberthermometer
- Mundspatel
- Lederfingerling
- Feindesinfektionsmittel
- eventuell 1 Kneipp-Wickeltuchset
- Wärmflasche
- Badethermometer

Sonstiges

- Erste-Hilfe-Anleitung
- Notfalladressen mit Telefonnummern
- Anleitung zur Durchführung der Akupressur

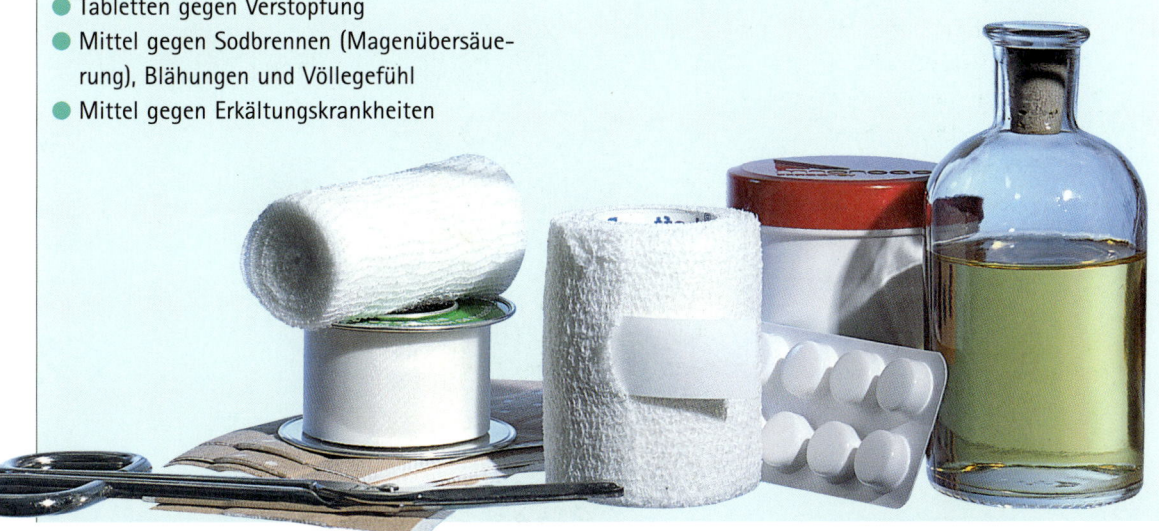

Dr. med. Petra Wenzel

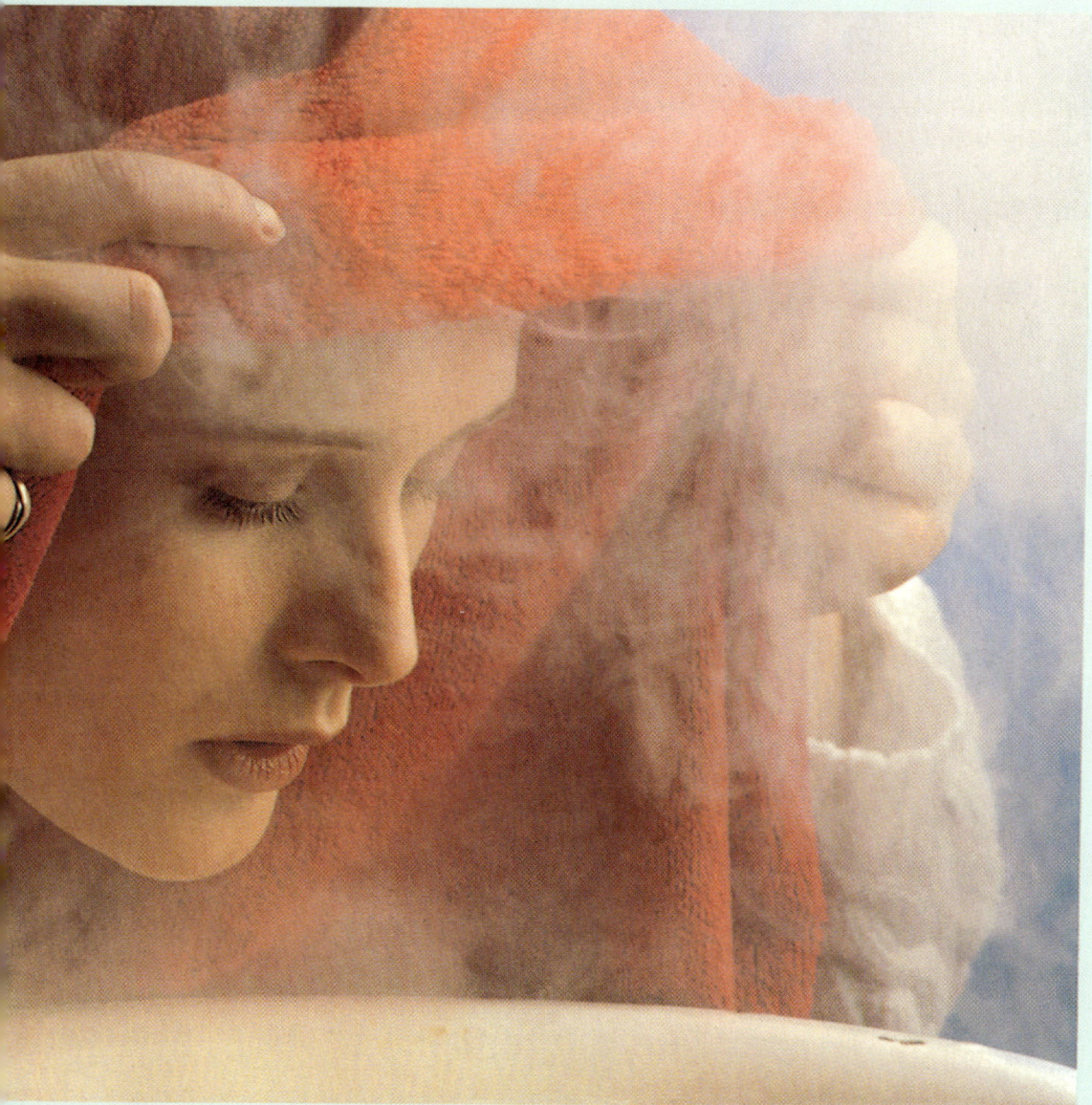

Hausapotheke

- Die häufigsten Beschwerden selbst behandeln
- Hausmittel, sanfte Heilmethoden und Homöopathie
- Die richtigen Wirkstoffe anwenden
- Erste Hilfe bei Notfällen

Inhalt

Hilfe aus der Hausapotheke 8

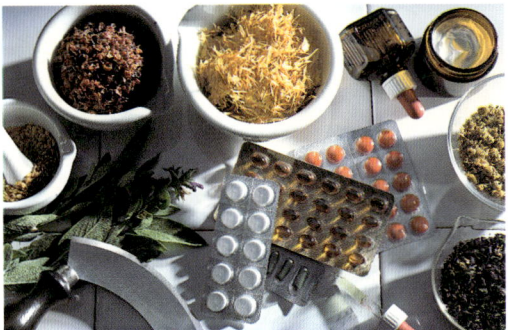

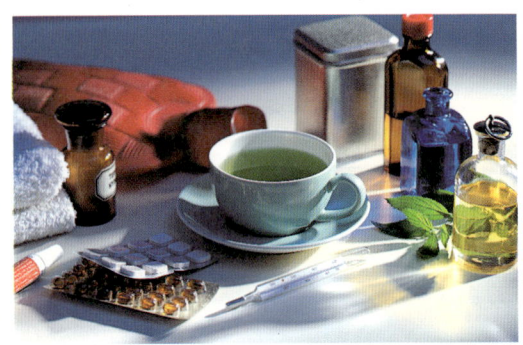

Inhalt

Inhalt

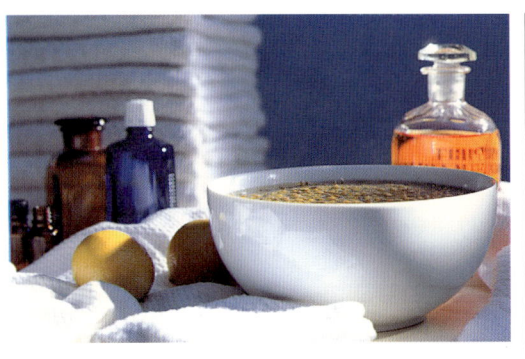

Ein Wort zuvor

Nicht jede Alltagsbeschwerde und kleinere Unpäßlichkeit muß ärztlich behandelt werden. Aber ein wenig Hilfe und Unterstützung zur Linderung der Beschwerden ist doch sehr willkommen. Wie schade, wenn die eigene Hausapotheke nur alte Tablettenschachteln und ein Fieberthermometer enthält. Dabei ist es ganz einfach, ein bißchen vorzusorgen und für alle Fälle einen kleinen Vorrat an altbewährten und modernen Heilmitteln bereitzuhalten. Dieses Buch zeigt Ihnen, welche Möglichkeiten es gibt, kleinere gesundheitliche Störungen selbst zu behandeln, welche Heil- und Hilfsmittel Sie dazu brauchen, und wie Sie sie am besten anwenden.

In der letzten Zeit ist das Bewußtsein dafür gewachsen, daß eine gesundheitliche Störung und die dagegen eingesetzten Mittel im richtigen Verhältnis zueinander stehen sollten. Starke chemisch-synthetische Medikamente haben häufig unerwünschte Nebenwirkungen. Zur Heilung einer schweren Erkrankung wird man dies unter Umständen in Kauf nehmen. Zur Besserung alltäglicher Unpäßlichkeiten genügt aber häufig schon die richtige Teemischung oder eine heilende Kräuterauflage. Die Natur bietet eine Vielzahl an pflanzlichen Heilmitteln für beinahe alle Beschwerden, die den großen Vorteil haben, daß sie so gut wie keine Nebenwirkungen haben. Daß sie trotzdem sehr wirksam sind, hat die moderne Medizin für viele alte Hausmittel und lang bekannte pflanzliche Heilmittel inzwischen bestätigt.

Diese »Hausapotheke« will Ihnen ein kompetenter, praktischer und moderner Wegweiser sein, sich gefahrlos und möglichst natürlich selbst zu behandeln:

Wenn Sie sich unwohl fühlen, ermöglicht die alphabetische Anordnung der Beschwerden ein schnelles Auffinden des Stichwortes. Dort werden die Erkrankung und ihre Symptome zunächst beschrieben und Grundsätzliches zu den Möglichkeiten der Selbstbehandlung gesagt. Sie erfahren hier auch, wo der Selbstbehandlung Grenzen gesetzt sind, und ab wann Sie Ihre Ärztin/Ihren Arzt aufsuchen sollten. Anschließend werden Ihnen zu jeder Beschwerde verschiedene Behandlungsmöglichkeiten vorgeschlagen, aus denen Sie, je nach Situation, persönlicher Vorliebe und Stärke der Beschwerden, die für Sie passende auswählen können. Denn außer der Anwendung von Tees und Heilkräutern stehen Ihnen heute auch noch Medikamente auf pflanzlicher Basis, freiverkäufliche chemisch-synthetische Medikamente und homöopathische Heilmittel zur Verfügung, damit es Ihnen bald wieder besser geht. Bitte verfahren Sie aber nie nach dem Prinzip »viel hilft viel«, sondern nehmen Sie immer nur eines der vorgeschlagenen Mittel ein.

Außerdem gibt es eine ganze Palette von wirksamen Möglichkeiten, sich ganz ohne Arzneimittel selbst zu helfen: das sind zum Beispiel Wasseranwendungen nach Kneipp, Wickel mit und ohne Kräuter, Bäder, Bewegungsübungen oder auch die traditionelle chinesische Akupressur.

Damit Sie die empfohlenen Behandlungen auch richtig anwenden können, steht Ihnen ein kleines Selbsthilfepraktikum zur Seite, das alle im Buch erwähnten Heilmethoden ausführlich vorstellt und Ihre Anwendung Schritt für Schritt erklärt. Wenn Sie schon immer gerne wissen wollten, was Homöopathie genau ist oder wie Akupressur funktioniert, dann haben Sie vielleicht Lust, auch ohne Beschwerden in diesen Seiten zu blättern – sozusagen vorbeugend. Denn viele der natürlichen Heilweisen eignen sich nicht nur zur Behandlung, sondern unterstützen bei regelmäßiger Anwendung dauerhaft Ihre Gesundheit.

Dr. med. Petra Wenzel

Die Mischung macht's: Altbewährte Hausmittel und
moderner Arzneistandard
sorgen in einer gut sortierten
Hausapotheke für zuverlässige
Hilfe, wenn es um die Behandlung von Alltagsbeschwerden
und kleineren Unpäßlichkeiten
geht. In diesem Kapitel finden
Sie alles Wissenswerte rund um
die praktische Ausstattung Ihrer
Hausapotheke sowie wichtige
Informationen über den Umgang mit Medikamenten und die
Grenzen der Selbstbehandlung.

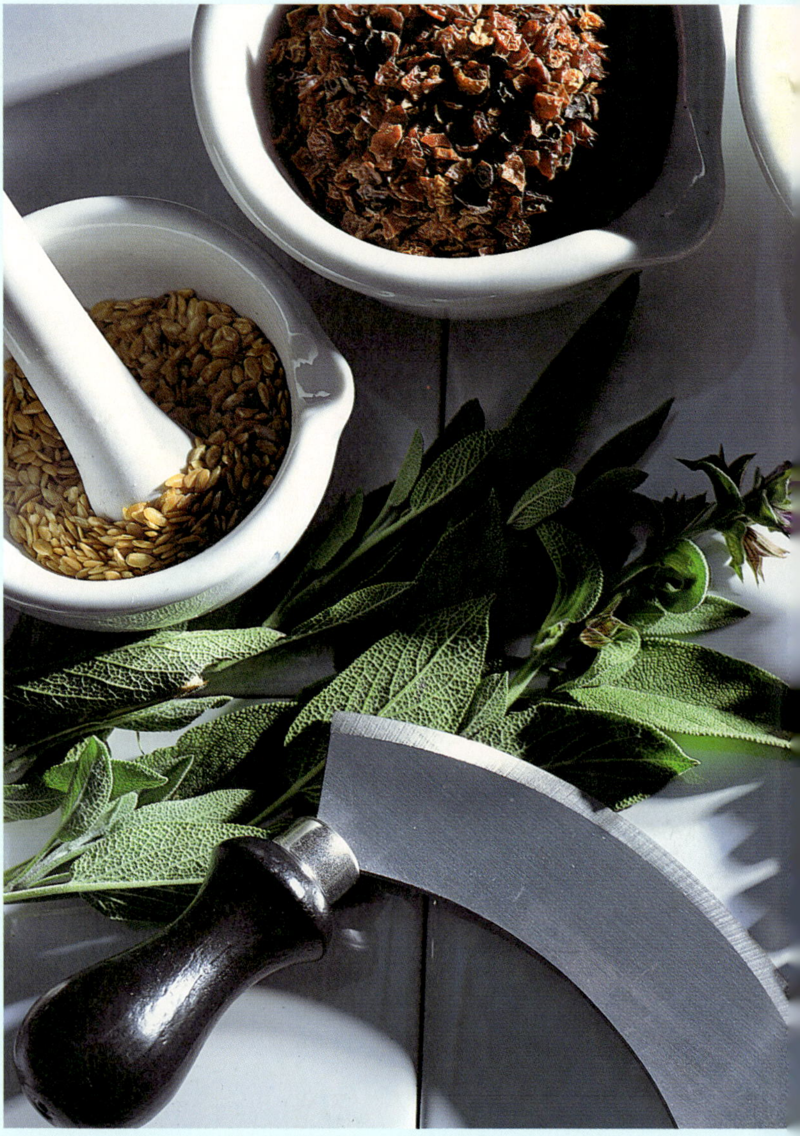

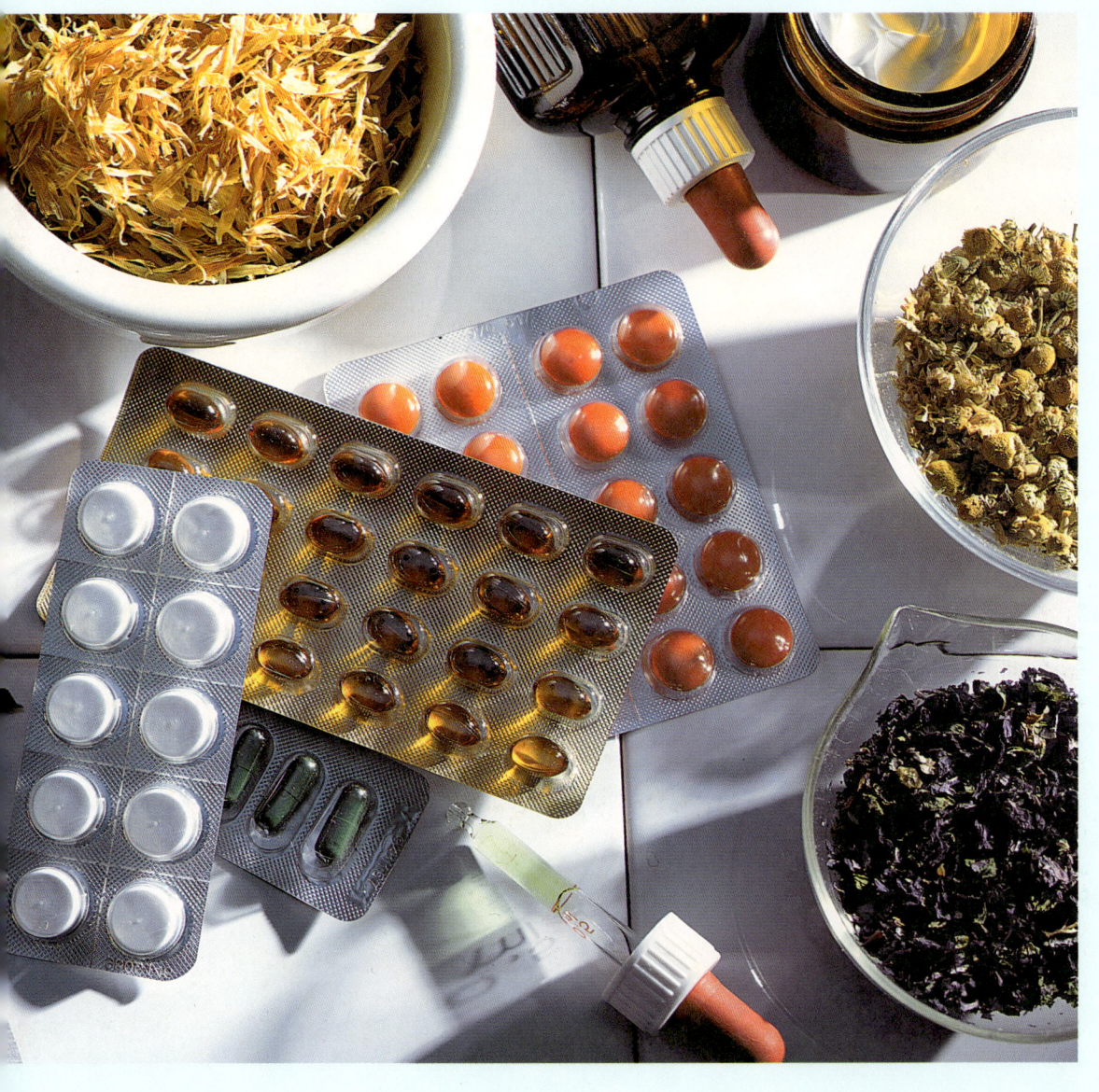

Hilfe aus der Hausapotheke

Zu Hause gesund werden

Die gute alte Hausapotheke, die der ganzen Familie mit einfachen, aber bewährten Mitteln zur Seite stand und in der Urgroßmutters Hustensaftrezept sorgsam gehütet wurde, ist keineswegs out. Sich bei kleineren Unpäßlichkeiten wie Husten, Schnupfen, Magendrücken oder Kopfschmerzen selbst zu behandeln, liegt im Trend: Die meisten Menschen versuchen vor dem Gang zum Arzt lieber erst einmal mit erprobten Hausmitteln ihr Glück. Aber auch durch die Freigabe von immer mehr bislang rezeptpflichtigen Arzneimitteln steigt die Tendenz, kleinere Wehwehchen in Eigenregie zu behandeln.

Doch Selbstbehandlung und Selbstmedikation setzen gewisse Grundkenntnisse und einen verantwortungsvollen Umgang mit den vorhandenen Therapiemöglichkeiten voraus – und nicht jeder fühlt sich auf dem Gebiet sicher.

Dieses Wissen will Ihnen der große Ratgeber »Hausapotheke« verständlich und zuverlässig vermitteln und Ihnen ein Wegweiser bei der vernünftigen und gefahrlosen Selbstbehandlung mit sanften Heilmethoden und rezeptfreien Arzneimitteln sein – als modernes Standardwerk für die ganze Familie.

Selbstbehandlung: Erfolge und Grenzen

Die »Hausapotheke« ist nicht zur Behandlung schwerer oder chronischer Krankheiten gedacht, sondern, wie der Name sagt, für den »Hausgebrauch«. Im Behandlungsteil finden Sie daher Informationen, Ratschläge und Tips zu den wichtigsten alltäglichen Beschwerden von

A bis Z sowie einen übersichtlichen, ebenfalls alphabetisch gegliederten Praxisteil für die Erste-Hilfe-Behandlung in Notfällen.

Selbsthilfe in 2 Schritten

In den Behandlungsvorschlägen wird immer nach dem gleichen Prinzip verfahren:

Zunächst sollten Sie versuchen, Ihre Beschwerden mit einfachen und gut verträglichen Maßnahmen und Mitteln zu behandeln: Eine Ernährungsumstellung, der gezielte Einsatz von Tees und die richtige Anwendung von Bädern, Wickeln oder Güssen sind oft schon ausreichend, um schnell wieder auf die Beine zu kommen.

In einigen Fällen ist es sinnvoll, darüber hinaus pflanzliche, homöopathische oder chemisch-synthetische Medikamente einzusetzen. Sie finden Hinweise zu geeigneten Mitteln bei den einzelnen Beschwerden. Ein kleines Heilkräuterlexikon und Anleitungen zur richtigen Heilpflanzen-Zubereitung sowie eine kurze Zusammenfassung über die Wirkweise der Homöopathie erleichtern Ihnen den praktischen Umgang mit pflanzlichen wie homöopathischen Mitteln.

Wann wird's ernst?

Zu jedem Stichwort des Behandlungsteils werden jedoch nicht nur die Therapiemöglichkeiten, sondern auch die Grenzen der Selbstbehandlung genannt. Generell gilt: Wenn sich Ihre Beschwerden trotz Behandlung nicht innerhalb von drei Tagen deutlich bessern, müssen Sie in jedem Fall einen Arzt aufsuchen.

Hier gilt es nicht, tapfer die Zähne zusammenzubeißen nach dem Motto »Es wird schon wieder werden«, sondern es geht darum, zu verhindern, daß eine möglicherweise weniger harmlose Erkrankung verschleppt oder verschlimmert wird. Auch plötzlich auftretende, starke Schmerzen, Bewußtseinsverlust oder starke Blutungen sind immer ein Fall für den Arzt!

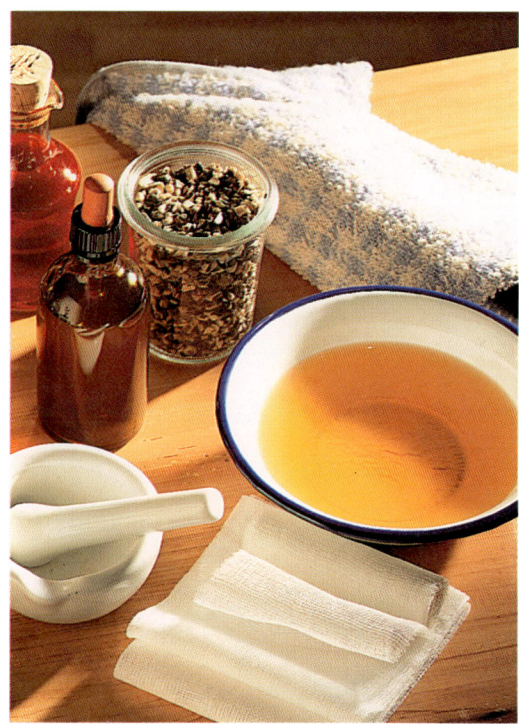

Erprobte Hausmittel und sanfte Heilmethoden helfen bei vielen Alltagsbeschwerden.

Bewährte Heilmethoden

Die hier empfohlenen Maßnahmen lassen sich alle von Ihnen zu Hause durchführen. Es wurden bewährte Heilmethoden wie Wasseranwendungen (Bäder, Dampfbad, Güsse, Waschungen, Wickel und Auflagen), aber auch Akupressur, Homöopathie sowie Heilpflanzen- und Nährstofftherapie ausgewählt, weil sie leicht erlernbare und gut in Eigenregie anzuwendende Heilverfahren sind. Im »Kleinen Selbsthilfepraktikum« ab Seite 198 finden Sie alles Wissenswerte über das nötige Zubehör und die wichtigsten Handgriffe.

Natürlich gibt es noch eine ganze Reihe anderer hilfreicher Methoden. Sie alle aufzuführen hätte jedoch den Rahmen dieser Hausapotheke, die Sie in Ihrem Alltag begleiten soll, gesprengt.

Richtiger Umgang mit Arzneimitteln

Selbstbehandlung bedeutet auch verantwortungsvolle Selbstmedikation. Damit ist nicht nur die Auswahl, sondern auch der fachgerechte Umgang mit Pillen, Zäpfchen, Salben und Säften gemeint. Näheres dazu finden Sie auf den folgenden Seiten, aber auch im »Kleinen Selbsthilfepraktikum« (Seite 222), wo Sie genauer über die Herstellung und Wirkweise homöopathischer sowie pflanzlicher Medikamente nachlesen können.

»Ist das auch wirklich ungefährlich?« lautet die Frage, die im Zusammenhang mit der Einnahme von Arzneimitteln immer wieder gestellt wird. Das gilt natürlich ganz besonders für Schwangere: Bei einer Behandlung von Erkrankungen in der Schwangerschaft gelangen kleinere Mengen des Arzneimittels, welches die Mutter einnimmt, auch in den Kreislauf des Kindes. Und der Blick auf die Packungsbeilage ist meist nicht geeignet, um Bedenken auszuräumen.

Der Beipackzettel

Die Packungsbeilage informiert Sie über die Zusammensetzung, die Anwendungsgebiete und Dosierung sowie über Neben- und Wechselwirkungen, Gegenanzeigen und Vorsichtsmaßnahmen, die Sie bei der Anwendung eines bestimmten Medikamentes beachten müssen. Wenn Sie sich diese Gebrauchsinformation schon einmal genauer angesehen haben, waren Sie vielleicht überrascht, auch bei harmlosen Medikamenten eine solche Fülle an (teilweise noch schwer verständlichen) Informationen vorzufinden. Die Angaben sollen Ihnen jedoch helfen, das Arzneimittel so sicher wie möglich anzuwenden. Sie sollten die Packungsbeilage daher in jedem Fall lesen und sich vor Einnahme eines Mittels vergewissern, daß es noch haltbar ist.

Nebenwirkungen: Risiko abschätzen

Das erschreckt jeden: Die Auflistung der Nebenwirkungen nimmt bei den meisten Präparaten weit mehr Raum ein als die Beschreibung der Wirkung. Oft ist man nach der Lektüre geneigt, das Medikament lieber gar nicht erst einzunehmen, als das Risiko der zahlreichen Nebenwirkungen einzugehen.

Dazu sollten Sie aber wissen, daß ein pharmazeutischer Hersteller gesetzlich verpflichtet ist, in der Packungsbeilage alle medizinischen Kenntnisse über sein Produkt bekanntzugeben. »Alles« bedeutet hier, daß auch seltene und selbst harmlose Nebenwirkungen aufgeführt werden müssen. Das heißt nun nicht, daß diese in jedem Fall eintreten; Sie sollen sich lediglich im klaren darüber sein, daß bestimmte Nebenwirkungen möglich sind.

Doch hier zwischen »wahrscheinlich« und »unmöglich« abzuschätzen, ist schwer. In dem Bemühen, die Packungsbeilage anwenderfreundlicher zu gestalten, haben die Hersteller deshalb Formulierungen gewählt, aus denen Sie das mögliche Risiko einer unerwünschten Nebenwirkung abschätzen können (siehe Kasten).

Wechselwirkungen vermeiden

Viele Menschen leiden an mehreren Erkrankungen gleichzeitig. Möglicherweise sind sie wegen einer Erkrankung in ärztlicher Behandlung, benötigen aber - etwa bei Erkältungserscheinungen - ein weiteres Präparat, das sie selbst in der Apotheke kaufen. Tritt auch bei Ihnen ein solcher Fall ein, sollten Sie unbedingt in Ihrer Packungsbeilage nachlesen, ob die Präparate sich gegenseitig beeinflussen, und gegebenenfalls die Einnahme unterlassen. Übrigens können nicht nur Medikamente miteinander in Wechselwirkung treten, auch mit Nahrungsund Genußmitteln und Getränken ist dies mög-

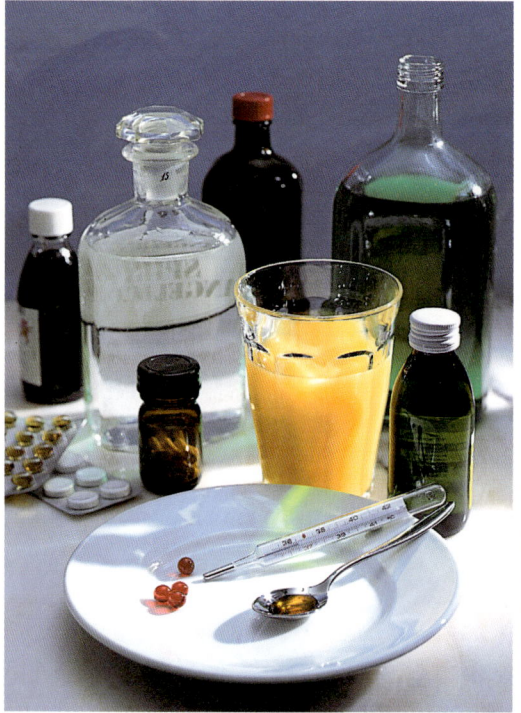

Auch bei rezeptfreien Arzneimitteln kommt es auf die richtige Dosierung an.

lich (siehe Seite 240). Und noch eine Bitte: Nehmen Sie nicht mehrere Medikamente gleichzeitig ein, in der Hoffnung, eine schnelle Wirkung zu erzielen. Keinesfalls gilt hier »viel hilft viel«. Entscheiden Sie sich immer nur für eines der vorgeschlagenen Arzneimittel.

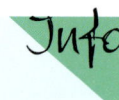

Das Risiko einer Nebenwirkung

Wie oft treten Nebenwirkungen tatsächlich auf? Die folgenden Formulierungen auf dem Beipackzettel sind Richtwerte für Ihre Risikoeinschätzung:
● »häufig« bedeutet: in über 10% der Fälle
● »gelegentlich«: in circa 1 bis 10% der Fälle
● »selten«: weniger als 1% und Einzelfälle

Arzneimittelkauf: Qualität geht vor

Info

Noch ein Wort zum Arzneimittelkauf: Neben den von alters her bewährten Hausmitteln haben wir auch die Wirkstoffe von freiverkäuflichen Arzneimitteln empfohlen: homöopathische, pflanzliche und chemisch-synthetische.

Freiverkäuflich bedeutet jedoch nicht, daß Sie überall die gleiche Qualität erhalten. Der Vorteil von Arzneimitteln aus der Apotheke liegt darin, daß diese geprüfte Arzneibuchqualität aufweisen. Dadurch unterscheiden sie sich von Mitteln, die in Drogerien, Supermärkten oder im Versandhandel angeboten werden. Deren Qualität unterliegt dem weniger strengen Lebensmittelrecht und wird seltener kontrolliert.

Was die wenigsten Verbraucher wissen: Diese Mittel enthalten nur ganz geringe Dosierungen der Wirkstoffe, die in der Regel nicht für eine Behandlung ausreichen.

Wer wirklich etwas für seine Gesundheit tun will, sollte Arzneimittel in der Apotheke kaufen. Hier können Sie sich auf die Qualität und die Wirksamkeit der Präparate verlassen.

Dosierung und Anwendung einhalten

Arzneimittelhersteller müssen aufwendige und umfangreiche Untersuchungen durchführen, in denen unter anderem geklärt wird, welche Dosierung ihres Medikamentes für die Behandlung einer Erkrankung notwendig ist. Sie finden daher auf der Packungsbeilage eines jeden Arzneimittels genaue Dosierungsempfehlungen, die manchmal für verschiedene Krankheitsbilder und Schweregrade der Erkrankung ganz unterschiedlich ausfallen können. Halten Sie sich unbedingt an die Empfehlungen!

Davon abgesehen werden in der Packungsbeilage auch Angaben dazu gemacht, zu welcher Tageszeit Sie das entsprechende Mittel am besten einnehmen sollten. Die Begriffe Einzeldosis und Tagesdosis klären darüber auf, wie viele Tabletten oder Dragees Sie auf einmal beziehungsweise innerhalb von 24 Stunden einnehmen dürfen. Außerdem können Sie hier auch nachlesen, ob sich das Medikament nur für die kurzfristige Einnahme oder für eine langfristige Behandlung eignet. Und bitte bedenken Sie, daß es auch bei rezeptfreien Arzneimitteln auf die richtige Dosierung ankommt, damit die Inhaltsstoffe ihre optimale Wirkung entfalten können.

Im Zweifelsfall Rücksprache halten

Neigen Sie auch dazu, nach der Lektüre des Beipackzettels auf die Einnahme des betreffenden Mittels lieber doch zu verzichten? Dann sollten Sie sich dabei einmal vor Augen führen, daß zwar tatsächlich ein gewisses Nebenwirkungsrisiko besteht, Sie andererseits jedoch auch ein Erkrankungsrisiko eingehen, wenn Sie Ihre Erkrankung nicht behandeln und sie sich vielleicht verschlimmert. Hier heißt es also abwägen.

Wenn Sie dennoch unsicher sein sollten - sowie in jedem Fall während der Schwangerschaft und Stillzeit! -, sollten Sie vor einer Selbstbehandlung mit einem bestimmten Mittel lieber bei Ihrem (Frauen-)Arzt/Ihrer Ärztin oder in Ihrer Apotheke nachfragen.

Haben Sie sich für eine Medikamenteneinnahme entschieden, bedenken Sie bitte auch, wie lange eine Einnahme sinnvoll ist: Grundsätzlich sollten Sie bei Beschwerden und Störungen jede Art von Arzneimittel nur kurzfristig einsetzen (ohne Rücksprache mit dem Arzt nicht länger als drei Tage, wenn die Beschwerden sich nicht bessern).

Die gut sortierte Hausapotheke

Kein Haushalt ohne Hausapotheke: Sie ist die erste Anlaufstelle bei Schnupfen und Husten, wenn nach dem Sport der strapazierte Muskel schmerzt oder beim Zwiebelschneiden der Finger gelitten hat. Aber neben Verbandsmitteln, Pillen, Säften oder Salben sollte hier auch alles Zubehör für die häusliche Krankenpflege zu finden sein: vom Fieberthermometer bis zu den wichtigsten Notfalladressen und Anleitungen für die Erste Hilfe.

Denn eine fiebrige Erkältung kann Sie zu Hause rasch »flachlegen«, und bei Haushaltsunfällen muß es unter Umständen manchmal schnell gehen – ärgerlich, wenn dann langes Herumsuchen doch nur eine Uraltpackung undefinierbarer Kräuteressenz, eine ausgeleierte Idealbinde und ein Digitalthermometer ohne Batterie zutage fördert! Es lohnt sich, für die Einrichtung einer praktischen Hausapotheke ein bißchen Zeit aufzuwenden.

Standort und Sicherheit

Der auserkorene Lieblingsplatz für Hausapotheken ist in den meisten Fällen das Badezimmer. Küche und Badezimmer sind jedoch wegen der feuchten und warmen Luft nicht für die Lagerung von Arzneimitteln geeignet.

Der ideale Standort sollte trocken, kühl und lichtgeschützt sein. Ein geeigneter Raum ist beispielsweise ein Erwachsenen-Schlafzimmer oder eine Ecke im Flur. Am günstigsten ist es, wenn Sie ein abschließbares Schränkchen benutzen können. Sind Kinder im Haus, ist das zudem unerläßlich!

Regelmäßiger Sicherheitscheck

Denken Sie daran, Ihre Hausapotheke regelmäßig zu überprüfen.

● Kontrollieren Sie das Haltbarkeitsdatum Ihrer Arzneimittel. Überalterte Arzneimittel sollten Sie durch Ihren Apotheker entsorgen lassen und durch neue Arzneimittel ersetzen.

● Reste verschreibungspflichtiger Arzneimittel, die Sie für eine akute Erkrankung bekommen haben, die mittlerweile ausgeheilt ist, sollten Sie ebenfalls an die Apotheke zurückgeben.

● Keinesfalls sollten Sie verschreibungspflichtige Arzneimittel für die Behandlung von Bagatellerkrankungen nutzen. Wenn Sie glauben, der Arzneimittelrest könne sich zur Behandlung einer aktuellen Erkrankung eignen, halten Sie zuerst Rücksprache mit Ihrem Arzt.

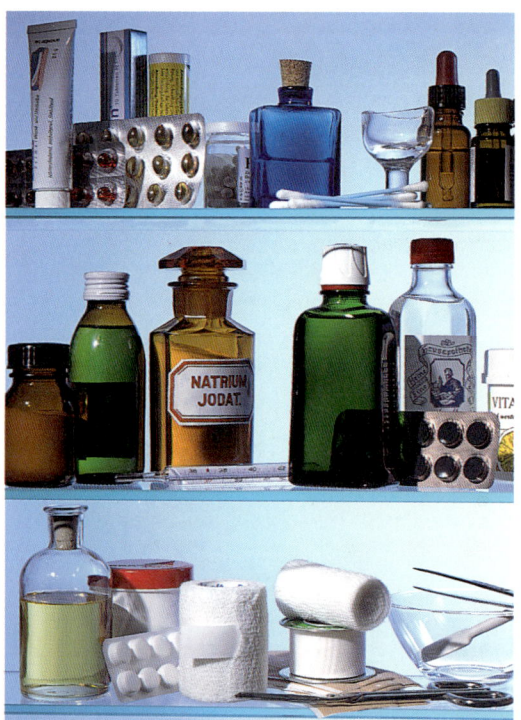

Wählen Sie für Ihre Hausapotheke einen trockenen, kühlen und lichtgeschützten Platz.

Die Grundausstattung

Die folgende Zusammenstellung von Verbands- und Arzneimitteln sowie wichtigen Utensilien zur Krankenpflege ist sozusagen die Basisausrüstung. Sie können sie in Ihrer Apotheke beziehungsweise einer guten Drogerie erwerben. Bei der Auflistung der Arzneimittel wurden nur die Medikamententypen genannt; die Auswahl der entsprechenden Handelsmarken sollten Sie am besten nach persönlichen Vorlieben und Gesundheitsvoraussetzungen mit Ihrem Hausarzt/Ihrer Hausärztin absprechen.

Verbandsmittel

- Mullbinden, 6 cm und 8 cm breit
- Elastische Binden, 6 cm und 8 cm breit
- Idealbinde, 8 cm breit
- Verbandspäckchen (klein, mittel und groß)
- 1 Rolle Heftpflaster
- 1 Packung Pflasterstrips
- Wundschnellverband (6 cm und 8 cm)
- Verbandswatte
- 6 Sicherheitsnadeln
- Verbandsklammern
- 1 Splitterpinzette
- 1 Verbandsschere
- 2 Dreieckstücher

Arzneimittel

- Schmerztabletten
- Halstabletten
- Tabletten gegen Durchfall
- Tabletten gegen Verstopfung
- Mittel gegen Sodbrennen (Magenübersäuerung), Blähungen und Völlegefühl
- Mittel gegen Erkältungskrankheiten
- Mittel gegen Insektenstiche
- Wunddesinfektionsmittel
- Wund- und Brandgel
- Individuelle Arzneimittel (Arzneimittel, die Sie ständig oder häufiger einnehmen)

Krankenpflegeartikel

- Fieberthermometer
- Mundspatel
- Lederfingerling
- Feindesinfektionsmittel
- eventuell 1 Kneipp-Wickeltuchset
- Wärmflasche
- Badethermometer

Sonstiges

- Erste-Hilfe-Anleitung
- Notfalladressen mit Telefonnummern
- Anleitung zur Durchführung der Akupressur

Für alle Fälle: die Reiseapotheke

Sie hat schon so manchen Urlaub gerettet, der sonst vielleicht gleich mit Reisekrankheit begonnen hätte. Aber auch sonst ist die Reiseapotheke ein echter Nothelfer. Vor allem im Ausland ist es manchmal nicht leicht, sich sofort ärztlichen Rat zu verschaffen, und in den dortigen Apotheken können bestimmte Medikamente gerade nicht verfügbar sein. Die folgende Liste hat für alle Fälle ein Mittel parat.

Das gehört hinein

- Medikamente, die Sie dauerhaft einnehmen müssen
- Mittel gegen Reisekrankheit
- Schmerzmittel
- Abführmittel
- Mittel gegen Durchfall
- Mittel gegen Sodbrennen
- Mittel gegen Erkältungskrankheiten
- Mittel zur Wunddesinfektion, Wundsalben
- Sonnenschutzmittel

- Salbe oder Gel zur Behandlung von Sonnenbrand
- Einreibemittel zur Behandlung von Prellungen und Verstauchungen
- Verbandsmittel, Wundverband und Heftpflaster (Verbandspäckchen, elastische Binden, Mullbinden, Verbandsklammern)
- Fieberthermometer
- Pinzette zur Entfernung von Splittern oder Seeigelstacheln
- Augentropfen gegen Bindehautentzündung
- Mittel gegen Juckreiz, Insektenstiche
- Mittel gegen Ohrenschmerzen
- Mittel gegen Pilzerkrankungen
- Mittel gegen Schlafstörungen

Gut gerüstet im Krankheitsfall

Der Abschluß einer Reisekrankenversicherung und Reiseunfallversicherung, gegebenenfalls im Zusammenhang mit einer Reisekostenrücktrittsversicherung, kann sehr nützlich sein.

Innerhalb Deutschlands ist Ihre Krankenversicherungskarte ausreichend. In einigen Ländern sind Sie mit einem sogenannten Auslandskrankenschein genügend abgesichert, den Sie sich vor Reiseantritt von Ihrer Krankenkasse besorgen können. Informieren Sie sich bei Ihrer Krankenkasse darüber.

Etwa 3 bis 4 Monate vor Reiseantritt sollten Sie auch Ihren Impfausweis kontrollieren und sich gegebenenfalls impfen lassen.

Die Kinderapotheke

Wenn in Ihrem Haushalt kleine Kinder leben, sollten Sie einige geeignete Arzneimittel für den Notfall griffbereit haben. Denn mit Vorliebe überrascht Sie die Magen-Darm-Infektion Ihres Jüngsten mitten in der Nacht oder an Sonn- und Feiertagen. Wenn Sie dann auf eine entsprechende Hausapotheke zurückgreifen kön-

nen, fühlen Sie sich der Situation gleich besser gewachsen.

Aber denken Sie bitte daran: Kinder sind keine Erwachsenen im Mini-Format. Sie haben andere Beschwerden, und ihre Organfunktionen sind mit denen von erwachsenen Menschen nicht vergleichbar. Deshalb darf nicht jeder Arzneistoff bei Kindern eingesetzt werden. In jedem Fall muß die Dosierung dem Alter des Kindes und seinem Körpergewicht angepaßt werden. Am besten sprechen Sie sich bei der Zusammenstellung Ihrer Kinderapotheke mit Ihrem Kinderarzt/Ihrer Kinderärztin ab.

Und noch ein Tip: Arzneimittel sollten keinesfalls in Kinderhände gelangen können! Lassen Sie keine Medikamente herumliegen, lagern Sie sie immer verschlossen in der Hausapotheke.

Das gehört hinein

- Fieberzäpfchen (dem Alter und Gewicht des Kindes angepaßt)
- Mittel für die Behandlung von Durchfall und Erbrechen: Zucker-Elektrolyt-Präparate. Diese Präparate gibt es als Pulver oder Tablette.
- Mittel gegen Blähungen: Tropfen oder Tee (Anis-, Fenchel-, Kümmeltee, Windtee, Windsalbe, Entschäumer-Präparate, Carminativum-Tropfen)
- Mittel gegen Windeldermatitis: Kamillenbad und -salbe, Eichenrindenbad, Kleiebad, Zinkpaste, Wund- und Heilsalbe
- Mittel bei Erkältung: Menthol- und Kampferfreie Einreibungen, Nasentropfen oder -spray, Tropfen oder Saft bei einer Entzündung der Atemwege, bei Schnupfen und Husten
- kindergeeignete Sonnenschutzmittel
- buntes Kinderpflaster

Kleine Verbandskunde

Ein Sortiment Binden und Pflasterpäckchen im Schrank macht noch keinen Erste-Hilfe-Spezialisten. Neben einer kurzen Übersicht über die wichtigsten Verbandsmittel finden Sie daher an dieser Stelle auch das nötige Know-how zum Thema Verbandstechnik.

Binden und Pflaster

● Mullbinden in verschiedenen Breiten sind das Standardverbandsmittel; sie sind normalerweise nicht elastisch. Elastische Mullbinden eignen sich gut, um an beweglichen Stellen, wie zum Beispiel an Gelenken, Verbände zu fixieren. Es gibt auch Mullbinden, die beim Wickeln ähnlich wie ein Klettverschluß haften.
● Eine kräftige, gewebte Binde ist die Idealbinde, die eine Druck- und Massagewirkung ausübt. Sie muß schonend gewaschen werden, damit sie ihre Elastizität behält.

So sitzen Binden und Bandagen

Verbände richtig anzulegen, ist keine Kunst. Ein paar Grundregeln helfen Ihnen dabei.
● Wickeln Sie grundsätzlich zur Körpermitte hin: Wollen Sie etwa eine Binde am Unterschenkel anlegen, dann am Fußgelenk beginnen und bis unterhalb des Knies hochwickeln. Den Rest der Bindenrolle wieder nach unten führen oder, wenn er zu lang ist, abschneiden (nicht bei Idealbinden!).
● Fixieren Sie den Bindenanfang, indem Sie die Bindenrolle noch einmal darüberführen.
● Von da an immer dachziegelartig überlappend zur Körpermitte hin wickeln: Die Bindenlagen sollten etwa um ein Drittel übereinanderliegen.

● Die Binde sollte straff, aber nie einschnürend sitzen. Gefühllose oder angeschwollene Zehen oder Finger sind ein Alarmsignal!
● Eine Kombination aus Kompressen (Wundauflagen) und Mullbinden sind die sogenannten Verbandspäckchen (Verbandspäckchen keimfrei DIN 13151). Die Kompressen sind beim Verbandspäckchen an das Ende einer Mullbinde angenäht, das vereinfacht die Wundversorgung.
Die Wundauflagefläche der Watte-Mull-Kompresse gibt es in drei Größen (klein: 6 x 8 cm, mittel: 8 x 10 cm, groß: 10 x 12 cm).
● Verbandswatte polstert Verletzungen und nimmt Wundsekret auf. Sie darf nie direkt auf die Wunden aufgebracht werden.

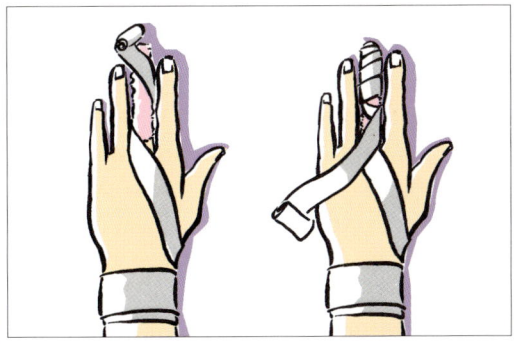
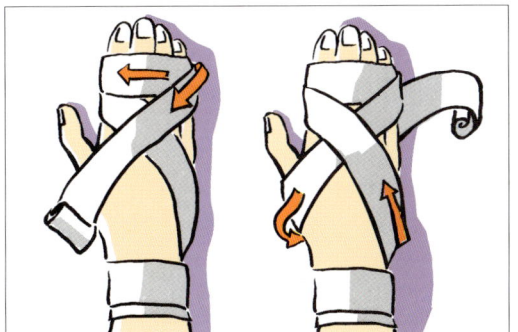

Finger– und Handverbände zuerst am Handgelenk beginnen, dann um den Finger oder die ganze Hand wickeln, wieder zum Handgelenk zurückführen und dort fixieren.

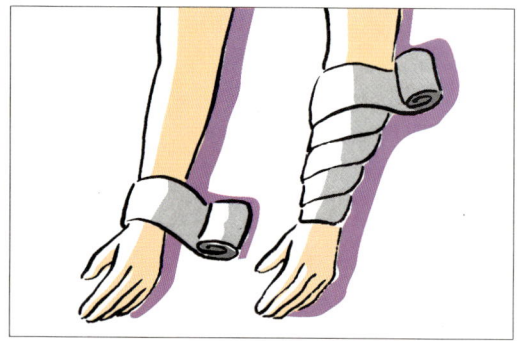

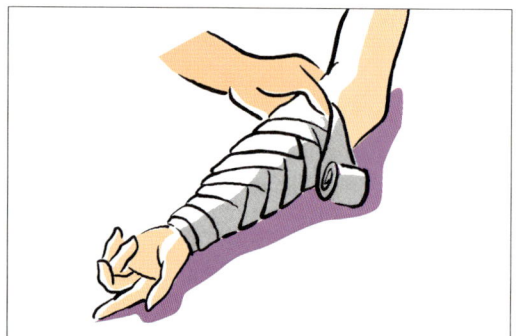

Den Armverband am Handgelenk beginnen und in Richtung Körper eine Lage versetzt über die andere wickeln. Besonders straff sitzt der sogenannte »Kornährenverband«.

So hält der Verband

Idealbinden und elastische Binden werden in der Regel mit Verbandsklammern, seltener mit Sicherheitsnadeln fixiert. Kompressen- aber auch Bindenenden können mit Heftpflaster befestigt werden.

● Als Klebemittel werden Natur- oder Kunstkautschuk verwendet, die luft- und wasserdampfundurchlässig sind. Für besonders empfindliche Personen eignen sich hypoallergene Pflaster mit Polyacrylaten als Klebemasse. Neben dem einfachen Verbandspflaster gibt es auch Pflaster, die Medikamente enthalten.

● Bei einem Wundschnellverband sind Heftpflaster und Wundauflage gleich miteinander kombiniert.

So versorgen Sie eine Wunde

Ein Verband soll die Wunde schützen, Wundabsonderungen aufnehmen und die Verletzung ruhigstellen. Bei einer blutenden Wunde halten Sie zunächst den verletzten Körperteil hoch, damit die Blutung nachläßt. Schmutz und Fremdkörper sollten Sie nicht selbst entfernen, sondern dies dem Arzt überlassen, da Sie die Wunde sonst zusätzlich infizieren können. Bitte behandeln Sie die Wunde auch nicht mit »Hausmitteln« wie Mehl, Schnaps oder Öl; sie verkleben nur die Wunde und rufen Entzündungen hervor. Bevor Sie mit dem Verbinden beginnen, muß die Wunde erst einmal keimfrei abgedeckt werden, am besten mit einer frisch ausgepackten Mullkompresse. Im Notfall tut es ein sauberes Taschentuch oder ein sauberes Stück Stoff. Nun legen Sie darüber einen Verband an, indem Sie eine Binde in Richtung Körpermitte abwickeln. Damit der Verband nicht verrutscht, muß er zwar straff sitzen, darf aber keinesfalls die Durchblutung hemmen. Der Trick: Man läßt die Binde nicht gerade, sondern immer etwas schräg zum Körperteil laufen.

Mullbinden und Idealbinden sollten Sie in verschiedenen Breiten vorrätig haben.

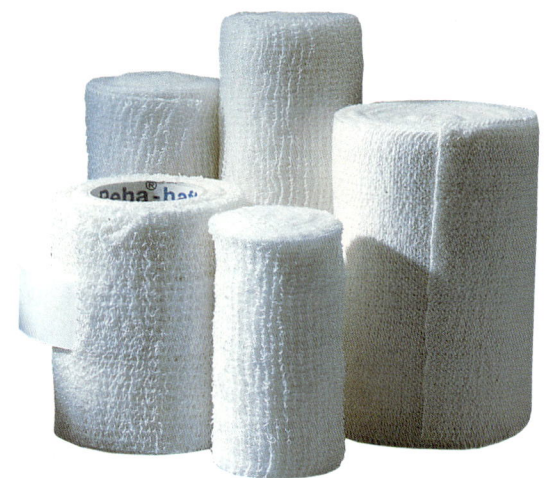

Arzneimittel richtig anwenden

Die folgenden Tips und Hinweise können Ihnen helfen, Arzneimittel so einzunehmen beziehungsweise anzuwenden, daß sie sicher wirksam und gut verträglich sind. Trotzdem sollten Sie nach dem Kauf eines jeden Arzneimittels zuallererst einen Blick auf die Packungsbeilage werfen!

Mittel, die geschluckt werden

Etwa ein Drittel aller Arzneimittel sind als Tabletten, Dragees oder Kapseln gefertigt, so daß man sie schlucken kann (orale Anwendung). Nehmen Sie die Mittel grundsätzlich mit einem großen Glas Wasser ein und schlucken Sie sie im Sitzen oder Stehen, damit keine Tablette oder Kapsel in der Speiseröhre hängen bleiben kann.

● Wenn Sie Schwierigkeiten mit dem Schlucken größerer Tabletten haben, können Sie die Tabletten vorher auf einem Löffel in Wasser zerfallen lassen - der Geschmack wird dann allerdings meist ziemlich unangenehm sein. Einige Tabletten können Sie auch zerkleinern, indem Sie sie zwischen zwei Löffel legen oder einen in der Apotheke erhältlichen Tablettenzerteiler benutzen.

● Um manchen »dicken Brocken« kommen Sie leider nicht herum: Überzogene Kapseln, Dragees, Filmtabletten und Arzneimittel mit den Bezeichnungen »retard«, »depot« oder »long« müssen unzerkleinert eingenommen werden!

Das erleichtert die Medikamenteneinnahme

In Ihrer Apotheke können Sie verschiedene Hilfsmittel erwerben, die die Einnahme von Arzneien zum Schlucken erleichtern. Hierzu gehören beispielsweise:

● Blisterpacköffner, die die Entnahme von Tabletten aus eingeschweißten Kunststoff- oder Aluminiumbriefchen erleichtern.

● Drehverschlußöffner aus Gummi zum Öffnen von kleinen Fläschchen

● Meßbecher und Löffel zur sicheren Dosierung

● Tablettenteiler

● Flaschenöffnungshilfe mit Kraftgriff

● Baby-Medizin-Fläschchen

● Gerät zum Zerkleinern von Tabletten (Pill-Crusher)

● Tropfenzählgerät

● Arzneikassetten, in denen Sie den Tablettenvorrat für einen Tag oder eine Woche den Einnahmezeitpunkten genau zuordnen können. Diese Boxen gibt es auf Wunsch auch mit Blindenschrift.

Vor, während oder nach dem Essen?

Wenn Sie Arzneimittel auf nüchternen Magen einnehmen, wirken sie schneller. Bei einer Tablette gegen Kopfschmerzen ist schnelle Wirkung erwünscht. Zusammen mit einem großen Glas Wasser auf nüchternen Magen eingenommen, zerfällt sie rasch, die Lösung gelangt durch den Magen hindurch in den Dünndarm. Die Wirkstoffe werden ins Blut aufgenommen und schnell im Körper verteilt.

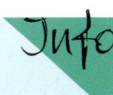

Faustregel für den idealen Zeitpunkt

● Einnahme auf leeren Magen:
Das Mittel wirkt schnell, ist aber möglicherweise nicht so gut verträglich.

● Einnahme während oder kurz nach den Mahlzeiten:
Das Arzneimittel wirkt langsamer, wird aber besser vertragen.

● In jedem Fall Packungsbeilage durchlesen.

● Einige Medikamente reizen jedoch die Schleimhäute des Magen-Darm-Traktes; hierzu gehören übrigens auch die meisten Schmerzmittel. Wenn Sie auf Schmerzmittel empfindlich reagieren, sollten Sie solche Mittel während oder kurz nach dem Essen einnehmen.

● Keimhemmende Arzneimittel (Antibiotika) müssen schnell und vollständig in die Blutbahn aufgenommen werden. Sie sollten daher eher auf nüchternen Magen eingenommen werden.

● Arzneimittel, die Sie für eine Dauerbehandlung einnehmen, oder solche, die verlängert wirken (sogenannte »Retard«- oder »Depotpräparate«) können Sie während des Essens einnehmen, da ein schneller Wirkungseintritt nicht notwendig ist.

● Fettlösliche Arzneistoffe, beispielsweise Vitamin A und Vitamin E, sollten zu den Mahlzeiten eingenommen werden, da sie dann einfacher vom Körper aufgenommen werden.

Die richtige Flüssigkeit

Feste Arzneiformen, die geschluckt werden (Kapseln, Tabletten, Dragees), sollten Sie im Idealfall immer mit 200 Milliliter Wasser einnehmen.

● Milch ist nicht so günstig. Sie kann den Überzug von magensaftresistenten Tabletten, die sich erst im Dünndarm auflösen sollen, angreifen. Dadurch wird der Wirkstoff zu früh freigesetzt, kann die Magenschleimhaut reizen oder durch die Salzsäure des Magens unwirksam werden. Außerdem enthält Milch Kalzium. Dieses verbindet sich mit bestimmten Antibiotika (Tetracycline) zu so großen Molekülen, daß der Körper sie nicht mehr aufnehmen kann. Eine Reihe weiterer Arzneimittel werden bei gleichzeitiger Gabe von Milch ebenfalls nicht oder nur unzureichend aufgenommen (Eisensalze, Methotrexat, Natriumfluorid, Sotalol).

Wieviel paßt auf einen Löffel?

Info

● 1 Eßlöffel entspricht 15 Milliliter
● 1 Kinderlöffel entspricht 10 Milliliter
● 1 Teelöffel entspricht 5 Milliliter Flüssigkeit

Wenn Sie keinen Dosierlöffel oder Meßbecher zur Hand haben, achten Sie darauf, daß Sie während einer Erkrankung immer denselben Löffel verwenden, damit Ihre Dosis zumindest gleichbleibend ist.

● Tee, Kaffee und Fruchtsäfte enthalten Faserstoffe, Gerbstoffe, Flavonoide und andere Stoffe, die mit den Arzneistoffen in Wechselwirkung treten, so daß letztere meist nicht mehr ausreichend aufgenommen werden. Aber auch das Gegenteil ist möglich: Grapefruitsaft steigert

Tabletten, Dragees oder Kapseln nehmen Sie am besten mit einem großen Glas Wasser ein.

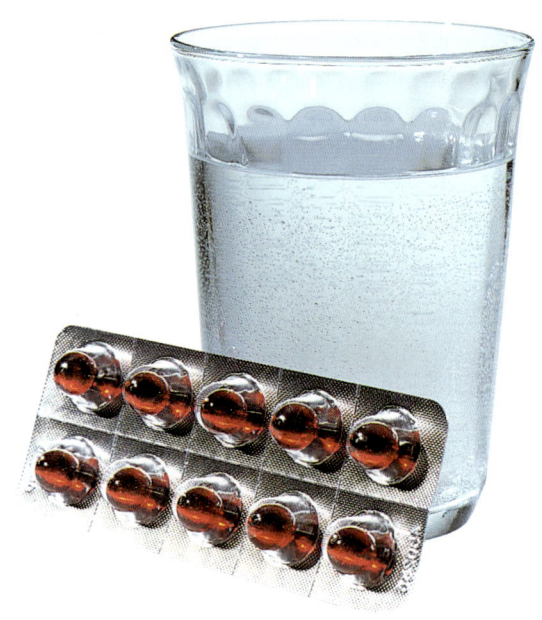

den Blutspiegel bestimmter Medikamente (beispielsweise Felodipin zur Blutdrucksenkung) um fast das Dreifache!

● Alkohol reizt die Magenschleimhaut. Diese Reizung kann sich zusammen mit schleimhautunverträglichen Medikamenten noch verstärken. Abgesehen davon ist die Kombination Alkohol und Tabletten ohnehin tabu!

Was es sonst noch für Tabletten gibt

● Brausetabletten werden in kaltem Wasser aufgelöst und dann getrunken.

● Lutschtabletten werden im Mund belassen. Sie fördern die Speichelsekretion. Achtung: Kleinkinder können erst ab dem 4. Lebensjahr damit umgehen!

● Buccal-Tabletten müssen Sie in der Wangentasche, Sublingual-Tabletten unter der Zunge zergehen lassen. Ihre Wirkstoffe werden durch die Mundschleimhaut aufgenommen, wodurch sie besonders schnell wirken.

● Wirkstoffe in Zerbeißkapseln wirken besonders schnell. Die Lösung wird im Mund behalten, die Kapselreste werden später ausgespuckt.

● Vaginaltabletten werden nicht eingenommen, sondern müssen in die Scheide eingeführt werden.

Säfte, Tropfen und Pulver einnehmen

● Säfte sind leicht zu schlucken und geschmacklich (meistens) akzeptabel. Oft finden Sie die Anweisung, einen »Eßlöffel«, einen »Teelöffel« oder einen »Kinderlöffel« eines Arzneimittels einzunehmen. Die Größe solcher Löffel ist jedoch nicht normiert. Verwenden Sie daher nach Möglichkeit spezielle Dosierlöffel oder Meßbecher, die Sie in Ihrer Apotheke erhalten, damit Sie in jedem Fall die richtige gleichbleibende Wirkstoffmenge einnehmen!

● Tropfen enthalten meistens Arzneimittel, die etwas genauer dosiert werden müssen als Säfte.

Richtiges Tropfen will gelernt sein: Wenn eine Tropfenflasche eine seitliche Belüftungsöffnung und eine Tropföffnung in der Mitte hat, dann muß sie beim Tropfen senkrecht gehalten werden. Flaschen mit Randtropfer sollten Sie dagegen leicht schräg halten. Nur so bleibt die Tropfengröße immer gleich und ermöglicht eine genaue Dosierung.

Ältere Patienten, die nicht mehr so gut sehen, können die Tropfen in einen Plastikbecher geben und die Tropfgeräusche zählen.

● Pulver und Granulate werden zunächst mit einem Löffel eingenommen und müssen dann mit einem großen Glas Wasser hinuntergespült werden.

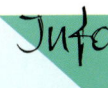

Homöopathische Mittel einnehmen

Homöopathische Mittel werden aus Pflanzen, Mineralien oder tierischen Produkten gewonnen. Obwohl sich ihre Herstellung, Wirkweise und Anwendung grundsätzlich von chemisch-synthetischen und pflanzlichen Arzneimitteln unterscheidet (siehe dazu ausführlich Seite 244), werden doch dabei Trägersubstanzen wie Zucker, Wasser oder Alkohol verwendet, die eine orale Aufnahme ermöglichen.

Homöopathika finden Sie daher in bekannten Darreichungsformen wie Tropfen, Tabletten oder Kügelchen (Globuli) und sogenannte Verreibungen (Pulver), die Sie alle schlucken beziehungsweise im Mund zergehen lassen sollten.

Falls nichts anderes angegeben ist, gilt für die Dosierung und Einnahmezeiten homöopathischer Mittel:

● 3 x täglich 1 Tablette
● 3 x täglich 5 bis 10 Tropfen
● 3 x täglich 10 Kügelchen (Globuli)
● 3 x täglich eine kleine Messerspitze Pulver (Verreibung) ohne Verdünnung jeweils vor dem Essen einnehmen.

Sonderfall: Aerosole und Dosiersprays

Diese Mittel werden zwar nicht eigentlich geschluckt, sondern eingeatmet, fallen aber noch unter die Medikamenteneinnahme über den Mund (oral).

● Treibgaspackungen (Dosieraerosole) müssen vor Gebrauch geschüttelt werden, damit sich der Wirkstoff verteilen kann. Befolgen Sie die Einnahmeanweisung genau: Das Auslösen des Sprühstoßes und das Einatmen müssen so koordiniert werden, daß das Medikament nicht einfach in den Rachen gesprüht wird.

● Einfach in der Anwendung sind Hilfsmittel, die die Inhalation aus Dosieraerosolen erleichtern, die sogenannten Spacer.

● Dosiersprays enthalten Flüssigkeiten. Damit der Sprühnebel gleichmäßig austritt, muß der Sprühkopf vor dem ersten Benutzen etwa dreimal betätigt werden. Anschließend ist die Packung immer startklar.

Weitere Anwendungsformen

Nicht jedes Medikament wird geschluckt. Neben der oralen Anwendung gibt es noch eine Reihe anderer Medikamentendarreichungen, die äußerliche Anwendung finden.

Tropfen für Nase, Ohr und Auge

● Nasentropfen sollten nach gründlicher Nasenreinigung angewendet werden. Der Kopf wird dazu so weit wie möglich nach hinten geneigt, dann träufeln Sie zwei bis drei Tropfen aus der Pipette in jedes Nasenloch. Nach Möglichkeit sollten Sie so lange in dieser Haltung bleiben, bis Sie die Tropfen an der hinteren Rachenwand spüren. Dann nach vorne und unten beugen, damit die Tropfen auch die oberen Nasengänge erreichen. Wenn Nasenschleimhäute sehr stark geschwollen sind, kann diese Anwendung bis zu dreimal täglich wiederholt werden. Insgesamt sollten abschwel-

lende Nasentropfen jedoch nur bis zu einer Woche verwendet werden, da sonst die Gefahr besteht, daß die Nasenschleimhaut geschädigt wird.

● Ohrentropfen werden körperwarm angewandt. Auf gar keinen Fall sollten Sie die Fläschchen zum Erwärmen in die Mikrowelle stellen, da sie sonst explodieren können. Stellen Sie sie in eine Tasse mit warmem Wasser. Die Temperatur können Sie überprüfen, indem Sie das Fläschchen an die Wange halten. Zur Anwendung legen Sie sich auf die Seite und lassen die Ohrentropfen etwa 10 Minuten einwirken, bevor Sie sich wieder setzen. Das kranke Ohr mit Watte verschließen.

Wenn Sie nicht sicher sind, daß das Trommelfell unversehrt ist und keine Löcher (Perforationen)

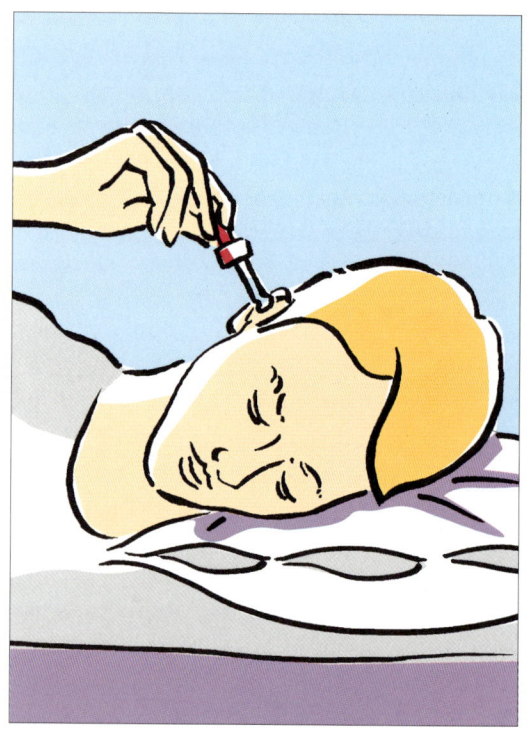

Ohrentropfen am besten im Liegen anwenden und anschließend 10 Minuten einwirken lassen.

hat, sollten Sie einen Arzt aufsuchen, der Ihnen sagt, ob Sie Ohrentropfen verwenden dürfen.

● Augentropfen werden bei weit nach hinten geneigtem Kopf angewendet. Das Unterlid des Auges dazu mit der freien Hand nach unten ziehen und die Augentropfen einträufeln. Dabei darf die Tropfpipette das Auge nicht berühren, da einerseits die Hornhaut verletzt werden könnte und andererseits Keime an die Pipette gelangen könnten. Nach Einträufeln der Tropfen müssen die Augenlider geschlossen und die Augen gerollt werden, damit sich das Medikament gleichmäßig verteilen kann.

Augentropfen dürfen wegen einer möglichen Keimbesiedelung höchstens bis 6 Wochen nach Anbruch des Fläschchens verwendet werden. Beachten Sie die Herstellerangaben.

Salben und Zäpfchen

● Eine Augensalbe wird ähnlich vorsichtig wie Augentropfen in das Unterlid eingebracht. Salben sind eher geeignet für die Anwendung vor dem Schlafengehen oder vor einer längeren Ruhepause, da sie die Sicht trüben. Manche Salben sind für die Anwendung an Auge und/oder Nase gemacht (zum Beispiel Augen- und Nasensalbe mit dem Wirkstoff Dexpanthenol). Einmal an der Nase verwendet, sollten solche Salben aber nicht mehr mit den Augen in Berührung kommen.

● Salben zur Behandlung von Wunden, Venenentzündungen, Blutergüssen und Furunkeln werden dick aufgetragen und nach Möglichkeit mit Mull bedeckt. Herzsalben und Erkältungssalben müssen einmassiert werden.

● Gels für die Brand- und Wundbehandlung werden an den Auftragungsstellen belassen und nicht einmassiert.

● Durchblutungsfördernde Einreibemittel haben sich bei Muskelverspannungen bewährt. Es gibt sie als Salben und in flüssiger Form.

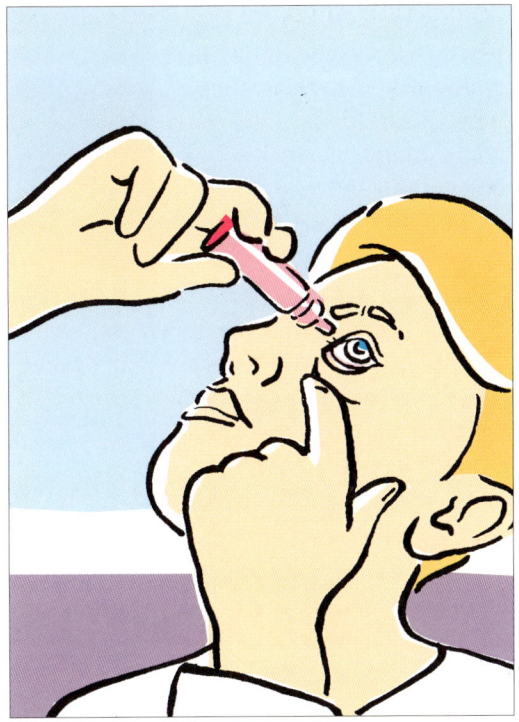

Das Augenlid mit dem Finger herunterziehen und die Augentropfen vorsichtig hineintropfen.

Wichtig ist, daß Sie sich nach einer Anwendung gründlich die Hände mit Wasser und Seife waschen und nicht versehentlich Ihre Augen berühren, da diese Mittel sonst unangenehm brennen können.

● Zäpfchen sollten relativ kühl gelagert werden. Wenn sie – etwa im Sommer – zu weich geworden sind, können Sie sie in ihrer Umhüllung in einem Glas Wasser (gegebenenfalls mit einem Eiswürfel) erstarren lassen. Wenden Sie sie nach dem Stuhlgang an. Hämorrhoidenzäpfchen sollten Sie nicht zu weit einführen. Zäpfchen für die Behandlung anderer Erkrankungen müssen dagegen tiefer eingeführt werden, damit sie schneller wirken können.

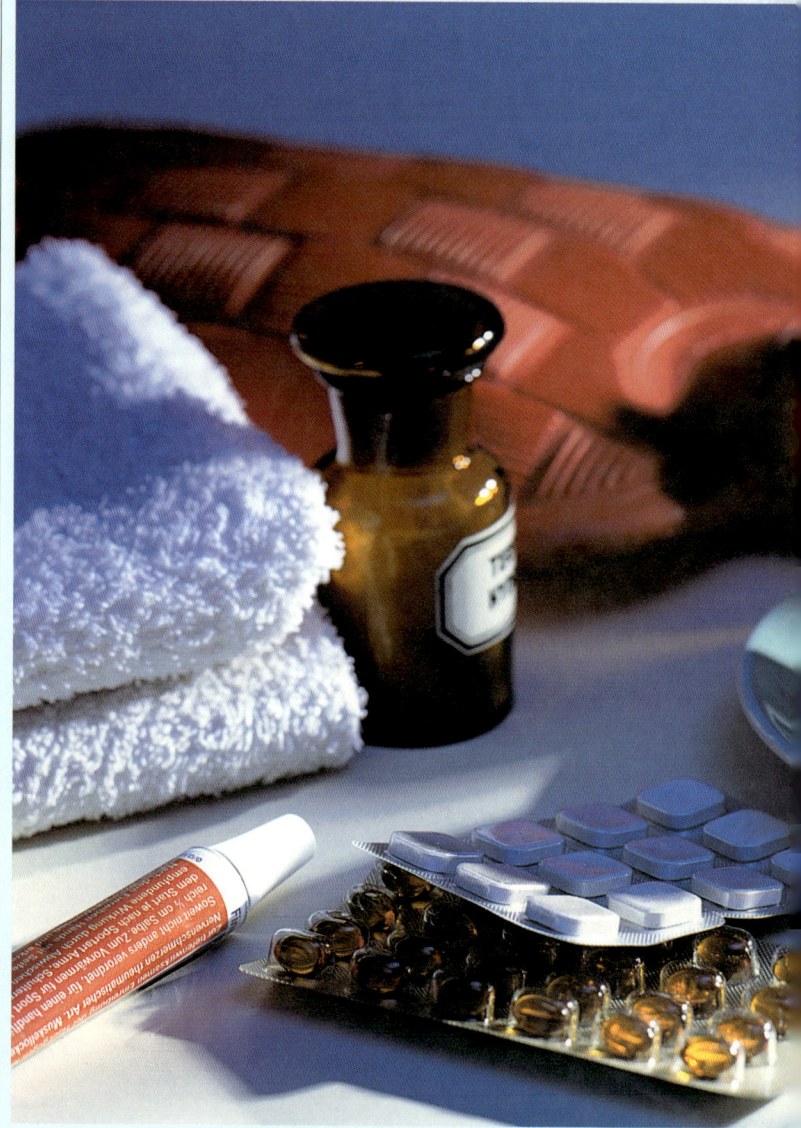

uß man bei Bagatell-
erkrankungen wirklich
gleich zu chemischen
Mitteln greifen? Oder tut´s bei
Husten, Schnupfen, Heiserkeit
erst einmal der heiße Kräutertee
und ein Halswickel? Welches
Hausmittel hilft bei Rückenschmerzen, welches Medikament bei Migräne? Und wann
sollte man besser ärztliche Hilfe
in Anspruch nehmen? Auf den
folgenden Seiten finden Sie
auf diese und viele andere
Fragen zuverlässige Antworten.
Unter dem entsprechenden
Stichwort können Sie sich rasch
über die jeweilige Beschwerde
sowie alle erfolgversprechenden
Maßnahmen informieren.

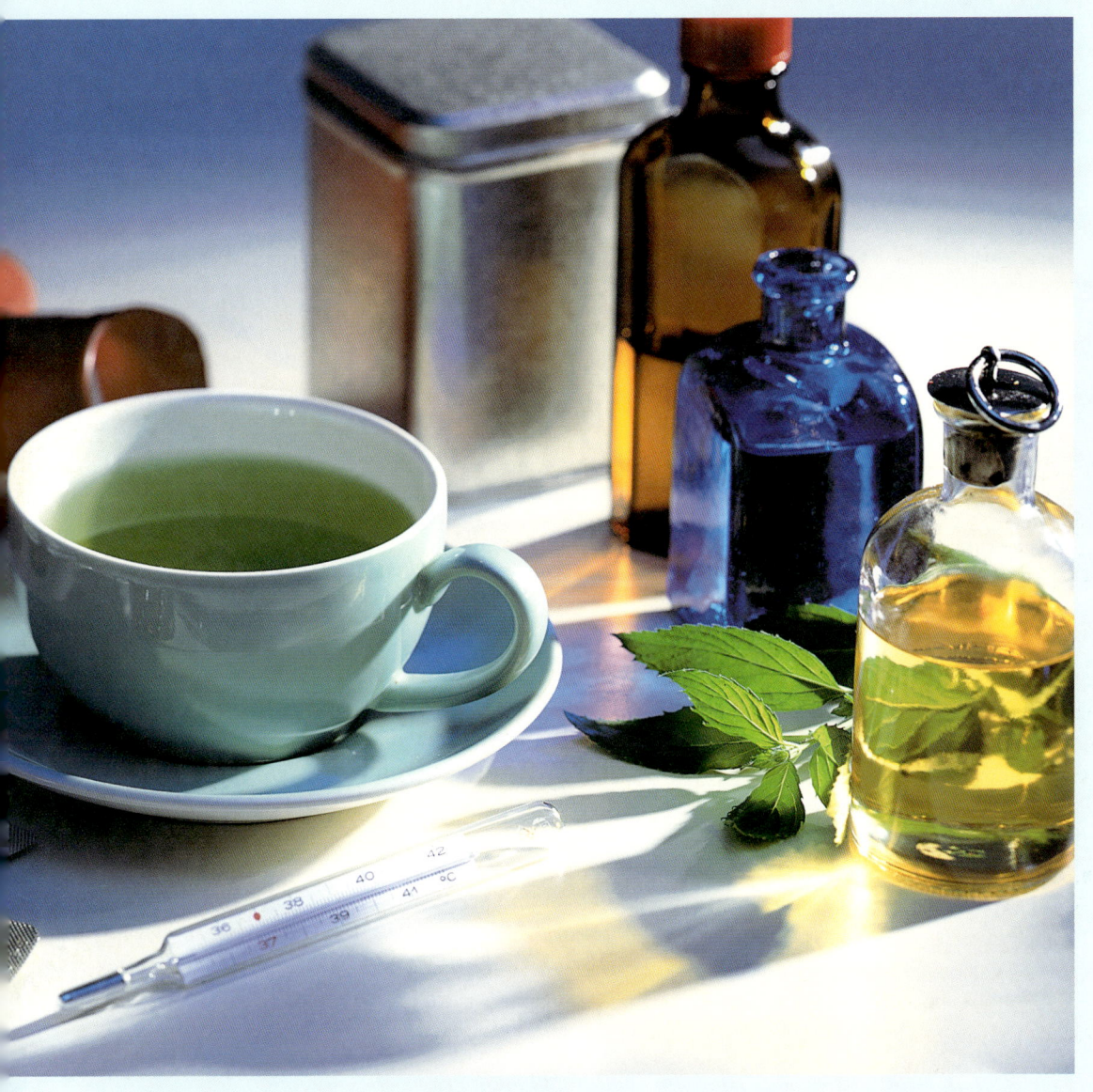

Beschwerden und Krankheiten von A bis Z

Abgeschlagenheit, Erschöpfung

Jeder von uns muß tagtäglich mit den Anforderungen des Alltags zurechtkommen, die für den einzelnen ganz unterschiedlich aussehen können. Leistungsfähigkeit und Fitneß sind Voraussetzungen für ein unbeschwertes Leben. Wenn die Anforderungen zu groß werden, zu viele nicht kalkulierbare Belastungssituationen auftreten oder akute oder chronische Erkrankungen den Organismus zusätzlich fordern, entwickeln sich Abgeschlagenheit und Erschöpfung mit dem Gefühl, dem Alltag nicht mehr gewachsen zu sein. Folgen von langdauernder Erschöpfung können Appetitlosigkeit, Konzentrationsschwäche, Nervosität, Schlafstörungen, Übelkeit, Erbrechen und Abwehrschwäche sein.

Wie behandeln?

Ganz wichtig ist es, die Ursache für Abgeschlagenheit und Erschöpfung ausfindig zu machen. Sind es die normalen Anforderungen, die Ihnen zuviel werden und Sie mehr als sonst belasten? Ist die Belastungssituation vorübergehend? Können Sie sie selbst ändern?

Wenn Sie die nachfolgenden Tips für Ihren Alltag umsetzen und lernen, Ihre eigenen Fertigkeiten und Grenzen realistisch einzuschätzen und öfter mal nein sagen, ist dies die beste Vorbeugung gegen Erschöpfung.

Zum Arzt:

Wenn Sie selbst die Ursache für Ihre Beschwerden nicht herausfinden können und Ihnen die geschilderten Maßnahmen nicht innerhalb kurzer Zeit helfen, sollten Sie gemeinsam mit Ihrem Arzt/Ihrer Ärztin klären, ob möglicherweise eine behandlungsbedürftige Erkrankung vorliegt.

Ohne Medikamente

● Achten Sie einmal darauf: Bekommen Sie tatsächlich ausreichend Schlaf?

● Ordnen Sie Ihren Tagesablauf: Mahlzeiten zu festgesetzten Zeiten, geregelte Arbeits- und Ruhepausen, eine dosierte Freizeitgestaltung mit Zeit für Sie selbst helfen, das seelische Gleichgewicht wiederzufinden.

● Körperliche Bewegung kann Spannungen abbauen: Treiben Sie Ausgleichssport, möglichst an frischer Luft.

● Ihre Ernährung kann vor allem durch ausgewogene Kost die seelische und körperliche Fitneß stützen: Essen Sie viel frisches Obst, Milch- und Vollkornprodukte.

● Wasseranwendungen wie kalte Güsse oder Kaltwaschungen (mehr dazu ab Seite 209) und

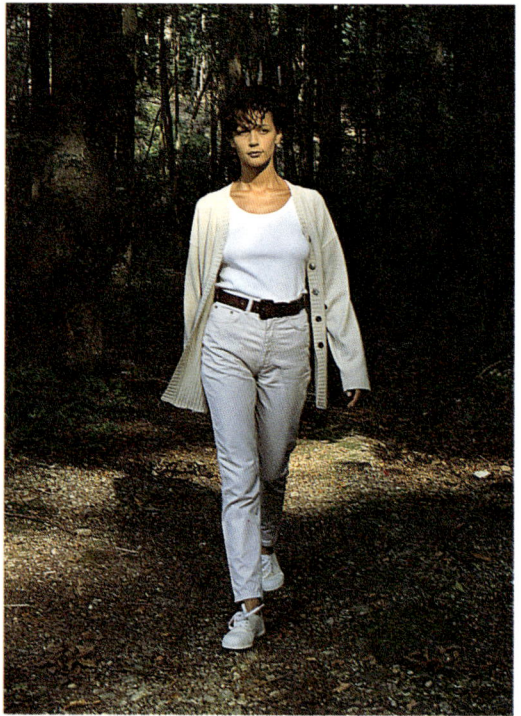

Ein Spaziergang an frischer Luft wirkt Wunder: Er entspannt und macht den Kopf wieder frei.

pflanzliche Arzneimittel sind besonders empfehlenswert, wenn sich zur Abgeschlagenheit und Erschöpfung eine Abwehrschwäche hinzugesellt hat.

● Sorgen Sie in Zeiten von Erschöpfung auch für eine ausreichende Zufuhr von Vitaminen, lebensnotwendigen Mineralien und Spurenelementen (siehe dazu auch Seite 240). Hefe-, Eisen- oder Magnesiumzubereitungen wirken ebenfalls aufbauend.

Mit Medikamenten

Chemisch-synthetische Medikamente sind bei Abgeschlagenheit und Erschöpfung normalerweise unnötig. Die Ursache der Beschwerden läßt sich meistens aufdecken und abstellen. Sofern eine körperliche Erkrankung die Beschwerden ausgelöst hat, muß die Erkrankung behandelt werden, da die Beschwerden sich dann von alleine bessern.

Sogenannte »Muntermacher« und »Absacker« sollten Sie unbedingt vermeiden: Aufputschmittel sowie übermäßiger Kaffee-, Tee- oder Nikotingenuß zum Ankurbeln, oder Alkohol und Schlafmittel zum Abschalten, können Ihr Befinden noch mehr verschlechtern.

Gegen Erschöpfungszustände, aber auch für die Phase der Genesung nach schweren Krankheiten gibt es eine Vielzahl von alternativen Kräftigungsmitteln, die vitalisierend und aufbauend wirken.

Pflanzliche Mittel

● Zu den pflanzlichen Stärkungsmitteln zählen Zubereitungen aus Ginseng, Eleuterococcus (sogenannter sibirischer Ginseng) oder Taigawurzel, aus Knoblauch und Weizenkeimen.

● Bei alterungsbedingtem Leistungsabfall kann mit Zubereitungen aus dem japanischen Ginkgobaum, die in der Apotheke erhältlich sind, Mangeldurchblutungen und Versorgungsstörungen im Gehirn vorgebeugt werden.

Chemisch-synthetische Mittel

● Eine ganz ähnliche Wirkung wie den Ginkgopräparaten wird dem ursprünglich zur örtlichen Schmerzstillung eingesetzten Procain zugeschrieben.

Homöopathie

Hinweise zu Wirkweise und Anwendung homöopathischer Mittel finden Sie ab Seite 244. Die folgenden Beschwerdebilder sind jeweils nach den Begriffen Leitsymptom (L), seelische Verfassung (S) sowie mögliche Änderungen (M) geordnet.

● Acidum phosphoricum D4, D6 – Tropfen: L: Teilnahmslosigkeit, Schlaflosigkeit, Konzentrationsschwierigkeiten, Kopfschmerzen, allgemeine Gliederschwäche; Konzentrationsstörungen und Wachstumsschmerzen bei Kindern; S: apathisch, benommen; M: Bewegung bessert, Essen und Ruhe verschlechtern Befinden

● Acidum picrinicum D4, D6 – Tropfen: L: Schwindel, Kopfschmerzen; Muskel-, Gelenk-, Kreuz- und Rückenschmerzen; S: »kann vor Sorgen nicht schlafen«; M: Alles wird schlimmer durch Wärme und Sonne, Besserung in kühler Luft.

● Ambra grisea D4, D6 – Tabletten: L: Niedergeschlagenheit, Menschenscheu, körperliche Beschwerden (zum Beispiel Herzstechen, Atemnot); S: Platzangst, schlechtes Gedächtnis, leicht hysterisch; M: Erregung verschlimmert, Besserung im Freien.

● Kalium phosphoricum D4, D6 – Tabletten: L: Erschöpfung und Schwäche, schnell müde, Kopfschmerzen bei geistiger Arbeit, Muskelschwäche, Rückenschmerzen, kälteempfindlich, nervöse Durchfälle; S: unruhig, reizbar, ängstlich; M: Verschlimmerung am Morgen, bei geistiger Anstrengung, seelischer Erregung und Kälte.

Afterjucken

An Afterjucken leiden viele Menschen, aber niemand spricht gerne darüber. Dabei gibt es gegen die – meistens harmlosen – Ursachen wirksame Hilfe. Oft sind es nur leichte Reizungen der Haut, die zusammen mit der Schweißbildung in diesem Bereich zu lästigem Juckreiz führen. Bei einem Ekzem ist die Afterhaut gerötet und angeschwollen, es bilden sich nässende Bläschen, Knötchen und Schuppen. Die häufigste Ursache für das unangenehme Jucken und Brennen am Darmausgang sind allerdings Hämorrhoiden. Etwa fünfzig bis siebzig Prozent aller Erwachsenen leiden darunter.

Hämorrhoiden entstehen durch Vergrößerungen und sack- oder knotenartige Veränderungen der Venen am Mastdarmende. Sie liegen an der Innenseite des Darms, werden aber oft durch harten Stuhl nach außen gestülpt. Neben einer angeborenen Bindegewebsschwäche können Verstopfung, Schwangerschaft, eine sitzende Lebensweise, unregelmäßige Lebensführung oder Übergewicht die Entwicklung von Hämorrhoiden begünstigen. Grundsätzlich sind sie harmlos. In vielen Fällen kommt es aber neben Juckreiz am After zu Blutungen, Fremdkörpergefühl, vorübergehenden Schmerzen beim Stuhlgang oder beim Sitzen und auch zu Dauerschmerzen.

Wie behandeln?

Manche der Ursachen für Afterjucken lassen sich leicht vermeiden. Beugen Sie vor, indem Sie lockere Wäsche aus hautfreundlichem, luftdurchlässigem Gewebe tragen. Sind Hämorrhoiden Ursache des Übels, sollten Sie Ihre Ernährung umstellen: Eine ballaststoffreiche Kost unterstützt die Verdauung auf natürliche Weise und hält den Stuhl geschmeidig. Außerdem empfiehlt es sich, eventuell bestehendes Übergewicht abzubauen und auf ausreichende Flüssigkeitszufuhr und viel Bewegung zu achten.

Zum Arzt:

Bei häufig blutigem Stuhl sollten Sie die Ursache auf jeden Fall von Ihrer Ärztin/Ihrem Arzt abklären lassen.

Ohne Medikamente

● Vermeiden Sie schleimhautreizende Nahrungs- und Genußmittel wie Kaffee, schwarzen Tee, Cola, scharfe Gewürze, Alkohol, Nikotin und Zitrusfrüchte.

● Verwenden Sie möglichst weiches, unbedrucktes Toilettenpapier. Auch wenn es ökologisch sinnvoll ist: Recyclingpapier ist für manche Menschen nicht geeignet, da es Bestandteile enthält, auf die sie möglicherweise empfindlich reagieren. Reizlindernd ist die Verwendung von feuchten Reinigungstüchern, vor allem mit Kamille.

● Wer stärker schwitzt, kann nach der Abheilung von Entzündungen diesen Bereich mit Körperpuder trocken halten und so weiteren Reizungen vorbeugen.

● Sitzbäder (Seite 208) mit Zusätzen von Kamille, Hamamelis, Kleie, Zinnkraut oder Eichenrinde lindern Juckreiz und Entzündungen. Am einfachsten und sichersten ist es, wenn Sie gebrauchsfertige Pflanzenextrakte aus der Apotheke verwenden.

● Bei Hämorrhoiden kann man mit einem »Analdehner« die Verschlußmuskulatur lockern. Durch die Lockerung fließt das Blut wieder leichter ab, und die Stauung der Hämorrhoiden wird beseitigt. Ihr Apotheker/Ihre Apothekerin kann Sie hier kompetent beraten. Stärker ausgeprägte Hämorrhoiden müssen verödet, abgebunden oder operiert werden.

Mit Medikamenten

Für die Behandlung von Hämorrhoiden gibt es Salben und Zäpfchen zur lokalen Anwendung, die gegen Schmerzen und Juckreiz helfen und das Fremdkörpergefühl, die Schwellung des Hämorrhoidalgeflechts und die Entzündungen lindern. Hämorrhoidensalben können aus Tuben mit Ansatzspitzen leicht im Darm aufgetragen werden. Die inzwischen oft statt Zäpfchen verwendeten Analtampons haben den Vorteil, daß sie genau an der Stelle sitzen, an der sie wirken sollen.

Hämorrhoidenmittel sind meistens Kombinationen mit örtlich schmerzstillender, entzündungshemmender, zusammenziehender (adstringierender) und desinfizierender Wirkung. Je nach Hauptbeschwerden muß die Zusammensetzung des Präparates gewählt werden. Die Auflistung auf der nächsten Seite soll Ihnen dabei eine Hilfestellung geben.

Noch ein Warnhinweis: Obwohl Abführmittel oft eingenommen werden, um Hämorrhoidalbeschwerden bei zu hartem Stuhlgang zu lindern, sollten Sie unbedingt die Hände davon lassen. Der Stuhl wird zwar dann tatsächlich geschmeidiger, der Körper verliert dadurch aber auch Flüssigkeit und zusätzlich Mineralstoffe. So kann beispielsweise ein Kaliummangel entstehen, der dann wiederum zu Darmträgheit führt – und alles nur noch schlimmer macht.

Auf einen Blick: Ursachen Afterjucken

Ursachen	Behandlung
● Ungewohnte sportliche Betätigung wie Radfahren, Wandern, Reiten	● Ursache vermeiden, sich nicht zuviel auf einmal zumuten
● Zu enge Hosen	● Ursache vermeiden
● Mangelnde Hygiene	● Gründliche, tägliche Hygiene
● Übertriebene Hygiene	● Austrocknung und reizende Kosmetika vermeiden
● Einnahme bestimmter Arzneimittel oder ihre örtliche Anwendung	● Den Arzt/die Ärztin fragen!
● Hämorrhoiden, oft in Verbindung mit einem Afterekzem	● Den Arzt/die Ärztin fragen! Wenn sie erneut auftreten und Sie damit vertraut sind, selbst behandeln
● Hautpilzerkrankung	● Den Arzt/die Ärztin fragen! Wenn sie erneut auftritt und Sie damit vertraut sind, selbst behandeln
● Kontaktallergie	● Muß vom Arzt/der Ärztin behandelt werden
● Begleiterscheinung bei Schuppenflechte, Diabetes mellitus, Lebererkrankungen oder Hormonstörungen	● Muß vom Arzt/der Ärztin behandelt werden
● Bei Kindern oft ausgelöst durch Würmer, die ihre Eier in die Afterfalten legen	● Muß vom Arzt/der Ärztin behandelt werden

Pflanzliche Mittel

● Schmerzstillende Arzneimittel auf pflanzlicher Basis enthalten Menthol oder Kampfer, die auch die Juckempfindung vermindern. Nebenwirkungen dieser örtlich verwendeten Präparate sind selten.

● Perubalsam wirkt desinfizierend und heilend bei Wunden sowie bei dauerhaft befallenen Schleimhäuten und Schleimhautgeschwüren.

● Azulen ist ein ätherisches Öl, das durch Wasserdampfdestillation aus dem Guajak-Holz gewonnen wird. Es wirkt wie auch Hamamelis und Tormentill entzündungshemmend. Entsprechende Präparate gibt es als Salben oder Cremes.

● Zubereitungen aus der Roßkastanie haben eine positive Wirkung auf die Durchblutung in den kleinsten Blutgefäßen.

Chemisch-synthetische Mittel

● Örtlich schmerzstillende Substanzen sind Benzocain, Lidocain und Quinisocain. Bei empfindlichen Patienten kann Benzocain ein vorhandenes Ekzem verstärken. Es sollte deshalb nicht wiederholt verwendet werden.

● Heparin und heparinhaltige Zubereitungen verbessern die Zirkulation in den kleinsten Blutgefäßen der Analschleimhaut, weil sie die Blutgerinnung hemmen. Dadurch werden dauerhafte Entzündungen, kleine Verstopfungen der

Auf einen Blick: Hämorrhoidenmittel

Hauptbeschwerden	geeignete Mittel
● Brennen und Jucken	● Salben mit örtlich schmerzstillenden Wirkstoffen (auch mit Menthol). Bei empfindlichen Patienten vorzugsweise Polidocanol, Lidocain oder Quinisocain. Besonders gut geeignet sind auch weiche Zinksalben.
● Reizungen im Bereich des Darmausgangs und der Gesäßfalte durch Sekret	● Feststoffreiche, flüssigkeitsbindende Zäpfchen und Salben auf der Basis von Zinkoxid in Kombination mit zusammenziehenden Mitteln (Adstringentien). Wenn sich bereits ein Ekzem gebildet hat, ist eine Behandlung mit kortikoidhaltigen Zubereitungen sinnvoll, die Ihnen nur eine Ärztin/ein Arzt verordnen kann.
● Schmerzen beim Stuhlgang durch Risse und Schrunden am Darmausgang	● Besonders geeignet sind Präparate mit Perubalsam, Panthenol, Azulen und zusammenziehende Mittel (Adstringentien) wie Hamamelis und andere Gerbstoffdrogen sowie Wismutsalze. Risse und Schrunden können so schneller abheilen. Zusätzliche haut- und schleimhautdesinfizierende Mittel schützen vor Infektionen.
● Geringfügige Blutungen bei der Stuhlentleerung (stärkere Blutungen sind immer ein Grund, eine Ärztin/einen Arzt hinzuzuziehen!)	● Bei Blutungen dürfen Sie auf keinen Fall Präparate mit Heparin verwenden. Geeignet sind gerbstoffhaltige Zubereitungen, die stark adstringierend, also oberflächenverdichtend, gefäßzusammenziehend und damit blutstillend wirken.

Blutgefäße und Wasseransammlungen positiv beeinflußt und die Beschwerden bilden sich zurück.

● Wismutsalze bewirken auf geschädigten Schleimhäuten eine oberflächliche Schorfbildung und tragen so zur Abheilung bei. Diese Verbindungen dürfen nicht auf frische Wunden (blutende Hämorrhoiden!) aufgebracht werden, da sie dann in den Körper aufgenommen werden und zu Vergiftungen führen können. Wenn keine frischen Verletzungen vorliegen, sind sie jedoch gut verträglich.

● Zinksalze wirken ähnlich wie die Wismutsalze. Sie decken die Schleimhäute ab, binden Sekrete und trocknen die Schleimhäute aus.

● Aluminiumsalze wirken zusammenziehend (adstringierend) und damit leicht verfestigend auf die Schleimhaut, sie bilden aber keine oberflächliche Abdeckung aus wie die Zinksalze.

● Phenole und andere keimhemmende Stoffe wie Hexylresorcin, Chlorcarvacrol, Dequaliniumsalicylat und Harnstoff verhindern, daß sich Infektionen mit Bakterien oder Pilzen ausbilden können. Phenole beschleunigen das Nachwachsen gesunder Schleimhaut.

● Panthenol, ein Wirkstoff in vielen Hautsalben, wirkt entzündungshemmend und fördert die Bildung neuer Hautzellen.

● Allantoin entfernt abgestorbenes Gewebe und fördert die Neubildung von gesundem Gewebe.

Homöopathie

Hinweise zu Wirkweise und Anwendung homöopathischer Mittel finden Sie ab Seite 244. Die folgenden Beschwerdebilder sind nach den Begriffen Leitsymptom (L), seelische Verfassung (S) sowie mögliche Änderungen (M) geordnet.

● Acidum nitricum D4, D6 – Tropfen: L: blutende Hämorrhoiden, Afterjucken, -brennen, Splitterschmerz; S: typisch bei unzufriedenen Menschen mit Sorge um die eigene Gesundheit und Ärgerlichkeit bei Kleinigkeiten; M: Bewegung und Essen verschlechtert, Sitzen, Liegen bessert.

● Aloe vera D3, D4 – Tabletten: L: blutende Hämorrhoiden, heftiges Afterbrennen, -jucken, Hitzegefühl des Darms, starke Blähungen, Stuhlinkontinenz; Blähungen, morgens Durchfälle; S: ängstlich, schnell ermüdet nach geistiger Arbeit; M: Bewegung bessert, Stehen, Sitzen, Liegen verschlechtert.

● Collinsonia canadensis D1, D2 – Tabletten, Tropfen: L: Hämorrhoiden bei Verstopfung mit Blähungen und knolligem, hartem Stuhl (Schwangerschaft), Juckreiz am After; bitterer Geschmack im Mund, Magenkrämpfe.

● Nux vomica D4, D6, D12 – Tropfen/Tabletten: L: schmerzhafte, blutende Hämorrhoiden, zusammenschnürendes Gefühl im Darm; Sodbrennen; S: oft lebhafte, reizbare Menschen mit sitzender Tätigkeit und Verlangen nach Genußmitteln; M: kurzer Schlaf bessert, langer Schlaf verschlechtert Befinden; Bewegung verschlechtert, Sitzen, Liegen bessert.

● Sulfur D4, D6, D12 – Tropfen: L: brennende Hämorrhoiden, heftiges Afterjucken und -brennen (wie von Madenwürmern), starke Venenstauung, nächtliches Erwachen mit heißen Füßen; struppige Haare, Ekzeme, Hitzewallungen; S: reizbar, mürrisch, vergeßlich, depressiv; M: Stehen, Sitzen sowie Essen verschlechtert das Befinden.

Angst

Angst warnt uns vor Gefahren und dient dazu, uns aufmerksamer gegenüber unserer Umwelt zu machen, stellt also einen gewissen Schutz dar. Einige Menschen empfinden dieses Gefühl jedoch als so überwältigend und beklemmend, daß es ihr Leben bestimmt und einen normalen Alltag unmöglich macht. Als krankhaft muß man Angst dann bezeichnen, wenn sie keine angemessene Reaktion mehr darstellt und in Situationen entsteht, die eigentlich angstfrei erlebt werden sollten.

Ursachen oder Auslöser dafür sind häufig als schwierig erachtete Lebenssituationen (Prüfungsangst, Flugangst), aber auch reale Bedrohungen aus der Umwelt wie Kriegsgefahr, drohende Armut, Umweltverschmutzung oder Arbeitsplatzsorgen. Die Betroffenen reagieren übersteigert und können die Gefahr nicht mehr realistisch einordnen.

Angstzustände werden unterschiedlich empfunden. Es gibt Panikattacken und chronische Angststörungen. Panikattacken entstehen ganz plötzlich und scheinbar ohne Anlaß. Sie gehen einher mit Herzjagen, Atembeschwerden, Zittern, Schweißausbruch, Versagen der Stimme, Magen-Darm-Störungen, Brust- und Kopfschmerzen, Schwindelanfällen bis hin zur Ohnmacht. Oft merken die Betroffenen erst an diesen Erscheinungen, daß etwas nicht in Ordnung ist. Die Symptome versetzen sie zusätzlich in Angst, eventuell schwer krank zu sein.

Wie behandeln?

In erster Linie ist es wichtig, daß Angehörige und Freunde Verständnis für die Betroffenen aufbringen. Angstzustände können sich zu einem krankhaften Geschehen entwickeln, gegen das der

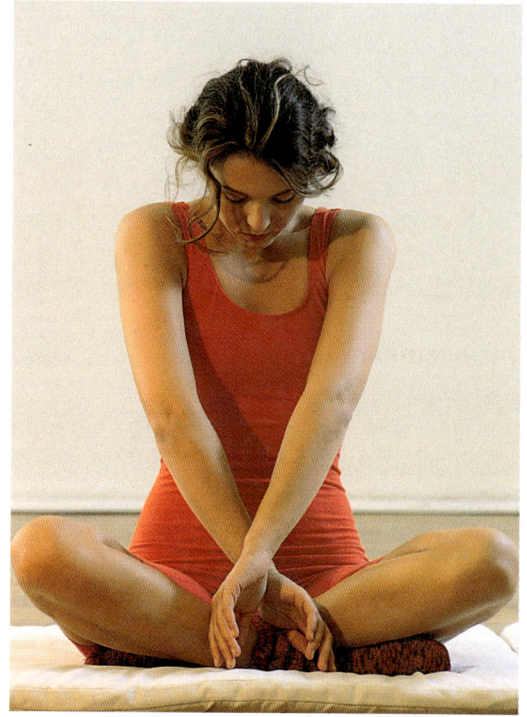

Entspannungsübungen und Atemgymnastik helfen, das innere Gleichgewicht wiederzufinden.

Kranke alleine nichts mehr ausrichtet. Am ehesten schafft dann eine Verhaltenstherapie Abhilfe.

Zum Arzt:

Sie sollten ärztliche Hilfe suchen, wenn Ihr Alltag deutlich durch die Angst bestimmt wird, die Angstzustände sehr lange andauern oder häufig und akut auftreten.

Ohne Medikamente

● Alles, was die innere Ausgeglichenheit und Entspannung fördert, kann hilfreich sein: Atemgymnastik, autogenes Training, Sport oder Yoga.

● Sprechen Sie sich aus, mit dem Partner, einem Freund. Suchen Sie psychotherapeutische Beratung: Durch kompetente Hilfe können Sie lernen, Ängste abzubauen.

● Wichtig ist in jedem Fall ein ausreichendes Nährstoffangebot: Kalium, Kalzium, Magnesium, Vitamin D, Pantothensäure und Vitamin B6. Lesen Sie dazu ab Seite 240 nach.

● Dieser Akupressurpunkt hilft:

He 7 Shenmen

Wie Sie diesen Punkt finden und richtig akupressieren, entnehmen Sie bitte der Tabelle und der Zeichnung auf Seite 249–251.

Mit Medikamenten

Grundsätzlich kann es hilfreich und sinnvoll sein, die Unruhe und Angst mit pflanzlichen Arzneimitteln zu dämpfen.

Pflanzliche Mittel

● Geeignet sind Zubereitungen aus Baldrian, Hopfen, Johanniskraut, Melisse, Kava-Kava oder Passionsblume. Je nach Zusammensetzung können sie sowohl zum Einschlafen (mit mehr Baldrian) als auch zur Beruhigung und Angstlösung angewendet werden.

● Hilfreich ist auch die folgende beruhigende Teemischung:

10 Teile Melissenblätter
10 Teile Pfefferminzblätter
25 Teile Baldrianwurzel
20 Teile Orangenblüten
15 Teile Anis
20 Teile Passionsblumenkraut
Zubereitung und Dosierung Seite 227.

Homöopathie

Hinweise zu Wirkweise und Anwendung homöopathischer Mittel finden Sie ab Seite 244. Die folgenden Beschwerdebilder sind jeweils nach den Begriffen Leitsymptom (L), seelische Verfassung (S) sowie mögliche Änderungen (M) geordnet.

● Aconitum napellus D12, D30 – Tropfen:
L: Angstzustände oft durch schockierendes Erlebnis; S: Angst, Unruhe; M: abends, nachts und in Wärme schlimmer.

● Argentum nitricum D6, D12, D30 – Tropfen:
L: Erwartungsangst vor wichtigen Terminen und Prüfungen, vor dem Alleinsein, vor Einbrechern, vor dem Tod, Angst vor großen Plätzen (Agoraphobie), aber auch Angst in zu engen Räumen (Klaustrophobie); S: ängstlich, unruhig, schlechtes Gedächtnis; M: Bewegung bessert, Essen verschlechtert.

● Phosphor D6, D12, D30 – Tropfen:
L: Angst morgens, vor dem Alleinsein, Zukunftsangst, vor drohender Krankheit, um andere, vor Einbrechern, vor dem Tod, vor Sturm und Gewitter, durch Geräusche, sieht in der Dämmerung Fratzen und Gespenster, Hitzegefühl im Kopf mit Stirnschweiß.

● Stramonium D6, D12, D30 – Tabletten:
L: Angst in der Dunkelheit, nachts, vor dem Alleinsein, vor dunklen Räumen besonders vor Tunneln, vor allem, was schwarz ist, zu fallen (häufig Trauminhalt), verrückt zu werden, ermordet zu werden, vor rauschendem Wasser, vor dem Arzt; Zähneknirschen, Krämpfe; S: lebhafte Phantasie, geschwätzig, wirkt wie getrieben; M: Bewegung und Licht verschlechtert, Stehen und Sitzen bessert.

● Sulfur D6, D12, D30 – Tabletten: L: Angst abends im Bett (schlaflos!), nachts beim Erwachen, mit Hitze, Herzklopfen und Beklemmungsgefühl, Gewissensangst, Angst um andere, sich zu erkälten, vor Gespenstern, um das eigene Seelenheil, ruhelos, zerstreut, sehr schreckhaft, selbst wenn sie/er nur beim Namen gerufen wird; struppiges Haar, Ekzeme, Hitzewallung; S: reizbar, mürrisch, vergeßlich, depressiv; M: Verschlimmerung abends, nach Mitternacht, durch Liegen, Nässe, Kälte und Ruhe; Besserung durch Wärme.

Appetitlosigkeit

Mangelnder Appetit kann vielfältige Ursachen haben. Körperlicher und seelischer Streß durch die heute oft hektische Lebensweise sind Verursacher Nummer Eins: Der Körper kann nichts mehr aufnehmen. Auch ungelöste Probleme, Einsamkeit, Sorgen oder Ängste verschlagen uns leicht den Appetit. Kinder und ältere Leute können oft nicht darüber reden, Unlust beim Essen ist dann ein wichtiger Hinweis auf Probleme. Häufige Auslöser für Appetitlosigkeit sind aber auch organische Ursachen wie Mangel an Magensäure, Entzündungen der Magenschleimhaut, der Gallenblase oder Bauchspeicheldrüse, ebenso Infektionserkrankungen mit Fieber oder Durchfall. Bisweilen verderben Medikamente und falsche Ernährungsgewohnheiten zusammen mit übermäßigem Nikotin- und Alkoholgenuß den Appetit. All diese Situationen können auf Dauer zu einer Unterversorgung mit Nährstoffen, Vitaminen und Mineralien führen.

Wie behandeln?

Versuchen Sie herauszufinden, was hinter der Appetitlosigkeit steckt. Erst wenn die psychischen Probleme gelöst sind, kehrt der gesunde Appetit zurück. Überdenken Sie Ihre Lebensweise: mancher Streß ist unnötig und läßt sich vermeiden.

Zum Arzt:

Sie sollten Ihren Arzt/Ihre Ärztin aufsuchen, wenn der Zustand länger als drei Tage anhält, wenn eine deutliche Gewichtsabnahme insbesondere bei Kindern und Jugendlichen (Magersucht!) auffällt oder wenn eine Abneigung gegen ganz bestimmte Speisen besteht.

Ohne Medikamente

● Das Auge ißt mit. Liebevoll angerichtet, schmeckt das Essen gleich noch mal so gut. Sorgen Sie für Abwechslung auf dem Speiseplan.
● Appetitanregend sind mit frischen Kräutern zubereitete Speisen, möglichst mit einem hohen Anteil an Rohkost. Radieschen, Rettich, geriebener Meerrettich, Senfkörner in der Soße, Zwiebeln oder Zwiebelsaft regen die Magensäfte an und wirken appetitsteigernd. Basilikum, Beifuß, Majoran und Bohnenkraut, aber auch viele der exotischen Gewürze, etwa Curry, Ingwer oder Gelbwurz, zeigen denselben Effekt.
● Vermeiden Sie Süßigkeiten zwischendurch, besonders auch gesüßte Getränke wie Limonaden, Colagetränke und gezuckerte Fruchtsäfte. Sie nehmen den Appetit, ohne wertvolle Nährstoffe zu liefern. Dies gilt ganz besonders für Kinder, die nicht essen wollen.
● Eine Binsenweisheit, aber trotzdem immer noch gültig: Bewegung an der frischen Luft macht hungrig.

Mit Medikamenten

Wenn keine organischen Ursachen vorliegen und Sie beispielsweise kurzfristig keinen geregelten Tagesablauf mit festen Mahlzeiten einrichten können oder wenn vorübergehende seelische Belastungen den Appetit verderben, können Ihnen die folgenden Empfehlungen helfen, das Essen wieder zu genießen.

Appetitanreger vom Markt: Rettich, Radieschen und Zwiebeln.

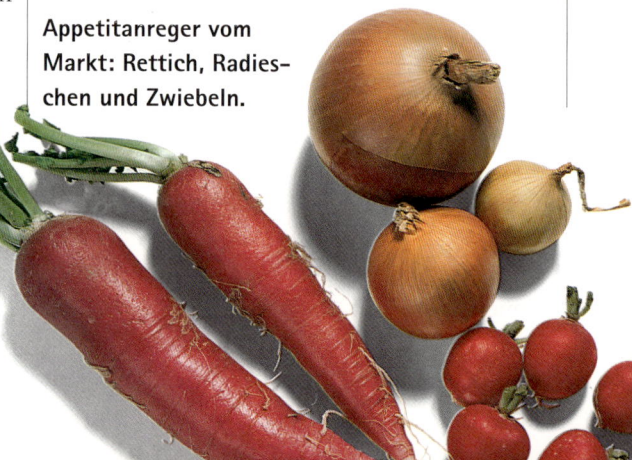

Pflanzliche Mittel

Appetitanregende Mittel enthalten Bitterstoffe und ätherische Öle, die wiederum die Wirkung der Bitterstoffe unterstützen. Bitterstoffe reizen die Geschmacksknospen an der Zunge. Diese leiten eine Meldung an das Gehirn weiter, das daraufhin die Bildung von Speichel und Magensaft auslöst. Wenn die Bitterstoffe mit der Nahrung in den Magen gelangen, bewirken sie dort eine verstärkte Magensaftbildung.

● Allein oder in Kombinationen werden am häufigsten Enzianwurzel, Pomeranzenschale, Wermutkraut, Kardobenediktenkraut, Schafgarbenkraut, Kondurangorinde und Chinarinde als Bitterstoffdrogen eingesetzt. Bewährte Zubereitungen aus Kombinationen dieser Pflanzen empfiehlt Ihnen Ihr Apotheker/Ihre Apothekerin.

● Versuchen Sie es mit einem Bittertee zur Appetitsteigerung:

20 Teile Wermutkraut
20 Teile Tausendgüldenkraut
20 Teile Pomeranzenschale
10 Teile Fieberkleeblätter
10 Teile Kalmuswurzelstock
10 Teile Enzianwurzel
10 Teile Zimtrinde (Ceylonzimt)
Zubereitung und Dosierung Seite 227.

Homöopathie

Hinweise zu Wirkweise und Anwendung homöopathischer Mittel finden Sie ab Seite 244. Die folgenden Beschwerdebilder sind jeweils nach den Begriffen Leitsymptom (L), seelische Verfassung (S) sowie mögliche Änderungen (M) geordnet.

● Abrotanum Urtinktur D2, D3 - Tropfen/Tabletten: L: allgemeine Schwäche; Gedeihstörungen bei Kindern; Abmagerung trotz Heißhunger, Durchfall und Verstopfung im Wechsel, Neigung zu Hämorrhoiden, Gelenkschmerzen;

Im Alter wichtig: Nährstofftherapie

Info

Weil der Appetit einfach ausbleibt oder die Bewegung eingeschränkt ist, essen ältere Menschen häufig weniger. Doch Ihr Bedarf an lebensnotwendigen, sogenannten »essentiellen« Nährstoffen bleibt auch mit steigendem Alter gleich. Mangelzustände aller wichtigen Mineralien und Vitamine können die Folge sein. Daher sollten Sie sich in jedem Fall über Ihren Bedarf an Vitamin- und Mineralstoffkomplexen informieren und eventuell für eine ausreichende Zufuhr durch Mittel aus der Apotheke sorgen. Genauere Informationen dazu ab Seite 240.

● Arsenicum album D3, D4, D6 - Globuli: L: Ruhelosigkeit trotz Erschöpfung, Schwäche, Abmagerung, kalte Schweiße; S: Angst, Trauer, Ärger, Pedanterie; M: Verschlimmerung mitternachts und in Ruhe, Besserung in Wärme.

● Calcium phosphoricum D4, D6 - Tabletten: L: Stirnkopfschmerz, Knochenschmerz, Nachtschweiß, Blähungen; S: furchtsam, schreckhaft, vergeßlich, ungeduldig; M: Verschlimmerung durch Nässe, Kälte und Anstrengung, Besserung durch Essen.

● Cinchona succirubra (China) D4, D6 - Tabletten/Tropfen: L: unspezifische Verdauungsbeschwerden, Schwächegefühl; nach Operationen und Erkrankungen; Blähungen, Ohrensausen, Schwindelgefühle, Herzklopfen; S: Depressionen, Mutlosigkeit, Gereiztheit; M: Verschlimmerung durch Kälte, Luftzug, Nässe, Essen, Berührung und nachts, Besserung durch Wärme.

● Colchicum autumnale D4, D6 - Tropfen: L: Gliederschmerz, Kraftlosigkeit, Erschöpfung, Mundtrockenheit; S: schlechtes Gedächtnis; M: Berührung, naßkaltes Wetter verschlechtert, Besserung durch Wärme und Ruhe.

Augenbrennen

Zu den häufigsten Augenbeschwerden zählen die sogenannten nicht-entzündlichen Augenerkrankungen. Wir verdanken sie oft den Annehmlichkeiten der Technik: Klimaanlagen und Autofahrten mit geöffnetem Fenster führen ebenso wie langdauernde Tätigkeiten am Bildschirm mit einer Überanstrengung der Augen zu Augenbrennen und Schmerzen. Andere Ursachen sind Staub oder Rauch in der Luft, zu trockene Luft, Kälte, Wind, UV-Strahlung (auch durch Höhensonne), Ozon, Schlafmangel, lang andauernde Naharbeit oder aber auch ein beginnender Sehfehler wie etwa die Altersweitsichtigkeit. Andere Ursachen von Augenbrennen können allergische oder entzündliche Bindehautentzündungen sein. Allergische Entzündungen entwickeln sich meist durch eine Überempfindlichkeit auf Blütenpollen, vielen Betroffenen bekannt als eines der Symptome des Heuschnupfens.

Reizungen oder Entzündungen betreffen meistens die Bindehaut, seltener die Hornhaut (meist durch Fremdkörper verursacht). Auch durch den vermehrten Gebrauch von Kontaktlinsen gibt es immer häufiger Augenreizungen, zum Beispiel wenn die Hygiene nicht sorgfältig genug ist oder wenn die Augen auf die Bestandteile der Linsen-Pflegemittel empfindlich reagieren.

Wie behandeln?

Nur leichtere Beschwerden, deren Ursache Sie sich erklären können, eignen sich zur Selbstbehandlung. Bei schwerwiegenderen oder länger dauernden Mißempfindungen sollten Sie unbedingt ärztliche Hilfe in Anspruch nehmen, um Komplikationen zu vermeiden.

Ohne Medikamente

Wenn die Beschwerden durch Überanstrengung der Augen verursacht wurden, können Sie es zunächst mit gezielter Augenentspannung versuchen. Die nebenstehenden Übungen lassen sich im Sitzen oder im Stehen durchführen; wichtig ist dabei eine entspannte Körperhaltung.

● Urlaub für gestreßte Augen ist auch ein ausgedehnter Waldspaziergang. In Ihren Wohnräumen sollten Sie für frische und ausreichend feuchte Luft sorgen. Ganz wichtig: genügend Schlaf, damit die Augen eine Ruhepause zur Regeneration haben.

● Sehr wohltuend bei überreizten, ermüdeten Augen sind Kompressen mit Kamillen- oder Augentrostextrakten. Tauchen Sie einen Wattebausch oder einen Waschlappen in den verdünnten Extrakt (Verdünnung laut Packungsbeilage), und legen Sie diese auf die geschlossenen Augen.

● Bei Überempfindlichkeit auf Kontaktlinsen sollten Sie vorübergehend eine Brille tragen und eventuell die Pflege- und Aufbewahrungsmittel wechseln.

1 Zur Entspannung legen Sie die Hände wie zwei Höhlungen über die Augen, so daß kein Lichtschimmer mehr durchdringt. Öffnen Sie die Augen, schauen Sie in die schwarze Dunkelheit und entspannen Sie sich, bis Sie kein Flimmern mehr sehen und sich Ihre Augen beruhigt haben.
Finden Sie die Schmerzpunkte rund um das Auge und massieren Sie sie mit leichtem Fingerdruck:
2 Einer der Punkte liegt etwa einen Finger breit neben den Augenbrauen, kurz über den Schläfen.
3 Genau in der Mitte des unteren knöchernen Augenrandes liegt ein weiterer Schmerzpunkt.
4 Wenn Sie mit den Daumen von der Nasenwurzel in Richtung Augenbrauen fahren, spüren Sie diesen Punkt als kleine Vertiefung im Knochen.

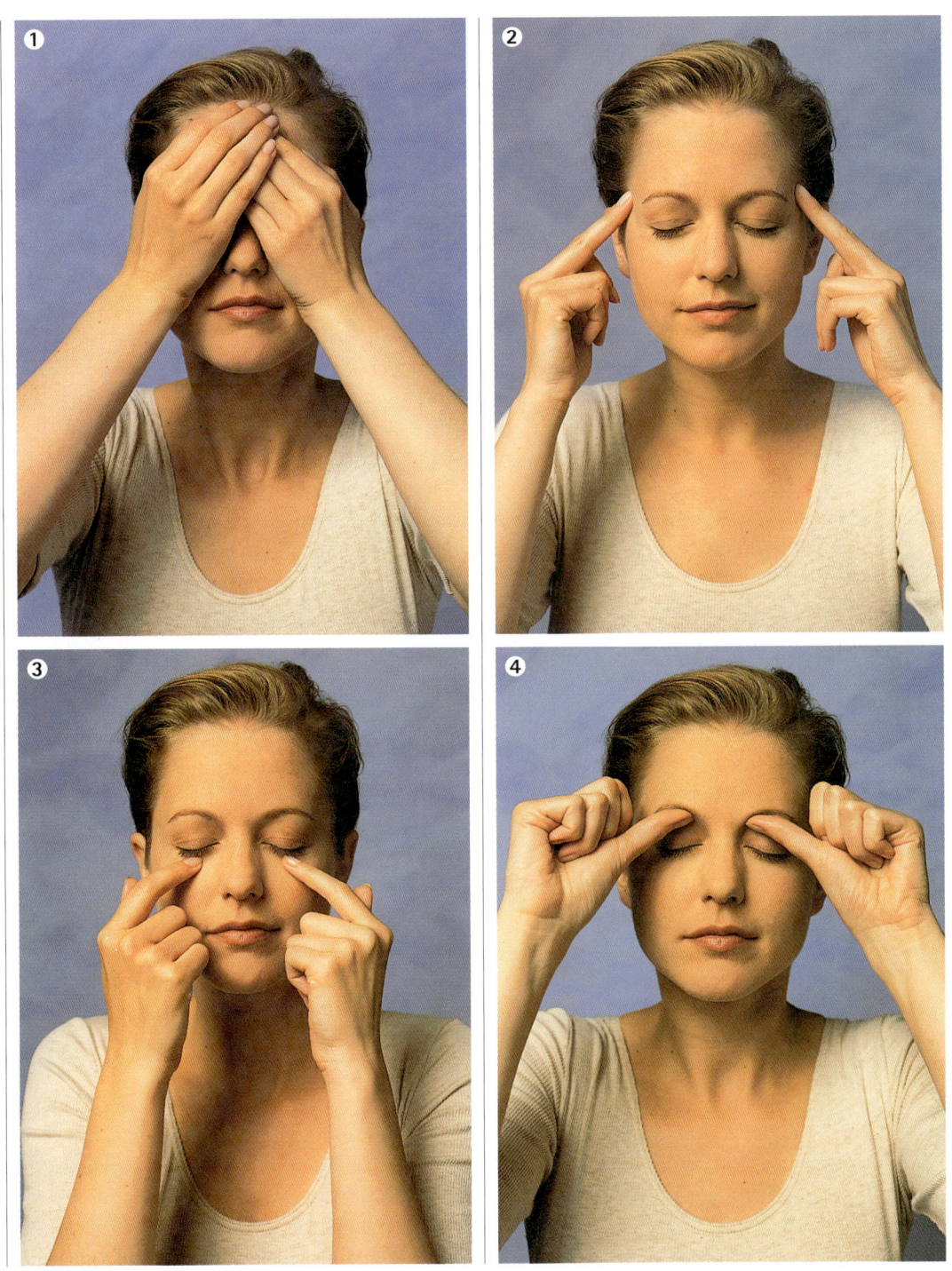

Mit Medikamenten

In erster Linie müssen Sie versuchen, die Ursache des Augenbrennens beziehungsweise der Bindehautentzündung zu behandeln. Gleichzeitig können Sie mit Augentropfen Ihre Beschwerden lindern, indem Sie die unangenehm vermehrte Tränenproduktion reduzieren. Die verwendeten Wirkstoffe sind vorwiegend chemisch-synthetischer Natur. Die korrekte Anwendung von Augentropfen ist auf Seite 23 beschrieben.

Verwenden Sie aber bitte Augentropfen mit gefäßzusammenziehenden Bestandteilen keinesfalls länger als ein bis zwei Tage: Sie können ihrerseits die Schleimhaut so austrocknen, daß dies erneut zu Brennen und Schmerzen führt. Wenn Sie schon etwas älter sind, dann ist eine verminderte Tränenproduktion normal und Sie sollten solche Präparate ganz meiden. Verwenden Sie statt dessen Tränenersatzflüssigkeiten, die Sie in der Apotheke bekommen. Dieser Tip gilt übrigens auch für die Behandlung des »trockenen Auges«.

Einmal angebrochene Augentropfen sollten Sie nur während des vom Hersteller angegebenen Zeitraums benutzen und anschließend entsorgen. Danach könnten Bakterien in der Flüssigkeit enthalten sein.

Chemisch-synthetische Mittel

● Wenn eine Infektion die Ursache der Augenentzündung ist, können Sie sich aus Ihrer Apotheke antibakteriell wirkende Augentropfen besorgen. Eine Entzündung geht immer mit einer Rötung des Auges und der Bindehaut einher. Aus diesem Grund sind vielen Augentropfen gefäßzusammenziehende Mittel beigesetzt, die zwar die Rötung des Auges zurückgehen lassen, aber eigentlich entbehrlich sind.

Bitte beachten Sie:

Die genannten gefäßverengenden Augentropfen mit den Substanzen Naphazolin oder Tetryzolin (sogenannte Sympathomimetika) dürfen nicht verwendet werden, wenn bei Ihnen ein erhöhter Augeninnendruck festgestellt wurde. Bei Säuglingen und Kleinkindern sollten diese Mittel gar nicht angewendet werden, da Atemstörungen auftreten können.

● Tränenersatzflüssigkeiten zur Behandlung des trockenen Auges enthalten als Hauptwirkstoff häufig Polyvinylalkohol beziehungsweise Polividon. Zusätzlich wird diesen Präparaten oftmals Dexpanthenol hinzugefügt, das Reizungen der Hornhaut und Bindehaut lindert.

● Für die Behandlung allergischer Bindehautentzündungen eignen sich am ehesten cromoglicinsäurehaltige Zubereitungen. Cromoglicinsäure wirkt allerdings erst nach zehn bis vierzehn Tagen. Dennoch sind entsprechende

Das trockene Auge

Info

Zusätzlich zum Augenbrennen können sich als Begleiterscheinung auch Juckreiz, Schmerzen, Lichtempfindlichkeit und gelegentlich das Gefühl des »trockenen Auges« bemerkbar machen.

Trockene Augen können beispielsweise durch hohen Ozongehalt in der Luft verursacht werden. Der Eiweißgehalt des Tränenfilms nimmt ab. Dadurch können die Eiweiße ihre biologische Funktion – den Schutz vor Bakterien – nicht mehr erfüllen. Darüber hinaus wird durch Ozon die Beschaffenheit des Tränenfilms verändert, wodurch sich die Abwehr weiter verschlechtert: Keime können sich stärker vermehren und Entzündungen verursachen. Empfindliche Menschen sollten bei hohen Ozonwerten versuchen, die negativen Auswirkungen des Ozons durch die Anwendung künstlicher Tränenflüssigkeit zu begrenzen.

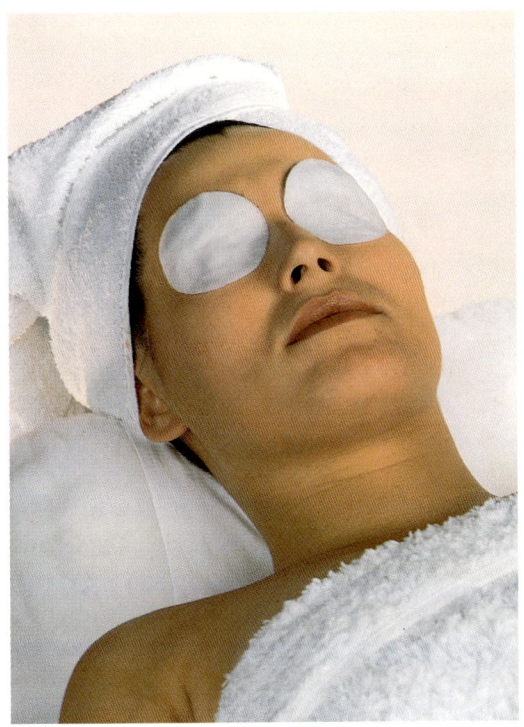

Kompressen mit Kamille oder Augentrost sind wohltuend für überreizte und ermüdete Augen.

Präparate wegen ihrer guten Verträglichkeit zu empfehlen.

● Es gibt darüber hinaus einige Augentropfen mit Vitaminen. Vitamin A bildet das sogenannte Sehpurpur in den Stäbchen der Netzhaut und ermöglicht damit, daß wir auch bei Dämmerung sehen können. Vitamin A ist außerdem am Farbensehen in den Zäpfchen der Netzhaut beteiligt. Vitamin B2 kommt in der Linse sowie in der Netzhaut und der Hornhaut des Auges in hohen Konzentrationen vor, seine Funktion ist noch nicht genau geklärt. Für Vitamin A, B-Vitamine, Vitamin K und Vitamin C ist nachgewiesen, daß ein Mangel an diesen Vitaminen bestimmte Sehstörungen zur Folge hat. Bedenken Sie jedoch, daß bei einer ausgewogenen Ernährung ein Vitaminmangel nicht zu befürchten ist.

Homöopathie

Hinweise zu Wirkweise und Anwendung homöopathischer Mittel finden Sie ab Seite 244. Die folgenden Beschwerdebilder sind jeweils nach den Begriffen Leitsymptom (L), seelische Verfassung (S) sowie mögliche Änderungen (M) geordnet.

Mittel zur Behandlung einer Bindehautentzündung:

● Allium cepa D4, D6 - Tropfen: L: scharfes Nasen- und mildes Tränensekret; M: Besserung in frischer Luft.

● Apis mellifica D4, D6 - Tropfen: L: starke Lidschwellung, Fremdkörpergefühl, Kopfschmerz, Halsschmerz, Lichtscheu; S: nervöse Ruhelosigkeit oder im Gegensatz Schläfrigkeit; M: Besserung durch kühle Umschläge, auch bei Allergie, Verschlimmerung mitternachts.

● Euphrasia officinalis D3, D4 - Tropfen: L: brennende und beißende Schmerzen, Lichtempfindlichkeit; auch bei Allergie und Reizung der Hornhaut, scharfe Tränen, mildes Nasensekret; S: träge, redefaul, introvertiert; M: Lesen verschlechtert.

Mittel zur Behandlung des »trockenen Auges«:

● Aluminium oxydatum (Alumina) D12 - Tabletten: L: Augenschmerzen durch mangelnde Tränenflüssigkeit, motorische Unruhe, geringe Anstrengung erschöpft; S: innere Hast, ängstlich, mißmutig; M: Bewegung verschlechtert.

Ausfluß

Das Scheidensekret enthält Milchsäurebakterien, ist deshalb leicht sauer und schützt vor örtlichen Entzündungen. Als Ausfluß oder Weißfluß wird eine länger andauernde, übermäßige Absonderung aus der Scheide bezeichnet. Während der Schwangerschaft sowie kurz vor oder nach der Periode ist ein verstärkter Ausfluß normal.

Die Beschaffenheit des Ausflusses sowie seine Begleiterscheinungen lassen auf die Ursache schließen: Verstärkter weißlicher Ausfluß ohne Begleiterscheinungen wird meist durch Hormonstörungen bei eingeschränkter Eierstocktätigkeit hervorgerufen. Weiß-gelblicher, geruchloser oder schwach hefeartig riechender Ausfluß von krümeliger Beschaffenheit, der mit Juckreiz und Brennen am Scheideneingang sowie Rötung und/oder Schwellung einhergeht, weist auf eine Pilzinfektion hin.

Wie behandeln?

In jedem Fall sollten Sie vor einer Selbstbehandlung abklären, nötigenfalls durch die Ärztin/den Arzt, um welchen Ausfluß es sich bei Ihnen handelt und was ihn verursacht. Erst dann können Sie mit den folgenden Maßnahmen einen Behandlungsversuch starten.

Zum Arzt:

Wenn nach einer dreitägigen Behandlung keine Besserung eintritt, suchen Sie besser eine Ärztin/einen Arzt auf. Von einer Selbstbehandlung in der Schwangerschaft sollten Sie in jedem Fall Abstand nehmen, da auch andere Ursachen diese Symptome hervorrufen können. Wenn neben den Beschwerden einer typischen Pilzinfektion der Scheide zusätzlich Fieber, Schüttelfrost, Unterleibsschmerzen, Beschwerden beim Was-serlassen oder Übelkeit auftreten, so ist der Gang in die Arztpraxis unumgänglich, um Begleiterkrankungen auszuschließen.

Ohne Medikamente

● Geeignete Wasseranwendungen sind Sitzbäder (Seite 208) mit Kamillen-, Salbei- oder Schafgarbenextrakt bei 37 °C. Die Pflanzenextrakte kaufen Sie besser fertig.

● Bei wiederkehrenden Pilzinfektionen sollten Sie über eine Ernährungsumstellung nachdenken. Eine besondere Anti-Pilz-Diät ist eine sinnvolle Begleitmaßnahme zur örtlichen Pilzbehandlung: Dabei wird auf Zucker in Nahrungsmitteln weitestgehend verzichtet, da er ein guter Nährboden für die Pilze ist. Die Ernährung sollte auf faserreiche Kost mit viel frischem Gemüse und verschiedenen Salaten, Quark, Joghurt, Käse, Fleisch und Fisch umgestellt werden. Kohlenhydratreiche Lebensmittel wie Brot, Nudeln oder Kartoffeln sind dagegen vom Speisezettel gestrichen.

● Eng geschnittene Jeans, Unterwäsche und Strumpfhosen aus synthetischen Fasern schaffen ein pilzfreundliches, warmes und sauerstoffarmes Klima. Mit Naturfasern und locker und bequem sitzender Kleidung sind Sie besser ausgerüstet.

● Tägliche Hygiene ist notwendig, übertriebene Hygiene hingegen kann das normale Gleichgewicht der körpereigenen örtlichen Infektionsabwehr zerstören. Tägliches Waschen oder Duschen genügt, Intimsprays oder häufige Vollbäder sind entbehrlich.

Mit Medikamenten

Das Auftreten von Ausfluß ist individuell verschieden. Wenn Sie sich hierdurch gestört fühlen und schwerwiegende Erkrankungen als Ursache ausgeschlossen sind, können Sie die folgenden Medikamente einsetzen.

Was bei Ausfluß nützt und schadet

Bei der Behandlung von Ausfluß kann das empfindliche Gleichgewicht des Intimbereichs gestört werden, daher sollten Sie der Anwendung von Kosmetika grundsätzlich kritisch gegenüberstehen. Aber auch bei der Anwendung chemisch-synthetischer Medikamente oder Alternativmitteln gilt es, einiges zu beachten:

● Auf Scheidenspülungen sollten Sie generell verzichten, da dabei nützliche Bakterien ausgeschwemmt werden.

● Auch eine örtliche Anwendung von Joghurt ist keineswegs zu empfehlen, da dieser neben den erwünschten Milchsäurebakterien auch krankmachende Keime enthalten kann.

● Steckt hinter dem Ausfluß eine Pilzerkrankung, hat das wegen der Ansteckungsgefahr auch Auswirkungen auf das Sexualleben. Bei der Behandlung einer Pilzinfektion sollte daher der Partner mit demselben Medikament in Cremeform mitbehandelt werden. Er muß zwar selbst keine Anzeichen einer Pilzinfektion bemerken, kann jedoch die Pilze bei jedem Sexualkontakt wieder an die Frau zurückgeben und so deren Behandlungserfolg gefährden. Sprechen Sie mit Ihrem Partner darüber.

Pflanzliche Mittel

● Teekuren können bei Ausfluß helfen. Trinken Sie vier Wochen lang täglich mehrere Tassen einer Teemischung aus

1/3 Schafgarbe

1/3 weißer Taubnessel und

1/3 Frauenmantel.

2 Eßlöffel der Mischung mit 3/4 Liter kochendem Wasser überbrühen, nach 10 Minuten abseihen und über den Tag verteilt trinken.

Chemisch-synthetische Mittel

Wenn Sie bereits in der Vergangenheit Erfahrungen mit Pilzinfektionen gemacht haben, können Sie diese selbst auch erkennen und zunächst eine Eigenbehandlung durchführen.

● Zur Behandlung eignen sich Präparate mit dem Wirkstoff Clotrimazol. Sie sind als Scheidentabletten und Scheidencreme erhältlich. Die Tabletten eignen sich nur für Frauen, die ein ausreichend feuchtes Scheidenmilieu haben, andernfalls lösen sie sich nicht auf. Die Creme ist einfacher in der Anwendung, denn sie wird mit einem Applikator in die Scheide eingeführt.

Homöopathie

Hinweise zu Wirkweise und Anwendung homöopathischer Mittel finden Sie ab Seite 244. Die folgenden Beschwerdebilder sind nach den Begriffen Leitsymptom (L), seelische Verfassung (S) sowie mögliche Änderungen (M) geordnet.

● Ferrum metallicum D3, D4, D6 - Tabletten: L: milchiger, wäßriger, wundmachender Ausfluß, oft verfrühte, blaßrote, verstärkte, verlängerte Menstruation, Gesicht bleich oder vollblütig, große Schwäche, kalte Füße, Durst, Rheuma; S: gedrückt, ängstlich; M: Verschlimmerung in Ruhe, Besserung bei Bewegung.

● Kreosotum D6, D12 - Tabletten/Tropfen: L: brennender, übelriechender Ausfluß, Juckreiz der Scheide, Brennen beim Wasserlassen, Unregelmäßige, schmerzhafte Regelblutung, Pusteln, Furunkel; S: depressiv, verzweifelt; M: Verschlimmerung durch Kälte und Ruhe.

● Pulsatilla D3, D4, D6 - Tropfen: L: dicker, milchiger Ausfluß, zu schwache, zu späte Menstruation, Krämpfe, Frieren und kalte Füße; S: Depression, Weinerlichkeit; M: Trost und Bewegung im Freien bessert, Wärme verschlechtert.

Bauchschmerzen

Bauchschmerzen gehen oft mit Blähungen und Druckgefühl einher, werden aber manchmal auch von Aufstoßen, Sodbrennen, Erbrechen und Völlegefühl begleitet. Die Ursachen können ganz unterschiedlich sein – nicht verwunderlich, wenn man bedenkt, wie viele Organe sich im Bauchraum befinden. Die häufigste Ursache für sogenannte funktionelle Oberbauchbeschwerden ist zwar meist nur ein überforderter Magen oder Darm, es können sich aber auch ernste Krankheitsbilder hinter Bauchschmerzen verbergen. Um wirksame Maßnahmen ergreifen zu können, müssen Sie zunächst versuchen, die Art und den Ort des Schmerzes genauer zu beschreiben. Der Wegweiser auf Seite 43 hilft Ihnen dabei.

Wie behandeln?

Versuchen Sie als erstes, die möglichen Ursachen der Bauchschmerzen zu ermitteln. Wichtig ist festzustellen: Wie lange dauern die Beschwerden an? Wie häufig und wann am Tage treten die Symptome auf? In welcher Intensität? Welche Ernährungsgewohnheiten, Alkohol-, Nikotingenuß oder etwa eingenommene Medikamente könnten die Ursache sein? Ebenso können zu enge Kleidung oder seelische Belastung auf den Magen schlagen. Kennt man die Auslöser, läßt sich das eine oder andere Problem abstellen.

Zum Arzt:

Sie sollten in jedem Fall sofort eine Ärztin/einen Arzt aufsuchen, wenn starke Bauchschmerzen sehr plötzlich auftreten oder über einen Zeitraum von einigen Stunden anhalten. Wenn die Bauchdecke sich hart anfühlt und Schmerzen beim Betasten empfunden werden, könnte sich dahinter eine sofort zu behandelnde Blinddarmentzün-

dung verbergen. Wenn mit den Schmerzen gleichzeitig heftig erbrochen wird, handelt es sich möglicherweise um einen Darmverschluß, der ebenfalls sofort im Krankenhaus behandelt werden muß. Selbst für leichtere Bauchschmerzen gilt, daß ihre Ursache in jedem Fall ärztlich abgeklärt werden sollte, wenn sie sich nicht innerhalb von drei Tagen gebessert haben.

Ohne Medikamente

● Wärmeanwendungen bringen fast immer bei unspezifischen, erstmals auftretenden Bauchschmerzen Erleichterung. Wärme wirkt entspannend und beruhigend: Legen Sie eine heiße Wärmflasche auf die schmerzende Stelle, oder machen Sie einen feuchtwarmen Leibwickel (Seite 216).

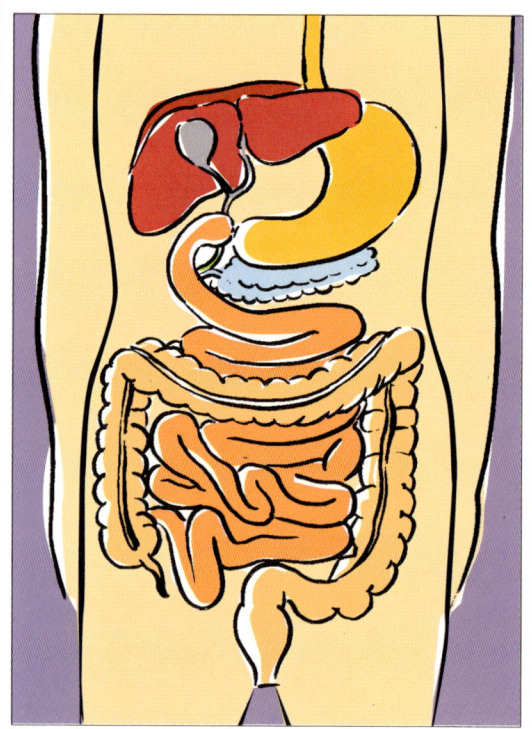

Bauchschmerzen können viele Ursachen haben, bedingt durch die vielen Organe, die dort liegen.

Wegweiser Bauchschmerzen

Die folgende Beschreibungen nennen Ihnen anhand des genauen Ortes der Schmerzen, sowie deren Dauer und Intensität die wahrscheinliche Ursache und führen Sie zur entsprechenden Seite, wenn nach Rücksprache mit der Ärztin/dem Arzt eine Selbstbehandlung möglich ist.

Mittlerer und linker Oberbauch

● Mäßige Schmerzen, die sich etwa zwei Stunden nach Nahrungsaufnahme verstärken: Verdacht auf Magengeschwür. Zum Arzt, unterstützende Maßnahmen, Seite 47.
● Anhaltender Schmerz: Verdacht auf Magenschleimhautentzündung, Seite 45.

Linker Oberbauch

● Heftige Schmerzen, die sich bis in den Rücken ziehen: Verdacht auf Bauchspeicheldrüsenentzündung. Zum Arzt!
● Schmerzen mit beklemmendem Engegefühl, die bis zum Brustkorb oder in den Arm ausstrahlen: Verdacht auf akute Herzbeschwerden. Zum Arzt!

Rechter Oberbauch

● Dauerschmerzen: Verdacht auf Gallenblasenentzündung, Seite 49, zum Arzt.
● Anhaltende Schmerzen, die sich durch Nahrungsaufnahme bessern: Verdacht auf Zwölffingerdarmgeschwür. Zum Arzt, unterstützende

Maßnahmen finden Sie ab Seite 47.
● Schmerzen mit Durchfall: Verdacht auf Darmentzündung. Zum Arzt!
● Kolikartige Schmerzen, die wellenförmig stärker und schwächer werden: Verdacht auf Gallenblasensteine. Zum Arzt, unterstützende Maßnahmen Seite 49.

Rechter Unterbauch

● Starke, plötzlich auftretende Schmerzen: Verdacht auf Blinddarmentzündung. Zum Arzt!

Linker Unterbauch

● Schmerzen, oft wellenförmig verlaufend, manchmal mit Durchfall einhergehend: Verdacht auf Dickdarmentzündung. Zum Arzt!

Rechter und/oder linker Unterbauch

● Diffuse Schmerzen: Verdacht auf Entzündungen oder andere krankhafte Veränderungen der Eierstöcke, der Eileiter, der Harnleiter. Zum Arzt!
● Schmerzen, die besonders in die Leiste und in den Rücken ausstrahlen: Verdacht auf Nierenentzündung. Zum Arzt!

Mittlerer Unterbauch

● Diffuse Schmerzen: bei Entzündungen oder anderen Erkrankungen der Blase, der Prostata, der Niere oder der Gebärmutter. Zum Arzt!

● Diese Akupressurpunkte helfen:
Ma 36 Zusanli
Pe 6 Neiguan
Ren 12 Zhongwan
Wie Sie diese Punkte finden und richtig akupressieren, entnehmen Sie bitte der Tabelle und der Zeichnung auf Seite 249–251.

Mit Medikamenten

Wenn Ihr Magen Sie plagt und Sie die - vorübergehende - Ursache kennen (zuviel und zu schweres Essen, erhöhter Alkohol- oder Nikotingenuß), können Sie sich mit einigen bewährten Mitteln Erleichterung verschaffen, die Sie auf der nächsten Seite finden.

Pflanzliche Mittel

● Für sogenannte funktionelle Oberbauchbeschwerden wie Krämpfe, Koliken, Blähungen (Seite 62) oder frühes Sättigungsgefühl eignen sich pflanzliche Fertigpräparate aus krampflösenden oder bitterstoffhaltigen Pflanzen wie Anis, Artischocke, Boldo, Gelbwurzel, Kamille, Kümmel, Löwenzahn, Mariendistel, Melisse, Pfefferminze, Salbei, Schafgarbe, Schöllkraut. Diese Präparate gibt es auch in flüssiger Form zum Einnehmen.

● Probieren Sie auch diesen Magen- und Darmtee:

25 Teile Baldrianwurzel

25 Teile Kümmel

25 Teile Pfefferminzblätter

25 Teile Kamillenblüten

Zubereitung und Dosierung Seite 227.

● Wenn zu den Bauchschmerzen noch Blähungen hinzukommen, die durch unzureichende Verdauung entstehen können, haben sich blähungstreibende Präparate (Carminativa) aus ätherisch-ölhaltigen Arzneipflanzen bewährt, die Sie in Zubereitungen als Tropfen erhalten können. Meistens werden auch bei diesen Arzneimitteln mehrere Inhaltsstoffe kombiniert. Folgende Arzneipflanzen werden besonders häufig für verdauungsfördernde Zubereitungen genutzt: Anis, Basilikumkraut, Fenchel, Kamillenblüten, Koriander, Kümmel, Melissenblätter, Pfefferminzblätter, Pomeranzenschalen und Wermutkraut.

Chemisch-synthetische Mittel

● Chemisch-synthetische Präparate haben sehr unterschiedliche Wirkungen: Sie können krampflösend wirken wie Butylscopolaminbromid, regen die Gallenfunktion an wie Hymecromon, wirken schmerzstillend wie Paracetamol, oder verdauungsanregend wie Menthol und Pankreatin.

● Zur Behandlung von Blähungen (Seite 62) eignen sich auch Präparate mit der Substanz Dimeticon, die meistens mit Silicium-Dioxid kombiniert ist. Man vermutet, daß entsprechende Präparate die im Darm befindlichen Gasblasen zerstören und den Abgang der Luft erleichtern.

Homöopathie

Hinweise zu Wirkweise und Anwendung homöopathischer Mittel finden Sie ab Seite 244. Die folgenden Beschwerdebilder sind jeweils nach den Begriffen Leitsymptom (L), seelische Verfassung (S) sowie mögliche Änderungen (M) geordnet.

● Argentum nitricum D4, D6 - Tropfen:

L: drückender, brennender Magenschmerz, Splitterschmerz, Blähungen, Aufstoßen, Gähnzwang, Abmagerung, vorgealtert, Verlangen nach Süßem, wird aber nicht vertragen, S: Angst, Reizbarkeit; M: günstige Wirkung bei Aufregung (Examen), Essen bessert.

● Chamomilla D12, D30 - Tropfen: L: Bauchschmerzen nach Erregung, Ärger; Aufstoßen, Erbrechen; S: ungeduldig, launisch; M: abends, nachts schlimmer, Besserung durch Wärme.

● Nux vomica D4, D6, D12 - Tropfen:

L: belegte Zunge, eine Stunde nach dem Essen Völlegefühl, Magendruck (»wie ein Stein«); S: Streitsucht, Reizbarkeit; M: Verlangen nach Genußmitteln (Tabak, Alkohol, Kaffee), die jedoch verschlechtern, frische Luft verschlechtert, warmes Zimmer und kurzer Schlaf bessert, langer Schlaf verschlechtert das Befinden.

● Robinia pseudacacia D4, D6 - Tropfen:

L: Sodbrennen, Magenschmerzen, Kopfschmerzen; S: Gefühl der Benommenheit; M: Besserung durch Essen.

Bauchschmerzen
bei Magenschleimhautentzündung

Eine Magenschleimhautentzündung (Gastritis), die sich unter Umständen bis zu einem Geschwür (Ulcus, Seite 47) weiterentwickeln kann, wird durch einen Überschuß an Magensäure verursacht. Dabei wird die Schleimschutzschicht der Magenschleimhaut beschädigt und entzündet sich. In vielen Fällen sind Bakterien die Auslöser, oft ist jedoch seelischer Streß durch Ärger oder Sorgen und eine hektische Lebensführung der Grund. Auch bestimmte Medikamente wie Schmerzmittel und kortikoidhaltige Präparate sind dafür bekannt, daß sie die Bildung der Magenschleimschicht beeinträchtigen. Zu hastig eingenommene Mahlzeiten sowie der Genuß von großen Mengen Kaffee, Tee und Alkohol können ebenfalls zu einer Magenschleimhautentzündung führen, da sie die Säureproduktion im Magen stark anregen.

Wie behandeln?

Versuchen Sie mehr Ruhe und Ausgleich in Ihr Leben zu bringen. In der Ernährung sollten nichtsaure Lebensmittel wie Obst, Gemüse und Kartoffeln bevorzugt werden. Nehmen Sie lieber mehrere kleine Mahlzeiten über den Tag verteilt ein. Alles, was die überreizten Magennerven beruhigt, ist hier angebracht. Überschüssige Magensäure kann durch säurebindende Medikamente abgefangen werden.

Ohne Medikamente

● Beruhigend für das Nervensystem und somit auch regulierend für die Magensäurebildung haben sich heiße Duschen, Voll- und Bürstenbäder (Seite 208) oder ansteigende Fuß- und Sitzbäder (Seite 204, 208) erwiesen. Heiße Leibauflagen mit einer feucht umwickelten Wärmflasche oder einem Heublumensack (Seite 220) und abschließender Kaltwaschung (Seite 209) beruhigen Magen und Kreislauf.

● Ein altes Hausmittel ist Weißkohlsaft aus dem Reformhaus. Trinken Sie vor jeder Mahlzeit ein Glas davon.

● Heilerde oder geschroteter Leinsamen (Dosierung laut Anleitung), in Wasser aufgeschwemmt, können mehrmals täglich eingenommen werden. Es reicht auch, sie im Mund einzuspeicheln und zu schlucken.

Mit Medikamenten

Die Magenschleimhaut läßt sich schnell beruhigen, wenn Sie Zubereitungen aus der Kamille, etwa für eine Rollkur einnehmen. Die Natur hält aber auch andere wirksame Heilpflanzen bereit, die ebenso wie die chemischsynthetischen säurebindenden Arzneistoffe, Beschwerden lindern.

Pflanzliche Mittel

● Als pflanzliche Arzneimittel verwendet werden Kamille, Pfefferminze, Melisse, Schafgarbe und Süßholzwurzel. Mit Kamillenblüten beziehungsweise den daraus hergestellten Präparaten läßt sich die bewährte Rollkur durchführen.

Eine »Rollkur« mit Kamillentee beruhigt die Magenschleimhaut und wirkt krampflösend.

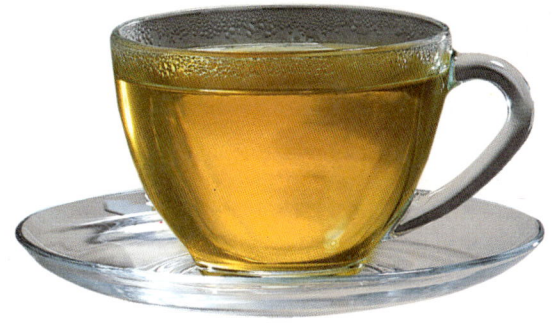

Die Rollkur

Die Kamille (Seite 232) wirkt krampflösend, entzündungshemmend und fördert die Abheilung. Allerdings muß sie gerade bei Erkrankungen des Magens in einer ausreichenden Menge und lange genug mit der Magenschleimhaut Kontakt haben, um ihre heilende Wirkung zu entfalten. Sehr bewährt ist deshalb die Rollkur mit Kamille. Und so wird's gemacht:

● Praktisch in der Anwendung ist Kamillenfertigextrakt: Geben Sie 30 Tropfen in ein Glas warmes Wasser. Prinzipiell ist auch ein stärker als üblich konzentrierter Kamillentee für die Durchführung einer Rollkur geeignet: Für 1 Tasse oder 1 Glas Wasser 2 bis 3 Teelöffel getrocknete Kamille aufbrühen.

● Nehmen Sie morgens früh im Bett auf nüchternen Magen den Teeaufguß ein.

● Bleiben Sie 5 bis 10 Minuten auf dem Rücken liegen, legen Sie sich dann ebenso lange auf die linke Seite, dann auf den Bauch und zuletzt noch einmal 5 bis 10 Minuten auf die rechte Seite. Zusätzlich tagsüber Kamillentee trinken.

Chemisch-synthetische Mittel

● Bei Magenschleimhautentzündung kommen säurebindende Arzneistoffe (Antacida) zum Einsatz: Magaldrat, Hydrotalcit und Aluminium-, Magnesium- und Wismuthydroxide. Eine Selbstmedikation mit diesen Präparaten sollte nur zeitlich begrenzt erfolgen: Wenn sich die Beschwerden nicht innerhalb von drei Tagen bessern, sollten Sie Ihre Ärztin/Ihren Arzt aufsuchen. Nehmen Sie Antacida etwa eine Stunde vor und drei Stunden nach den Mahlzeiten sowie vor dem Schlafengehen ein. Die Tabelle unter dem Stichwort Sodbrennen (Seite 159) gibt einen kurzen Überblick über die wichtigsten Eigenschaften der säurebindenden Wirkstoffe.

● Wenn Sie an einer plötzlich auftretenden, heftigen Magenschleimhautentzündung leiden, eignen sich zur Behandlung der krampfartigen Schmerzen Präparate mit dem Wirkstoff Butylscopolamin.

Homöopathie

Hinweise zu Wirkweise und Anwendung homöopathischer Mittel finden Sie ab Seite 244. Die folgenden Beschwerdebilder sind jeweils nach den Begriffen Leitsymptom (L), seelische Verfassung (S) sowie mögliche Änderungen (M) geordnet.

● Antimonium crudum D3, D4, D6 - Tabletten: L: dick weißbelegte Zunge, Magen wie überladen, Erbrechen verbessert nicht, Leeregefühl der Eingeweide; S: verdrießlich ohne Ursache; M: Ruhe, Liegen und frische Luft bessert das Befinden.

● China D2, D3, D4 - Tabletten: L: Druck- und Völlegefühl, starke Blähungen, Aufstoßen verbessert nicht, Unverträglichkeit von Kohl, Obst; S: Erschöpfung, Depression; M: durch Kälte, Essen, Berührung und nachts verschlechtert.

● Nux vomica D4, D6, D12 - Tropfen: L: belegte Zunge, eine Stunde nach dem Essen Völlegefühl, Magendruck (»wie ein Stein«); S: Streitsucht, Reizbarkeit; M: Verlangen nach Genußmitteln (Tabak, Alkohol, Kaffee), die jedoch verschlechtern, frische Luft verschlechtert, warmes Zimmer und kurzer Schlaf bessert, langer Schlaf verschlechtert das Befinden.

● Phosphorus D4, D6, D12 - Tropfen: L: brennender, druckempfindlicher »wunder« Magen, Verlangen nach kalten Getränken, die jedoch erbrochen werden, Hungerschmerz, etwas Essen bessert; S: Nervosität, Unruhe; M: nachts und bei Kälte verschlechtert, Ruhe bessert das Befinden.

Bauchschmerzen
bei Magen-Darm-Geschwür

Das Magengeschwür (Ulcus ventriculi) wie auch das Zwölffingerdarmgeschwür (Ulcus duodeni) sind auf dieselben Ursachen zurückzuführen wie die Magenschleimhautentzündung (Seite 45). Nur ist in diesen beiden Fällen die lokale Reizung und Entzündung des Magens bereits so weit fortgeschritten, daß ganze Areale bis in mehr oder weniger tiefe Schichten defekt sind. In seltereren Fällen kann es zu Magenblutungen kommen, die man am schwarz gefärbten Stuhl oder blutigem Erbrechen erkennt. Die Krankheit verläuft meist schubweise und ist von starken, krampfartigen Schmerzen begleitet.

Wie behandeln?

Die Behandlung eines Magen- oder Zwölffingerdarmgeschwürs gehört unbedingt in ärztliche Hand. Sie können jedoch in Absprache mit Ihrem behandelnden Arzt/Ihrer Ärztin mit den nachfolgenden Ratschlägen die Beschwerden erleichtern.

Ohne Medikamente

● Bei krampfartigen Schmerzen hilft feuchte Wärme: Heublumen-, Fango-, Leinsamenauflagen (Seite 219), ansteigende Arm- und Fußbäder (Seite 203, 204) sowie Leibwickel (Seite 216) lindern.

● Magenberuhigend sind Entspannung und ruhige Atmung sowie viel sportliche Bewegung. Entsprechende Entspannungstechniken (Yoga, Autogenes Training) können Sie sich selbst mit geeigneter Fachliteratur aneignen oder in Kursen erlernen, die in Volkshochschulen oder über die Krankenkassen angeboten werden.

● Weißkohlsaft beschleunigt die Heilung von Magengeschwüren. Ein Liter täglich sollte etwa drei bis sechs Wochen eingenommen werden. Es gibt auch Präparate in Tablettenform.

● Frisch gepreßter Kartoffelsaft hilft gegen die krampfartigen Schmerzen des Geschwürs: Trinken Sie vor jeder Mahlzeit ein Gläschen voll. Die Kartoffel zählt wie die Tollkirsche, der Stechapfel und das Bilsenkraut zu den Nachtschattengewächsen und enthält wie diese atropinartige Substanzen, die krampflösend wirken. Wichtig: der Wirkstoff ist nur in rohen Kartoffeln enthalten, er wird durch Erhitzen zerstört.

Mit Medikamenten

Pflanzliche und homöopathische Mittel können in Absprache mit der behandelnden Ärztin/dem Arzt die Therapie unterstützen.

Pflanzliche Mittel

● Süßholzwurzelextrakt wirkt krampflösend und vermindert die Entzündungserscheinungen des Geschwürs. Sie können die kleingeschnittene Droge oder Trockenextrakte als Tee-

Neues aus der Forschung

Neueste Forschungen ergaben, daß der größte Teil der Magen-Darm-Geschwüre durch die Infektion mit einem Bakterium (Heliobacter pylori) verursacht wird. Dies erklärt, warum eine alleinige Behandlung mit säurebindenden und neutralisierenden Substanzen bisher nicht zu dauerhaftem Erfolg führte.
Daher sieht die moderne Therapie, die eine Heilung ermöglicht, so aus: Eine zehntägige Antibiotikabehandlung (meistens zwei kombinierte Mittel, um die Bakterien garantiert zu erfassen); zusätzlich muß der Patient einen Säureblocker einnehmen, damit die Magensäure neutralisiert wird und die Antibiotika besser wirken.

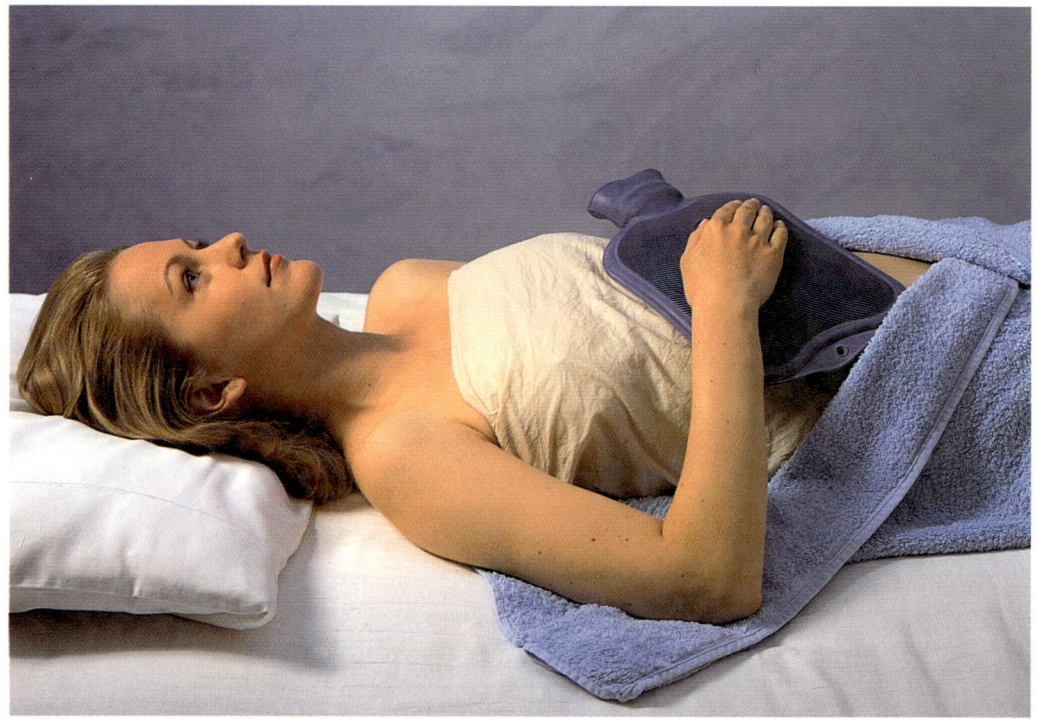

Ein feuchtwarmer Leibwickel entspannt die Bauchorgane, entkrampft und lindert die Schmerzen.

aufguß (Rezept Seite 227), das Pulver und flüssigen oder eingedickten Saft (Succus liquiritiae) zum Einnehmen verwenden. Letzterer ist die altbekannte Lakritze in Stangen- oder Pastillenform. Am einfachsten in der Anwendung sind Fertigpräparate aus der Apotheke.

Homöopathie

Hinweise zu Wirkweise und Anwendung homöopathischer Mittel finden Sie ab Seite 244. Die folgenden Beschwerdebilder sind jeweils nach den Begriffen Leitsymptom (L), seelische Verfassung (S) sowie mögliche Änderungen (M) geordnet.

● Argentum nitricum D4, D6 – Tropfen:
L: drückender, brennender Magenschmerz, Splitterschmerz, Blähungen, Aufstoßen, Gähnzwang, Abmagerung, vorgealtert, Verlangen nach Süßem, wird aber nicht vertragen; S: Angst, Reizbarkeit; M: günstige Wirkung bei Aufregung (Examen), Essen bessert.

● Lycopodium D3, D4, D6 – Tabletten:
L: Heißhunger, satt nach wenigen Bissen, Blähungen, saures Aufstoßen und Erbrechen; S: menschenscheu, Mißtrauen, Widerspruch wird nicht ertragen; M: bei Ruhe und Wärme und nachmittags verschlechtert sich das Befinden, Bewegung und frische Luft bessert es.

● Phosphorus D4, D6, D12 – Tropfen: L: brennender, druckempfindlicher »wunder« Magen, Verlangen nach kalten Getränken, die jedoch erbrochen werden, Hungerschmerz, etwas Essen bessert; S: Nervosität, Unruhe; M: nachts und bei Kälte verschlechtert, Ruhe bessert das Befinden.

Bauchschmerzen
bei Gallenbeschwerden

Gallensteine bilden sich dadurch, daß sich die Zusammensetzung der Gallenflüssigkeit zugunsten eines bestimmten Bestandteils verändert, der sich dann zu einem Stein verbindet. Meistens bestehen Gallensteine aus Cholesterin, Pigmenten und Kalk. Sie kommen insgesamt recht häufig vor (bei Frauen häufiger als bei Männern), bereiten jedoch in der Regel keine Probleme. Oft werden sie erst bemerkt, wenn sie den Ausführungsgang der Gallenblase verlegen und starke Gallenblasenkrämpfe mit kolikartigen Schmerzen oder eine Entzündung verursachen.

Wie behandeln?

Akute Probleme mit der Gallenblase sind immer ein Fall für die Ärztin/den Arzt! Wenn sie/er einverstanden ist, können Sie jedoch zusätzlich mit den nachfolgend vorgeschlagenen Maßnahmen Schmerzen bekämpfen und das weitere Entstehen von Gallensteinen verhindern. Die Vorsorge beginnt bei der Ernährung. Mit Wasser- und Wärmeanwendungen oder Massagen lassen sich Schmerzen lindern, da sie entspannend und entkrampfend wirken.

Ohne Medikamente

● Aufgrund moderner Ernährungsforschung werden Fette heute nicht mehr gänzlich vom Speisezettel verbannt, sondern leicht verdauliche Fette empfohlen. Erlaubt sind solche mit niedrigem Schmelzpunkt und alle nicht chemisch aufbereiteten wie Butter, Sahne, kaltgepreßte Öle und bestimmte Margarinesorten. Insgesamt sollte Ihr Speisezettel besonders reich an Gemüse, Obst und Kräutern sein. Mei-

den Sie Reizstoffe wie Kaffee und Alkohol.
● Bei Gallenblasenkolik hilfreich sind ein ansteigendes Fußbad (Seite 204), ein Sitzbad (Seite 208) oder eine heiße Dampfkompresse (Seite 220). Hierbei wird das heiße Tuch aufgerollt und im sogenannten Gallensegment, ausgehend von der Wirbelsäule bis zum rechten Rippenbogen, aufgelegt.
● Sie können auch Auflagen von zerquetschten Pellkartoffeln oder Leinsamenbrei (Seite 219) anwenden. Eine solche heiße Auflage sollte mit einer kalten beendet werden.

Bitte beachten Sie:

Dampfkompressen und heiße Auflagen dürfen nur dann angewendet werden, wenn Ihre Ärztin/Ihr Arzt den Schweregrad der Gallenblasenentzündung abgeklärt hat. Bei einer sehr weit fortgeschrittenen Entzündung besteht sonst die Gefahr, daß sich die Beschwerden plötzlich stark verschlimmern.
● Wenn Ihre Ärztin/Ihr Arzt einverstanden ist, legen Sie bei akuter Gallenblasenentzündung kalte Umschläge (Seite 216) auf den Leib, die bei Fieber öfter erneuert werden müssen. Ebenfalls wirksam: Wadenwickel (Seite 216) oder ansteigende Fußbäder (Seite 204).

Mit Medikamenten

Wer häufiger unter Beschwerden durch eine gereizte Gallenblase leidet, kann regelmäßig auf pflanzliche Zubereitungen zurückgreifen. Die Teemischung auf der nächsten Seite ist gerade bei chronischen Beschwerden für den täglichen Gebrauch geeignet. In der Apotheke erhalten Sie außerdem noch wirksame Fertigpräparate – meist in Form von Tinkturen mit Alkoholzusatz. Wenn Sie die Dosierungsanleitung genau befolgen, ist die täglich zugeführte Alkoholmenge vernachlässigbar gering. Beachten Sie bitte dennoch die Angaben des Herstellers.

Pflanzliche Mittel

● Fertigpräparate aus Bitterstoffpflanzen wie Artischocke, Erdrauch, Kurkuma, Löwenzahn, Mariendistel, Pfefferminze, Schafgarbe, Schöllkraut und Wermut regen den Gallefluß an und können einen Gallenstau mit den damit verbundenen Beschwerden vermeiden.

● Erdrauchkraut und Schöllkraut wirken zudem entkrampfend bei Koliken.

● Versuchen Sie es mit der folgenden Teemischung:

10 Teile Kümmel
20 Teile Javanischer Gelbwurz
30 Teile Löwenzahn
20 Teile Mariendistelfrüchte
20 Teile Pfefferminzblätter
Zubereitung und Dosierung Seite 227.

Chemisch-synthetische Mittel

● Hymecromon, ein chemisch-synthetischer Bestandteil vieler Gallenwegstherapeutika, wird bei Schmerz- und Krampfzuständen und Entzündungen der Gallenwege eingesetzt.

Homöopathie

Hinweise zu Wirkweise und Anwendung homöopathischer Mittel finden Sie ab Seite 244. Die folgenden Beschwerdebilder sind jeweils nach den Begriffen Leitsymptom (L), seelische Verfassung (S) sowie mögliche Änderungen (M) geordnet.

● Atropa belladonna D4 - Tropfen:
L: krampfartiger Schmerz, berührungsempfindliche Magengegend, Beschwerden kommen und gehen plötzlich; S: überempfindliche Sinne, Erregung; M: Rückwärtsbeugen bessert.

● Citrullus colocynthis D6 - Tropfen:
L: krampfartige Bauchschmerzen, übelriechender Durchfall, Erbrechen; S: ärgerlich, ungeduldig; M: Zusammenkrümmen, Druck auf den Bauch und Wärme bessern das Befinden.

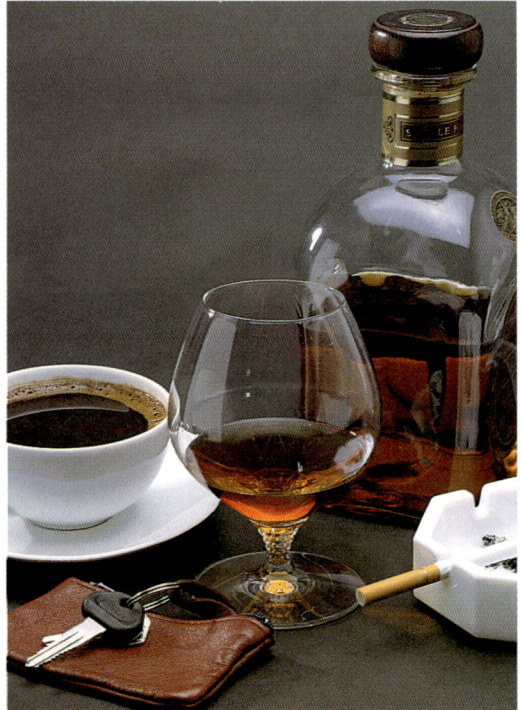

Reines Gift bei allen Magen- und Gallenbeschwerden sind Kaffee, Alkohol und Zigaretten.

● Chamomilla D6 - Tropfen: L: krampfartige Bauchschmerzen, grünlicher Durchfall; S: jähzornig, launisch; M: Liegen, Wärme, Ärger verschlechtert.

● Veronica virginica (leptandra) D4 - Tropfen: L: brennender Schmerz, übelriechender Stuhl. Nach Gallenblasenentfernungen bewährt!

● Mandragora e radice D6 - Tropfen: L: Magengegend druckempfindlich, Blähungen, Verstopfung, heller Stuhl; S: empfindlich gegen Geräusche; M: Rückwärtsbeugen bessert, schwüles Wetter, Genußmittel verschlechtern.

Bauchschmerzen
bei Reizmagen

Aufregungen, Ärger oder Angst können sich besonders bei Menschen mit einem unregelmäßigen Tagesablauf und viel Hektik im Alltag auf den Magen schlagen. Neben Schmerzen im Oberbauch kommen bei ihnen oft noch weitere Symptome wie Völlegefühl, vorzeitiges Sättigungsgefühl und Magendrücken, Aufstoßen, Blähungen sowie Übelkeit und Erbrechen hinzu. Diese Anzeichen können alleine oder zusammen auch über einen längeren Zeitraum auftreten. Meistens werden aber bei einem sogenannten Reizmagen keine eigentlichen organischen Veränderungen festgestellt. Abgesehen von falschen Ernährungsgewohnheiten können auch bestimmte Medikamente wie Antibiotika, Eisenpräparate oder Schmerz- und Rheumamittel die Erscheinungen hervorrufen oder verstärken.

Wie behandeln?

Wer unter den Beschwerden eines Reizmagens leidet, muß in erster Linie versuchen, seine Lebensgewohnheiten zu ändern.

Ohne Medikamente

● Ganz wichtig: Streßabbau. Hier können Sie sich mit Entspannungstechniken wie zum Beispiel Autogenem Training, Yoga oder Muskelentspannung nach Jacobson – im Idealfall in Kursen bei erfahrenen Lehrern erlernt – sehr gut helfen.

● Auch wenn's noch so lecker aussieht: Auf fettes und besonders kalorienreiches Essen sollten Sie verzichten. Besser ist es, mehrmals am Tag kleinere Mahlzeiten zu sich zu nehmen.

● Schränken Sie so weit wie möglich Ihren Kaffee-, Alkohol- und Zigarettenkonsum ein, dies sind ausgesprochene Gifte für den Reizmagen.

● Diese Akupressurpunkte helfen:
Ma 36 Zusanli
Ren 12 Zhongwan
Wie Sie diese Punkte finden und richtig akupressieren, entnehmen Sie bitte der Tabelle und der Zeichnung auf Seite 249–251.

Mit Medikamenten

Wenn Sie häufig an Bauchschmerzen wegen eines Reizmagens leiden, genügen meistens pflanzliche Arzneimittel. Erst bei stärkeren Schmerzen, bei denen pflanzliche Mittel nicht helfen, sollten Sie zu chemisch-synthetischen Arzneimitteln greifen.

Pflanzliche Mittel

● Wirkungsvolle Präparate zur Behandlung des Reizmagens enthalten Melisse, Kamille, Fenchel oder Kümmel, also Pflanzen, die vor allem beruhigend und entkrampfend auf die Magennerven wirken. Kombinationspräparate dieser Pflanzen in flüssiger Form sind besonders leicht zu dosieren, Sie können aber auch Tabletten verwenden.

● Probieren Sie, ob diese Teemischung Ihre Beschwerden lindert:
20 Teile Enzianwurzel
20 Teile Pomeranzenschale
25 Teile Tausendgüldenkraut
25 Teile Wermutkraut
10 Teile Zimtrinde
Zubereitung und Dosierung Seite 227.

Chemisch-synthetische Mittel

● Chemisch-synthetische Wirkstoffe wirken krampflösend (wie Butylscopolaminbromid), regen die Gallenfunktion an (wie Hymecromon), wirken schmerzstillend (wie Paracetamol) oder verdauungsanregend (wie Pankreatin).

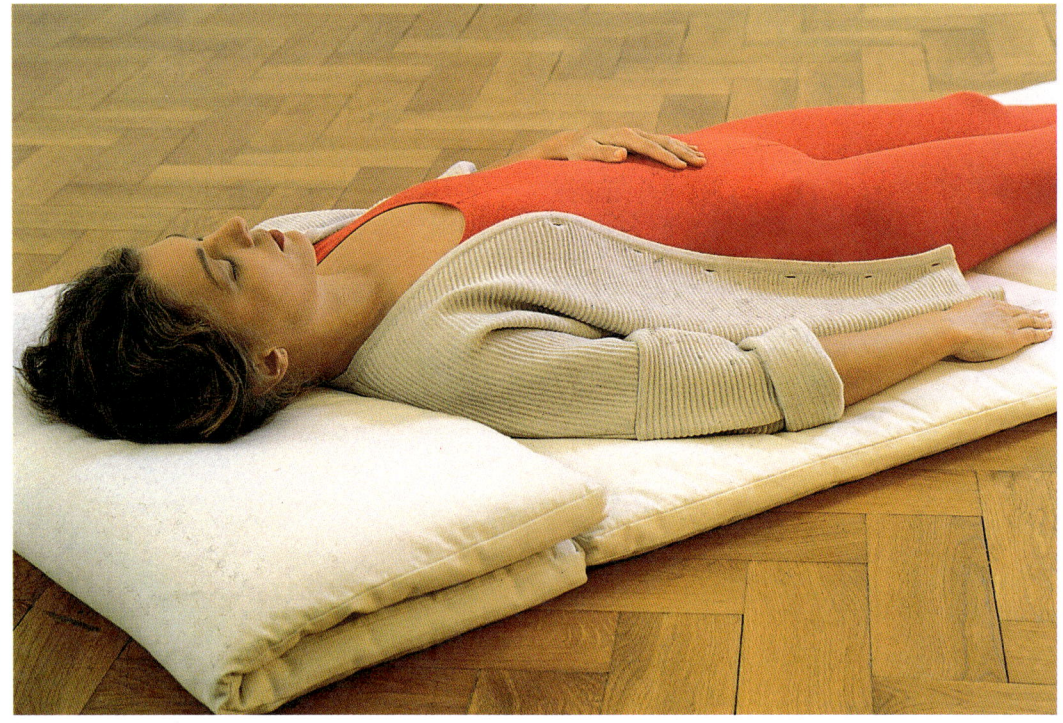

Versuchen Sie Aufregung, Ärger und Hektik mit Entspannungs- und Atemübungen abzubauen.

● Zur Behandlung von Blähungen (Seite 62) eignen sich auch Präparate mit der Substanz Dimeticon, die meistens mit Silicium-Dioxid kombiniert ist. Die Präparate zerstören die im Darm befindlichen Gasblasen und erleichtern deren Abgang.

Homöopathie

Hinweise zur Wirkweise und Anwendung homöopathischer Mittel finden Sie ab Seite 244. Die folgenden Beschwerdebilder sind jeweils nach den Begriffen Leitsymptom (L), seelische Verfassung (S) sowie mögliche Änderungen (M) geordnet.

● Asa foetida D3, D4 - Tabletten: L: Magendruck, ranziges Aufstoßen, Gefühl, der Hals sei zusammengeschnürt; S: reizbar, ängstlich, mutlos; M: nachts Verschlimmerung.

● Carbo vegetabilis D3, D4, D6 - Tabletten: L: geschwächt, Kollapsneigung, Kreislaufschwäche, kalter Schweiß; S: reizbar, Denken verlangsamt; M: Verschlimmerung in feuchtwarmer Luft sowie abends und nachts; Besserung in frischer Luft.

● Myristica fragrans (Nux moscata) D3, D4 - Tabletten: L: trockene Schleimhäute, aufgetriebener Bauch, Ekel vor Speisen, Wechsel von Verstopfung und Durchfall; S: Benommenheit, Halluzinationen, verwirrt; M: Nässe und Kälte verschlimmert, Wärme bessert.

Beinschmerzen

Beinschmerzen sind nur ein Symptom, das bei einer ganzen Anzahl von Krankheitsbildern auftritt, die sehr individuell behandelt werden müssen. Sie können zum Beispiel von Muskeln, Bändern und Gelenken oder von der Blutversorgung durch Venen und Arterien ausgehen. Die verschiedenen Ursachen von Beinschmerzen lassen sich jedoch anhand typischer Begleiterscheinungen recht gut erkennen (siehe Wegweiser unten).

Wie behandeln?

Damit Sie sich leichter zurechtfinden, haben wir die wichtigsten Symptome in einem Wegweiser zusammengestellt. Mit den an entsprechender Stelle beschriebenen Tips und Hinweisen können Sie dann die Schmerzen lindern und vorbeugen.

Zum Arzt:

Wenn die Beschwerden plötzlich auftreten, sehr stark sind oder trotz der Behandlung länger als drei Tage anhalten, sollten Sie die Ursache sowie eine entsprechende Behandlung bei Ihrer Ärztin/Ihrem Arzt abklären.

Wegweiser Beinschmerzen

Info

Anhand von begleitenden Symptomen wie Schwellung, Rötung, Überwärmung oder typischen Schmerzen kann man Beinschmerzen relativ gut einordnen. Die folgenden Beschreibungen nennen Ihnen die wahrscheinliche Ursache Ihrer Beschwerden, und führen Sie zur Selbstbehandlung, sofern diese möglich oder ergänzend möglich ist.

Hautfarbe und Temperatur

● Blasse, kalte Beine: bei Verengung der Arterien, siehe »Beinschmerzen bei Arterienverengung« Seite 54.
● Blaurot verfärbte und überwärmte Beine: Verdacht auf Thrombose. Zum Arzt!
● Geröteter Venenstrang in einem oder beiden Beinen: Verdacht auf Venenentzündung (Thrombophlebitis). Zum Arzt!
● Überwärmtes Großzehengelenk: Verdacht auf Gichtanfall. Zum Arzt!

Beinumfang

● Angeschwollene, druckschmerzhafte Beine, Schmerzen verstärken sich beim Gehen: Blutabflußstörung (meistens der Venen), siehe »Beinschmerzen bei Venenerkrankungen« Seite 58.

Berührungsempfindlichkeit

● Berührungsempfindlichkeit beziehungsweise Wahrnehmungsverlust von Berührungen (Nervenschädigung) infolge von dauerhaften Stoffwechselerkrankungen (vorwiegend Zuckerkrankheit): Zum Arzt!

Schmerzen

● Vorwiegend nächtlicher Schmerz in einem oder beiden Beinen bei Kindern: Wachstumsschmerzen, Kasten Seite 55.
● Schmerzen, die vorwiegend bei Bewegung auftreten: möglicherweise Gelenk-, Muskel- oder Sehnenerkrankungen, siehe »Gelenkschmerzen« Seite 78 oder »Muskelschmerzen« Seite 128.
● Schmerzen, die sich im Lauf der Bewegung bessern: möglicherweise Hinweis auf einen Gelenkverschleiß der Knie oder der Hüften, siehe »Gelenkschmerzen« Seite 78.
● Schmerzfreies Gehen nur über kürzere Entfernungen und mit kleinen Pausen (sogenannte Schaufensterkrankheit, Betroffene betrachten in den Gehpausen oft Schaufenster): mangelhafte Blutversorgung der Beinmuskeln im Rahmen einer Gefäßverkalkung der Beinarterien (Seite 54).

Beinschmerzen
bei Arterienverengung

Bei Arterienverkalkung sind die Wände der normalerweise elastischen Blutgefäße verhärtet und verdickt. Der Durchmesser der Gefäße wird durch Auflagerungen von Blutplättchen und deren bindegewebige Durchwachsung immer kleiner, so daß das Blut schlechter hindurchfließen kann und sich staut. In der Folge kommt es daher zu einem Sauerstoffmangel in Organen und Muskeln, die von den erkrankten Blutgefäßen nicht genügend versorgt werden. Inzwischen sind für die Arterienverkalkung zahlreiche Risikofaktoren bekannt: Bluthochdruck, zu hohe Blutfettwerte, Blutzuckerkrankheit, Nikotin, Alter und familiäre Vorbelastung.

Wie behandeln?

Oberstes Gebot ist: Vorbeugen. Sie können dem Entstehen einer arteriellen Gefäßerkrankung vorbeugen und sogar eine Rückbildung der Frühstadien bewirken, wenn Sie die Risikofaktoren ausschalten oder vermindern. Das bedeutet, daß ein Bluthochdruck, eine Zuckerkrankheit oder zu hohe Blutfettwerte behandelt werden müssen, daß Sie eine möglichst fettarme und ausgewogene Ernährung bevorzugen und Nikotin ganz meiden sollten.

Zum Arzt:
Wenn Sie den Verdacht haben, daß bei Ihnen eine arterielle Durchblutungsstörung vorliegt, sollten Sie diesen Verdacht in jedem Fall mit Ihrem Arzt/Ihrer Ärztin abklären. Das gilt auch für Schmerzen in den Beinen, für die Sie keine Erklärung haben und die länger als drei Tage andauern.

Ohne Medikamente

Das Ziel jeder Therapie besteht darin, die allgemeine Durchblutung zu verbessern: Wasseranwendungen und physikalische Therapien sind hier besonders geeignet.

● Mit temperaturansteigenden Fuß- und Halbbädern (Seite 203) und Gymnastik (Seite 57) können Sie die Durchblutung in den Beinen anregen.

● Günstig sind lauwarme Ganzwaschungen (Seite 209), wechselwarme Fußbäder (Seite 205), abends ansteigende Fußbäder (Seite 204) sowie Bürstenbäder (Seite 208) und Kniegüsse (Seite 212).

● Versuchen Sie, möglichst täglich Spaziergänge an frischer Luft zu machen. Falls Sie die Möglichkeit haben, können Sie morgens auf nassem Gras tautreten.

● Achten Sie ganz besonders auf gut sitzende und bequeme Schuhe und eine sorgfältige Fußpflege: So vermeiden Sie Verletzungen, die bei mangelnder Durchblutung nur schlecht heilen.

Mit Medikamenten

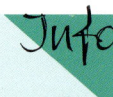

Ein gut funktionierender Kreislauf ist die Voraussetzung dafür, daß alle Organe sowie die Muskeln, Knochen, Gelenke und Bänder ausreichend mit Sauerstoff versorgt werden. Intakte Blutgefäße transportieren auch Schlackenstoffe ab. Der natürliche Alterungsprozeß, aber auch Diätsünden oder langjähriges Rauchen

Stadien des Arterienverschlusses

Info

● Stadium 1: Gefäßverengungen, aber noch keine Beschwerden
● Stadium 2: Beschwerden bei Bewegung (Schaufensterkrankheit)
● Stadium 3: Ruheschmerz in Wade und Oberschenkel
● Stadium 4: Absterben von Gewebe (Raucherbein)

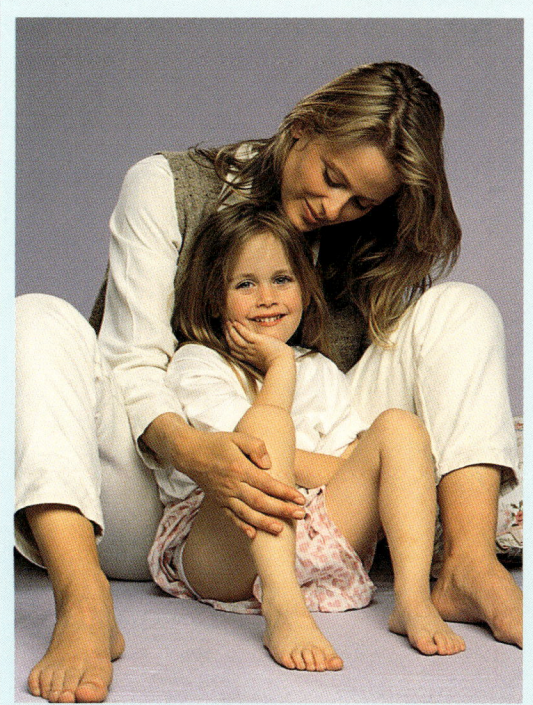

Eine Beinmassage mit Franzbranntwein hilft bei kindlichen Wachstumsschmerzen.

Beinschmerzen bei Kindern *Info*

Viele Kinder klagen während der Wachstumsphase über teilweise sehr heftige Schmerzen in den Beinen. Meist treten die Beschwerden in beiden Beinen und am häufigsten und stärksten abends oder nachts auf. Trotzdem besteht kein Grund zur Sorge: Wachstumsschmerzen sind harmlos, eine besondere Therapie ist nicht nötig. Mit den folgenden Tips läßt sich rasch Erleichterung verschaffen. Nur wenn Ihr Kind längere Zeit über anhaltende Schmerzen klagt und/oder wenn die Schmerzen überwiegend nur in einem Bein auftreten, sollten Sie zur Abklärung eine Ärztin/einen Arzt aufsuchen.

● Massieren Sie die schmerzenden Beine von unten nach oben. Reiben Sie Franzbranntwein dabei ein, das unterstützt die Wirkung.

● Kalte Wadenwickel (Seite 216) oder Umschläge mit Wasser und Zitronensaft fördern die Durchblutung und lindern den Schmerz. Öfters wechseln!

● Teezubereitungen aus Baldrian, Hopfen, Johanniskraut, Lavendel oder Melisse beruhigen. Zubereitung und Dosierung Seite 227.

und organische Erkrankungen schädigen die Blutgefäße – mit allen negativen Folgen. Diesen Prozeß können Sie mit zahlreichen Zubereitungen und Präparaten zumindest bessern, manchmal auch aufhalten. Seien Sie aber kritisch neuen Wundermitteln gegenüber – sie nutzen oft eher dem Hersteller als Ihrer Gesundheit.

Pflanzliche Mittel

● Durchblutungsfördernd wirken Badezusätze mit Eukalyptus, Rosmarin, Fichtennadel und Roßkastanie oder Einreibungen mit Franzbranntwein.

● Weitere Hilfe aus der Natur: Zubereitungen aus Knoblauch, Ginkgo und Weißdorn. Sie wirken nicht in erster Linie gefäßerweiternd, son-

dern sollen dem Prozeß der Arterienverkalkung vorbeugen oder ihn aufhalten. Diese Präparate verbessern die Fließeigenschaften des Blutes, wodurch auch kleinste Blutgefäße leichter von Blut durchströmt werden und die Sauerstoffversorgung angeregt wird.

Bitte beachten Sie:

Alle diese Medikamente müssen Sie über einen Zeitraum von etwa drei bis vier Wochen einnehmen, bis eine Wirkung eintritt. Wollen Sie sich langfristig vor den Folgen einer schlechten Durchblutung schützen, können Sie diese Präparate auch kurmäßig über mehrere Monate verwenden. Lesen Sie bitte dazu genau die Packungsbeilage.

Chemisch-synthetische Mittel

Es gibt eine Reihe prinzipiell geeigneter chemisch-synthetischer Arzneimittel, die arterielle Durchblutungsstörungen der Beine positiv beeinflussen können. Sie werden alle innerlich angewendet.

● Die Substanzen Buphenin und Isoxsuprin bewirken eine Weitstellung der Blutgefäße und damit eine bessere Blutversorgung. Mögliche Nebenwirkungen sind vor allem Herzklopfen, Mißempfindungen im Bereich des Herzens, Unruhe und in seltenen Fällen Herzrhythmusstörungen.

Bitte beachten Sie:

Weil diese Präparate viele Prozesse im Körper beeinflussen, sollten Sie sie besser erst nach Rücksprache mit Ihrer Ärztin/Ihrem Arzt anwenden. Bei Zuckerkrankheit, Störungen der Schilddrüsenfunktion und bestimmten Herzerkrankungen dürfen Sie diese Stoffe nicht einnehmen, beachten Sie daher die Gegenanzeigen auf der Packungsbeilage.

● Andere Substanzen, die die Durchblutung verbessern sollen und geringe Nebenwirkungen zeigen, sind Moxaverin und Cyclandelat. Obwohl man den Wirkmechanismus dieser Substanzen noch nicht genau kennt, kann ein Behandlungsversuch gerechtfertigt sein, da sich nach Einnahme die schmerzfreie Gehstrecke verlängert.

● Xantinolnicotinat und andere Nicotinsäurepräparate bewirken eine kurzfristige Weitstellung der Blutgefäße mit besserer Durchblutung. Begleitend kann es durch diese Präparate zu einem Blutandrang in den Hals- und in Gesichtspartien kommen. Patienten mit einer Blutzuckerkrankheit, Herzschwäche oder mit Gicht sollten diese Präparate nur unter ärztlicher Aufsicht einnehmen.

● Präparate aus Fischöl mit dem Wirkstoff Omega-3-Fettsäuren können arteriosklerotischen Veränderungen in den Adern vorbeugen.

Homöopathie

Hinweise zur Wirkweise und Anwendung homöopathischer Mittel finden Sie ab Seite 244. Die folgenden Beschwerdebilder sind jeweils nach den Begriffen Leitsymptom (L), seelische Verfassung (S) sowie mögliche Änderungen (M) geordnet.

● Arnica D4, D6 – Tropfen: L: erhitztes, gerötetes, blutreiches Gesicht, Bluthochdruck, Benommenheit, Schwindel bei Kopfbewegung, Kopfschmerz beim Gehen; S: benommen, gleichgültig; M: jegliche Bewegung verschlechtert.

● Aurum D6, (D30) – Tropfen: L: rotes, gedunsenes Gesicht, vollblütig; S: Melancholie, Mutlosigkeit bis zur Selbstmordneigung, Unruhe; M: Nachts verschlechtert, Bewegung bessert.

● Lachesis D8, D12, (D30) – Tropfen: L: Unterschenkelgeschwüre, auch Entzündung (Geschwüre mit blauroter Umgebung), Krampfaderentzündung, klebrige Schweiße; S: Erregung, Geschwätzigkeit, kann Beengung nicht ertragen; M: Schlafen und Wärme verschlechtert.

● Plumbum metallicum D12, (D30) – Tabletten: L: Bluthochdruck, Abmagerung, Blässe, Koliken, Lähmungen, Taubheitsgefühle; S: Angst, Depression; M: nachts und bei Bewegung verschlechtert.

● Secale cornutum D4, D6 – Tropfen: L: Abmagerung, welkes Gesicht, fahle, blasse Haut, Erschöpfung, Eiseskälte, Heißhunger, Durst, Taubheitsgefühle, Finger-, Waden- und Gefäßkrämpfe, Bluthochdruck; S: Angst, Melancholie; M: schlimmer durch Bewegung, Berührung, Besserung durch Abkühlung und frische Luft.

Gymnastik bei arteriellen Durchblutungsstörungen

Info

Im Anschluß an die empfohlenen Wasserbehandlungen sollten Sie die Muskelpartien der am meisten betroffenen Blutgefäße am Unterschenkel regelmäßig intensiv trainieren, damit sich neue kleine Blutgefäße bilden können und so die Sauerstoffversorgung verbessert wird.

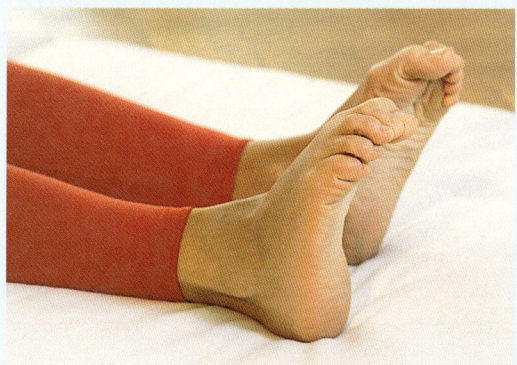

Wenn Sie Ihre Zehen zusammenkrallen, spannt sich gleichzeitig Ihre Wadenmuskulatur an.

Hier die wichtigsten Übungen:

● Krallen Sie im Sitzen, Liegen oder auch im Stehen die Zehen zusammen, als ob Sie einen Gegenstand damit fassen wollen (Bild oben), und entspannen Sie die Füße dann. Übung mehrmals wiederholen.

● Rollübungen nach Ratschow: Legen Sie sich auf den Rücken, und heben Sie die Beine so, daß die Unterschenkel nach oben zeigen. Nun die Füße kreisförmig bewegen (Bild rechts). Wenn Schmerzen auftreten, Übung beenden. Anschließend die Beine herunterhängen lassen. Dreimal täglich dreimal hintereinander durchführen, mit je drei Minuten Pause zwischen den einzelnen Übungsgängen.

● Geh-Intervalltraining: Bestimmen Sie für sich eine Gehstrecke, an deren Ziel erste Schmerzen auftreten. Beim Gehtraining sollten Sie nun im

Idealfall möglichst die gesamte Strecke, aber wenigstens immer zwei Drittel davon zurücklegen. Haben Sie das geschafft, sind drei Minuten Pause erlaubt. Machen Sie diese Übung dreimal täglich je dreimal hintereinander. Ihre schmerzfreie Gehstrecke sollte sich bei regelmäßigem und konsequentem Training entsprechend der verbesserten Durchblutung stetig verlängern. Ermitteln Sie deshalb Ihre Trainingsstrecke jede Woche neu.

● Eine sehr gute Übung für die Beine ist Fahrradfahren, am besten in der freien Natur. Wer hierzu keine Gelegenheit hat, kann sich mit einem Heimtrainer helfen. Diese stehen auch in den meisten Gymnastik- und Fitneß-Studios zur Verfügung.

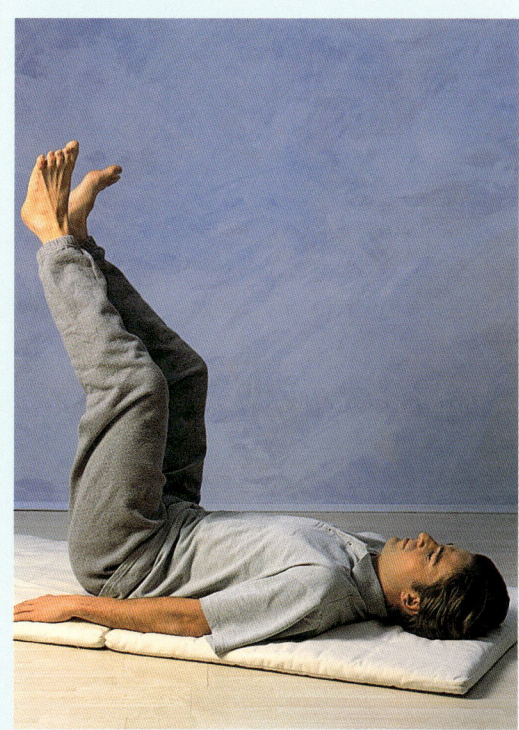

Lassen Sie Ihre Füße in der Luft kreisen, das trainiert alle Unterschenkelmuskeln.

Beinschmerzen
bei Venenerkrankungen

Die Venen transportieren verbrauchtes Blut aus dem Körper zurück zum Herzen und weiter zur Lunge, wo es wieder mit Sauerstoff angereichert wird. Auf dem Weg dorthin muß das Blut aus der unteren Körperhälfte »bergauf« fließen. Eine Schwäche des Bindegewebes, mangelnde Bewegung, hormonelle Faktoren, Übergewicht und hohes Alter tragen dazu bei, daß die Venenwände sich im Laufe der Zeit ausdehnen und Krampfadern entstehen. Die Folge ist, daß das Blut schlechter abtransportiert wird: Zunächst bemerken die Betroffenen ein Schweregefühl in den Beinen, die Knöchel sind geschwollen, abends passen die Schuhe nicht mehr richtig. Wenn dieser Zustand unbehandelt längere Zeit andauert, kann sich ein offenes Bein bilden, weil hautschädigende Schlacken aus dem Zellstoffwechsel nicht mehr abtransportiert werden. Das hat gefährliche Folgen: Je langsamer das Blut fließt, desto eher können sich die Blutplättchen aneinanderlagern und ein Blutgerinnsel bilden (Thrombose).

Wie behandeln?

Krampfadern müssen bereits in ganz frühen Stadien behandelt werden, damit sie sich nicht weiterentwickeln. Ein Krampfaderleiden kann nicht mehr rückgängig gemacht werden, nur der weitere Verlauf läßt sich stoppen und Folgeschäden durch eine konsequente Behandlung vermindern. Darum ist hier Vorbeugung mindestens so wichtig wie die eigentliche Behandlung, besonders wenn eine Veranlagung zur Venenschwäche besteht.

Die Behandlung besteht in einer Kombination aus einem »Druckverband« mit speziellen Strümpfen und Bandagen, Bewegungstherapien zur Unterstützung der Muskelpumpe sowie der Einnahme von Medikamenten. Diese sollen die Funktion der Venenwand wieder stärken und den Austritt von Flüssigkeit in das Gewebe (Ödeme) verhindern. Erweiterte Gefäße, die kosmetisch störend und von ihrer Funktion her verzichtbar sind, kann man durch eine Operation entfernen. Auch das ist jedoch keine Dauerlösung, da nach etwa fünf bis sieben Jahren die Beschwerden erneut auftreten.

Zum Arzt:

Um den Stand der Krankheit beurteilen zu lassen, aber auch wenn schmerzhafte Verhärtungen auf eine Venenentzündung oder ein schwer

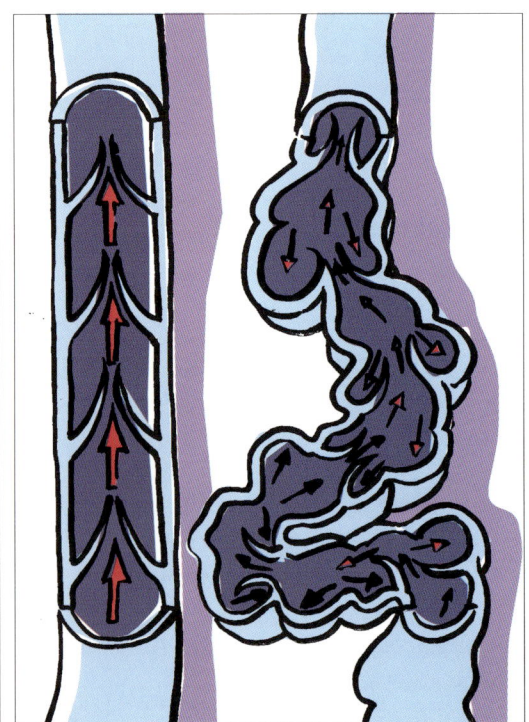

In Krampfadern strömt das Blut nicht ungehindert nach oben, sondern staut sich in den Windungen.

lokalisierbarer Tiefenschmerz im Bein auf eine Venenthrombose hinweisen, sollten Sie unbedingt eine Ärztin/einen Arzt aufsuchen.

Ohne Medikamente

● Kaltreize verbessern die Spannung der Venenwand. Tautreten, kalte Waschungen (Seite 209) sowie Kniegüsse (Seite 212) und Wassertreten (Seite 213) sind nützliche Maßnahmen, die Sie ganz nach Ihrer Zeit und Ihren Möglichkeiten anwenden können. Wichtig ist nur, daß Sie es regelmäßig tun (Ausnahme: nicht bei kalten Füßen!).

● Kalte Wadenwickel (Seite 216) helfen besonders bei Venenentzündungen, ebenso Lehmwickel und kalte Heilerdeauflagen: Heilerde oder Lehm (aus der Apotheke oder aus dem Reformhaus) mit Wasser zu einem dünnen Brei anrühren, auf das Bein auftragen und mit einem Tuch abdecken. Nach einigen Stunden wieder abspülen.

● Hochlagern der Beine und Atemübungen (Bücher, die weiterhelfen, Seite 252) erzeugen eine Sogwirkung und unterstützen den Blutrückstrom zum Herzen. Die Muskelpumpe wird auch durch Fuß- und Beingymnastik, viel Bewegung und zünftige Wanderungen auf Trab gebracht.

● Stellen Sie das Fußende Ihres Bettes hoch, oder lagern Sie Ihre Füße auf einem Keilkissen, das fördert den nächtlichen Venenrückfluß. Die Neigung des Bettes sollte nicht zu steil sein, sondern so, daß eine Entlastung spürbar ist und Sie die Position noch als angenehm empfinden.

● Tut nicht nur bei Stauungen gut: Lassen Sie sich regelmäßig im Liegen von Ihrem Partner oder einem Helfer die hochgelegten Beine vom Fuß zum Körper hin ausstreichen.

● Mit Stützstrümpfen (Kompressionsstrumpf, Gummistrumpf) oder Kompressionsverbänden werden durch den Druck von außen die Beine

Was nützt – was schadet

● Vorteilhaft sind lange Spaziergänge, regelmäßiges Schwimmen, sorgfältige Haut- und Fußpflege, kalte Wassergüsse, Wassertreten, leichter Ausdauersport wie Wandern oder Ski-Langlauf.

● Nehmen Sie folgende Entstauungsgymnastik in Ihr Morgen- oder Abendprogramm auf: Strecken Sie die Beine im Liegen oder Sitzen aus. Nun die Wadenmuskulatur anspannen, indem Sie die Füße abwechselnd in Richtung Körper anziehen und wieder ausstrecken. Übung mehrmals wiederholen (Bild Seite 60).

● Möglichst vermeiden sollten Sie Übergewicht, langes Sitzen und Stehen, Wärme (Sonnenbad, Sauna), einengende Kleidungsstücke, hohe Absätze und Sportarten mit starkem Preßdrücken.

entlastet, das Blut wird wieder besser zum Herzen transportiert. Solche Strümpfe müssen, ebenso wie Kompressionsverbände, vom Arzt verordnet und individuell angepaßt beziehungsweise angefertigt werden.

Mit Medikamenten

Ein bestehendes Venenleiden kann man nicht mehr rückgängig machen, Sie können jedoch durch eine gezielte Therapie die Beschwerden bessern. Um die Wasserausscheidung des Körpers zu unterstützen, können Sie auf wirkungsvolle Tees zurückgreifen. Aus der breiten Palette der äußerlich anzuwendenden »Venenmittel« stehen Ihnen sowohl pflanzliche als auch chemisch-synthetische Präparate zur Verfügung, die Schwellungen und schmerzhafte Stauungen beseitigen können. Grundsätzlich wichtig ist dabei, daß Sie die Mittel nicht spontan nach Lust und Laune einsetzen, sondern konsequent und langfristig einnehmen beziehungsweise anwenden.

Pflanzliche Mittel

● Geeignete pflanzliche Arzneimittel sind Zubereitungen aus Roßkastanie, Buchweizen, Steinklee, Raute und Mäusedorn, die ebenso wie ihre isolierten Wirkstoffe Aescin, Cumarin und Rutin eine Schwellung (Ödembildung) verhindern können. Sie werden eingenommen oder in Form von Einreibungen äußerlich angewendet.

● Die Wasserausscheidung des Körpers kann mit Tees (Zubereitung und Dosierung Seite 227) oder fertigen Präparaten aus Birkenblättern, Brennesselkraut, Hauhechelwurzel, Löwenzahn, Petersilienkraut und Petersilienwurzel, Schachtelhalmkraut, Spargelwurzelstock, Katzenbart, Wacholderbeeren und Goldrutenkraut angeregt werden.

● Bei Venenentzündungen sind äußerlich anzuwendende Präparate mit Zusätzen von Arnika-, Ringelblumen- und Hamamelis-Auszügen geeignet.

Chemisch-synthetische Mittel

● Weitere Wirkstoffe zur äußeren Venentherapie sind aus Blutegeln gewonnenes Hirudin und aus tierischen Organen gewonnenes Heparin. Beide können die Blutgerinnung und den Blutstau hemmen. Je nach Bedarf kann in der Anwendung gewählt werden zwischen einem kühlenden Gel oder Fluid und fettenden Cremes oder Salben, die speziell für trockene Haut älterer Menschen geeignet sind.

● Ähnlich wie Heparin und Hirudin wirken die chemisch-synthetischen Venenmittel Benzaron, Diosmin, Hesperidin und Troxerutin.

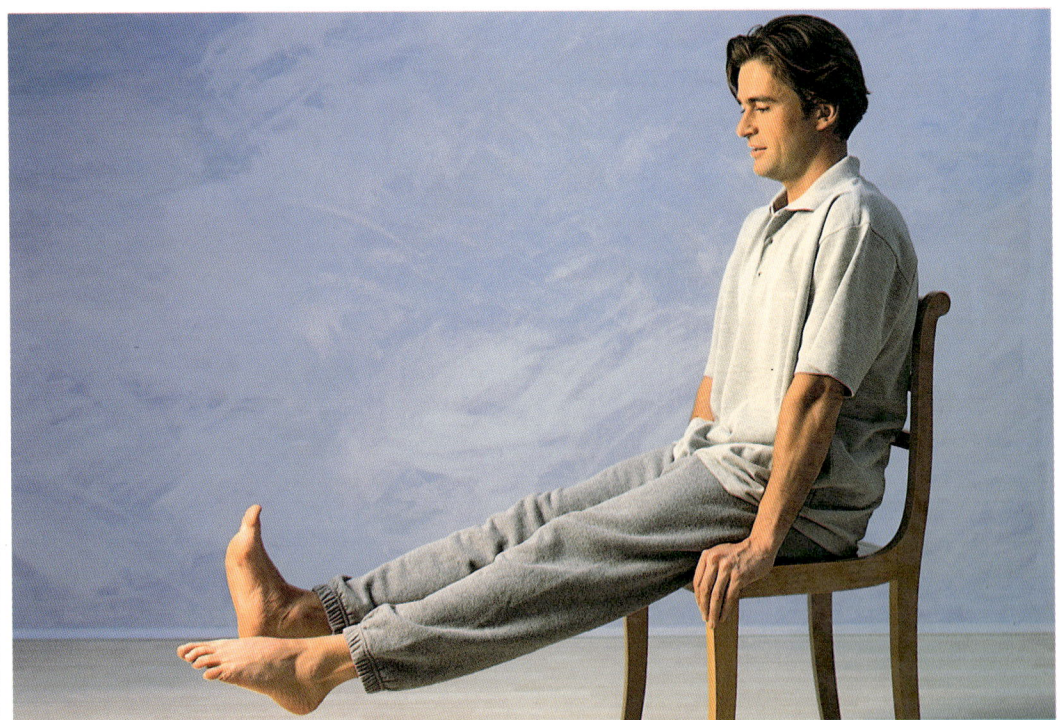

Diese Übung aktiviert die Venenpumpe: Beine ausstrecken und die Füße nach oben und unten klappen. Rutschen Sie weit genug nach hinten, damit die Stuhlkante die Venen nicht abdrückt.

Hausmittel bei Unterschenkelgeschwüren

Wenn sich bereits ein Unterschenkelgeschwür gebildet hat, helfen kalte Unterschenkelbäder, denen Sie Kaliumpermanganat zur Desinfektion zusetzen sollten. Achtung, bei kalten Füßen oder bei zugrundeliegenden arteriellen Durchblutungsstörungen sollten Sie keine kalten Wasseranwendungen durchführen!

So wird's gemacht

● Die Beine in ein entsprechendes Gefäß (Fußbadewanne, Eimer oder Badewanne) stellen. Kaltes Wasser (mit Zusatz) bis knapp unterhalb des Knies einfüllen. Fünf Minuten baden, dann das Wasser mit den Händen abstreifen und die Beine nach Möglichkeit an der Luft trocknen lassen.

● Bäder mit Zinnkraut, Eichenrinde, Lohtannin oder Thymian sowie Kniegüsse (Seite 212) und Wadenwickel (Seite 216) mit Zusatz von Zinnkrauttee (Rezept Seite 206) fördern die Heilung.
● Umschläge mit Weizenkeimöl, Honig, Heilerdebrei, Kochsalz- oder Traubenzuckerlösung, Zinnkrauttee, Eichenrindenabkochung (Seite 206) und Wein fördern die Bildung neuer Haut: Dazu ein entsprechend großes Leinentuch mit dem jeweiligen Sud gut durchfeuchten, beziehungsweise fingerrückendick mit der jeweiligen Masse bestreichen, auflegen und eine Stunde liegenlassen. Anschließend das Bein mit lauwarmem Wasser abwaschen.

● Besteht eine Neigung zu Unterschenkelgeschwüren (Ulcus cruris), dann sind Venensalben zu empfehlen, die durch Kombination mit den vitaminähnlichen Hautschutzstoffen Allantoin und Dexpanthenol für eine Regeneration der entzündeten Hautpartien sorgen.
● Sind bereits Geschwürbildungen an der Haut aufgetreten, eignen sich Präparate mit Dexpanthenol und Kamille zur Wundheilung sowie örtlich schmerzstillende Substanzen wie Polydocanol.

Homöopathie

Hinweise zu Wirkweise und Anwendung homöopathischer Mittel finden Sie ab Seite 244. Die folgenden Beschwerdebilder sind jeweils nach den Begriffen Leitsymptom (L), seelische Verfassung (S) sowie mögliche Änderungen (M) geordnet.
● Aesculus D6 - Tropfen: L: Hämorrhoiden, schmerzhafte Krampfadern, Krampfaderentzündung, chronische Verstopfung, Kreuzschmerzen; M: nachts verschlechtert, Wärme bessert.

● Calcium fluoratum D6, D12 - Tropfen: L: Unterschenkelgeschwüre mit harten Rändern, Krampfadern mit heftigen, stechenden Schmerzen, schlaffes Bindegewebe, Kreuzschmerzen; S: gereizt, ängstlich, depressiv; M: Sinneseindrücke verschlechtern das Befinden.
● Carduus marianus D4 - Tropfen: L: Pfortaderstauung mit Hämorrhoiden- und Krampfaderbildung, Leberleiden, Verstopfung; S: ärgerlich, traurig; M: Stehen, Essen verschlechtert, Bewegung bessert.
● Lachesis D8, D12, (D30) - Tropfen: L: Krampfaderentzündung, Unterschenkelgeschwüre, auch deren Entzündung (Geschwüre mit blauroter Umgebung), klebrige Schweiße; S: Erregung, Geschwätzigkeit, kann Beengung nicht ertragen; M: Schlafen und Wärme verschlechtert das Befinden.
● Sepia D3, D4, D6, D12 - Tabletten: L: Hämorrhoiden, Krampfadern, Hitzewallungen, kalte Glieder, Blähungen; S: Reizbarkeit; M: Bewegung, frische Luft bessert, Essen, warme Zimmerluft verschlechtert.

Blähungen

Durch die Verdauung entstehen im Darm größere Mengen unterschiedlicher Gase. Übermäßige Gasbildung macht sich durch Bauchdrücken, Völlegefühl, Darmgeräusche bis hin zu kolikartigen Schmerzen bemerkbar. Der vermehrte Abgang von Darmgasen kann unangenehm sein. Blähende Speisen wie Kohl, Hülsenfrüchte oder Zwiebeln, ballaststoffreiche Nahrungsmittel (Vollkornbrot, Müsli, Gemüse, rohes Obst oder Feigen) sowie kalte, kohlensäurehaltige Getränke können Blähungen verursachen. Oft sind sie aber auch ein Ausdruck von seelischer Unausgeglichenheit und Nervosität oder Folge einer anlagebedingten Verdauungsschwäche. Es kommt vor, daß sich die Gase bereits im Magen und Oberbauch sammeln und dann gegen das Zwerchfell drücken, wodurch es zu einer sehr unangenehmen Einengung oder schmerzhaften Beklemmung des Herzens kommen kann.

Wie behandeln?

Normalerweise vergehen Blähungen schnell wieder, wenn die Ursachen abgestellt oder die Beschwerden behandelt sind.

Zum Arzt:

Wenn Blähungen sehr stark und quälend sind und Sie sie nicht selbst in den Griff bekommen, sollten Sie eine Ärztin/einen Arzt aufsuchen. Möglicherweise ist eine Fehlbesiedlung Ihres Darmes mit Pilzen die Ursache.

Ohne Medikamente

● Ballaststoffe (Kasten Seite 164) sind zwar einerseits förderlich für eine geregelte Verdauung, andererseits ein »gefundenes Fressen« für Darmbakterien, die ihrerseits die Gase

produzieren. Wenn Sie Ihre Nahrung auf Vollwertkost umstellen wollen, sollten Sie dies in kleinen Schritten tun, damit sich die Darmbakterien allmählich an die neue Situation gewöhnen können.

● Nehmen Sie sich ausreichend Zeit für Ihre Mahlzeiten? Kauen Sie sorgfältig? Ungenügend gekaute Nahrung kann zu Blähungen führen. Auch wenn Sie während des Essens viel sprechen, ist es möglich, daß Sie zuviel Luft schlucken. Dies kann ebenfalls Blähungen verursachen.

● Verwenden Sie in der Küche viel verdauungsfördernde Gewürze wie Kümmel, Anis, Koriander, Majoran, oder Ingwer. Ananas und Papaya sind verdauungsfördernde Früchte.

● Verzichten Sie auf engsitzende Kleidung.

● Eine Wärmflasche auf dem Bauch, feuchtheiße Leibwickel (Seite 216) oder Peloidauflagen (Seite 219) und auch wechselwarme Fußbäder (Seite 204) schaffen Erleichterung und lindern Leibschmerzen.

● Um die normalerweise vorhandenen Darmbakterien wieder ins rechte Gleichgewicht zu bringen, hat sich die sogenannte Symbiose-Lenkung bewährt. Unter Anleitung eines Arztes werden dabei die fehlenden Darmbakterien wieder angesiedelt.

Mit Medikamenten

In den meisten Fällen sind Blähungen von vorübergehender Natur und »verfliegen« ohne weitere Maßnahmen. Manche Menschen werden jedoch so häufig davon geplagt, daß der Einsatz von Medikamenten gerechtfertigt ist.

Pflanzliche Mittel

● Tees aus Anis, Fenchel oder Kümmel (auch gemischt) wirken blähungstreibend. Die Früchte müssen vor dem Übergießen mit kochendem Wasser zerstoßen oder mit einer Mühle zerkleinert werden.

● Auch Tees aus Wermut, gelbem Enzian oder Tausendgüldenkraut sind als verdauungsfördernd bekannt. Bei Blähungen mit Krämpfen hilft ein Pfefferminztee. Zubereitung und Dosierung Seite 227.

● Versuchen Sie es auch einmal mit folgendem Rezept:

25 Teile Pfefferminzblätter

25 Teile Kamillenblüten

25 Teile Kalmuswurzelstock

25 Teile Kümmel (zerstoßen)

Zubereitung und Dosierung siehe Seite 227.

● In der Apotheke gibt es wirkungsvolle Arzneimittel, in denen die blähungstreibenden Wirkstoffe von Fenchel und Kümmel mit den verdauungsfördernden Stoffen von Enzian, Pomeranze, Schafgarbe oder Wermut gemischt wurden. Diese Mischungen werden vielfach noch mit den krampflösenden Auszügen von Kamille und Pfefferminze kombiniert.

Küchengewürze wie Kümmel fördern die Verdauung und machen die Speisen bekömmlich.

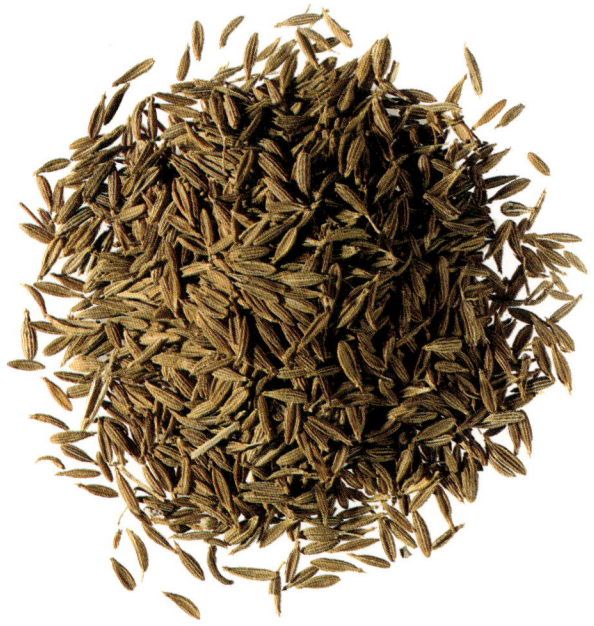

Chemisch-synthetische Mittel

● Der chemische Arzneistoff Dimeticon wirkt entschäumend im Magen und Darm , das heißt Gasblasen werden zerstört und die Luft kann leichter abtransportiert werden.

Homöopathie

Hinweise zu Wirkweise und Anwendung homöopathischer Mittel finden Sie ab Seite 244. Die folgenden Beschwerdebilder sind jeweils nach den Begriffen Leitsymptom (L), seelische Verfassung (S) sowie mögliche Änderungen (M) geordnet.

● Asa foetida D3, D4, D6 – Tabletten: L: Gefühl, als ob die Darmbewegung umgekehrt ist, Blähungskolik besonders links; Luftschlucken, häufiges, explosives Rülpsen; S: reizbar, ängstlich, mutlos; M: Bewegung und Stuhlgang bessert.

● Carbo vegetabilis D4, D6, D12 – Tabletten: L: Gasbildung mit Bauchschmerzen, Blähsucht durch fette Speisen, Verlangen nach frischer Luft trotz Frierens, eiskalte Füße, große Schwäche; S: gleichgültig, verlangsamtes Denken; M: Blähungsabgang und Aufstoßen bessert.

● Lycopodium D3, D4, D6 – Tabletten: L: stark aufgetriebener Leib, enge Kleidung wird nicht vertragen, Aufstoßen oder Blähungsabgang bessert nur vorübergehend, Berührungsempfindlichkeit, Kolik gegen Abend; S: Menschenscheu, Mißtrauen, Reizbarkeit; M: Zusammenkrümmen bessert, Essen verschlechtert.

● Mandragora e radice D3, D6, D12 – Tabletten: L: Völlegefühl mit Blähungen, Aufstoßen, nächtliche Koliken; S: Konzentrationsmangel; M: Wärme, Liegen und Ruhe bessert

● Sulfur D4, D6, D12 – Tabletten: L: Blähungen mit schneidendem Schmerz und reichlichem Blähungsabgang (Geruch nach faulen Eiern); S: mürrisch, pessimistisch, depressiv, schlechtes Gedächtnis; M: abends, nachts bei Bettwärme und Wetterwechsel verschlechtert, Wärme (trockenes Wetter) bessert.

Brustschmerzen

Brustschmerzen sind nur ein Symptom, keine Erkrankung. Doch Art und Ort der Schmerzen geben wichtige Hinweise auf die Ursache.

● Atemabhängige Schmerzen mit Husten und Fieber weisen auf eine Lungen- oder Rippenfellentzündung hin (Kasten unten).
● Intensive Schmerzen in der Brustmitte, die in den linken Arm, den Hals oder den Oberbauch ausstrahlen, weisen auf Angina pectoris oder einen Herzinfarkt hin (siehe unten).
● Plötzlich einsetzende, starke Schmerzen mit Atemnot, Husten und blutigem Auswurf lassen auf eine Lungenembolie schließen.

In allen drei Fällen sollte die Ursache der Brustschmerzen immer abgeklärt werden. Die geschilderten Symptome kann nur eine Ärztin/ein Arzt behandeln.

Vorbeugen gegen Angina pectoris

Unter Angina pectoris versteht man ein häufig wiederkehrendes Gefühl der Brustenge, die durch das Mißverhältnis von Sauerstoffbedarf des Herzens und der Menge des zugeführten Sauerstoffs verursacht wird. Durch den Sauerstoffmangel entstehen Schmerzen. Anfälle von Angina pectoris müssen als Warnzeichen für einen drohenden Herzinfarkt gewertet werden.

● Angina-pectoris-Anfälle treten dann auf, wenn körperliche Anstrengungen einen erhöhten Sauerstoffbedarf nach sich ziehen, der nicht mehr gedeckt werden kann.
● Auch nach reichhaltigen Mahlzeiten oder bei kaltem Wetter benötigt der Herzmuskel mehr Sauerstoff, der jedoch nicht genügend zum Herzgewebe transportiert werden kann.

Die häufigsten Ursachen für Angina pectoris und Herzinfarkt sind Verkalkungen der Blutge-

fäße (Arteriosklerose). Sie können deshalb vorbeugend etwas für sich tun, indem Sie versuchen, die Risikofaktoren weitestgehend auszuschalten. Das bedeutet, daß Sie

● einen Bluthochdruck, eine Zuckerkrankheit oder zu hohe Blutfettwerte behandeln lassen,
● sich möglichst fettarm und ausgewogen ernähren und
● auf Nikotin nach Möglichkeit ganz verzichten.

Mehr zu vorbeugenden Maßnahmen finden Sie unter dem Stichwort »Beinschmerzen bei Arterienverengung« ab Seite 54 beschrieben.

Bei einem Herzinfarkt ist ein Blutgefäß gänzlich verschlossen, so daß das Herzgewebe an der betreffenden Stelle abstirbt. Die Schmerzen sind bedeutend stärker, es können Übelkeit, Erbrechen, Unruhe, Angst, kalter Schweiß und Bewußtlosigkeit hinzukommen (Seite 183).

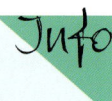

Unterstützende Hausmittel bei Lungenentzündung

Die Behandlung der Lungenentzündung gehört immer in die Hand der Ärztin/des Arztes. Besprechen Sie mit ihr/ihm, ob eine der nachstehend aufgeführten Methoden zusätzliche Linderung verschaffen oder die Heilung beschleunigen kann.

● Hilfreich und abhärtend sind kalte Waschungen (Seite 209).
● Bei Fieber kann die überschüssige Wärme durch kalte Waden-, Brust- oder Leibwickel mehrmals täglich abgeleitet werden (ab Seite 214).
● Zur Verbesserung der Lungendurchblutung und zur Sekretlösung eignen sich Senfmehlwickel oder -auflagen (Seite 218). Dazu wird Senfmehl mit lauwarmem Wasser zu einem Brei angerührt, auf ein Umschlagtuch gegeben und auf die Brust aufgelegt. Achtung: Manche Menschen reagieren empfindlich auf Senf. Bei auftretendem Brennschmerz muß die Auflage sofort entfernt werden!

Depressive Verstimmung

Depressive Verstimmungen haben viele Ursachen: äußere Einflüsse wie Streß und Überforderung im Beruf oder als Hausfrau/Hausmann, Angst um den Arbeitsplatz, finanzielle Nöte oder der Verlust eines geliebten Menschen. Aber auch organische Faktoren wie hormonelle Umstellungen während der Menstruation, nach der Entbindung oder in den Wechseljahren können depressive Verstimmungen auslösen. Typische Begleiterscheinungen sind eine allgemeine Niedergeschlagenheit und Lustlosigkeit, auch Stimmungsschwankungen, Schlafstörungen und Unruhe oder Konzentrationsschwäche.

Wie behandeln?

Jeder Mensch reagiert anders auf seine Lebensprobleme, allgemeingültige Regeln lassen sich nicht aufstellen. Findet man aber gar nicht mehr aus einer Mißstimmung heraus, dann ist Hilfe notwendig. Oft reicht es schon, sich bei Freunden den Kummer von der Seele zu reden. Gespräche mit ausgebildeten Beratern oder Psychotherapeuten helfen, Probleme zu bewältigen (Adressen, die weiterhelfen, Seite 253).

Zum Arzt:

In anhaltenden und ernsthaften Fällen sollten Sie eine Ärztin/einen Arzt hinzuziehen. Das gilt insbesondere, wenn Sie sich keinen äußeren Anlaß vorstellen können, die depressive Verstimmung ständig stärker wird oder Sie das Gefühl haben, Ihnen wächst alles über den Kopf. Wenn Sie über eine Selbsttötung als Lösung für Ihre Probleme nachdenken, ist professionelle Hilfe unumgänglich!

Ohne Medikamente

● Wasseranwendungen aktivieren: Belebend wirken wechselwarme Fußbäder (Seite 204), Bürstenbäder (Seite 208) mit Zusätzen von Fichtennadeln oder Rosmarin, Güsse (Seite 211), Sauna, Schwimmen und Trockenbürstungen (Seite 212).

● Bewegung vertreibt trübe Gedanken: Wandern und Radfahren sind gute Seelentröster, denn nicht erst die körperliche Tätigkeit, sondern bereits der Aufenthalt in der frischen Luft und der Einfluß des Tageslichts wirken aktivierend. Sehr wichtig sind deshalb auch Sonnenbäder (in Maßen). Versuchen Sie es auch mit Gruppengymnastik mit Musik oder Atemtherapie mit Lockerungsgymnastik.

● Licht in das seelische Dunkel bringen auch gute Düfte. Einigen ätherischen Ölen wird eine deutlich stimmungsaufhellende Wirkung zugeschrieben, wie etwa Angelika-, Bergamotte- oder Basilikumöl und ganz besonders Rosenöl. Sie können sie in speziellen Duftlampen zur Wirkung kommen lassen. Schnelle Hilfe zwischendurch: Geben Sie ein bis zwei Tropfen eines der Öle aufs Taschentuch, oder verreiben Sie es auf dem Handrücken, tief einatmen.

● Wichtige Nährstoffe sollten nicht fehlen: Magnesium, Vitamin B1, B2, B6, B12, C, Niacin, Pantothensäure braucht Ihr Körper in ausreichendem Maße. Informieren Sie sich über Ihren Nährstoffbedarf ab Seite 240, und lassen Sie sich in Ihrer Apotheke beraten.

Mit Medikamenten

Es gibt die Möglichkeit, depressive Verstimmungen mit gut wirksamen und dabei auch verträglichen pflanzlichen Arzneimitteln beziehungsweise Teezubereitungen oder homöopathischen Mitteln zu beheben. Sie sollten bei leichteren depressiven Verstimmungen eingenommen werden, besonders dann, wenn sie im Zusammenhang mit der Menstruation oder den Wechseljahren auftreten. Chemisch-synthetische Arzneimittel sind oft vermeidbar.

Pflanzliche Mittel

● Bei depressiven Verstimmungen bewähren sich pflanzliche Arzneimittel aus Johanniskraut, Melisse (beruhigend) oder Kava-Kava. Sie wirken ausgleichend, auch der Schlaf stellt sich wieder leichter ein.

● In klinischen Studien wurden mit Johanniskraut-Extrakten bei leichten und mittelschweren Depressionen beeindruckende Erfolge bei guter Verträglichkeit erzielt. Sie können ohne Bedenken eine Teekur durchführen. Probieren Sie aus, ob möglicherweise bereits die hierin enthaltene Menge pflanzlicher Wirkstoffe genügt. Wenn nicht, sollten Sie ein Fertigpräparat aus der Apotheke anwenden, dessen Wirkstoffmenge höher ist und die Wirkung somit stärker.

Homöopathie

Hinweise zu Wirkweise und Anwendung homöopathischer Mittel finden Sie ab Seite 244. Die folgenden Beschwerdebilder sind jeweils nach den Begriffen Leitsymptom (L), seelische Verfassung (S) sowie mögliche Änderungen (M) geordnet.

● Arsenicum album D12, D30 – Tropfen: L: melancholische Traurigkeit besonders beim Alleinsein, Grübeln, macht sich große Sorgen um andere, qualvolle Angst und Ruhelosigkeit, nächtliche Angst; oft ausgezehrte, erschöpfte Menschen; S: glaubt nicht an seine Genesung, Angst vor dem Tod, dennoch Selbstmordgedanken; M: freundlich tröstende Worte verschlechtern, nachts und bei Kälte verschlechtert; warme Getränke und Wärme allgemein bessern das Befinden.

● Aurum metallicum D12, D30 – Tropfen: L: rotes Gesicht, Hitzewallungen; Bluthochdruck; S: wehmütige Niedergeschlagenheit, tadelt sich selbst, zieht sich zurück, glaubt, daß ihn keiner mehr liebt, hastige Überaktivität, mürrische Verschlossenheit im Wechsel mit zorniger Heftigkeit, Todessehnsucht, religiöse Wahnideen; M: nächtliche Verschlimmerung.

● Ignatia D6, D12, D30 – Tabletten: L: stille Melancholie, Folgen von nicht erwiderter Liebe oder Enttäuschungen, sehr eifersüchtig, Folgen von Heimweh; unwillkürliches heftiges Seufzen, Abneigung gegen Gesellschaft, verträgt keinen Widerspruch, krampfhaftes unnatürliches Lachen, welches in Weinen endet; M: schlimmer nach körperlichen und geistigen Anstrengungen.

● Natrium chloratum (muriaticum) D6, D12, D30 – Tropfen: L: entkräftet, abgespannt; oft schlank und mit blasser Hautfarbe; S: hoffnungslos, niedergeschlagen, wortkarg, weinerlich; M: Verschlimmerung vormittags.

● Sepia D12, D30 – Tropfen: L: launenhaft, gereizt, unwillig; oft in Wechseljahren; meist gut pigmentierte Hautfarbe; S: besorgt um die Gesundheit; M: Bewegung und Essen bessert.

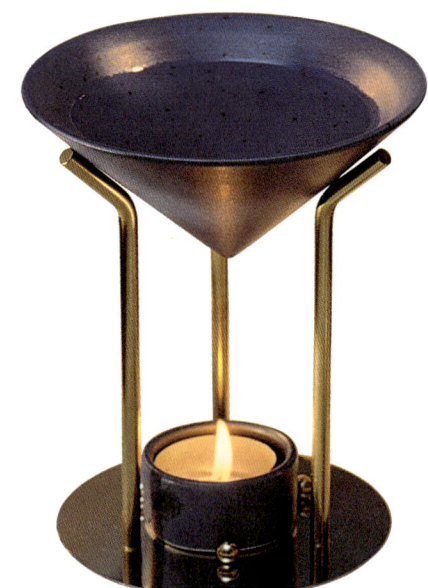

Eine Duftlampe mit Angelika– oder Rosenöl hilft, die Stimmung aufzuhellen.

Durchfall

Durchfall ist eine Funktionsstörung des Darmes. Dabei kommt es mehrmals täglich zu breiartigem bis dünnflüssigem Stuhlgang, oft ganz plötzlich und mit krampfartigen Schmerzen verbunden. Der Körper verliert dadurch viel Wasser und lebenswichtige Mineralien. Ursachen können Infektionen durch Bakterien sein, die über verdorbene Speisen oder durch verunreinigtes Trinkwasser (Urlaubsreisen!) in den Darm gelangen. Aber auch Unverträglichkeit von Nahrungsmitteln (wie etwa Konservierungsstoffe, Geschmacksverstärker, Farbstoffe oder künstliche Süßstoffe) oder von Arzneimitteln führen zu Durchfall. Weitere mögliche Auslöser sind seelische und hormonelle Störungen (Angst, Streß, Aufregung), Funktionsstörungen von Magen, Darm, Leber und Bauchspeicheldrüse sowie organische Darmerkrankungen (etwa Colitis ulcerosa oder Morbus Crohn).

Wie behandeln?

Durchfall ist oft eine ganz natürliche Abwehrreaktion des Körpers auf »Giftstoffe«, die er schnell wieder loswerden möchte. Unterstützen Sie den Körper, indem Sie nichts oder nur ganz wenig essen und sich nach Möglichkeit körperlich schonen. Eine besondere Durchfalldiät ist normalerweise nicht erforderlich. Wiederholter Durchfall bei Säuglingen und Kleinkindern kann wegen des damit einhergehenden Flüssigkeitsverlustes problematisch werden. Fragen Sie daher Ihre Ärztin/Ihren Arzt, wie Sie Ihr Kind am besten behandeln.

Ganz wichtig: Trinken Sie viel, um den Verlust an Flüssigkeit und Mineralstoffen auszugleichen. Geeignet sind mit Traubenzucker gesüß-ter Tee, ganz besonders Schwarztee, oder Mineralwasser mit wenig oder ohne Kohlensäure. Ebenso können industriell gefertigte Mineralgetränke, sogenannte Glukose-Elektrolyt-Mischungen, die es als Pulver oder Brausetabletten in der Apotheke gibt, die verlorengegangenen Salze wieder ersetzen (Kasten Seite 68).

Nach einer ersten Besserung sollten Sie dann die Alltagskost nur stufenweise wieder aufbauen:
● frischer Möhrensaft, Apfel-Bananen-Püree
● Kartoffeln, leicht verdauliche Gemüse, Brot
● langsamer Zusatz von Fett und leicht verdaulichen Eiweißen (gesäuerte Milchprodukte, Käse), Übergang zu vollwertiger Ernährung.

Zum Arzt:

Die Behandlung von Durchfall bei Säuglingen und Kleinkindern sollten Sie mit Ihrer Ärztin/Ihrem Arzt absprechen. Für Erwachsene gilt: Bessert sich der Durchfall innerhalb von zwei Tagen trotz Medikamenteneinnahme nicht, oder kommen Fieber, Schüttelfrost, Schmerzen und Erschöpfung dazu, dann sollten Sie ärztliche Hilfe in Anspruch nehmen. Das gilt ebenso, wenn der Durchfall blutig-schleimig ist oder Sie erst kürzlich von einer Tropenreise zurückgekehrt sind.

Ohne Medikamente

● Alte Hausmittel bei Durchfall sind rohe, feingeriebene Äpfel, zerdrückte Banane, Reis- oder Haferschleim (kräftig mit Salz oder Maggi gewürzt, so erhält der Körper Mineralien). Getrocknete Heidelbeeren (aus der Apotheke), löffelweise gegessen, können wieder »stopfen«.
● Bei Durchfall mit verdorbenem Magen kann eine heiße »Knoblauchmilch« Wunder wirken: Zwei bis drei aufgeschnittene Knoblauchzehen in einem Viertelliter Milch auskochen, abseihen und die Milch möglichst warm trinken.

● Bei Schmerzen helfen heiße Sitzbäder (Seite 208) und heiße Leibauflagen oder Leibwickel (Seite 216). Lindernd ist auch ein Heublumensack (Seite 220), der auf den Bauch gelegt wird.

● Diese Akupressurpunkte helfen:

Ren 4 Guanyuan

Ma 36 Zusanli

Wie Sie diese Punkte finden und richtig akupressieren, entnehmen Sie bitte der Tabelle und der Zeichnung auf Seite 249-251.

Mit Medikamenten

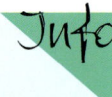

Bei Durchfallmedikamenten kommen meistens entweder Quellmittel oder Adsorbentien zum Einsatz. Letztere sind Arzneimittel, die Bakterien und ihre darmreizenden Stoffwechselprodukte oder andere Giftstoffe und Viren an ihrer Oberfläche binden können und mit ihnen zusammen ausgeschieden werden. Dadurch wird die Darmreizung vermindert.

Pflanzliche Mittel

● Vielleicht helfen Ihnen Heilkräutertees aus Fenchel, Kamille, Tormentillwurzel oder getrockneten Heidelbeeren (Zubereitung und Dosierung Seite 227).

● Die normalerweise zur Behandlung von Verstopfung eingesetzten Arzneipflanzen mit quellfähigen Schleimstoffen (Quellstoffe, Seite 164) eignen sich auch zur Behandlung von Durchfall. Dies gilt besonders für schleimhaltigen Flohsamen. Entsprechende Zubereitungen quellen im Darm und verfestigen so den Stuhl, der nun eine längere Zeit für seine Darmpassage braucht. Dabei werden Krankheitserreger und Gifte umhüllt und ausgeschieden, bevor sie weiter Schaden anrichten.

Bitte beachten Sie:

Nehmen Sie entsprechende Quellmittel unbedingt mit viel Flüssigkeit auf, da sich sonst ein Pfropf oder ein Darmverschluß bilden kann. Es gibt unterschiedliche Quellstoffzubereitungen, die voneinander abweichende Dosierungsempfehlungen haben. Lesen Sie hier ganz besonders aufmerksam die Angaben auf der Packungsbeilage.

● Als pflanzliche Adsorbentien wirken Pektine aus Äpfeln und Zitrusfrüchten sowie Eichenrinde. Zubereitungen aus Eichenrinde binden nicht nur darmreizende Stoffe, sie schützen darüber hinaus die Schleimhaut, wodurch Giftstoffe weniger leicht aufgenommen werden können. Eichenrinde und andere gerbstoffhaltige Arzneipflanzenzubereitungen wie etwa Tormentill-Wurzelstock müssen ausreichend hoch

Flüssigkeits- und Elektrolytersatz

Info

Insbesondere für Säuglinge und Kleinkinder besteht die wichtigste Behandlungsmaßnahme bei Durchfall darin, schnellstmöglich die verlorengegangenen Flüssigkeitsmengen und Elektrolyte zu ersetzen. Auch bei älteren Patienten über sechzig Jahren muß verlorengegangene Flüssigkeit sofort ersetzt werden.

● Bei leichteren Durchfallformen genügt es, wenn Sie Tee oder Fruchtsaftgetränke trinken.

● Bei stärkeren Durchfällen sollten Sie sogenannte bilanzierte Lösungen verabreichen, die möglichst auch Glukose, also Zucker enthalten. Der Zuckerzusatz schmeckt nicht nur den Kindern gut, er ist auch wertvoll, da die Zuckeraufnahme im Magen-Darm-Trakt die Aufnahme von Salzen erleichtert. Weil gleichzeitig mit den Elektrolyten größere Mengen an Flüssigkeit zugeführt werden müssen, werden entsprechende Präparate in festen Darreichungsformen verkauft. Sie sollten einen Vorrat zu Hause haben und bei Bedarf die entsprechende Lösung nach Anweisung des Herstellers immer mit abgekochtem Wasser herstellen. Diese Darreichungsformen sind auch für Reiseapotheken geeignet.

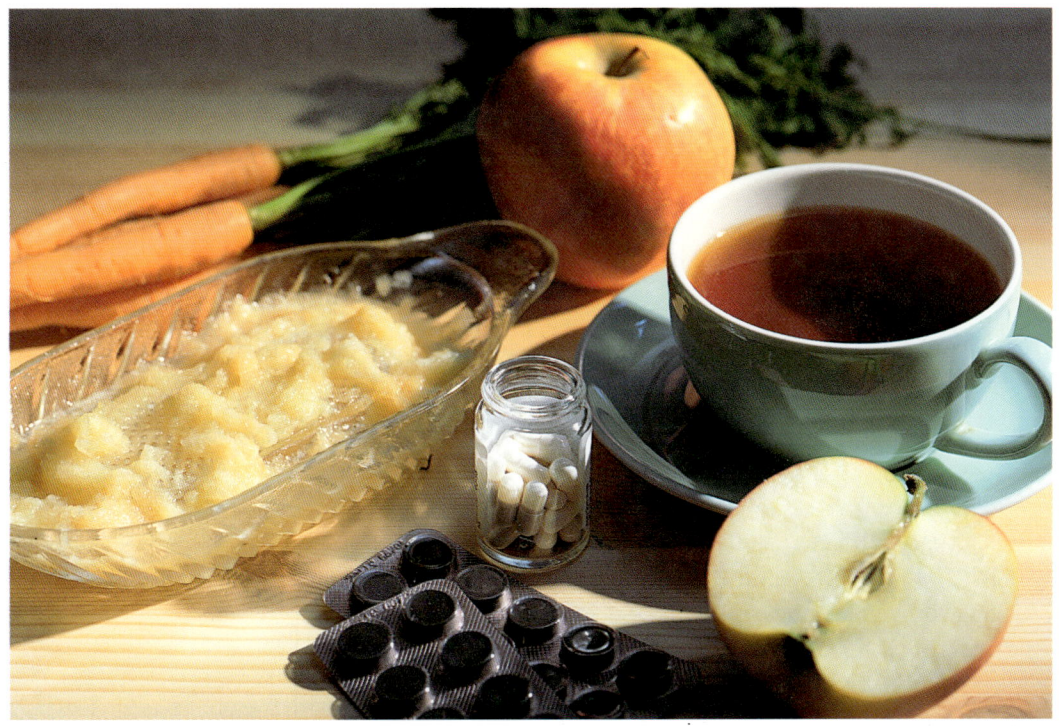

Altbewährte Hausmittel bei Durchfall sind geriebener Apfel, schwarzer Tee und Möhrensaft.

dosiert werden, um wirken zu können. Wenn Sie ganz sicher sein wollen, daß die Behandlung wirkt, sollten Sie ein handelsübliches Fertigpräparat verwenden.

Chemisch-synthetische Mittel

● Zu den chemisch-synthetischen Mitteln, die Giftstoffe binden (Adsorbentien), gehören die medizinische Kohle, Siliciumdioxid und Kaolin.
● Wirkstoffe der chemisch-synthetischen Präparate wirken zum Teil desinfizierend auf den Darm und schützend auf die Darmschleimhaut wie Aluminiumverbindungen, Tanninalbuminat oder Ethacridin.
● Loperamid ist eine für Durchfallerkrankungen sehr gut geeignete Substanz. Entsprechende Präparate können in der Selbstmedikation bis zu zwei Tage lang eingenommen werden. Sollte der Durchfall darüber hinaus anhalten, suchen Sie Ihren Arzt/Ihre Ärztin auf.

Bitte beachten Sie:
Kinder unter 2 Jahren sollten kein Loperamid einnehmen und Kinder unter 12 Jahren nur auf Anweisung des Arztes. Bei fieberhaften Durchfallerkrankungen mit möglicherweise blutigem Stuhl oder bei akuten Schüben einer Colitis ulcerosa dürfen Sie Loperamid nicht einnehmen.

Homöopathie

Hinweise zu Wirkweise und Anwendung homöopathischer Mittel finden Sie ab Seite 244. Die folgenden Beschwerdebilder sind jeweils nach den Begriffen Leitsymptom (L), seelische Verfassung (S) sowie mögliche Änderungen (M) geordnet.

● Arsenicum album D12, D30 – Tropfen: L: Ekel vor Essen (sogar Essensgeruch), unaufhörliches Erbrechen, solange etwas im Magen ist (sogar Wasser), brennender Magenschmerz, häufige, kleine übelriechende Stühle, danach völlig erschöpft, unstillbarer Durst auf kleine Mengen kalten Wassers, oft ausgezehrte, erschöpfte Menschen; S: glaubt nicht an seine Genesung, Angst vor dem Tod, dennoch Selbstmordgedanken, nächtliche Angst; M: freundlich tröstende Worte verschlechtern, nachts verschlechtert, warme Getränke und Wärme allgemein bessert.

● Mercurius solubilis D4, D6, D12 – Tabletten: L: Zunge mit Zahneindrücken, Speichelfluß, Mundgeruch, Durst, Übelkeit, Verlangen nach kalten Speisen, ständiger Stuhldrang mit vielen, kleinen, grünlichen Entleerungen, reichlich Schleimabgang, Gefühl, als ob immer noch etwas kommt, wundmachender, scharfer Stuhl, Frösteln nach dem Stuhl; M: Kälte und Bettwärme verschlechtert.

● Okoubaka D2 – Tropfen: Bewährt als Maßnahme bei allen Durchfällen.

● Podophyllum D3, D4, D6 – Tabletten: L: weißbelegte Zunge, Gefühl der Schwäche und Leere im Magen, krampfartiger Leibschmerz, Wärme und Zusammenkrümmen, Durchfall, oft gleich nach Essen und Trinken, große Erschöpfung und Leere nach Stuhlgang, übelriechende, unverdaute Stühle; M: morgens und durch Essen verschlechtert.

● Pulsatilla D3, D4, D6 – Tropfen: L: Aufstoßen, Übelkeit, Erbrechen nach fetten Speisen (Fleisch, Kuchen, Eiscreme), Krämpfe, alles ist unregelmäßig, viel Frieren und kalte Füße; S: Depression, Weinerlichkeit; M: Trost und Bewegung im Freien bessert, Wärme verschlechtert trotz Frieren.

Die Darmflora unterstützen *Info*

Unsere Darmflora ist nicht nur für die normale Darmfunktion unerläßlich, sie spielt auch eine wichtige Rolle bei der Infektionsabwehr. Natürliche Folge, manchmal aber auch Ursache eines Durchfalls ist eine Schädigung der Darmflora, die dann für eine gewisse Zeit ihrer Aufgabe nicht mehr gerecht werden kann.

Dieser Zeitraum läßt sich verkürzen: Wenn der akute Durchfall abgeklungen ist, können Sie Ihren Darm unterstützen, indem Sie durch die Einnahme geeigneter Zubereitungen mit lebensfähigen Darmbakterien (Escherichia coli, Lactobacillus acidophilus) die physiologische Darmbesiedlung wiederherstellen. Fragen Sie in Ihrer Apotheke nach geeigneten Präparaten.

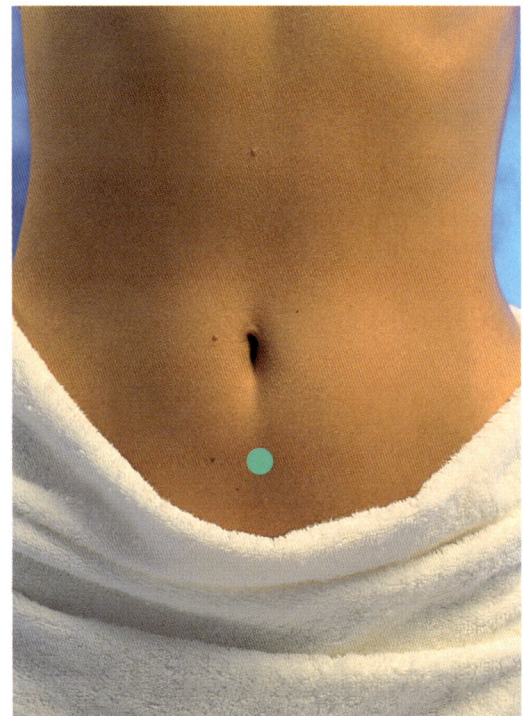

Massieren Sie bei Durchfall den Akupressurpunkt Ren 4 mit dem Finger Richtung Bauchnabel.

Erbrechen, Brechreiz, Übelkeit

Erbrechen geht als Symptom mit vielen Erkrankungen einher und kann verschiedene Ursachen haben. Am häufigsten rebelliert der Magen gegen unverträgliche Speisen, Überfüllung durch zu reichhaltiges Essen, zuviel Alkohol oder krankmachende Keime. Aber auch während der Schwangerschaft, bei Reisekrankheit (Seite 141) oder Migräne (Seite 116) tritt oft Erbrechen auf. Bei Kindern können beginnende fieberhafte Erkältungskrankheiten manchmal Erbrechen hervorrufen. Vor dem Erbrechen bemerken die Betroffenen zunächst eine starke Übelkeit, Speichelabsonderung, Schweißausbrüche, sie sind blaß im Gesicht und klagen über Schwindel- und Schwächegefühl.

Wie behandeln?

Erbrechen ist in erster Linie eine Selbsthilfemaßnahme des Magens und bringt nach der vorausgegangenen, häufig schlimmer erlebten Übelkeit oft schon die erste große Erleichterung.
Zum Arzt:
Wenn jedoch der Brechreiz und vor allem die Bauchschmerzen nach dem Erbrechen nicht weniger werden oder wenn das Erbrechen länger als 24 Stunden anhält, dann sollten Sie eine Ärztin/einen Arzt hinzuziehen. Wenn Blut erbrochen wird, müssen Sie sofort zum Arzt!

Ohne Medikamente

● Bei verdorbenem Magen reicht es oft, wenn Sie einen Fastentag einlegen oder sich nur von Zwieback, Gersten-, Reis- oder Haferschleim ernähren. Danach sollte die Ernährung erst langsam auf Normalkost umgestellt werden.

● Trinken Sie magenberuhigenden Kamillen- oder Pfefferminztee, ungesüßt oder mit Traubenzucker oder Ingwer, oder kohlensäurefreies Mineralwasser. Wie beim Durchfall müssen eventuell verlorengegangene Elektrolyte und Mineralien in Form von Mineraldrinks zugeführt werden.

● Bei Nahrungsmittelunverträglichkeit müssen Sie abklären, welche Nahrungsbestandteile die Beschwerden verursachen, damit Sie diese vermeiden können. Der Verdacht auf eine Nahrungsmittelunverträglichkeit ist immer ein Grund, den Arzt aufzusuchen!

● Diese Akupressurpunkte helfen:
Ren 12 Zhongwan
Ma 36 Zusanli
Pe 6 Neiguan
Wie Sie diese Punkte finden und richtig akupressieren, entnehmen Sie bitte der Tabelle und der Zeichnung auf Seite 249–251.

Mit Medikamenten

Eine vorübergehende Übelkeit mit oder ohne Erbrechen kann jedem zustoßen. Schnelle Abhilfe schaffen insbesondere pflanzliche Zubereitungen oder Homöopathika. Am besten halten Sie eines der Mittel in Ihrer Hausapotheke für den »Ernstfall« bereit.

Schwangerschaftserbrechen *Info*

Morgenübelkeit macht Schwangeren vor allem im ersten Schwangerschaftsdrittel zu schaffen. Oft bringt schon eine einfache Änderung der Eßgewohnheiten Erleichterung. Nehmen Sie das Frühstück in Ruhe im Bett ein, und stehen Sie erst danach auf. Günstig wirken sich auch mehrere, über den Tag verteilte kleinere Mahlzeiten aus. Tee und Zwieback, Quark und Reis sind besonders magenverträglich. Sie sollten sich außerdem möglichst eiweißreich und fettarm ernähren.

Pflanzliche Mittel

● Pflanzliche Arzneimittel enthalten die Wirkstoffe der magenwirksamen Heilpflanzen Kamille, Pfefferminze oder Pomeranze (Teezubereitung und Dosierung Seite 227).

Chemisch-synthetische Mittel

● Zu den brechreizlindernden Arzneimitteln gehören Substanzen, die ursprünglich für die Behandlung von Allergien entwickelt wurden (sogenannte Antihistaminika). Die Antihistaminika besänftigen das Brechzentrum im Gehirn, und das schon nach etwa 15 bis 30 Minuten. Es gibt Präparate mit normaler Wirkdauer und retard-Präparate (Seite 19). Für die Selbstmedikation geeignete Präparate enthalten Dimenhydrinat und Diphenhydramin.

Bitte beachten Sie:
Durch die beruhigende Wirkung kommt es nach der Einnahme von Antihistaminika zu Müdigkeit, und das Reaktionsvermögen läßt nach. Nach der Einnahme solcher Präparate sollten Sie daher möglichst keine gefährlichen Maschinen bedienen oder mit dem Auto fahren. In einigen Präparaten werden Antihistaminika mit Koffein kombiniert, um die nicht immer erwünschte beruhigende Wirkung aufzuheben.
● Pyridoxin (Vitamin B6) kann hochdosiert zur Behandlung von Übelkeit und Erbrechen eingesetzt werden und findet sich in zahlreichen Kombinationspräparaten.

Homöopathie

Hinweise zu Wirkweise und Anwendung homöopathischer Mittel finden Sie ab Seite 244. Die folgenden Beschwerdebilder sind jeweils nach den Begriffen Leitsymptom (L), seelische Verfassung (S) sowie mögliche Änderungen (M) geordnet.
● Anamirta cocculus D4, D6 – Tabletten: L: Erschöpfung, Schwindel bei Bewegung, kalter Schweiß bei geringster Anstrengung; S: ärgerlich, erzürnt durch Widerspruch, mutlos; M: Verschlimmerung bei Bewegung oder während Autofahrten.
● Nicotiana tabacum D4, D6 – Tabletten: L: große Übelkeit, Schwindel, kalter Schweiß, nervöses Herzklopfen, Gefühl der Herzenge, Ohrensausen; S: erst lebhaft, dann sterbenselend, dann verzweifelt; M: Verschlimmerung durch Bewegung und Aufenthalt in warmen Räumen, Besserung an frischer Luft und nach Erbrechen.
● Natrium tetraboracium D3, D4, D6 – Tabletten: L: Beschwerden typischerweise bei Abwärtsbewegungen, zittrige Schwäche, Übelkeit, Entzündung der Schleimhäute am Auge, in der Nase und im Magen; S: ängstlich, geräuschempfindlich; M: Verschlimmerung bei naßkaltem Wetter.

Tees aus Kamille und Pfefferminze sind magenberuhigend und lindern den Brechreiz.

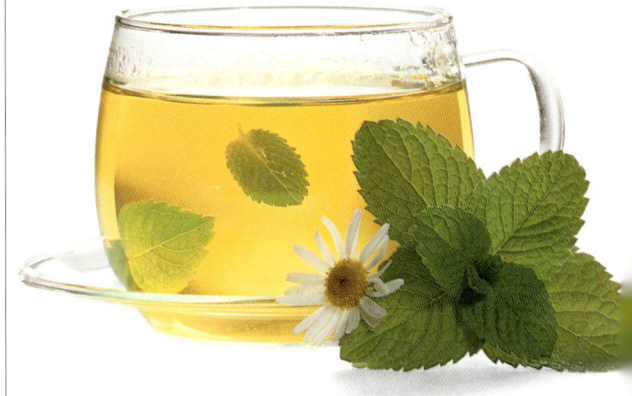

Erkältung, Grippe

Prinzipiell muß zwischen einer unkomplizierten Erkältung und einer Virusgrippe (»Influenza«) unterschieden werden. Beide Erkrankungen werden von körperfremden Krankheitserregern hervorgerufen und gehören damit zu den Infektionskrankheiten. Die Ansteckung erfolgt über gemeinsam benutztes Geschirr, über Türklinken, das Telefon oder durch Anhusten oder -niesen durch einen Kranken.

Häufig wird die Erkältung auf eine Unterkühlung zurückgeführt, die den Körper für Viren anfälliger macht. Begleiterscheinungen sind leichtes Fieber, Abgeschlagenheit, Kopf- und Gliederschmerzen, Entzündungen der oberen Luftwege, unter Umständen auch Magen- oder Darmstörungen.

Eine echte Virusgrippe kommt seltener vor, ist aber gut an den zwar grundsätzlich gleichen, jedoch sehr viel stärkeren Symptomen zu erkennen. Sie betrifft in kurzer Zeit größere Menschengruppen (Epidemie), hat aber dank der Möglichkeiten der modernen Medizin viel von ihrem Schrecken verloren. Gegen bestimmte Grippetypen kann man sich impfen lassen.

Wie behandeln?

Nicht jeder wird bei Unterkühlung gleich krank. Der Allgemeinzustand und die Abwehrlage sind ausschlaggebend dafür, ob eine Ansteckung stattfinden kann oder nicht. Hier gilt: »Vorbeugen ist besser als heilen«. Regelmäßige Saunabesuche, Kaltwaschungen, Wechselduschen, viel Bewegung an der frischen Luft sorgen für Abhärtung. Abwehrsteigernde Mittel und Maßnahmen können gerade in der Übergangszeit mit erhöhtem Infektionsrisiko vorbeugen und im Erkrankungsfall Erleichterung verschaffen. Ansonsten läßt sich gegen Viren – im Gegensatz zu Bakterien – medikamentös nicht viel ausrichten, die Erkältung muß durchgestanden werden. Die Begleiterscheinungen können Sie jedoch lindern.

Zum Arzt:

Wenn sich Ihr Allgemeinzustand oder einzelne Symptome verschlimmern und das Fieber weiter ansteigt, dann sollten Sie eine Ärztin/einen Arzt zu Rate ziehen.

Ohne Medikamente

● Sobald Sie die ersten Erkältungsanzeichen spüren, sollten Sie ein ansteigendes Fußbad (Seite 204) oder ein Erkältungsvollbad (Seite 208) durchführen, das kann einen beginnenden Infekt manchmal noch aufhalten.

● Ein bis zwei Tage Bettruhe und gleichmäßige Wärme wirken Wunder, der Körper kann so leichter selbst mit der Erkältung fertig werden. Bei Kindern und anfälligen Personen, insbesondere aber bei begleitendem Fieber ist Bettruhe ein Muß.

● Wer weniger Zeit hat und kreislaufstabil ist: Eine abendliche Schwitzkur bringt manchmal schon den gleichen Effekt. Trinken Sie eine große Menge schweißtreibenden Tee, zum Beispiel aus Holunder- oder Lindenblüten (Zubereitung und Dosierung Seite 227), oder heißen verdünnten Holundersaft. Ein anschließendes heißes Bad kann die Wirkung noch unterstützen. Dann geht's dick eingepackt ins Bett! Nach einiger Zeit werden Sie ins Schwitzen kommen. Nach etwa zwei Stunden, Wäsche und, falls nötig, Bettzeug wechseln, den Körper mit einem Frottiertuch trockenreiben. Trinken Sie noch etwas, und legen Sie sich dann sofort wieder ins Bett. Am nächsten Morgen ist meist eine spürbare Besserung eingetreten.

● Diese Akupressurpunkte helfen:

Di 4 Hegu

Ma 44 Neiting

SJ 5 Waiguan

Wie Sie diese Punkte finden und richtig akupressieren, entnehmen Sie bitte der Tabelle und der Zeichnung auf Seite 249 – 251.

Mit Medikamenten

Bei einer Erkältung lassen sich eigentlich nur die Begleitsymptome medikamentös behandeln. Lesen Sie dazu auch unter den Stichworten Husten (Seite 103), Schnupfen (Seite 153), Heiserkeit (Seite 100), Halsschmerzen (Seite 85) und Fieber (Seite 75) nach.

Pflanzliche Mittel

● Pflanzliche Erkältungsmittel mit Auszügen aus Sonnenhutwurzeln oder Thujaspitzen wirken vor allem durch Anregung des körpereigenen Abwehrsystems.

Chemisch-synthetische Mittel

● Fieber oder starke Kopf- und Gliederschmerzen können mit Acetylsalicylsäure oder Paracetamol behandelt werden.

● Ist es aus dringenden Gründen wichtig, daß Sie schnell wieder fit sind, bieten sich sogenannte Grippemittel (Kombinationspräparate mit mehreren Wirkstoffen) an. Allerdings verhindern sie alle die natürliche Auseinandersetzung des Körpers mit der Infektion und sollten darum wirklich nur dem Notfall vorbehalten bleiben.

Homöopathie

Hinweise zu Wirkweise und Anwendung homöopathischer Mittel finden Sie ab Seite 244. Die folgenden Beschwerdebilder sind jeweils nach den Begriffen Leitsymptom (L), seelische Verfassung (S) sowie mögliche Änderungen (M) geordnet.

● Aconitum D4, D6 - Tropfen: L: Schüttelfrost, trockenes Fieber, große Angst, große Unruhe, Herzklopfen, harter Puls, heftiger Durst; S: Angst, Unruhe; M: Abends, nachts und bei Wärme Verschlimmerung der Beschwerden.

● Bryonia D3, D4, D6 - Tabletten: L: heftiger Kopfschmerz, trockener, hohler Reizhusten, großer Durst auf große Mengen kalten Wassers, bitterer Geschmack, stechende Schmerzen beim Atmen; S: große Reizbarkeit; M: jede Bewegung verschlechtert, Ruhe und Wärme bessert.

● Eupatorium perfoliatum D2, D3 - Tabletten: L: Fieber mit starkem Zerschlagenheitsgefühl in Gliedern und Knochen, trockener Grippehusten, der so stark schmerzt, daß die Brust gehalten werden muß, starker Fließschnupfen, großer Durst, schmerzhafter Harndrang, Hinterkopf- und Augenschmerzen, Schwindel; M: großer Durst, aber Trinken erzeugt Brechreiz.

● Gelsemium sempervirens D3, D4, D6 - Tabletten: L: Fieber mit Schüttelfrost, kein Durst, allgemeines Zerschlagenheitsgefühl, Benommenheit und Schläfrigkeit, zittrige Schwäche, heftiger Blutandrang mit dunkelrotem Gesicht und Schmerzen im (Hinter-)Kopf; M: reichlicher Harnabgang bessert Kopfschmerz; Wärme, Sonne, Bewegung und jede Erregung verschlechtern.

Vitamin C bei Erkältungen? *Info*

Häufig liest man die Empfehlung, hochdosiertes Vitamin C bei Erkältungskrankheiten und Grippe auch nach Ausbruch der Infektion einzunehmen. Ob solch ein »Vitaminstoß« zu diesem späten Zeitpunkt noch wirkt, ist bei Fachleuten allerdings umstritten. Grundsätzlich gilt: Nur wenn Vitamin C wirklich bei den allerersten Anzeichen eingenommen wird, kann ein Fortschreiten der Erkältung tatsächlich gestoppt werden. Besser ist es jedoch, vorbeugend eine ausreichende Vitamin-C-Versorgung zu schaffen. Sie ist Basis für ein gut funktionierendes Immunsystem.

Fieber

Durch eine veränderte Wärmeregulation des Organismus entsteht eine als Fieber bezeichnete, vorübergehend erhöhte Körpertemperatur. In den meisten Fällen wird sie durch eine Infektion mit Bakterien oder Viren ausgelöst: Der Körper versucht selbstregulierend, sozusagen mit verstärkter Anstrengung, die Eindringlinge abzuwehren. Fieber ist also ein wichtiger Beitrag zum Gesundwerden und sollte nur unterdrückt werden, wenn das Allgemeinbefinden stark beeinträchtigt ist (starke Kopfschmerzen) oder wenn sehr hohes Fieber den Organismus zu schädigen droht.

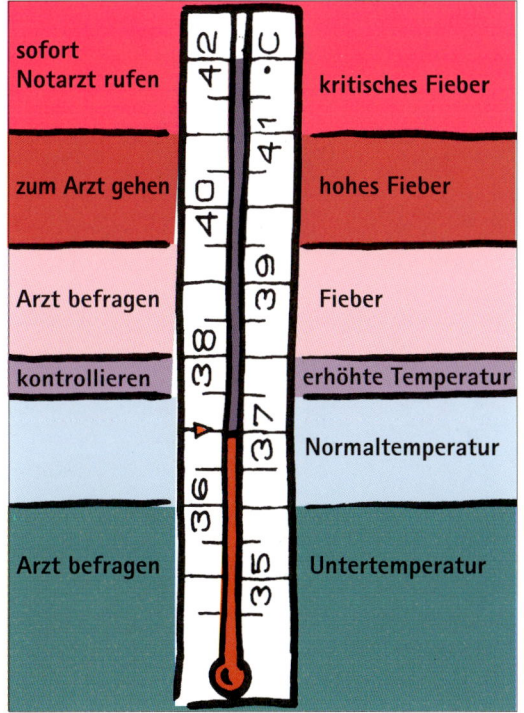

Fieber ist eine notwendige Reaktion des Körpers zur Abwehr von Infektionen.

Wie behandeln?

Am Anfang jeglicher Behandlung steht zunächst die Temperaturmessung: Sie sollte nach Möglichkeit immer am Enddarm durchgeführt werden, da sie zuverlässiger ist als die Messung der Körpertemperatur unter der Achsel. Ideal sind bruchsichere Digitalthermometer aus der Apotheke: Ihre Anwendung ist einfach, sie können nicht splittern und bergen keine Verletzungsgefahr.

Messen Sie die Körpertemperatur mehrmals täglich und über mehrere Tage, weil aus diesen Messungen bereits auf die Ursache des Fiebers geschlossen werden kann.

Was ist Fieber?

Untertemperatur	unter 36 °C
Normaltemperatur	bis 37,5 °C
erhöhte Temperatur	bis 38 °C
Fieber	ab 38 °C
hohes Fieber	ab 39,5 °C
sehr hohes Fieber	um 41 °C

Bei längerem Bestehen ist dies ein lebensgefährlicher Zustand.

Mäßiges Fieber ist erst dann gefährlich, wenn es längere Zeit anhält. In den ersten ein bis vier Tagen einer Infektionskrankheit kann die Temperaturerhöhung die Ausheilung und Überwindung der Krankheit beschleunigen. In dieser Phase können heißes Baden oder eine Schwitzkur im Bett günstig sein (Erkältung, Seite 73).

Manchmal muß das Fieber noch für einige Tage ansteigen, damit die Temperatur von allein auf normale Werte abfallen kann.

Appetitlosigkeit bei Fieber ist nicht weiter gefährlich, Sie sollten aber unbedingt auf eine ausreichende Flüssigkeitsversorgung achten.

Bei einer beginnenden Infektion ist jede Art von Sport tabu, da sonst der Organismus überlastet wird. Wenn eine fieberhafte Erkrankung sich dem Höhepunkt nähert oder bereits länger andauert, muß der Körper von außen gekühlt werden, am besten durch kalte Waschungen und leichte Bekleidung. Wenn die äußere Kühlung allein nicht ausreichend ist und das Fieber zu stark weiter steigt, können Sie Medikamente zur Fiebersenkung einsetzen.

Zum Arzt:

Sollte die Körpertemperatur plötzlich über 39 °C steigen, mäßiges Fieber (ab 38 °C) länger als drei Tage dauern oder immer wiederkehren oder sich weitere Krankheitsanzeichen zeigen, dann müssen Sie unbedingt Ihre Ärztin/Ihren Arzt rufen!

Ohne Medikamente

● Wichtigste Unterstützung für den Körper ist jetzt die Zufuhr von viel Flüssigkeit. Wird die durch Schwitzen verlorene Flüssigkeit nicht ersetzt, steigt die Körpertemperatur weiter an. Kopfschmerzen sind ein Zeichen für zu geringe Flüssigkeitszufuhr. Trinken Sie mit Traubenzucker gesüßte Kräutertees (Fertigteemischungen aus der Apotheke), Holundersaft oder Vitamin-C-haltige Getränke.

● Sorgen Sie für viel frische Luft und Ruhe im Krankenzimmer. Der Körper arbeitet auf Hochtouren.

● Zur Absenkung der Körpertemperatur eignen sich lauwarme bis kalte Teil- oder Ganzwaschungen (Seite 209). Achten Sie aber darauf, daß der Patient Waschungen kreislaufmäßig gewachsen ist.

● Fieber läßt sich durch kalte Wadenwickel (Seite 216), die alle fünf bis zehn Minuten erneuert werden, um ein bis zwei Grad senken.

● Auch Brust- oder Leibwickel (Seite 214, 216) kühlen. Sie bleiben angelegt, bis der Wickel die Hauttemperatur erreicht hat.

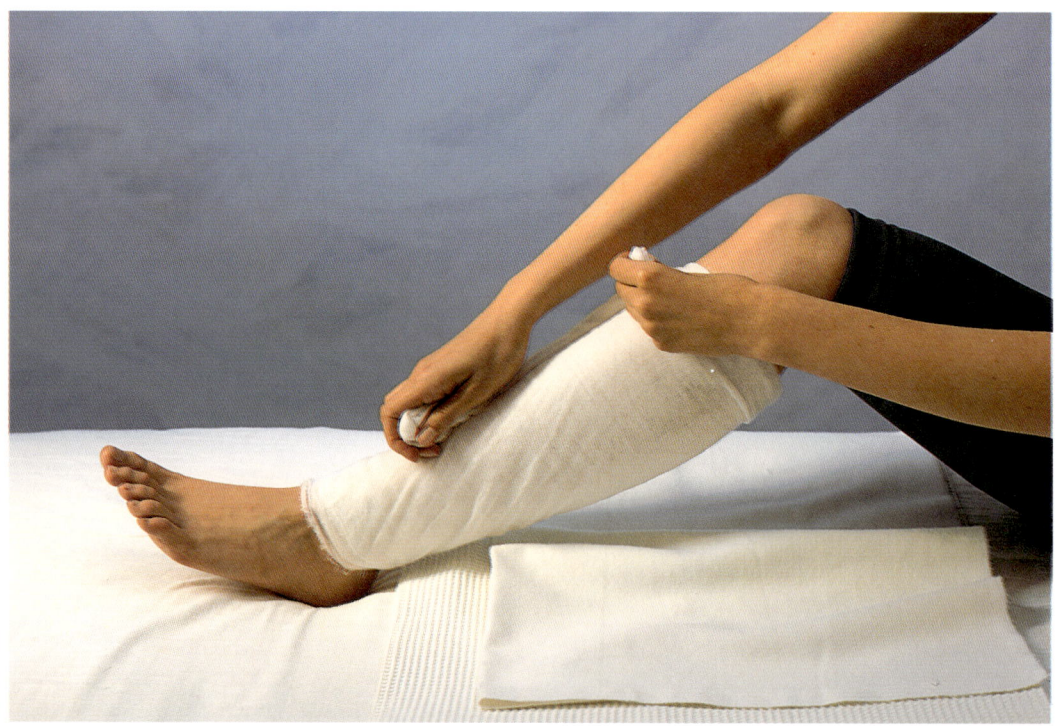

Legen Sie, um Fieber zu senken, einen feuchtkalten Wadenwickel an und wechseln Sie ihn mehrmals.

Fieberkrämpfe bei Kindern

Info

Fieberkrämpfe treten bei etwa drei Prozent aller Kinder auf, vorwiegend bei Säuglingen und Kleinkindern im Alter von sechs Monaten bis fünf Jahren. Oftmals sind Infektionen der oberen Luftwege die Auslöser.

● Bei einem Fieberkrampf, der meist nach plötzlichem Fieberanstieg auftritt, verliert das Kind kurzzeitig das Bewußtsein, verdreht die Augen, wird von Krämpfen geschüttelt und preßt die Zähne aufeinander.

● Versuchen Sie in jedem Fall, ruhig zu bleiben und das Kind ebenfalls zu beruhigen.

● Rufen Sie den Notarzt, damit er den Anfall mit Notfallmedikamenten unterbrechen kann.

● Wenn Ihr Kind einmal einen Fieberkrampf während eines Infektes bekommen hat, kann sich ein solcher Krampf mit einer dreißigprozentigen Wahrscheinlichkeit wiederholen. Sie sollten sich deshalb vorsorglich Notfallzäpfchen mit Wirkstoffen wie Diazepam oder Chloralhydrat verschreiben lassen und griffbereit im Hause haben (Kühlschrank!). Diese Zäpfchen unterbrechen einen Krampf innerhalb von drei Minuten. Wenn Ihr Kind zu Fieberkrämpfen neigt, sollten Sie versuchen, Temperaturen ab 38,5 °C vorbeugend zu senken.

● Vollbäder (Seite 208) mit absteigender Temperatur werden als angenehm empfunden: Die Wassertemperatur sollte zunächst zwei Grad unterhalb der Körpertemperatur liegen und in zehnminütigen Abständen um jeweils fünf Grad gesenkt werden.

● Dieser Akupressurpunkt hilft:

Ma 44 Neiting

Wie Sie diesen Punkt finden und richtig akupressieren, entnehmen Sie bitte der Tabelle und der Zeichnung auf Seite 249–251

Mit Medikamenten

Bei Fieber helfen schweißtreibende Mittel (siehe auch Erkältung, Seite 73) wie Holunder (als Tee oder heißer Beerensaft) und Lindenblütentee. Unterstützend wirken auch Vitamin-C-haltige Fruchtsäfte aus Sanddorn, Orange, Wildkirsche (Acerola) oder schwarzer Johannisbeere. Manchmal können fiebersenkende oder schmerzstillende chemisch-synthetische Mittel nötig werden.

Pflanzliche Mittel

● Pflanzliche Fertigpräparate aus Sonnenhutwurzel und anderen, immunstimulierenden Pflanzenauszügen können die körpereigene Abwehrreaktion noch unterstützen.

● Auch der folgende Tee hilft:

30 Teile Holunderblüten

30 Teile Lindenblüten

20 Teile Mädesüßblüten

20 Teile Hagebuttenschalen

Zubereitung und Dosierung Seite 227.

Chemisch-synthetische Mittel

● Geeigneter als fiebersenkende selbstzubereitete Abkochungen aus Weidenrinde sind, wenn notwendig, chemisch-synthetische Präparate mit den zugleich schmerzstillenden Substanzen Acetylsalicylsäure (ASS), Ibuprofen oder Paracetamol (siehe auch Schmerzen, Seite 150). Damit werden begleitende Kopf- und Gliederschmerzen gemildert. Bei Magenempfindlichkeit oder Neigung zu Blutungen sollte Acetylsalicylsäure allerdings nicht eingenommen werden.

Gelenkschmerzen

Gelenkschmerzen können vielfältige Ursachen haben. Dabei können die Gelenke selbst, die zugehörigen Muskeln in Folge einer schmerzbedingten Verspannung oder die Nerven betroffen sein. Die Schmerzen sind unter Umständen dabei so stark, daß eine Bewegung des Gelenks nur noch schwer oder gar nicht mehr möglich ist. Als Ursachen kommen Abnutzung der Knorpelschicht (Arthrose), Entzündung des Gelenkes (Arthritis) sowie Entzündungen der Sehnenscheiden oder Schleimbeutel durch Überlastung in Frage.

Verbreitetster Grund für Gelenkschmerzen ist der Gelenkverschleiß, die Arthrose. Etwa fünfzig Prozent der erwachsenen Bevölkerung sind davon betroffen. Dabei wird die Knorpeloberfläche rauh, beeinträchtigt die Beweglichkeit des Gelenkes und verursacht die ersten Beschwerden. Manchmal lösen sich gelenkeigene Zellschichten, die den Abrieb noch verstärken und die oft auch Entzündungen verursachen. Häufig sind die Hüft- und die Kniegelenke betroffen, da sie der stärksten Belastung ausgesetzt sind.

Wenn ein Gelenk entzündet und dabei überwärmt und geschwollen ist, spricht man von einer Arthritis. Eine solche Gelenkentzündung ist sehr schmerzhaft. Entzündungen an mehreren Gelenken oder im Bereich von Muskeln und Sehnen sind dagegen typisch für Rheuma.

Wie behandeln?

Vermeiden Sie bei allen Gelenkschmerzen grundsätzlich übermäßige Belastungen: Das heißt, wenn möglich, Normalgewicht anstreben, Knien, Hocken und langes Stehen vermeiden und die Gelenke schonen. Das bedeutet nicht, daß Sie jede Tätigkeit unterlassen sollten, im Gegenteil: Wer rastet, der rostet! Achten Sie aber auf Bewegung mit geringer Belastung. Schwimmen ist ideal, da die Gelenke ohne zusätzliche Belastung im Wasser bewegt werden können. In Frühstadien ist Radfahren geeignet. Außerdem können Sie mit einer Reihe von Wasser- und Wärmeanwendungen sowie pflanzlichen, chemisch-synthetischen oder homöopathischen Medikamenten die Schmerzen lindern und die Beweglichkeit verbessern.

Zum Arzt:

Bei starken Schmerzen müssen Sie die Ärztin/den Arzt aufsuchen, die/der Ihnen eine geeignete Behandlung empfiehlt. Arthritis sollte grundsätzlich nicht selbst behandelt werden. Weitere Informationen zum Thema Gelenkschmerzen sowie Rat und Unterstützung bei schweren Formen erhalten Sie auch bei Selbsthilfegruppen (Adressen, die weiterhelfen, ab Seite 253).

Ohne Medikamente

● Bei nicht-entzündlichen Erkrankungen sollten Sie sich viel bewegen, damit die großen Gelenke durch Stärkung der Muskelkraft entlastet werden. Hilfreich ist das überwachte Training an Kraftmaschinen mit langsamer Bewegungsgeschwindigkeit oder Spannungsübungen unter genauer Berücksichtigung der Druck- und Zugbelastungen in den einzelnen Winkelstellungen der Gelenke. Entsprechende Trainingsprogramme kann Ihnen ein geschulter Trainer in seriösen Fitneßstudios zusammenstellen.

● Außerdem helfen örtliche Wärmeanwendungen in Form von Auflagen (Seite 219) mit Fango, Peloiden, Moor und Paraffin sowie Wickel und Umschläge (Seite 214) – auch mit Zusätzen wie Senf (Rezept Seite 218) – sowie Vollbäder (Seite 208) mit Zusätzen aus Moor, Heublumen oder Schwefel.

● Wenn eine Entzündung im Gelenk vorliegt, machen Sie kalte Umschläge oder Auflagen (Seite 219) mit Moor, Heilerde oder Lehm.

● Diese Nährstoffe unterstützen die Behandlung: Vitamin C, 4 Gramm (ein Teelöffel)

Vitamin D3, 500 IE

Calcium, 1000 Milligramm

Vitamin E, 400 IE.

Näheres lesen Sie bitte ab Seite 240 nach.

● Auch Magnesiumverbindungen (zum Einnehmen) können Muskelverkrampfungen durch das Zusammenspiel von Nerven und Muskeln verringern. Insbesondere, wenn Sie Oberschenkel- oder Fußsohlenkrämpfe und Taubheitsgefühle haben, könnte bei Ihnen ein Magnesiummangel vorliegen. Sie sollten darauf achten, daß Sie täglich zwischen 300 und

600 Milligramm Magnesium einnehmen (Nährstofftherapie, Seite 240).

● Dieser Akupressurpunkt hilft:

Di 4 Hegu

Wie Sie diesen Punkt finden und richtig akupressieren, entnehmen Sie bitte der Tabelle und der Zeichnung auf Seite 249–251.

Mit Medikamenten

Im Rahmen der Selbstmedikation können Sie sich insbesondere bei folgenden Beschwerden selbst helfen:

● bei Schmerzen durch Verletzungen

● bei Überanstrengungen wie beispielsweise Tennisarm (Seite 82).

● bei starken Schmerzschüben in den Gelenken sowie zur Unterstützung chronisch verlaufender Erkrankungen wie Rheuma.

Die geeigneten Wirkstoffe werden nachfolgend kurz beschrieben.

Pflanzliche Mittel

● Zur Behandlung von Gelenkbeschwerden und rheumatischen Schmerzen helfen Tees aus Weidenrinde, Mädesüß oder Stiefmütterchenkraut. Zubereitung und Dosierung Seite 227.

● Sehr bewährt sind Fertigpräparate zum Einnehmen aus der Teufelskralle. Wenn Sie sich für ein solches Präparat entscheiden, achten Sie darauf, daß es ausreichend hoch dosiert ist. Hinweise kann Ihnen Ihr Apotheker geben.

● Äußerlich anzuwendende schmerzstillende und entzündungshemmende Zubereitungen werden aus Arnika, Roßkastanie, Beinwell oder Johanniskraut hergestellt.

Bitte beachten Sie:

Die Anwendung von Beinwell darf nur auf intakter Haut erfolgen. Bei der Anwendung von Johanniskrautzubereitungen auf der Haut sollten Sie die direkte Sonnenbestrahlung dieser Hautbezirke vermeiden.

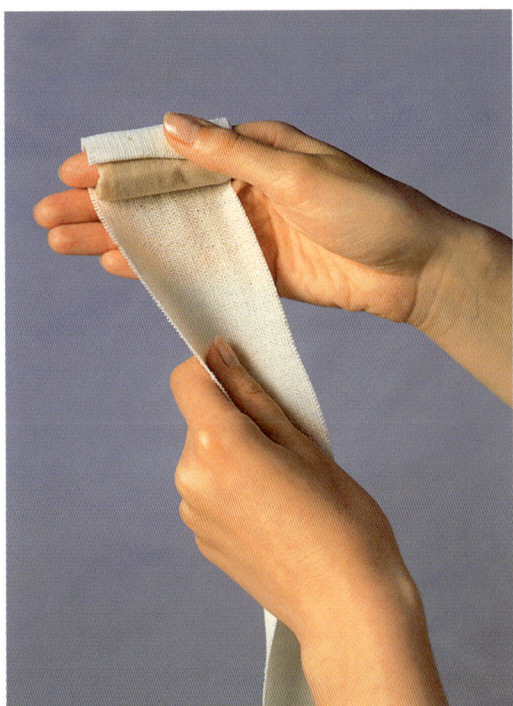

Kalte Fingerwickel mit Heilerde oder Arnikasalbe lindern die Schmerzen in den Gelenken.

● Durchblutungsfördernde Mittel zählen zur sogenannten Hautreiztherapie mit natürlichen Scharfstoffen und ätherischen Ölen. Die Anwendung erzeugt ein Wärmegefühl, lindert die Schmerzen und hemmt die Entzündung. Zu den Scharfstoffen zählen Senf, Kalmus sowie Paprika mit dem darin enthaltenen Capsaicin.

Bitte beachten Sie:
Diese reizenden Mittel keinesfalls im Bereich der Schleimhäute, auf entzündlich veränderte Hautpartien oder auf offene Wunden aufbringen. Nach dem Gebrauch Hände gründlich waschen und Augenkontakt vermeiden.

● Ätherische Öle können Rheuma- oder Nervenschmerzen sowie Prellungen und Muskelschmerzen lindern. Empfehlenswert sind beispielsweise Kamillenöl, Schafgarbenblütenöl, Arnikablütenöl oder Johanniskrautöl, weil sie auch anti-entzündlich wirken und die örtliche Durchblutung verbessern. Besonders gut geeignet sind Monopräparate, die nur einen Wirkstoff enthalten, zum Beispiel aus Pfefferminze. Es gibt sehr viele prinzipiell geeignete ätherische Öle, deren einzelne Besprechung den Rahmen der Hausapotheke sprengen würde. Erkundigen Sie sich in Ihrer Apotheke.

Chemisch-synthetische Mittel

● Schmerz- und entzündungshemmende Mittel eignen sich bei plötzlichen Schmerzen (Seite 150). Sie sollten aber nicht langfristig eingenommen werden, da sie einige Nebenwirkungen haben können. Viele der frei verkäuflichen Schmerzmittel sind sogenannte Kombinationspräparate mit einer fast unüberschaubaren Zahl von Substanzen. Lassen Sie sich nicht blenden: In der Regel sind Präparate mit einem oder höchstens zwei Inhaltsstoffen ausreichend wirksam. Kommt es doch einmal zu Nebenwirkungen, können Sie bei einem Präparat mit einem oder höchstens zwei Wirkstoffen leichter her-

ausfinden, worauf Sie empfindlich reagieren. Am häufigsten werden die in der Regel gut verträglichen Präparate mit Acetylsalicylsäure oder Ibuprofen verwendet – sie sind lange bekannt und bewährt.

● Sind die Nerven des Bewegungsapparates betroffen, werden häufig Präparate mit Vitamin B1, B6 und B12 empfohlen. Sie gelten als Nervenvitamine: Es gibt Hinweise darauf, daß beispielsweise eine Vitamin-B1-Einnahme die Dosierung von bisher nötigen Schmerzmitteln reduzieren kann. Zur Dosierung siehe Tabelle auf Seite 243, fragen Sie aber auch in Ihrer Apotheke nach.

● Vitamin E ist ein körpereigenes Vitamin, das die sogenannten Sauerstoffradikale abfängt, die bei akuten entzündlichen Gelenkerkrankungen vermehrt gebildet werden. In Studien konnte gezeigt werden, daß sich nach Einnahme hochdosierter Vitamin-E-Präparate (täglich 600 bis 800 Milligramm über mindestens 10 Tage) Gelenkschmerzen besserten und die Bewegungsfähigkeit sich wieder einstellte.

● Enzympräparaten wird eine anti-entzündliche und abschwellende Wirkung nachgesagt.

Heilsame ätherische Öle · Info

Grundsätzlich sind ätherische Öle sehr zu empfehlen, einige Nebenwirkungen gibt es dennoch:

● Terpen oder Terpentinöle sowie Zimtöle können Kontaktallergien auslösen. Zu solchen Erscheinungen kommt es auch, wenn Öle unsachgemäß oder zu lange gelagert worden sind.

● Besonders Citronellöle, Johanniskrautöl oder Bergamotteöle haben einen hohen Gehalt an Inhaltsstoffen, die zu einer gesteigerten Lichtempfindlichkeit der Haut führen können.

● Nach längerer Verwendung hoher Dosierungen des ätherischen Öles des Sadebaumes können sich oberflächliche Hautschichten abschuppen.

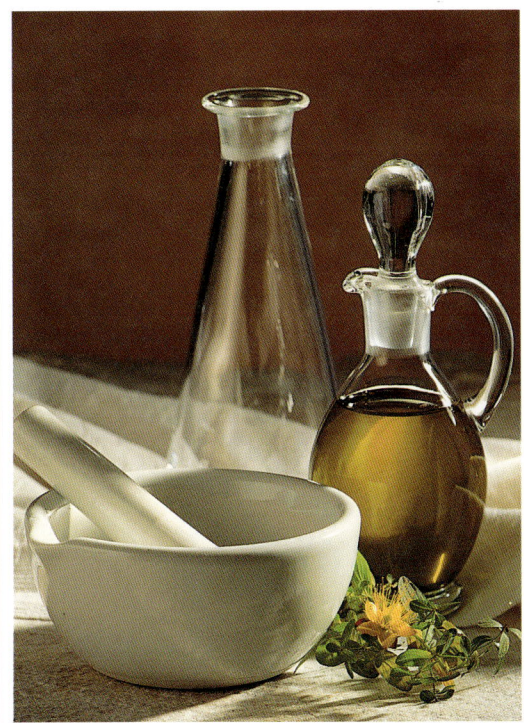

Johanniskrautöl fördert die Durchblutung, wirkt gegen Entzündungen und ist schmerzstillend.

Entsprechende Präparate enthalten Trypsin, Chymotrypsin, Bromelain, Papain oder Pankreatin.

● Muskelentspannungsmittel: Bei Verspannungen der Skelettmuskulatur, die die Schmerzen verstärken, ist es möglich, Muskelentspannungsmittel einzunehmen. Das einzige nicht verschreibungspflichtige Muskelentspannungsmittel ist Guaifenesin, das allerdings in hoher Dosierung Beschwerden im Magen-Darm-Trakt, Benommenheit, Übelkeit und Erbrechen verursachen kann.

● Mittel zur äußeren Anwendung: gegen Schmerzen der Muskeln, Sehnen und Gelenke gibt es eine große Zahl von Salben, Gelen oder Cremes. Genauso wie die Präparate zum Einnehmen können Einreibungen zwar die Beschwerden verbessern, jedoch nicht die Ursache beheben. Ihr Vorteil besteht darin, daß sie im Gegensatz zu Schmerzmitteln weitgehend nebenwirkungsfrei sind. Es gibt:

Mittel mit örtlich wirkenden schmerzstillenden Stoffen,

Einreibungen, die eine Durchblutungssteigerung verursachen und so schmerzstillend wirken, antientzündliche Mittel sowie

Mittel auf der Basis von Bienengift oder Heparin.

● Zu den örtlich schmerzstillenden Substanzen in Einreibemitteln gehören Benzocain, Mepivacain und Myrtecain. Diese Mittel sind nur geeignet, wenn sich der schmerzhafte Bezirk direkt unterhalb der Haut befindet. Bei Prellungen tiefergelegener Muskelschichten gelangen die Wirkstoffe nicht an den schmerzhaften Bereich. Besonders benzocainhaltige Präparate führen häufig zu Überempfindlichkeitsreaktionen.

● Schmerzen lindern auch Zubereitungen aus Menthol wie beispielsweise das hochkonzentrierte japanische Pfefferminzöl. Die Substanz Polidocanol wirkt örtlich schmerzstillend und gleichzeitig juckreizstillend.

Bitte beachten Sie:

Wenn Sie Schmerzen im Bereich von Muskeln und Gelenken haben und diese durch Eigenbehandlung unterdrücken, geht deren Warnfunktion verloren. Vermeiden Sie also, nach der Anwendung von schmerzlindernden Mitteln zu frühzeitig wieder stärkere Belastungen auf sich zu nehmen. Sie können sonst leicht Schäden hervorrufen.

● Äußerlich anzuwendende schmerzstillende und gleichzeitig entzündungshemmende Präparate enthalten Salicylsäure oder Ibuprofen.

● Präparate mit Heparin wirken gerinnungshemmend, durchblutungssteigernd und beschleunigen die Wundheilung. Ähnlich wie Heparin wirkt das Hirudin, das aus den Drüsen von Blutegeln gewonnen wird.

● Präparate mit Bienengift wirken örtlich durchblutungssteigernd und entzündungshemmend. Sie eignen sich bei Muskel-, Sehnen-, Sehnenscheiden- und Schleimbeutelentzündungen, außerdem bei Durchblutungsstörungen, zur Vorbeugung und Behandlung von Sportschäden sowie bei entzündlichen und rheumatischen Erkrankungen.

Bitte beachten Sie:

Wenn Sie an einer Bienengiftallergie leiden, dürfen Sie diese Zubereitungen nicht verwenden!

Homöopathie

Hinweise zu Wirkweise und Anwendung homöopathischer Mittel finden Sie ab Seite 244. Die folgenden Beschwerdebilder sind jeweils nach den Begriffen Leitsymptom (L), seelische Verfassung (S) sowie mögliche Änderungen (M) geordnet.

● Bryonia cretica D1, D2 -Tropfen: L: Schwäche, daß die Glieder kaum tragen, Steifigkeit aller Gelenke, blaßrot geschwollene Gelenke, großer Durst auf große Mengen; S: Reizbarkeit, typisch ist eine extreme Bewegungsabhängigkeit der Schmerzen; M: jede Anstrengung und Bewegung verschlechtert, Wärme bessert.

● Colchicum D3, D4, D6 - Tropfen: L: Gelenkschwellung, wandernder, ziehender, schießender Gelenkschmerz, Berührungsempfindlichkeit, Schwäche, Lähmungsgefühl; M: Kälte und Bewegung verschlechtert, Wärme und Ruhe bessert.

● Ledum palustre D3, D4, D6, D12 - Tropfen: L: Schmerzen mit Steifigkeit des Rückens, Reißen und Zucken der Gelenke, auch punktförmige Stichwunden (Nadelstiche, Insektenstiche); M: allgemeine Frostigkeit, aber Bettwärme verschlechtert, kalte Güsse und Umschläge bessern.

● Rhododendron D1, D2, D3 - Tabletten: L: alle Beschwerden, die bei Übergang zu windigem, regnerischem Wetter auftreten; S: schreckhaft, verwirrt; M: vor Gewitter und Sturm verschlechtert, Ruhe verschlechtert.

● Rhus toxicodendron D3, D4, D6, (D30) - Tropfen: L: Müdigkeitsgefühl der Muskeln und Gelenke, wie gelähmt, ständiger Bewegungsdrang, Folge von Überanstrengung, Folge von Nässe und Kälte oder von Erkältung; S: Unruhe, depressiv, benommen, ruhelos; M: bei Ruhe und nachts verschlechtert, Bewegung und Wärme bessert.

Hausmittel bei Sehnenscheidenentzündung

Info

Sportliche Überbeanspruchung oder entzündliche Gelenkerkrankungen können zu einer sehr schmerzhaften Reizung einer Sehnenscheide führen. Typischerweise treten die Beschwerden an der Schulter oder am Ellenbogengelenk (Tennisarm) auf.

● In solch einem Fall sollten Sie versuchen, die akut schmerzhaften Stellen zu kühlen. Dabei helfen feucht-kalte Umschläge beziehungsweise Auflagen, die in Essigwasser (1 Eßlöffel Essig auf 1 Glas Wasser) oder Arnikatinktur getränkt sind (zur Dosierung Packungsbeilage beachten).

● Sie können statt dessen die Auflagen auch messerrückendick mit Meerrettich, Heilerdebrei oder Quark bestreichen oder Zwiebelscheiben auflegen.

● Andere Möglichkeit: Den Hautbereich über den Sehnenscheiden mit Propolis-Salbe eincremen. Diese von den Honigbienen zur Befestigung ihrer Waben verwendete harzartige Masse enthält Stoffe, die unter anderem anti-entzündlich wirken.

● Wenn Sie es sich einfach machen und zur Kühlung der schmerzenden Stelle ein Kühlelement benutzen wollen, sollten Sie in jedem Fall ein Tuch dazwischenlegen, sonst wird's zu kalt.

● Denken Sie bitte daran, daß eine akute Sehnenscheidenentzündung geschont werden muß. Erst wenn sich die Schmerzen deutlich gebessert haben, können Sie langsam mit Bewegungsübungen beginnen.

Haarausfall

Normalerweise verliert der Mensch täglich etwa dreißig bis hundert Haare, die jedoch aus der gleichen Haarwurzel wieder nachwachsen. Erst mit zunehmendem Alter wird die Kopfbehaarung etwas schütter. Männer neigen zu (vermutlich vererbtem) verstärktem Haarausfall an der Stirn-Haar-Grenze, der bis zur vollständigen Glatzenbildung führen kann. Oft bleibt ein Haarkranz am Hinterkopf bestehen.

Frauen sind oft in Zeiten hormoneller Umstellungen (nach einer Entbindung, Wechseljahre) von vermehrtem Haarausfall betroffen, der sich jedoch nach einiger Zeit von selbst reguliert. Neben diesen natürlichen Verlusten gibt es noch andere Formen: beispielsweise der möglicherweise streßbedingte kreisrunde Haarausfall (Alopecia areata). Dabei treten an einzelnen oder mehreren Stellen der Kopfhaut runde kahle Stellen auf, die sich vergrößern können. Manchmal entsteht daraus eine Glatze; die Haare können aber auch wieder nachwachsen.

Wie behandeln?

Versuchen Sie zunächst selbst, mögliche Ursachen des Haarausfalls zu erkennen. Manche lassen sich abstellen: Vielleicht vertragen Sie die derzeitigen Pflegeprodukte nicht, vielleicht reagiert das Haar auf langjährige Überbeanspruchung durch Färben oder Dauerwelle. Achten Sie auf eine besonders schonende Reinigung und eine Gesundung der Kopfhaut. Eine ausgewogene Vitamin-, Mineral- und Nährstoffversorgung (Seite 240) wirkt unterstützend und fördert den normalen Haarwuchs. Wundermitteln mit wortreichen Versprechungen sollten Sie eher mißtrauisch begegnen.

Zum Arzt:
Wenn Sie sich Ihren verstärkten Haarausfall selbst nicht erklären können, kann Ihr Arzt durch ein sogenanntes Trichogramm, eine Zählung und mikroskopische Untersuchung der ausgefallenen Haare, mehr über die Ursachen herausfinden. Rat und Unterstützung in schweren Fällen bieten außerdem Selbsthilfegruppen (Adressen, die weiterhelfen, ab Seite 253).

Ohne Medikamente

Alle Maßnahmen, die die Durchblutung der Kopfhaut fördern, wirken sich positiv auf das Haarwachstum aus.

● Geeignet sind Güsse (Seite 211), Wassertreten (Seite 213) oder Haarwechselduschen: Morgens und abends die Kopfhaut abwechselnd kalt und warm abduschen, mit kaltem Wasser aufhören und fest trockenrubbeln. Waschen Sie Ihre Haare nie zu heiß.

● Versuchen Sie es mit täglichen Einreibungen der Kopfhaut mit frischgepreßtem Brennessel- oder Birkensaft oder mit Rosmarin-Haarwasser (Apotheke).

● Bevorzugen Sie Mineralwasser mit hohem Mineralanteil. Auch regelmäßig eingenommene Bierhefe kann durch ihren hohen Vitamingehalt unterstützend wirken.

● Manchmal liegt bei Frauen Eisenmangel vor, der sich durch Medikamente ausgleichen läßt. Weitere wichtige Nährstoffe sind Biotin, Zink, Kupfer, Pantothensäure, Vitamin B2, B6 und Methionin (Nährstofftherapie, Seite 240).

Mit Medikamenten

Sie können versuchen, den Haarausfall mit pflanzlichen oder homöopathischen Mitteln zu behandeln. Haben Sie Geduld, und verwenden Sie die Medikamente über einen längeren Zeitraum kurmäßig, rasche Erfolge werden sich nicht einstellen.

Pflanzliche Mittel

● Trinken Sie Brennessel- oder Zinnkrauttee, beide enthalten viel Kieselsäure. Zubereitung und Dosierung Seite 227.

● Fehlende Haaraufbaustoffe wie Kieselsäure, aber auch Gelatine, Keratin, A- und B-Vitamine oder Biotin können als fertige Wirkstoffkombinationen unterstützend eingenommen werden. Fragen Sie in der Apotheke.

● Nachtkerzenölkapseln haben ebenfalls eine aktivierende Wirkung auf körperliche Zellfunktionen.

Homöopathie

Hinweise zu Wirkweise und Anwendung homöopathischer Mittel finden Sie ab Seite 244. Die folgenden Beschwerdebilder sind jeweils nach den Begriffen Leitsymptom (L), seelische Verfassung (S) sowie mögliche Änderungen (M) geordnet.

Mittel, die bei diffusem Haarausfall helfen:

● Alumina D6, D12, D30 - Tropfen: L: sehr trockene, schuppende Kopfhaut, starker Juckreiz mit Taubheitsgefühl der Kopfhaut, kälteempfindlich; S: ängstlich, mißmutig, innere Hast.

● Arsenicum album D6, D12, D30 - Tabletten: L: empfindliche Kopfhaut, sogar das Kämmen tut weh, juckend und brennend, besonders nachts, Schwäche, sehr verfroren; S: Unruhe, Ängstlichkeit.

● Graphites D6, D12, D30 - Tabletten: L: heftiges Jucken, nässend, übelriechend, frostig, Neigung zu Übergewicht, viele Schuppen; S: phlegmatisch, traurig, weinerlich.

● Phosphorus D6, D12, D30 - Tropfen: L: große Erschöpfung, büschelweise händevoller Haarausfall, wenige, glänzende, dünne Haare; S: nervös, erregt, schreckhaft.

● Sulfur D6, D12, D30 - Tabletten: L: fettig-schmutzige Haut, diverse Ausschläge und Haut-defekte im Kopfbereich, juckend und brennend, durch Kratzen nicht besser, struppiges, glanzloses Haar; S: mürrisch, vergeßlich.

● Thallium sulfuricum D6, D12, D30 - Tabletten: L: Haarausfall als Folge von Nervenschmerzen.

Einen kreisförmigen Haarausfall (Alopecia areata) zu behandeln, ist sehr schwierig und erfordert Erfahrung und Geduld. Hier ein bewährtes Mittel:

● Acidum fluoricum D6, D12, D30 - Tropfen: L: Kopfhaut dünn und pergamentartig, saurer, übelriechender Schweiß, Druckgefühl in den Schläfen; S: ängstlich, unruhig, gereizt; M: Wärme verschlechtert.

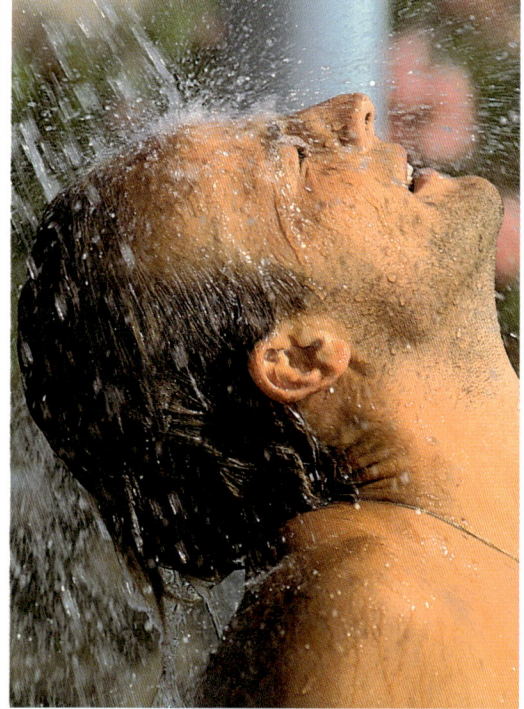

Abwechselnd kalte und warme Kopfduschen fördern die Durchblutung der Kopfhaut.

Halsschmerzen

Halsschmerzen und Schluckbeschwerden gehören zu den typischen Begleitsymptomen von Erkältungskrankheiten, die durch Virusinfektionen hervorgerufen sind. Die Rachen- und Halsschleimhäute sind entzündet und gerötet, schwellen an und brennen beim Schlucken. Manchmal strahlen die Schmerzen bis zum Ohr aus. Auch die Halslymphknoten können geschwollen sein. Oft entzünden sich noch die Rachen- und Gaumenmandeln und die Stimmbänder (Heiserkeit, Seite 100).

Bei einer Angina dagegen handelt es sich um eine eitrige, bakteriell infizierte Gaumenmandelentzündung, bei der auf den geröteten und geschwollenen Mandeln punktförmige, gelblichweiße Beläge aus Eiter zu sehen sind. Nach einer Mandeloperation kann immer noch eine sogenannte Seitenstrangangina entstehen. Eine Mandelentzündung beginnt meistens plötzlich mit hohem Fieber, Kopf- und Schluckschmerzen.

Wie behandeln?

Wichtig während der Zeit eines Halsinfektes: Vermeiden Sie zusätzliche Reize durch Rauchen oder Alkohol! Halten Sie die Schleimhäute feucht und desinfizieren Sie sie. Das gelingt durch Gurgeln, Lutschen von Halstabletten oder Anwendung von Sprays sowie ausreichendes Trinken. Sorgen Sie für hohe Raumfeuchtigkeit. Lesen Sie bitte auch unter den Stichworten »Erkältung«, Seite 73 und »Fieber«, Seite 75 nach.

Zum Arzt:

Wenn die Schmerzen und Entzündungszeichen sich nach drei bis vier Tagen nicht bessern oder wenn hohes Fieber und Schüttelfrost auftreten, dann sollten Sie den Arzt zu Rate ziehen.

Ohne Medikamente

● Gleichmäßige Wärme für Hals und Drüsen unterstützt die körpereigene Abwehr. Wickeln Sie Ihren Hals warm ein.

● Bei Halsentzündungen wirken kalte Halswickel (Seite 215) manchmal wohltuender als warme: Mit kalten, feuchten Tüchern oder kaltem Quark (Rezept Seite 218) lindern sie den Brennschmerz.

Mit Medikamenten

Entzündungslindernde und desinfizierende pflanzliche Rachentherapeutika zum Gurgeln oder Spülen enthalten Arnika, Eukalyptus, Kamille, Kampfer, Myrrhe oder Salbei. Empfehlenswert sind auch entzündungshemmende chemisch-synthetische Fertiglösungen. Gurgeln hemmt die Vermehrung der auslösenden Keime und löst diese ab. Viele Lutschtabletten, Sprays und Lösungen enthalten zusätzlich schmerzlindernde, örtlich betäubende Wirkstoffe.

Pflanzliche Mittel

● Gegurgelt werden sollte alle ein bis zwei Stunden mit warmen Kamillen- und Salbeiteeaufgüssen (Rezept Seite 227) oder einer in warmem Wasser verdünnten Ratanhia-, Myrrhen- oder Thymiantinktur (Fertigpräparat).

● Fertigpräparate aus Sonnenhut stärken die Abwehrkräfte und fördern die Heilung.

Chemisch-synthetische Mittel

● Chemisch-synthetische Präparate enthalten meist desinfizierende Wirkstoffe wie Cetylpyridinumchlorid, Chlorhexidin, Dequaliniumverbindungen oder Hexetidin.

● In Lutschtabletten werden sie häufig mit bakterientötenden Zusätzen wie Bacitracin oder Tyrothricin und den Brennschmerz lindernden Stoffen wie Benzocain, Lidocain und Menthol kombiniert.

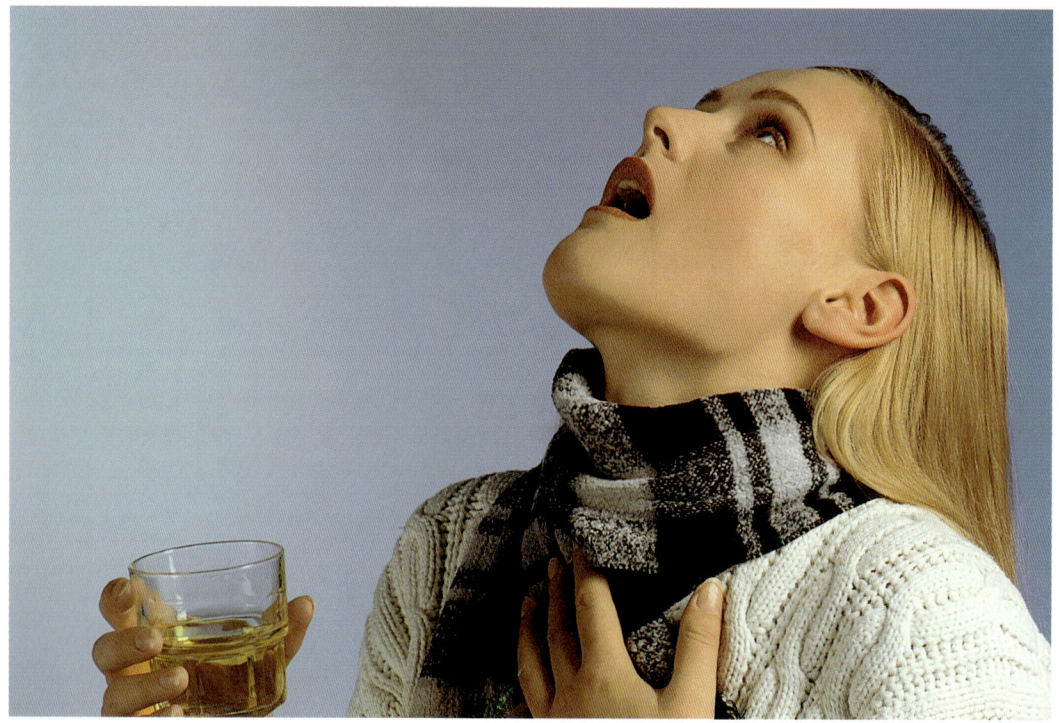

Gurgeln Sie bei Halsschmerzen alle zwei Stunden mit warmem Kamillen- oder Salbeitee.

Homöopathie

Hinweise zur Wirkweise, Auswahl und Anwendung homöopathischer Mittel finden Sie ab Seite 244. Die folgenden Beschwerdebilder sind jeweils nach den Begriffen Leitsymptom (L), seelische Verfassung (S) sowie mögliche Änderungen (M) geordnet.

● Arum triphyllum D2, D3 – Tropfen: L: Heiserkeit bis zur Stimmlosigkeit nach Reden oder Singen, krampfartiger Husten, reichlich schleimiger Auswurf, greift beim Husten vor Schmerz an den Hals, bei Versuch, laut zu sprechen, versagt die Stimme.

● Atropa belladonna D4, D6 – Tabletten: L: Mandelentzündung mit Schluckschmerzen, Fieber, stark gerötete Rachenschleimhaut; S: alle Sinne überempfindlich; M: Bewegung verschlechtert, Ruhe bessert.

● Guajacum D2, D3, D4 – Tabletten: L: trockener Hals, geschwollene Mandeln, stechender Schmerz, wunde Luftröhre, übelriechende Schweiße; S: schlechtes Gedächtnis; M: Trinken bessert das Befinden.

● Mercurius solubilis D4, D6, D12 – Tabletten: L: rauher Hals, Kratzen, Heiserkeit, belegte Zunge mit Zahneindrücken, scharfe, eitrige Sekrete, klebriger, übelriechender Schweiß; M: kalte Luft und Bettwärme verschlechtert.

● Phytolacca D2, D3 – Tropfen: L: Schluckschmerz, geschwollene Mandeln, dunkelroter Rachenring, trockener, brennender Hals, Räusperzwang; S: müde, apathisch, Stirnkopfschmerz; M: Bewegung verschlechtert.

Hauterkrankungen

Unsere Haut ist Kontaktorgan und Grenzschicht zwischen der Persönlichkeit und der Außenwelt. Sie bildet eine physikalische und zugleich psychische Barriere und garantiert die Individualität und Unversehrtheit eines Menschen. Bedeutsam ist auch die physische und psychische Ausscheidungswirkung der Haut: Körperliche und seelische Erkrankungen suchen sich oft ein Ventil über die Haut. Bei Hautveränderungen und Beschwerden sollte dies immer berücksichtigt werden.
Hauterkrankungen oder Hautveränderungen können vielfältig sein. Dem folgenden Wegweiser können Sie entnehmen, welche Beschwerden sich im Rahmen der Hausapotheke behandeln lassen beziehungsweise in die Hand des Arztes/der Ärztin gehören.

Wie behandeln?

Es gibt einige allgemeine Grundsätze, die Sie bei der Behandlung von Hautentzündungen oder Hauterkrankungen beachten sollten. Sie finden sie auch noch einmal in der Übersicht auf Seite 88 zusammengestellt.

Zum Arzt:
Hautveränderungen – dies gilt insbesondere für Hautknoten – sollten zu Ihrer Sicherheit von einem Arzt/einer Ärztin begutachtet werden, da nur die richtige Diagnose die richtige Behandlung ermöglicht. Rat und Unterstützung bieten außerdem verschiedene Selbsthilfegruppen (Adressen, die weiterhelfen, ab Seite 253).

Ohne Medikamente

Wenn Sie zu Hautentzündungen neigen, gibt es einige erfolgversprechende Allgemeinmaßnahmen, die Sie in Eigenregie anwenden können.

● Viele Hauterkrankungen sprechen gut auf die Einnahme von Zink oder Vitamin A an (Nährstofftherapie, Seite 240).
● Kalte Waschungen (Seite 209), Güsse (Seite 211) und Wechselduschen (Seite 210) fördern die Durchblutung und damit auch die Hauterneuerung.
● Wenn möglich: Nutzen Sie die Heilkraft der Sonne, und nehmen Sie ein kurzes (!) Sonnenbad (Kasten Tips fürs Sonnenbad, Seite 162).
● Klären Sie, ob Sie möglicherweise auf Nahrungsmittel allergisch reagieren, und versuchen Sie, diese in Zukunft zu vermeiden.

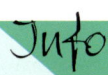

Wegweiser Hauterkrankungen

● Rötung und Eiter auf Wunden oder Haarfollikeln oder Talgdrüsen (auch Akne): Hautentzündung durch Bakterien, Seite 90, Pickel, Seite 138.
● Schmerzende, juckende Bläschen, meist an den Lippen, die krustig eintrocknen und narbenlos abheilen: Hautentzündungen durch Herpesinfektionen, Seite 92.
● Juckreiz und nässende Veränderungen in den Zehenzwischenräumen, bei Kindern im Windelbereich: Hautentzündungen bei Pilzbefall, Seite 96.

● Nässende, juckende Hautveränderungen im Gesicht sowie den Gelenkbeugen: Hautentzündung bei Neurodermitis, Seite 94.
● Rotfleckige, von Schuppen bedeckte Hautveränderungen vor allem am Ellenbogen, an den Knien und auf der Kopfhaut: Hautveränderung bei Schuppenflechte, Seite 98.
● Flach im Hautniveau liegende oder erhabene, verschieden gefärbte, zum Teil behaarte Flecken oder Wucherungen: Hautknoten. Zum Arzt/zur Ärztin! Nähere Informationen finden Sie auf Seite 99.

Was hilft wann: Puder, Salben oder Umschläge?   *Info*

Anwendungen	Rötung, Schwellung	Bläschen, Blasen	Abschür-fungen	Krusten	Schuppen, Verhornungen	Narben
Puder	●	●				
Schüttelmixturen	●					
Milch	●					
Cremes	●					
Feuchte Umschläge	●	●	●	●		
Fettfeuchte Umschläge		●	●	●	●	
Zinkschüttelmixtur		●				
Gele		●				
Salben			●	●	●	●
weiche Pasten				●	●	●
Fettsalben				●	●	●

● Besonders bei Allergien, Neurodermitis und Akne sollten Sie untersuchen lassen, ob eine Fehlbesiedelung mit Darmbakterien bei Ihnen vorliegt. Wenn ja: Eine einfache sogenannte »Symbioselenkung«, die Ihr Arzt bei Ihnen durchführt, wirkt oft Wunder (Seite 62).

Mit Medikamenten

Hauterkrankungen lassen sich nicht über einen Kamm scheren. Im folgenden sind die wichtigsten chemisch-synthetischen keimhemmenden Medikamententypen nur allgemein beschrieben. Zur Selbstmedikation geeignete Präparate finden Sie auf den im Wegweiser angegebenen Seiten zu den einzelnen Hauterkrankungen.

Keimhemmende Mittel (Antiseptika)

Substanzen, die Mikroorganismen (Bakterien, Pilze) bekämpfen, werden auch als Antiseptika bezeichnet. Sie dürfen nur äußerlich angewendet werden. Diese Präparate enthalten oft zusätzlich spezielle Antibiotika (gegen Bakterien) oder Antimykotika (gegen Pilze).

● Alkohole (zum Beispiel Propanol, Ethanol, Isopropanol) können Mikroorganismen bekämpfen. Ein Nachteil ist allerdings, daß sie gegen die Sporen von Pilzen nicht wirken. Außerdem entfetten sie die Haut und können bei empfindlicher Haut sowie bei Daueranwendung Risse oder Sprödigkeit verursachen.

● Die Salicylsäure wirkt gegen Bakterien und Pilze und ist darüber hinaus hornlösend, wodurch ihre Wirksamkeit verstärkt wird. Sie findet sich häufig als Kombinationswirkstoff in Mitteln gegen Pilzerkrankungen.

● Schwermetalle (zum Beispiel Silbernitrat, Merbromin) wirken gegen Bakterien und gleichzeitig zusammenziehend (astringierend) auf die

Gesunde Hautpflege

»Die Haut ist der Spiegel der Seele« sagt der Volks- mund und trifft ins Schwarze: Eine ausgeglichene Gemütsverfassung ist die beste Vorbeugung von innen. Doch das steht nicht immer in Ihrer Macht. Was Sie sicher tun können: Zusätzlich für eine ge- sunde Hautpflege sorgen.

● Bei empfindlicher Haut sollten Sie statt Seife zum Waschen möglichst pH-neutrale Syndets (synthetische Detergentien) verwenden. Seifen sind alkalisch und schädigen den bakterienhem- menden Säureschutzmantel der Haut.

● Benutzen Sie zur schonenden Gesichtsreinigung und Make-up-Entfernung Reinigungsmilch oder -öle.

● Wählen Sie als Achsel-Deo-Sprays (und überhaupt bei allen Kosmetika!) hautfreundliche Produkte, die wenig Alkohol und Parfümstoffe enthalten. Intim-Deos sind entbehrlich.

● Verwenden Sie rückfettende Cremes nach dem Waschen, wenn Ihre Haut empfindlich ist.

● Wenn Sie an fettiger Haut oder an Akne leiden, sollten Sie fettarme oder fettfreie Zubereitungen wie Puder, alkoholische oder wäßrige Lösungen, Schüttelmixturen oder Pasten anwenden.

● Trockene Haut hingegen sollte mit fetthaltigen Zubereitungen wie Salben und weichen Pasten sowie Wasser-in-Öl-Emulsionen behandelt werden.

Info

Haut. Sie sind besonders bei Verbrennungen (wie etwa beim Abgießen von Kartoffelwasser oder Verbrennung durch Bratfett) geeignet, da sie die Neubildung der Haut fördern.

● Oberflächenaktive Stoffe (zum Beispiel Benz- alkoniumchlorid, Dequaliniumchlorid) wirken vor allem gegen Bakterien und Pilze und weni- ger gegen Viren. Bei stark blutenden Wunden oder Wunden, die viel Flüssigkeit aussondern, sind sie nicht geeignet. Das Haupteinsatzgebiet ist die Desinfektion von Haut und Schleimhaut sowie die Behandlung und Vorbeugung von Pil- zerkrankungen.

● Farbstoffe (zum Beispiel Gentianaviolett, Fuchsin, Ethacridin) wirken gegen Bakterien, trocknen aber die Haut aus. Sie sind auch bei Brandwunden geeignet, ihre Wirksamkeit wird durch Blut und Eiter nicht beeinflußt. Für die Selbstmedikation am besten geeignet sind ethacridinhaltige Zubereitungen. Vorsicht: Wäschestücke können durch die Substanzen verfärbt werden.

● Oxidationsmittel (wie zum Beispiel Chlorhe- xidin, Wasserstoffperoxid, Kaliumpermanganat und Halogenverbindungen wie Jod und Jodo- phore): Chlorhexidin wirkt rasch und langan- haltend, besonders gegen Bakterien, aber auch gegen Hefepilze. Diese Substanz ist in Mitteln zur Haut-, Schleimhaut- und Wunddesinfektion enthalten. In einigen Fällen ruft sie selbst Haut- entzündungen hervor, besonders nach längerer Anwendung. Vereinzelt kann es nach Anwen- dung auch zu einer Lichtüberempfindlichkeit der Haut kommen.

Kaliumpermanganat dient zur Wundreinigung oder als Vollbad zur Desinfektion größerer Flächen. Die Halogenverbindung Jod ist das wirksamste und schnellste Haut- und Schleim- hautantiseptikum mit einem Wirkspektrum gegen Bakterien, Viren und Pilze: eine einpro- zentige Lösung reduziert 98 Prozent der Keime innerhalb von 15 Minuten. Allerdings reizt Jod stark Schleimhäute und Wunden.

Hautentzündung
durch Bakterien

Bakterien können auf verschiedene Arten in die Haut eindringen: Wenn sie sich auf Hautdefekten wie zum Beispiel Abschürfungen oder Schnittwunden ansiedeln, kommt es zu eitrigen Entzündungen. Oder sie dringen von außen in den Ansatz einzelner Haare ein. Solch eine bakterielle Entzündung eines Haarfollikels, bei der ein schmerzhafter Eiterpfropf entsteht, wird als Furunkel bezeichnet. Sind mehrere nebeneinander liegende Haarfollikel entzündet, nennt man dies Karbunkel. Wenn diese zusammenfließen und eine große, eitergefüllte Höhle bilden, spricht man von einem Abszeß.

Besonders Menschen mit einem geschwächten Immunsystem, mit Zuckerkrankheit, Übergewicht oder Streß leiden unter immer wiederkehrenden Furunkeln.

Wie behandeln?

Entzündungen, gleichgültig, ob sie im Körper oder an seiner Oberfläche auftreten, machen sich durch Rötung, Schwellung, Wärmegefühl, Schmerzen und Beeinträchtigung der Bewegung bemerkbar. Wenn Bakterien an Entzündungen beteiligt sind, kommt es zur Eiterbildung. Daher müssen Sie bei bakteriellen Hautentzündungen die Bakterien bekämpfen beziehungsweise entfernen, Entzündungssymptome und Schmerzen behandeln und manchmal auch die überschüssige Wärme ableiten. Außerdem sollten Sie die Abheilung fördern, indem Sie Nährstoffe einnehmen sowie bestimmte Medikamente zur innerlichen und äußerlichen Anwendung einsetzen. Weitere Hinweise zur Behandlung siehe auch unter Pickel, Seite 138.

Noch ein Hinweis: Befindet sich ein Furunkel oder gar ein Abszeß am Kopf, dürfen Sie ihn nicht selbst ausdrücken! Es besteht die Gefahr, daß die Bakterien dann in ein Blutgefäß gelangen, das Kontakt zu den Hirngefäßen hat.

Zum Arzt:

Wenn ein Furunkel nicht innerhalb von zwei Wochen abgeheilt ist, wenn sich ein Karbunkel entwickelt oder Fieber entsteht sowie bei Furunkeln oder Abszessen im Kopfbereich muß die Ärztin/der Arzt aufgesucht werden.

Ohne Medikamente

● Hilfreich sind mit warmem Stiefmütterchentee getränkte Kräuterkompressen (Seite 221).
● Nährstoffe können helfen: zum Beispiel Kalium, Zink, Selen, Vitamin A (über 10 bis 12 Wochen; nicht in der Schwangerschaft!), Vitamin B6, Vitamin E sowie Omega-6-Fettsäuren (mehr zur Nährstofftherapie ab Seite 240).

Mit Medikamenten

Die Haupterscheinungen der Entzündung (Schmerzen, Rötung und Schwellung) müssen medikamentös bekämpft und die Abheilung unterstützt werden.

Pflanzliche Mittel

● Entzündungshemmend und förderlich für die Abheilung wirken Kamillen-, Sonnenhut- oder Calendulasalbe.
● Es wurde nachgewiesen, daß Teebaumöl Bakterien wirksam hemmt.

Chemisch-synthetische Mittel

Bei Hautentzündungen ist es wie bei anderen Wunden auch wichtig, daß die Hautoberfläche sich schließt und keine Keime mehr an die Wunde gelangen.
● Zink-, Silber-, Wismut- und Aluminiumver-

Bei offenen Entzündungen: Salbe oder Puder?

Info

	Salbe	Puder
Vorteile	● hält Wundränder geschmeidig ● verklebt nicht ● Wirkstoffe können gut ins Gewebe eindringen	● einfache Handhabung ● Sekret wird aufgenommen
Nachteile	● keine Sekretaufnahme, daher schlecht bei nässenden Wunden ● kann bei übermäßigem Auftragen die Wunde abdichten, so die Sauerstoffzufuhr verhindern und damit die Entzündung verstärken	● zu starke Austrocknung möglich ● wirkt nur oberflächlich ● verklebt leicht ● kann bei übermäßigem Auftragen die Wunde abdichten, so die Sauerstoffzufuhr verhindern und damit die Entzündung verstärken

bindungen nehmen Wundflüssigkeit auf, dichten die Wunde ab und beschleunigen die Schorfbildung. Zink ist zusätzlich wachstumsfördernd für die Hautzellen.

● Dextranomer ist eine Substanz, die sich für sehr stark nässende Wunden eignet.

Bitte beachten Sie:
Nicht in Augennähe verwenden, es besteht sonst Gefahr, daß die Bindehaut austrocknet!

● Dexpanthenol fördert die Abheilung und das Wachstum neuer Zellen, zusätzlich wird die örtliche Abwehr gesteigert.

● Ausreichend Vitamine und ungesättigte Fettsäuren in der Nahrung können die Sauerstoffversorgung des Bindegewebes verbessern und fördern so die Abheilung.

Homöopathie

Hinweise zu Wirkweise und Anwendung homöopathischer Mittel finden Sie ab Seite 244. Die folgenden Beschwerdebilder sind nach den Begriffen Leitsymptom (L), seelische Verfassung (S) sowie mögliche Änderungen (M) geordnet.

● Atropa belladonna D4, D6, D12 - Tropfen: L: frühes Mittel bei Röte und klopfender, schmerzhafter Schwellung, Hautbezirk heiß, eventuell im Wechsel mit Echinacea D2 Tropfen (anfangs bis zu stündlich im Wechsel); S: unruhig; M: schlimmer durch Kälte, Zugluft, Aufregung.

● Hepar sulfuris D6, D12, D30 - Tabletten: L: stechende prickelnde Schmerzen; S: niedergeschlagen; M: extrem kälte- und berührungsempfindlich, übelriechende Schweiße.

● Myristica sebifera D6, D12, D30 - Tabletten: sogenanntes »homöopathisches Messer«, bringt Furunkel zur Reifung und Entleerung.

● Silicea D6, D12, D30 - Tabletten: L: alte Furunkel und Abszesse, langdauernde, dünnflüssige Eiterungen, schmerzlose Drüsenschwellung; S: mürrisch, reizbar; M: Kälte verschlechtert, Wärme bessert.

● Sulfur D6, D12, D30 - Tabletten: L: schmutzig aussehende Haut, starker Juckreiz besonders bei Bettwärme; S: mürrisch, reizbar; M: Wasseranwendungen verschlechtern.

Hautentzündung
durch Virusinfektionen

Die Verursacher von Lippenbläschen sind Herpesviren. Diese nisten sich nach einer ersten Infektion (bei der Gürtelrose sind es die Windpocken) in die Nervenzellen ein. Dort können sie Jahre oder Jahrzehnte unbemerkt bleiben. Erst bei einer Schwächung des Immunsystems, starker Sonnenbestrahlung, Infektionen oder Streß werden sie wieder aktiv und wandern entlang der Nervenbahnen in die Haut- und Schleimhautzellen im Mundwinkel und der Lippen beziehungsweise ringförmig in die Haut im Bereich der Taille (Gürtelrose). Dort vermehren sie sich stark und verursachen Bläschen, Juckreiz, Rötung und Schmerzen. Die Bläschen trocknen nach ein bis zwei Wochen meist von selbst wieder ab und hinterlassen keine Narben.

Wie behandeln?

Man kann Herpesinfektionen nicht heilen, aber versuchen, die Symptome zu lindern. Bei Fieber- oder Lippenbläschen gibt es eine Reihe von hilfreichen Maßnahmen, die die Begleiterscheinungen mildern. Auch abwehrsteigernde Mittel sind geeignet. Mit der medikamentösen Behandlung sollten Sie so früh wie möglich (am besten beim ersten Jucken und Brennen) beginnen, um einer weiteren Ausbreitung der Viren zuvorzukommen.

Zum Arzt:

Eine durch Herpesviren ausgelöste sogenannte Gürtelrose ist ausgesprochen schmerzhaft und gehört in ärztliche Behandlung. Sie können jedoch in Absprache mit Ihrer Ärztin/Ihrem Arzt die hier geschilderten abwehrsteigernden Maßnahmen durchführen.

Ohne Medikamente

● Bei Anfälligkeit für Fieberbläschen sind zur Vorbeugung langfristig durchgeführte allgemeine Abhärtungsmaßnahmen in Form von Wasseranwendungen oft sehr erfolgreich (ab Seite 202).

● Bei einer akuten Infektion sollten Sie kühlende feuchte Auflagen (Umschläge) machen, auch mit Zusätzen von Eichenrindenabkochung (Zubereitung Seite 206), Kamille oder Schafgarbe als fertige Tinkturen oder Teezubereitung, Seite 227).

● Verhindern Sie eine Ausbreitung der Infektion innerhalb der Familie: Vermeiden Sie daher, Zahnbürsten, Trinkbehältnisse, Besteck, Handtücher oder Lippenstifte gemeinsam zu benutzen.

● Achten Sie vorbeugend auf eine ausreichende Versorgung mit Nährstoffen: Vitamin C, Vitamin E, Zink, Lysin und Vitamin-B-Komplex; Lysin nicht bei erhöhtem Blutfettspiegel, da es die Cholesterinproduktion im Körper anregt. Mehr zu Nährstofftherapie und Dosierung ab Seite 240.

Mit Medikamenten

Sowohl die Viren als Verursacher der Krankheit als auch die Entzündungszeichen wie Schmerzen, Rötung und Schwellung müssen medikamentös behandelt werden. Zusätzliche Medikamente können die Abheilung fördern.

Pflanzliche Mittel

● Vorbeugend abwehrsteigernd wirken Fertigpräparate zum Einnehmen aus rotem Sonnenhut (Echinacin), allerdings höchstens für einen Zeitraum von acht Wochen, da sonst das Abwehrsystem überstrapaziert wird und eine erhöhte Anfälligkeit die Folge ist.

● Salbeitee lindert den Juckreiz (Zubereitung und Dosierung Seite 227).

● Melissenextrakte sollen durch das darin enthaltene Citralen gegen die Viren wirken. Verwenden Sie Fertigsalben aus der Apotheke.
● Auch Teebaumöl hemmt die Vieren.

Chemisch-synthetische Mittel

● Zu den chemisch-synthetischen Wirkstoffen, die die Vermehrung der Viren verhindern können, gehört Aciclovir. Bei Fieber- und Lippenbläschen reicht meist die lokale Anwendung mit einer Creme, eine Behandlung der Gürtelrose muß vom Arzt überwacht werden.
● Präparate mit Zinksulfat in Form von Salben oder Cremes verhindern die Vermehrung der Viren. Diese Wirkung wird durch eine gleichzeitige Anwendung mit Heparin verstärkt. Eine Kombination soll sehr rasch wirksam sein.

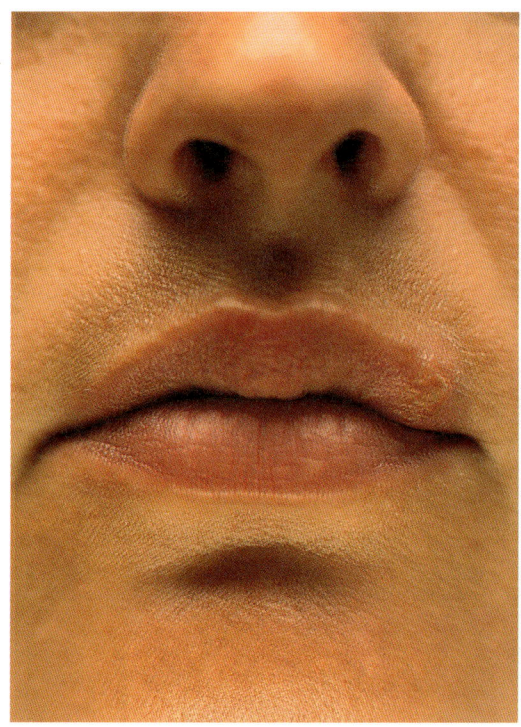

Lippenbläschen kehren häufig wieder: bei allgemeiner Abwehrschwäche, zuviel Sonne oder Streß.

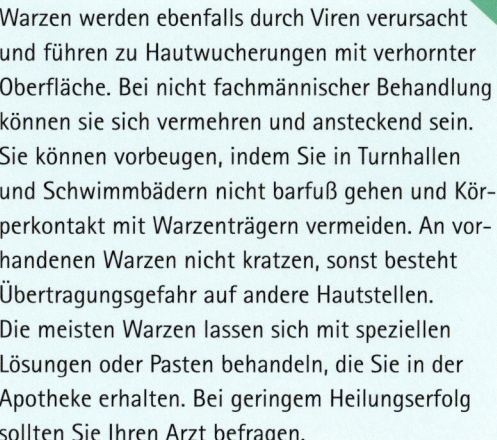

Warzen

Info

Warzen werden ebenfalls durch Viren verursacht und führen zu Hautwucherungen mit verhornter Oberfläche. Bei nicht fachmännischer Behandlung können sie sich vermehren und ansteckend sein. Sie können vorbeugen, indem Sie in Turnhallen und Schwimmbädern nicht barfuß gehen und Körperkontakt mit Warzenträgern vermeiden. An vorhandenen Warzen nicht kratzen, sonst besteht Übertragungsgefahr auf andere Hautstellen.
Die meisten Warzen lassen sich mit speziellen Lösungen oder Pasten behandeln, die Sie in der Apotheke erhalten. Bei geringem Heilungserfolg sollten Sie Ihren Arzt befragen.

Homöopathie

Hinweise zu Wirkweise und Anwendung homöopathischer Mittel finden Sie ab Seite 244. Die folgenden Beschwerdebilder sind nach den Begriffen Leitsymptom (L), seelische Verfassung (S) sowie mögliche Änderungen (M) geordnet.
● Clematis erecta D6, D12 - Tropfen: L: stechende Schmerzen, Bläschen entwickeln sich und platzen; S: heiter, aktiv, später depressiv; M: kaltes Wasser und Bewegung verschlechtert.
● Dulcamara D6, D12, D30 - Tropfen: L: immer wiederkehrender Herpes vor der Regel; S: ruhelos, gereizt; M: Bewegung, Wärme verschlechtert.
● Mezereum D6, D12 - Tropfen: L: Nervenschmerzen, brennender, reißender Schmerz, Juckreiz besonders in Bettwärme, starke Verkrustung mit gelblichem Sekret; M: Berührung, feucht-kaltes Wetter verschlechtern.
● Thuja D12 - Tropfen: L: immer wiederkehrende hartnäckige Herpesinfektionen, oft zusammen mit Warzen, Bläschen meist gleichzeitig im Mund und an der Zunge, sehr berührungempfindlich; S: depressiv, zerstreut; M: Befinden nachts und bei Bettwärme verschlechtert.

Hautentzündung
bei Neurodermitis

Eine hartnäckige Hauterkrankung bei Kindern, die immer häufiger auftritt, ist die Neurodermitis, die auch als atopische Dermatitis oder endogenes Ekzem bezeichnet wird. Der Milchschorf ist die Frühform bei Säuglingen: Vom dritten Lebensmonat an werden nässende, später verkrustende Hautrötungen oder Papeln vor allem im Gesicht und am behaarten Kopf beobachtet. Rumpf, Beine und Arme sind eher selten befallen. Das Ekzem juckt sehr stark, die aufgekratzte Haut wird dann oft von Bakterien, Viren und Pilzen infiziert. Wenn der Milchschorf nicht ausheilt, kann er allmählich in eine Neurodermitis übergehen.

Bei Neurodermitis tritt vor allem im Gesicht und in den Gelenkbeugen ein (besonders nachts durch Bettwärme) stark juckendes Ekzem auf. Die Haut ist trocken und schuppig, kann kaum noch Wasser speichern, und der schützende Säurefilm ist vermindert. Betroffene Kinder leiden unter Konzentrationsmangel, seelischen Veränderungen und einem Leistungsknick in der Schule. Hohe Luftfeuchtigkeit, hoher Staubgehalt der Luft und Heizungsluft verschlechtern die Krankheitserscheinungen, während klare Luft und Sonnenbestrahlung sie mildern können. Die Intensität der Neurodermitis vermindert sich bis zur Pubertät. Bei Erwachsenen ist sie in der Regel geringer ausgeprägt.

Wie behandeln?

Der Verdacht auf Neurodermitis ist immer ein Anlaß für einen Arztbesuch. Der Arzt/die Ärztin wird mit Ihnen die Behandlung besprechen und begleitende Maßnahmen vorschlagen. Daneben gibt es zahlreiche Möglichkeiten, die Beschwerden zu lindern. Nachstehend finden Sie einige Vorschläge; probieren Sie aus, welche am besten ansprechen. Neurodermitis kann sehr belastend sein. Rat und Unterstützung sowie viele nützliche Informationen erhalten Sie auch über Selbsthilfegruppen (Adressen, die weiterhelfen, ab Seite 253).

Ohne Medikamente

● Sorgen Sie für eine eiweißarme Ernährung. Auch wenn's schwerfällt, auf Süßigkeiten muß verzichtet werden. Oft sind Nahrungsmittelallergien der Auslöser der Neurodermitis. Daher sollten Sie zusammen mit Ihrem Arzt/Ihrer Ärztin versuchen herauszufinden, ob und welche Nahrungsmittel bei Ihrem Kind die Erkrankung auslösen und diese in Zukunft meiden.

● Lassen Sie Ihr Kind überwiegend Kleidung aus reiner Baumwolle tragen, die nicht mit allergisierenden Farbstoffen (Azo-Farbstoff) oder Appreturen behandelt wurde. Vor dem ersten Tragen gründlich waschen! Wolle und Pelze sind tabu, sie irritieren die Haut zusätzlich.

● Verwenden Sie für die Hautpflege parfümfreie synthetische Waschstücke (Syndets), die einen leicht sauren pH-Wert haben. Auch Syndets sollten Sie so selten wie möglich anwenden, um eine zusätzliche Hautreizung zu vermeiden.

● Bei starkem Juckreiz lindern Ölbäder mit Soja, Kamille oder Rosmarinöl bei 34 bis 36 °C. Sie sollten nicht länger als 10 Minuten dauern, da sonst die Haut zu stark belastet wird. Hinterher nicht abtrocknen, sondern den Ölfilm am Körper trocknen lassen.

● Ebenfalls juckreizstillend sind Bäder mit Milch oder Molke, auch mit schwarzem Tee (1 Liter starker Tee auf eine Wannenfüllung) oder Haferstrohsud (für ein Vollbad 100 Gramm Haferstroh aus der Apotheke mit 1 Liter Wasser 15 Minuten aufkochen, dann abseihen).

● Verzichten Sie auf heiße Bäder, kühle Duschen sind angenehmer. Abhärtung bringen kalte Waschungen (Seite 209) und kalte Güsse (Seite 211).

● Näßt ein Ekzem sehr stark, können Sie eine Eichenrindenabkochung herstellen und den Sud (Rezept Seite 206) für Auflagen oder Umschläge verwenden.

● Heilerdeauflagen oder -wickel, Schwarzteeumschläge (Leinentuch in starkem schwarzen Tee tränken) und Solebäder (Dosierung nach Packungsanweisung) helfen bei stark nässendem Ekzem. Im Anschluß daran muß die Haut mit wirkstofffreien Basiscremes oder Öl-in-Wasser-Emulsionen eingefettet werden. Bei trockener Haut sollten Sie Fette, Cremes und Salben, bei nässender oder stark überwärmter Haut feuchte Präparate verwenden (Tabelle Seite 88).

● Sport im Freien oder ein Strandaufenthalt am Meer kann zur Gesundung der Haut beitragen.

Mit Medikamenten

Medikamente können Neurodermitiskranke nicht heilen, sondern lediglich den Juckreiz lindern. Hier eine Auswahl der am häufigsten zur Selbstbehandlung eingesetzten Mittel.

Pflanzliche Mittel

● Hilfe aus dem Pflanzenreich bieten Tees aus Stiefmütterchenkraut oder Walnußblättern. Zubereitung und Dosierung Seite 227.

● Bei Neurodermitis hat sich ein juckreizmilderndes und pflegendes Körperöl bewährt. Geben Sie in eine Basismischung aus 30 Milliliter Jojobaöl und 70 Milliliter Johanniskrautöl jeweils

5 Tropfen Teebaumöl
3 Tropfen Kamillenöl
2 Tropfen Melissenöl
1 Tropfen Rosenöl.

Reiben Sie mit dieser Ölmischung den ganzen Körper 1- bis 2mal täglich sanft ein.

● Bei einem trockenen, chronischen Ekzem hilft Birkenholzteer. Ihr Apotheker berät Sie über geeignete Präparate.

● Hilfreich bei Neurodermitis kann die längerfristige Einnahme von Fertigpräparaten mit Nachtkerzenöl sein. Sie enthalten sehr viel Gamma-Linolen-Säure, einem wichtigen Aufbaustoff der Haut. Bei starkem Juckreiz eignen sich Zubereitungen aus Bittersüß zur Einnahme.

Chemisch-synthetische Mittel

● Zur medizinischen Pflege von trockener Haut werden harnstoffhaltige Emulsionen, Lotionen oder Cremes empfohlen, denn Harnstoff ist eine der besten feuchtigkeitsspeichernden Substanzen. Zur unterstützenden Behandlung erkrankter Haut ist eine fünf- bis zehnprozentige Konzentration geeignet, für die normale Hautpflege reichen zwei- bis dreiprozentige Konzentrationen aus.

Homöopathie

Hinweise zu Wirkweise und Anwendung homöopathischer Mittel finden Sie ab Seite 244. Die folgenden Beschwerdebilder sind nach den Begriffen Leitsymptom (L), seelische Verfassung (S) sowie mögliche Änderungen (M) geordnet.

● Natrium tetraboracicum D6 - Tabletten: L: Säuglingsekzem, Veranlagung zu eitrigen Hautveränderungen und Hautrissen im Mundwinkel; S: übellaunig, geräuschempfindlich, ängstlich; M: Verschlimmerung bei naßkaltem Wetter.

● Nerium oleander D6, D12 - Tropfen: L: Nässendes Ekzem mit Juckreiz, vor allem im Kopfbereich (auch im Gehörgang); S: unruhig, reizbar, schlaflos.

● Petroleum D6, D12 - Tropfen: L: trockene, rissige Haut, oft blutend, brennende Schmerzen; S: schreckhaft, aufbrausend; M: Kälte verschlechtert, Wärme bessert.

Hautentzündungen
bei Pilzbefall

Am häufigsten werden Pilzerkrankungen durch den Pilz Candida albicans verursacht. Bei kleinen Kindern bewirkt er eine Mund- und Windeldermatitis (Soor). Die Übertragung bei Erwachsenen erfolgt oft in Bädern oder Saunen. In der Folge kommt es dann an Haut und Nägeln zu gequollenen, weißlichen Auftreibungen, die brennen und jucken können. Die Nägel sind gelblich verdickt und haben Risse. Pilzerkrankungen können sehr hartnäckig sein und immer wiederkehren.

Wie behandeln?

Tritt ein Hautpilz das erste Mal auf, sollten Sie immer die Ärztin/den Arzt aufsuchen. Sie/er kann die geeignete Creme oder Salbe empfehlen, die für eine völlige Abheilung angewendet werden muß. Wenn Sie häufiger an Pilzinfektionen wie zum Beispiel Fußpilz leiden, können Sie diese auch selbst behandeln. Voraussetzung ist natürlich, daß Sie sicher sind, um welche Erkrankung es sich handelt.

Ohne Medikamente

● Schützen Sie sich durch Vorbeugung: Tragen Sie Socken und Schuhe aus Naturmaterialien, wechseln Sie täglich Strümpfe und Wäsche. Tragen Sie Wäsche, die gekocht werden kann, oder geben Sie bei Wäsche aus anderen Materialien Desinfektionsmittel dazu.
● Vermeiden Sie Wärmestau und Feuchtigkeit, sorgen Sie dafür, daß Ihre Füße oder gefährdete Hautpartien immer trocken sind, auch in Falten und Beugen (Zehenzwischenräume!).
● Bei Erkrankungen der Nägel sind Bäder mit Kaliumpermanganat hilfreich.

● Fördern Sie die Durchblutung Ihrer Haut mit Salben, Einreibungen, Massagen oder Wasseranwendungen (ab Seite 202).

Mit Medikamenten

Wenn Sie Teebaumöl regelmäßig auftragen ist es sehr wirksam gegen Pilze. Die chemisch-synthetischen Arzneistoffe Clotrimazol, Econazol, Tioconazol und Tolnaftat sind freigegeben, das heißt ohne Rezept erhältlich. Sie sind bei der Mehrzahl von Pilzerregern wirksam. Alle liegen in praktischen Darreichungsformen vor: als Cremes und Salben für den Normalfall oder als Pinselungen bei Fußpilz und Mundpilz. Für Nagelpilzerkrankungen gibt es spezielle Nagellackzubereitun-

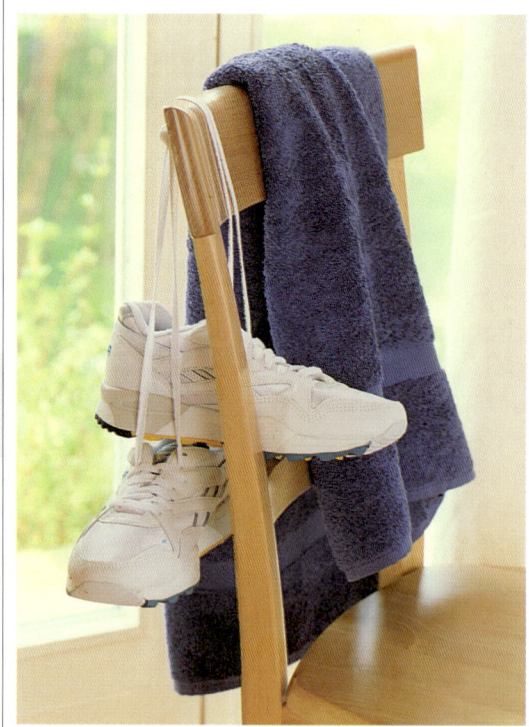

Das feuchtwarme, unbelüftete Klima in Turnschuhen ist ein idealer Nährboden für Pilze.

Regeln für die Anti-Pilzbehandlung

Info

● Beginnen Sie mit der Behandlung, sobald Sie die ersten Anzeichen für eine Hautpilzinfektion – Rötung, Nässen und Schuppen – bemerken.

● Bringen Sie das Antipilzmittel nicht nur auf die direkt betroffene Hautstelle, sondern auch auf die unmittelbare Umgebung auf, da sich auch hier Pilze befinden können.

● Die erwünschte Wirkung erreichen Sie nur, wenn Sie das Mittel regelmäßig aufbringen und die Dosierungsempfehlung Ihres Arztes oder der Packungsbeilage beachten.

● Achten Sie darauf, daß Sie das Mittel lang genug anwenden: Auch wenn die Hauterscheinungen bereits verschwunden sind, sollten Sie die Medika-mente noch für mindestens ein bis zwei Wochen weiter benutzen.

● Die Behandlung von Mundsoor ist ein Sonderfall: Die Präparate mit dem Wirkstoff Nystatin schmecken bitter und verursachen gelegentlich Übelkeit, die aber eher auf den Geschmack als auf eine Nebenwirkung zurückzuführen ist. Um erfolgreich wirken zu können, muß eine Suspension davon 4- bis 6mal am Tag (Säuglinge 0,5-1 ml, Kinder und Erwachsene 1 ml) in den Mund geträufelt oder gesprüht werden. Die Flüssigkeit sollte möglichst lange im Mund bewegt und erst später geschluckt werden, damit sie sich zuvor gleichmäßig in der Mundhöhle verteilen kann.

---

gen; hier sollten Sie aber besser Ihren Arzt aufsuchen, der Ihnen eigens dafür entwickelte Mittel verschreiben kann.

In hartnäckigen Fällen muß die äußerliche Therapie manchmal durch die Einnahme von Medikamenten in Tablettenform unterstützt werden. Alle in Frage kommenden Wirkstoffe zeichnen sich durch gute Verträglichkeit aus.

Chemisch-synthetische Mittel

● Nystatin, das auch für die Behandlung von Mundsoor eingesetzt wird, ist für die Behandlung von Hautpilzerkrankungen gut geeignet und führt nur selten zu Hautreizungen.

● Auch Tolnaftat ist sehr wirksam und dabei gut hautverträglich. Es ist besonders für die Behandlung von Fußpilzerkrankungen und Pilzbefall in der Leistengegend geeignet. Nicht geeignet bei Nagelpilz.

● Clotrimazol, Econazol, Fluconazol, Isoconazol und Miconazol sind nicht nur gegen Pilze, sondern auch gegen bestimmte Bakterien wirksam. Dies ist besonders wichtig, da gerade bei länger bestehenden Pilzerkrankungen auch Bakterien zusätzlich die Haut entzünden können. Alle diese Mittel sind sehr gut verträglich.

Homöopathie

Hinweise zu Wirkweise und Anwendung homöopathischer Mittel finden Sie ab Seite 244. Die folgenden Beschwerdebilder sind jeweils nach den Begriffen Leitsymptom (L), seelische Verfassung (S) sowie mögliche Änderungen (M) geordnet.

● Acidum nitricum D12 - Tropfen: L: Gelbfärbung von Haut und Nägeln, langwieriger Verlauf, übler Geruch; S: unzufrieden, depressiv.

● Silicea D4, D6, D12 - Tabletten: L: entzündliche Veränderungen an Nägeln und Füßen, Fußschweiß vermehrt und übelriechend; S: depressiv; M: nachts und bei Kälte Verschlimmerung, Besserung im Warmen.

● Sepia D12 - Tabletten: L: Haut und Nägel befallen, übelriechende Fußschweiße; S: reizbar, launisch; M: Verschlechterung durch Wasser und im Winter.

Hautveränderung
bei Schuppenflechte

Die Schuppenflechte oder Psoriasis ist eine relativ häufige Hauterkrankung, von der etwa drei Millionen Menschen allein in Deutschland betroffen sind. Plötzlich treten vor allem am Ellenbogen, den Knien und an der Kopfhaut rote Flecken auf, die sich bald mit glänzenden, nicht juckenden Schuppen überziehen. Bei manchen Patienten sind auch die Fingernägel befallen, die sich verdicken und verfärben; etwa zwanzig Prozent haben zudem Gelenkbeschwerden (Seite 78). Die nicht ansteckende Erkrankung macht keine weiteren Beschwerden, ist jedoch wegen des unschönen Aussehens eine starke seelische Belastung für die Betroffenen.

Die Entstehungsursachen sind nicht genau bekannt. Häufig bricht die Erkrankung im Herbst und Winter oder nach Hautverletzungen, Sonnenbrand, übermäßigem Alkoholgenuß oder psychischen Belastungssituationen aus. Die Krankheit verläuft in akuten Schüben, in denen sie sich innerhalb kurzer Zeit stark verschlimmert. Anschließend geht sie in ein chronisches Stadium über, in dem die Symptome weniger stark ausgeprägt sind oder bei einigen Betroffenen auch ganz verschwinden.

Wie behandeln?

Psoriasis kann bisher noch nicht geheilt werden. Eine Behandlung zielt »nur« darauf ab, die Begleiterscheinungen der Erkrankung weitestgehend zu lindern. Dem Arzt stehen dafür moderne Arzneimittel zur Verfügung. Wenn Sie darüber hinaus Rat oder Information suchen, sollten Sie sich an eine Selbsthilfegruppe wenden (Adressen, die weiterhelfen, ab Seite 253).

Ohne Medikamente

● Stellen Sie Ihre Ernährung auf Vollwertkost mit hohem Rohkostanteil um. Tierisches Eiweiß, besonders Schweinefleisch, reduzieren. Alkohol am besten ganz vermeiden.
● Lindern können ansteigende Teilbäder der betroffenen Gliedmaßen (Temperatur siehe ansteigende Halbbäder, Seite 203), kalte Waschungen (Seite 209), Güsse (Seite 211), Wickel (Seite 214) und Saunabesuche.
● Schuppenablösend wirken Salz-, Schwefel- und Seifenbäder oder rückfettende medizinische Ölbäder, oft mit Teerzusätzen (Dosierung jeweils nach Packungsbeilage). Haferstroh- und Kleiebäder (Rezept Seite 94) sowie Heilerdeauflagen (Seite 219) lindern den Juckreiz.
● Treiben Sie viel Sport an frischer Luft. Ab März sollten Sie regelmäßig längere Sonnenbäder nehmen (Kasten Sonnenbad Seite 162).
● Vitamin-A-Präparate können unterstützend wirken (Dosierungshinweise Seite 240). Achtung: in der Schwangerschaft nicht mehr als 8.000 IE einnehmen. Beachten Sie die Packungsbeilage.

Mit Medikamenten

Ist die Erkrankung akut aufgetreten, müssen Sie sich vom Arzt stärkere Mittel verschreiben lassen. Im chronischen Stadium sind die nachfolgenden Medikamente als Begleitmaßnahme erlaubt.

Pflanzliche Mittel

● Zur inneren Unterstützung sind pflanzliche Fertigpräparate aus Sarsaparillawurzel geeignet.
● Äußerlich kann eine Salbe aus Mahonia aquifolium helfen.

Chemisch-synthetische Mittel

● Zum Ablösen der Schuppen eignen sich Salben und Cremes mit Salicylsäure, Harnstoff sowie teerhaltige Präparate.

Hautknoten

Hautknoten sind Gewebsvermehrungen oder Zellanhäufungen im Bereich der Haut, die von verschiedenen Geweben ausgehen können. Gutartige Hautveränderungen sind das Muttermal und die sogenannten Fibrome und Lipome.

● Häufig treten der sogenannte Leberfleck oder das Muttermal auf, die von Pigmentzellen gebildet werden und verschiedene Formen und Farben aufweisen können. Diese Flecken können flach im Hautniveau liegen, warzenähnlich hervorragen oder behaart sein. Leberflecke sind gutartig, trotzdem sollten Sie darauf achten, ob sie sich in Größe oder Farbe verändern.

● Gutartige Wucherungen des Bindegewebes heißen Fibrome. Sie kommen in unterschiedlicher Größe vor und lassen sich als abgegrenzte, feste Knoten tasten.

● Ausgehend vom Fettgewebe der Haut entstehen Lipome. Sie sind weich und verschiebbar. Auch sie sind gutartig.

Bösartige Hautgeschwülste sind das Basaliom, das Spinaliom und das maligne Melanom (schwarzer Krebs). Diese Hautkrebsarten entstehen fast immer auf vorgeschädigter Haut, zum Beispiel durch häufigen Sonnenbrand oder wenn regelmäßig Kontakt mit großen Mengen krebserzeugender Substanzen wie Ruß, Teer und Pech bestanden hat.

● Das Basaliom ist ein langsam wachsender Tumor, der am häufigsten im Gesicht auftritt. Er kann an der Oberfläche geschwürig zerfallen. Diese Krebsart bildet keine Tochtergeschwülste und kann durch operative Entfernung oder Strahlentherapie sehr gut behandelt werden.

● Ein Spinaliom zeigt sich als bräunlicher, harter Knoten, der auch bei Berührung nicht schmerzt. Später entwickelt sich ein Geschwür mit einem sehr harten Rand. Diese Geschwulst entsteht oft bei starker Verwitterung der Haut (Seemann, Landwirt) sowie auf Narbengewebe nach Verbrennungen oder Strahlenschäden oder auf chronisch entzündeter Haut. Spinaliome finden sich häufig im Gesicht im Bereich der Lippen, des Kinns, des Mundes sowie um die Augen herum, an der Zunge, am Penis und an den Schamlippen. Sie bilden rasch Tochtergeschwülste und müssen frühzeitig entdeckt und behandelt werden.

● Der schwarze Hautkrebs (Melanom) ist die bösartigste Hauterkrankung. Die ersten Hinweise auf eine mögliche Erkrankung sind Muttermale, Leberflecken oder Warzen, die plötzlich mit unregelmäßigem Rand größer werden, leicht bluten und jucken oder nässen. Die Häufigkeit dieses Tumors hat als Folge des verstärkten Sonnenkultes zugenommen.

Wie behandeln?

Hier gibt es nur eines: Vorbeugen! Vermeiden Sie häufige Sonnenbestrahlung, oder schützen Sie sich entsprechend (Kasten Tips fürs Sonnenbad, Seite 162). Wenn Sie sicher gehen wollen, fertigen Sie eine Fleckenskizze Ihres Körpers an oder – noch besser – lassen Sie in regelmäßigen Abständen Ihren Körper fotografieren. So können Sie feststellen, ob Flecken sich verändern.

Zum Arzt :

Wenn Sie auf Ihrer Haut Veränderungen feststellen, die Sie sich nicht erklären können, sollten Sie in jedem Fall Ihren Arzt/Ihre Ärztin aufsuchen. Nur er/sie kann feststellen, ob es sich um gutartige oder bösartige Hautknoten handelt. Er/sie wird dann die notwendigen Behandlungsschritte einleiten.

Heiserkeit

Heiserkeit wird meistens durch eine virusbedingte Entzündung von Kehlkopf und Stimmbändern verursacht. Sie tritt oft zusammen mit einer Erkältung (Seite 73), trockenem Husten (Seite 103) oder einer Nasennebenhöhlenentzündung auf. Andere mögliche Ursachen sind Allergien, zu trockene Raumluft, zu starke Beanspruchung der Stimmbänder, zu wenig Flüssigkeitszufuhr oder regelmäßiges (etwa berufsbedingtes) Einatmen von Reizstoffen.

Bei einer Entzündung der Kehlkopfschleimhaut spüren die Betroffenen ein Kratzen im Hals oder müssen sich ständig räuspern. Es bildet sich vermehrt Schleim. Wenn die Funktion der Stimmbänder beeinträchtigt ist und sie sich nicht mehr vollständig schließen können, kommt es zu heiserem Krächzen beim Sprechen. Im schlimmsten Fall bleibt die Stimme zeitweise ganz weg, der Betroffene kann nur flüstern. Meistens klingt die Heiserkeit von allein ab, wenn die Erkältung auskuriert ist. Bleibt sie weiter bestehen, kann dies zu gutartigen Verdickungen der Stimmbänder (Stimmbandpolypen) führen. Chronische Überanstrengung beim Sprechen oder Singen führt zu Veränderungen, die als »Sängerknoten« bezeichnet werden.

Wie behandeln?

Bei Heiserkeit schwören viele auf ihre alten Hausrezepte: Gurgeln, viel trinken, Wärme. Oberstes Gebot aber ist: Schonen Sie Ihre Stimme. Nikotin und Alkohol sowie scharfe Gewürze sind jetzt tabu. Vermeiden Sie den Aufenthalt in staubigen oder rauchigen Räumen. Wenn die Heiserkeit länger als eine Woche besteht, muß sie in jedem Fall abgeklärt werden.

Ohne Medikamente

● Gleichmäßige Wärme tut gut. Halten Sie Ihren Hals mit einem Schal warm, oder legen Sie einen warmen Kartoffelhalswickel (Seite 218) an.
● Trinken Sie regelmäßig leicht temperierte Flüssigkeiten wie Tees oder warme Milch mit Honig.
● Mit Salzwasser gurgeln oder Salzlösung inhalieren (1 Eßlöffel Salz auf 1 Liter Wasser), das befeuchtet die Rachenschleimhaut.

Mit Medikamenten

Obwohl eine erkältungsbedingte Heiserkeit meist von allein abklingt, können Sie medikamentös nachhelfen, um schnell wieder »bei Stimme« zu sein.

Pflanzliche Mittel

● Gurgeln, mehr noch Inhalationen mit Kamille oder Salbei (Seite 205) fördern den Heilungsprozeß. Die Schleimbeläge werden auch durch das Inhalieren von Emser Salz oder Sole verflüssigt, die Stimmbänder können so abschwellen.
● Lutschtabletten mit Emser Salz, Isländisch Moos, Thymian oder Primel sowie Salbei- oder Schwarze-Johannisbeer-Bonbons, möglichst ohne Zucker, fördern die Speichelbildung.

Chemisch-synthetische Mittel

● Präparate gegen Heiserkeit in Form von Tabletten und Lösungen enthalten meist desinfizierende Wirkstoffe wie Cetylpyridiniumchlorid, Chlorhexidin, Dequaliniumverbindungen oder Hexetidin.
● In Lutschtabletten werden sie häufig mit antibakteriellen Zusätzen wie Bacitracin oder Tyrothricin kombiniert und den Brennschmerz lindernden Wirkstoffen wie Benzocain, Lidocain und Menthol. Enzymzusätze helfen, Schleimhautbeläge und Eiter aufzulösen.

Herzklopfen, Herzstolpern

Das Herz hat ein eigenes Reizbildungs- und Reizleitungssystem. Das bedeutet, daß die Arbeit der beiden Herzvorhöfe und der beiden Herzkammern koordiniert und damit der Kreislauf in Gang gehalten wird. Störungen (die nicht immer unbedingt krankhaft sein müssen) führen zu einer Änderung des normalen Rhythmus von etwa sechzig bis siebzig Schlägen pro Minute.

● Zusätzliche Herzschläge oder scheinbare Pausen werden als Herzstolpern (Extrasystolen) bezeichnet. Sie kommen auch bei Gesunden vor, etwa bei vermehrtem Kaffee- und Alkoholgenuß. Bei einer Überfunktion der Schilddrüse, bei Herzmuskelschwäche, einer Erkrankung der Herzkranzarterien oder bei entzündlichen Herzerkrankungen sind sie ein Hinweis auf die mögliche Schädigung des Herzens. Auch ein zu stark gefüllter Magen kann Herzstolpern verursachen.
● Lautes und schnelles Herzklopfen in Verbindung mit Unruhe und Schwächegefühl deutet auf Herzjagen (Tachykardie). Seelische Belastungen, Aufregung und Angst können, müssen aber nicht die Auslöser sein. Die Herzfrequenz liegt hier manchmal bei über 150 Schlägen pro Minute.
● Wenn der Herzschlag zu langsam ist, spricht man von einer Bradykardie. Beschwerden durch zu langsamen Herzschlag sind Müdigkeit und Schwindel, die sich vor allem bei körperlicher Belastung bemerkbar machen.

Wie behandeln?

Grundsätzlich gilt: Alle Formen von Herzrhythmusstörungen oder Herzleistungsschwächen müssen zuallererst von einem Arzt/einer Ärztin abgeklärt werden. Erst wenn bestätigt wird, daß zu ernsthaften Sorgen keine Veranlassung besteht, dann können Sie aus der großen Palette der herzstärkenden und herzwirksamen Arzneimittel zur Selbstmedikation das für Sie geeignete auswählen. Eine Bradykardie (zu langsamer Herzschlag) kann nur durch rezeptpflichtige Medikamente behandelt werden.

Ohne Medikamente

Vor aller unterstützenden Behandlung sollten Sie zunächst Ihre Lebensgewohnheiten überprüfen.
● Viel körperliche Betätigung an der frischen Luft kräftigt das Herz und sorgt für eine ausreichende Sauerstoffversorgung des Herzens.
● Genügend Schlaf und eine natürliche, gesunde

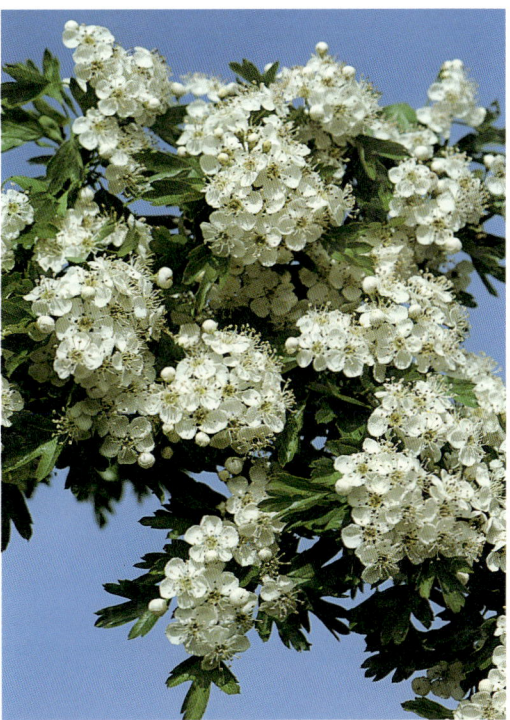

Weißdorn ist das wirksamste pflanzliche Heilmittel, um die Leistung des Herzens zu fördern.

Ernährung können einigen Herzbeschwerden vorbeugen. Verzichten Sie aufs Rauchen!

● Daß Magnesium für die Reizübertragung am Herzen, also für den Herzrhythmus eine bedeutende Rolle spielt, ist heute weitgehend erforscht. Man weiß auch, daß viele Herzkrankheiten mit einem Magnesiummangel einhergehen und daß der tägliche Magnesiumbedarf mit der Nahrungsaufnahme nicht gewährleistet ist. Eine gezielte Magnesium-Zufuhr wird daher sowohl zur Vorbeugung als auch zur Therapie von Reizbildungs- und Reizleitungsstörungen am Herzen sehr empfohlen (Nährstofftherapie Seite 240).

● Wichtig ist ein ausreichender Gehalt an Coenzym Q 10 in den Körperzellen. Sie können zusätzlich entsprechende Präparate einnehmen (Dosierung Seite 242).

Mit Medikamenten

Im Rahmen der Selbstmedikation können Sie eine nachlassende Herzfunktion (Herzinsuffizienz) mit Weißdornpräparaten und anderen herzwirksamen Arzneipflanzen bessern. Einen zu schnellen Herzschlag mit Unruhe, Schlafstörungen (Seite 146) und Nervosität (Seite 133) können Sie mit Mitteln »bremsen«, die unter den genannten Stichworten angegeben sind.

Pflanzliche Mittel

Zur Unterstützung der Herzleistung gibt es eine Vielzahl pflanzlicher Einzel- und Kombinationspräparate. Wichtigster Bestandteil der meisten ist der Weißdorn, dessen Wirkstoffe zu einer Verbesserung der Herzleistung und des Blutdurchflusses führen.

● Weißdornpräparate können vorbeugend, aber auch unterstützend zu einer ärztlich verschriebenen Herztherapie eingesetzt werden. Sie sollten über längere Zeit eingenommen werden. Nebenwirkungen sind nicht bekannt.

● Weitere herzwirksame Fertigpräparate zum Einnehmen enthalten Adonisröschen, Herzgespann, Maiglöckchen, Meerzwiebel, Mistel oder Rosmarin. Zur Vorbeugung einer Arteriosklerose der Herzkranzgefäße werden sie oft mit Knoblauch kombiniert.

Chemisch-synthetische Mittel

● Es gibt herzunterstützende chemisch-synthetische Präparate zum Einreiben der Herzregion. Dafür werden die isolierten pflanzlichen Wirkstoffe Kampfer und Menthol verwendet. Präparate zum Einnehmen enthalten Oxyfedrin oder den isolierten Pflanzenwirkstoff Rutosid.

Homöopathie

Hinweise zu Wirkweise und Anwendung homöopathischer Mittel finden Sie ab Seite 244. Die folgenden Beschwerdebilder sind jeweils nach den Begriffen Leitsymptom (L), seelische Verfassung (S) sowie mögliche Änderungen (M) geordnet.

● Aconitum D4, D6 – Tabletten: L: plötzliches Herzklopfen mit Unruhe, Herzstiche, schneller, harter Puls, Durst; S: Angst; M: nachts verschlechtert, Wärme verschlechtert.

● Coffea D3, D4, D6, D12 – Tabletten: L: Herzklopfen, schneller Puls, Migräne; S: lebhafte Erregung, Schlaflosigkeit durch Gedankenzufluß; M: bei Lärm, Kälte und nachts verschlechtert.

● Convallaria D2, D3, D4 – Tabletten: L: tags schläfrig, nachts unruhig, Neigung zu Schwellungen der Knöchel; S: Gefühl, als ob das Herz zu schlagen aufhört und plötzlich wieder einsetzt.

● Natrium muriaticum D3, D4, D6, (D30) – Tabletten: L: ängstliches Herzklopfen, nervöse Reizbarkeit, Abmagerung trotz guten Appetits; M: körperliche und geistige Arbeit sowie Sonne verschlechtert Befinden.

Husten

Husten ist ein wichtiger Reflex zum Selbstschutz: Schleim, Staub und Fremdkörper werden mit kräftigen Stößen aus den Atemwegen hinausbefördert. Die häufigsten Ursachen von Husten sind durch Viren oder Bakterien bedingte Entzündungen der Bronchien (Bronchitis), meist im Rahmen einer Erkältung (Seite 73), die mit Fieber und Schnupfen, Schmerzen und Mattigkeit einhergeht. Normalerweise wird der anfangs trockene Husten einer Erkältung nach ein bis zwei Tagen von zähem und schleimigem Auswurf abgelöst, heilt dann aber bald aus. Eine Bronchitis wird erst dann als chronische Bronchitis bezeichnet, wenn in zwei aufeinanderfolgenden Jahren an drei Monaten im Jahr Husten mit Auswurf auftritt.

In manchen Fällen ist Husten die Folge einer Allergie. Außerdem kann er durch Reizstoffe in der Atemluft, durch Lungenerkrankungen oder durch Arzneimittelnebenwirkungen ausgelöst werden.

Wie behandeln?

In den ersten Tagen einer Erkältung/Bronchitis muß der oft quälende Hustenreiz behandelt werden. Wird der Husten allmählich »produktiv«, sollte die Schleimbildung und -lösung und das Abhusten unterstützt werden. Dann können Sie hustendämpfende Medikamente vor dem Zubettgehen einnehmen, damit Sie zu Ihrem Nachtschlaf kommen. Tagsüber sollten Sie bei lockerem Husten darauf verzichten, da sonst der Schleim nicht abgehustet werden kann. Regelmäßige Befeuchtung der Schleimhäute und Wärmebehandlung der Brust fördern die Hustenlösung und mildern schmerzhafte Entzündungen der Bronchien.

Zum Arzt:

Wenn jedoch der Husten trotz Eigenbehandlung länger als eine Woche besteht oder wenn er sehr stark ist und von Fieber, Brustschmerzen und Brechreiz begleitet wird, dann sollten Sie den Arzt/die Ärztin aufsuchen. Bei Säuglingen und Kleinkindern sollten Sie immer die Ursache des Hustens vom Arzt abklären lassen.

Ohne Medikamente

● Zur Schleim- und Krampflösung bei trockenem Husten eignen sich heiße Kompressen (Seite 220) auf dem Brustkorb sowie heiße Auflagen mit Senfmehl, Kartoffelbrei, Peloiden oder Heublumen (Seiten 219, 220).

● Bei Husten ohne Fieber helfen ansteigende Arm- oder Fußbäder (ab Seite 202), anschließend ein Brustwickel (Seite 214). Bei Husten mit Fieber sollten Sie besser kalte Hals-, Brust- oder Wadenwickel (Seite 216) anwenden.

Hustensäfte aus pflanzlichen Heilkräutern sind schleimlösend und dämpfen den Hustenreiz.

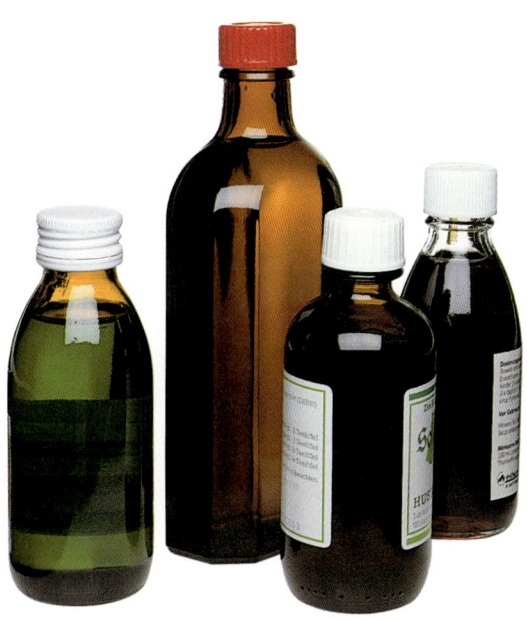

● Trinken Sie möglichst viel, das löst den Schleim. Geeignet sind warme Kräutertees als spezielle Hustenteemischungen in gebrauchsfertiger Form aus der Apotheke, Holunderbeersaft, warmes Honigwasser oder Honigmilch.

● Inhalationen (Seite 205) mit Wasser, mit Kräuterzusätzen wie Kamille, Thymian oder Salbei oder ätherischen Ölen, etwa Eukalyptus-, Pfefferminz- oder Thymianöl, aber auch Inhalationen mit Salzlösung helfen, das Sekret besser abzuhusten.

Bei Dampfbädern sollten Sie unbedingt darauf achten, daß der Dampf nicht mehr zu heiß ist.

● Ätherisches Öl in Öllampen oder Verdampfern im Schlafzimmer kann den gleichen Zweck erfüllen. Wählen Sie aber nur milde Öle (Basilikum-, Majoranöl) fürs Kinderzimmer.

● Schleimlösend wirken auch selbstzubereitete Hustensäfte aus Knoblauch, Zwiebeln oder Rettich:

2 feingehackte Knoblauchzehen oder 1 geschnittene Zwiebel mit 3 Eßlöffel Kandiszucker und 1/8 Liter Wasser ungefähr 10 Minuten kochen, eine Zeitlang abkühlen lassen, abseihen und löffelweise einnehmen.

Einen Rettich nur raspeln und einige Stunden mit reichlich Kandiszucker oder Honig stehenlassen. Nehmen Sie den sich absetzenden Saft löffelweise ein.

Mit Medikamenten

Wichtig ist, daß Sie zum richtigen Zeitpunkt das richtige Mittel wählen: Trockener Husten, der sich manchmal vom unangenehmen Reiz bis zum quälenden, schmerzhaften Hustenanfall entwickelt, kann mit sogenannten »Hustenblockern« gemildert werden. Im späteren Stadium der Erkältung sollten Sie die sich anschließende Phase der Schleimbildung mit schleimlösenden Präparaten unterstützen.

Hustenblocker ja oder nein?   *Info*

Hustendämpfende Mittel sollten nur eingesetzt werden, wenn die Nachtruhe sehr stark beeinträchtigt ist oder wenn der Husten sehr schmerzhaft ist!

Nehmen Sie keine hustendämpfenden Mittel, wenn Ihre Atemwege verschleimt sind, sonst können Sie den Schleim nicht abhusten.

Pflanzliche Mittel

● Krampflösende pflanzliche Hustenmittel sind Fertigpräparate aus Thymian, Sonnentau, Efeu und Pestwurz. Auch Eibisch, Huflattich, Isländisch Moos, Malve oder Spitzwegerich bilden auf der Bronchialschleimhaut eine Schutzschicht und wirken so lokal reizmildernd. Es gibt sie als Sirup, Tropfen, Tee oder Lutschtabletten.

● Die traditionellen pflanzlichen Schleimlöser sind die ätherischen Öle von Anis, Eukalyptus, Fenchel, Kampfer, Kiefer, Pfefferminze und vor allem Thymian. Sie lösen und desinfizieren.

● Brech- und Haselwurz, Primel-, Seifen-, Senega- und Süßholzwurzel (Lakritze) fördern die Verflüssigung und das Ablösen des verdickten Bronchialschleims.

● Ätherische Öle wirken auch in Form von Einreibungen, Bädern oder Inhalationen. Achten Sie aber darauf, daß menthol- und kampferhaltige Brustbalsame nicht für Kleinkinder unter zwei Jahren geeignet sind. Für Kinder dieser Altersgruppe gibt es eigene Präparate.

● Diese Allround-Teemischung lindert den Hustenkrampf und wirkt zugleich schleimlösend:

10 Teile Anis

10 Teile Süßholzwurzel

20 Teile Isländisch Moos

30 Teile Eibischwurzel

30 Teile Huflattichblätter

Zubereitung und Dosierung siehe Seite 227.

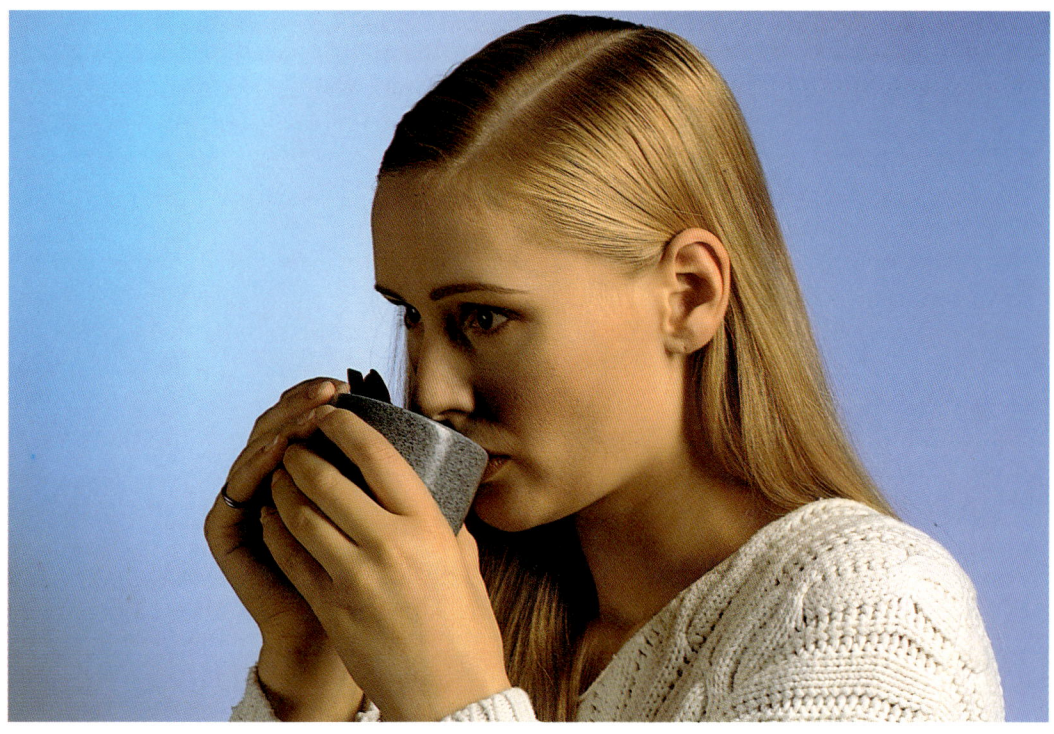

Trinken Sie viel – am besten warmen Hustentee oder Honigmilch – das löst den Schleim.

Chemisch-synthetische Mittel

● Unter den Hustenblockern eignen sich zur Selbstmedikation Clobutinol, Dextromethorphan, Dropropizin oder Guaifenesin.

● Zu den chemischen Schleimlösern zählen Arzneistoffe wie Acetylcystein, Ambroxol, Bromhexin, Ephedrin und Tyloxapol.

Homöopathie

Hinweise zu Wirkweise und Anwendung homöopathischer Mittel finden Sie ab Seite 244. Die folgenden Beschwerdebilder sind jeweils nach den Begriffen Leitsymptom (L), seelische Verfassung (S) sowie mögliche Änderungen (M) geordnet.

● Drosera D4, D6 – Tabletten: L: Hustenanfälle, erschwerte Atmung, blasiger Schleim; S: depressiv, niedergedrückt; M: Verschlimmerung in der Nacht, Besserung durch Essen.

● Hyoscyamus niger D3, D4 – Tropfen/Tabletten: L: trockener, krampfartiger Husten besonders im Liegen; S: aggressiv, geschwätzig, launisch; M: Verschlimmerung in der Nacht.

● Stannum jodatum D4, D6, D12 – Tabletten: L: reichlich gelb-grüner, süßer Auswurf, Husten durch Sprechen oder Lachen, Leeregefühl in der Brust, Heiserkeit, große Schwäche, Nachtschweiß.

● Spongia (Euspongia officinalis) D4, D6 – Tropfen/Tabletten: L: trockener, bellender Kitzelhusten, wenig Auswurf; S: gereizt, nervös; M: Verschlimmerung vor Mitternacht, Besserung durch Essen oder Trinken.

Inkontinenz, Blasenschwäche

Unter dem Begriff Inkontinenz versteht man die Unfähigkeit, den Urin willentlich zurückzuhalten. Ort und Zeit des Harnlassens, unter Umständen auch des Stuhlgangs, können vom Betroffenen nicht mehr bestimmt werden. Inkontinenz ist nach wie vor ein Tabuthema, dabei sind allein in Deutschland schätzungsweise fünfzehn bis zwanzig Prozent der über Sechzigjährigen davon betroffen. Es gibt unterschiedliche Formen, die jeweils verschiedene Ursachen haben.

● Bei der sogenannten Streßinkontinenz (meistens bei Frauen) geht beim Lachen, Husten, Niesen oder Heben von schweren Gegenständen unwillkürlich etwas Urin ab, weil die Schließmuskelfunktion der Blase beeinträchtigt ist. Dies liegt an einer Schwäche der Beckenbodenmuskulatur, die mit zunehmendem Alter oder nach Geburten auftreten kann.
● Bei der Dranginkontinenz führen Entzündungen der ableitenden Harnwege sowie sehr häufig auch psychische Faktoren zu einer Überaktivität des Blasenmuskels.
● Die sogenannte Überlaufinkontinenz kommt hauptsächlich bei Männern vor, die an einer Vergrößerung der Vorsteherdrüse (Prostata) leiden: Wenn die Blase überfüllt und die Blasenmuskulatur überdehnt ist, geht unwillkürlich etwas Urin ab (Prostatabeschwerden, Seite 170).

Wie behandeln?

Vor allen Eigenmaßnahmen sollte in jedem Fall immer erst eine ärztliche Untersuchung stehen. Der Arzt/die Ärztin kann die Ursachen Ihrer Beschwerden bestimmen, sie so weit wie möglich behandeln und Sie in Unabänderlichem beratend begleiten. Rat und Hilfe können Sie auch über die Selbsthilfegruppen erhalten (Adressen, die weiterhelfen, ab Seite 253). Gegen Blasenschwäche, wie die Streßinkontinenz auch genannt wird, hilft sinnvolle Vorbeugung am besten (siehe nebenstehenden Kasten). Man kann die Beschwerden durch gymnastische Übungen oft deutlich bessern.

Ohne Medikamente

● Alles, was den Beckenboden belastet, fördert die Inkontinenz und sollte deshalb vermieden werden. Umgehen Sie ruckartige Bewegungen. Zum Heben einer schweren Last einfach in die Knie gehen und die Last nah am Körper tragen.

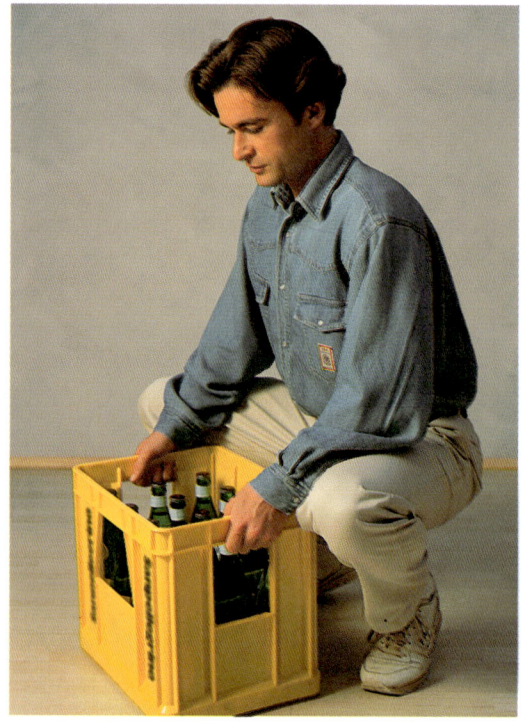

Sie schonen Rücken und Beckenboden, wenn Sie beim Heben von Lasten in die Knie gehen.

Vorbeugung gegen Blasenschwäche

Info

Blasenschwäche, von der vor allem Frauen betroffen sind, ist auch ein Zivilisationsproblem: Sie wird neben der Belastung durch Schwangerschaft und Geburt vermehrt auch durch Übergewicht und eine sitzende Lebensweise hervorgerufen. Mit gezielter Vorbeugung können Sie verhindern, daß der Beckenboden erschlafft. Deshalb sollten Sie die folgenden Punkte im Auge behalten:

● Achten Sie auf eine ausgewogene und bewußte Ernährung (Mischkost) zur Vermeidung von Übergewicht und für eine geregelte Verdauung. Reduzieren Sie neben den Kohlehydraten vor allem die Fette, essen Sie dafür lieber mehr Gemüse, Salat, Hülsenfrüchte, Beerenobst und Getreideprodukte.

● Sorgen Sie für körperliche Bewegung, das verbraucht auch Kalorien. Ideale Sportarten, die sich positiv auf den Beckenboden auswirken, sind Radfahren, Schwimmen, Walking, Ballett, Fechten und Reiten sowie Gymnastik.

● Wasseranwendungen wie Güsse (Seite 211) oder Sauna fördern die Durchblutung.

● Ob das Krabbelkind auf dem Arm oder den Sprudelkasten vom Kombi in den dritten Stock: Frauen schleppen viel zu schwere Lasten, und meist noch ohne jede Technik. Bewegen Sie Lasten immer möglichst nah am Körper, und heben Sie sie grundsätzlich nur aus der Hocke. Gewöhnen Sie sich eine aufrechte Haltung an, das entlastet Wirbelsäule und Beckenboden.

● Ist Ihnen beim Kistenschleppen schon immer die Luft ausgegangen? Die Atmung und die Belastung des Beckenbodens hängen eng zusammen: Gewöhnen Sie sich an, mit dem Bauch statt nur mit dem Brustkorb zu atmen. Wenn Sie eine Last anheben, sollten Sie immer ausatmen, damit ein zu starker Druck auf den Beckenboden vermieden wird.

● Das A und O jeder Vorbeugung ist ein frühzeitiges und regelmäßiges Beckenbodentraining, möglichst täglich und über mehrere Wochen.

● Gezielte und konsequente Beckenbodengymnastik (Übungen Seite 109) ist für Frauen vorbeugend und vor allem nach einer Geburt sehr wichtig. Sie können sie in entsprechenden Gymnastikgruppen, aber auch in krankengymnastischen Praxen erlernen (verschreibungsfähig). Fragen Sie bei Ihrer Krankenkasse nach.

● Sorgen Sie mit gesunder, ballaststoffreicher Ernährung für eine leichte Verdauung, denn Verstopfung oder Blähungen können sich auf Blase und Beckenboden auswirken. Aus demselben Grund sollte Übergewicht reduziert werden. Vermeiden Sie nach Möglichkeit unnötige Reizstoffe; Kaffee und schwarzer Tee zählen dazu, vor allem auch das Rauchen. Erkältungen immer gut ausheilen, denn häufiges Husten belastet das für Halte- und Verschlußmechanismen wichtige Bindegewebe des Beckenbodens.

● Ebenso wie bei Kindern (siehe Inkontinenz bei Kindern, Seite 110) ist das ganz genaue Einhalten eines Tagesrhythmus mit regelmäßiger Blasenentleerung, geregelter Flüssigkeitsaufnahme (möglichst nichts mehr am Abend) und genauer Beobachtung der eigenen Reflexe und Signale oft sehr hilfreich.

Mit Medikamenten

Wenn Sie an einer Inkontinenz leiden, lassen Sie sich in einem Sanitätsfachgeschäft über entsprechende Hilfsmittel beraten (Seite 108). Weitere Hilfe bieten unter Umständen die folgenden pflanzlichen und homöopathischen Mittel.

Pflanzliche Mittel
● Empfehlenswert sind die krampf- und spannungslösend wirkenden Extrakte von Goldrute, Johanniskraut und Sägepalme. Weitere Mittel finden Sie unter dem Stichwort »Wasserlassen« ab Seite 168.

Homöopathie
Hinweise zu Wirkweise und Anwendung homöopathischer Mittel finden Sie ab Seite 244. Die folgenden Beschwerdebilder sind jeweils nach den Begriffen Leitsymptom (L), seelische Verfassung (S) sowie mögliche Änderungen (M) geordnet.
● Causticum D4, D6, D12 – Tropfen: L: Harninkontinenz beim Husten und Niesen, im Schlaf; M: trockene Luft verschlechtert, feuchtes Wetter bessert.
● Hyoscyamus niger D6, D12, D30 – Tropfen/Tabletten: L: Harn- und Stuhlinkontinenz, krampfartiger, nächtlicher Husten, Muskelkrämpfe; S: Erregung, Halluzinationen, Schwatzhaftigkeit; M: Verschlimmerung durch Trinken, Essen, Sprechen.
● Plantago major Urtinktur D1, D2 – Tropfen: L: nächtliches Bettnässen, Zahn- und Kopfschmerzen.
● Pulsatilla D6, D12, D30 – Tropfen: L: Harndrang, unwillkürlicher Abgang nachts, beim Gehen und Husten; Frieren; S: weinerlich, schüchtern; M: äußere Wärme verschlechtert, Bewegung bessert.

Hilfsmittel bei Harninkontinenz
● Hochsaugfähige Einlagen mit verstärktem Zelluloseinnenkern, Auslaufschutz und Einmalslips sind hygienisch und sicher, sauber und geruchshemmend. Sie schützen die Kleidung und die Haut, so daß sie sich nicht mehr so leicht entzündet. Unangenehmer Uringeruch wird durch chemische Bindung verhindert.

● Frauen mit schwacher Beckenbodenmuskulatur können sich von ihrem Arzt spezielle Pessare anpassen lassen, die die Blase und die Harnröhre stützen. In leichten Fällen genügen spezielle Tampons oder Harnröhrentrainer (Konen).
● Für Männer mit Tröpfelinkontinenz gibt es Auffangbeutel, sogenannte Kondomurinale, bei denen der Urin in einen am Oberschenkel befestigten Sammelbeutel geleitet wird. Mit Hilfe von passenden Spezialslips ist ein sicherer Halt gewährleistet. Auch für Frauen gibt es entsprechende Auffangsysteme mit Sammelbeutel. Für schwere Fälle wurde ein spezielles Verschlußsystem für Frauen entwickelt. Dieses kann nach sorgfältiger ärztlicher Anleitung in die Harnröhre eingeführt werden.
● Besondere Betteinlagen ermöglichen auch bei starker Inkontinenz einen sorgenfreien Schlaf.

1 Beckenbodenübung im Liegen: Legen Sie sich mit ausgestreckten Beinen flach auf den Boden. Nun ein Bein über das andere legen, so daß sich die Außenkanten der Füße berühren. Ruhig einatmen. Versuchen Sie nun beim Ausatmen aktiv den Beckenboden anzuspannen, indem Sie Gesäß- und Oberschenkelmuskeln zusammenkneifen und sich vorstellen, sie nach innen zu ziehen. Während des nächsten Einatmens die Spannung lockern und einen Moment warten. Dann die Übung wiederholen.
2 Beckenbodenübung im Sitzen: Setzen Sie sich auf einen Stuhl, und legen Sie die Hände locker auf die Knie. Machen Sie zunächst einen Rundrücken, das Gewicht ruht dabei auf dem hinteren Teil des Pos.
3 Nun aufrichten und ein Hohlkreuz machen: Jetzt verlagert sich das Gewicht auf den vorderen Teil des Pos, der Beckenboden spannt sich. Achten Sie auch auf den richtigen Atemrhythmus: einatmen mit rundem Rücken, ausatmen, wenn Sie sich zum Hohlkreuz aufrichten.

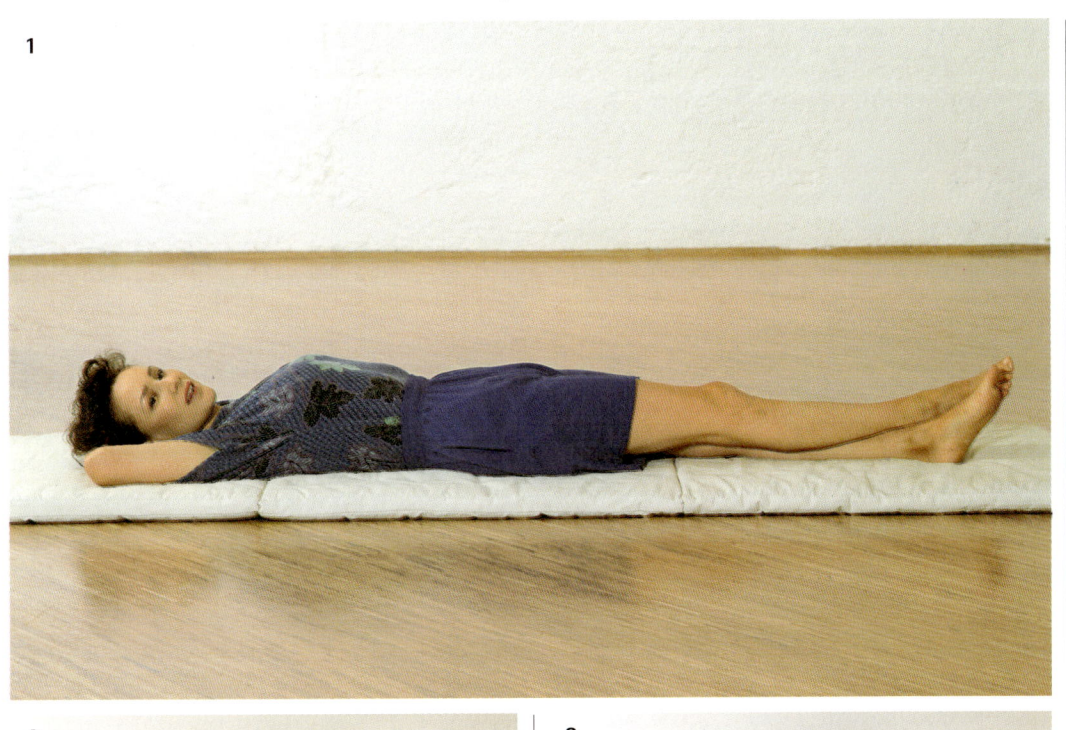

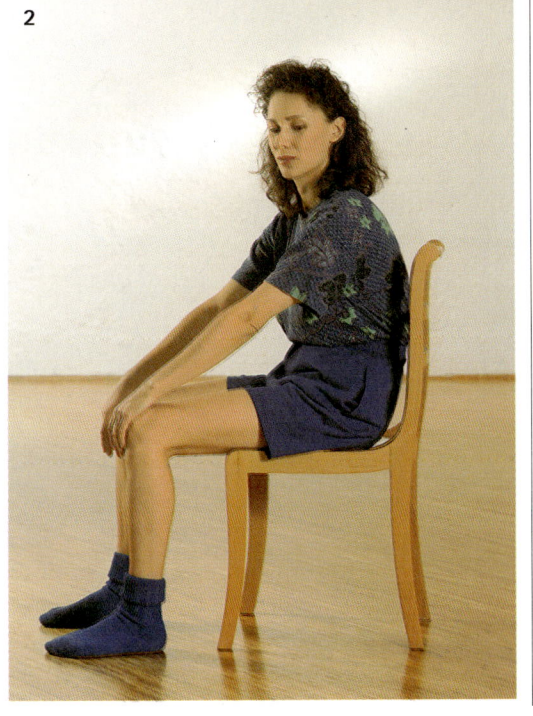

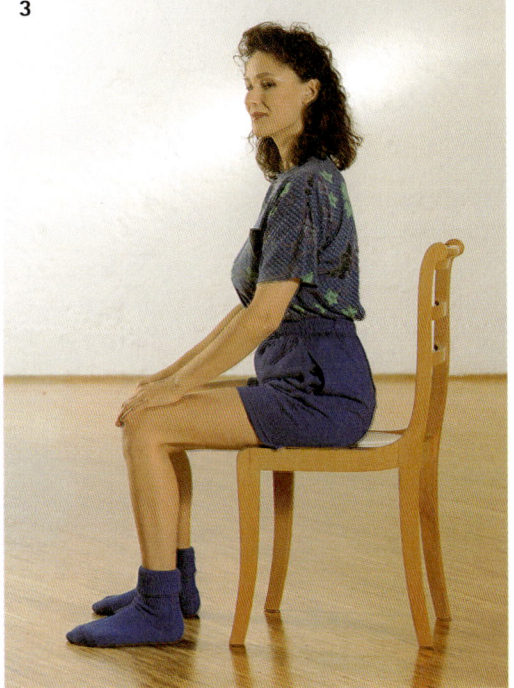

Inkontinenz bei Kindern, Bettnässen

Wenn bei Kindern nach dem fünften Lebensjahr immer noch häufiges Bettnässen auftritt oder auch tagsüber der Urin nicht lange genug angehalten werden kann, ist möglicherweise eine Blasenentzündung oder eine Fehlbildung im Nieren- und Blasenbereich die Ursache. Aber auch psychische Faktoren wie Störungen im Tagesablauf, Ängste oder Spannungen können dahinterstecken.

Für Kinder ist ein geregelter Tagesablauf sehr wichtig: Sich wiederholende Rituale beim Aufstehen, tagsüber während der Mahlzeiten sowie beim Zubettgehen vermitteln das Gefühl der Sicherheit, bieten zeitliche Orientierungspunkte. Ein auf den kindlichen Tagesablauf abgestimmtes Trainingsprogramm kann helfen, das Problem zu lösen.

Wie behandeln?

Zunächst sollte vom Kinderarzt/der Kinderärztin abgeklärt werden, ob eine organische Ursache dahintersteckt, die entsprechend behandelt werden muß. Psychisch bedingtes Bettnässen oder Blasenschwäche ist für die Eltern zwar lästig, aber auch kein Familiendrama. Am besten helfen Sie Ihrem Kind mit Einfühlung und Verständnis. Schenken Sie ihm viel Zeit und Zuwendung, vermeiden Sie Schimpfen und Strafen, und achten Sie darauf, daß die »nasse Hose« nicht zum beherrschenden Thema wird. Sind die Ursachen komplexer, kann es nötig sein, psychotherapeutische Hilfe hinzuzuziehen.

Ohne Medikamente

Die folgenden einfachen Tips können oft Abhilfe schaffen:

● Schalten Sie möglichst Umgebungsfaktoren aus, die zu einer Blasenschwäche beitragen: eine schwer zu erreichende Toilette, schlecht zu öffnende Kleidung sowie unzureichende Beleuchtung der Toilette und des Weges dorthin.

● Sorgen Sie für einen geregelten Tagesablauf mit festen Zeiten.

● Schränken Sie ab dem Nachmittag die Flüssigkeitsmenge ein.

● Die Essenszeit für's gemeinsame Abendbrot sollte etwa eine Stunde vor dem Zubettgehen sein, damit Ihr Kind vor dem Schlafen noch genug Zeit hat, auf die Toilette zu gehen.

● Versuchen Sie es am Abend mit Wasseranwendungen wie ansteigenden Fußbädern (Seite 204) oder einem Sitzbad (Seite 208) mit Eichenrinde und, morgens mit kalten Waschungen (Seite 209) des Rückens.

● Regelmäßiger Sport und andere körperliche Betätigung wie Spielen und Toben im Freien können auch helfen, Spannungen abzubauen.

Toilettentraining bei Kindern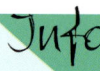

Eine einfache Methode bei auch tagsüber einnässenden Kindern ist das Toilettentraining. Zu ganz bestimmten Tageszeiten wird das Kind aufgefordert, auf die Toilette zu gehen, noch bevor der Harndrang einsetzt:

● Morgens gleich nach dem Aufstehen,
● 30 Minuten nach dem Frühstück,
● im Laufe des Vormittags,
● 30 Minuten nach dem Mittagessen,
● im Laufe des Nachmittags,
● 30 Minuten nach dem Abendessen,
● direkt vor dem Zubettgehen,
● eventuell das Kind nachts wecken oder mit Windeln vorsorgen.

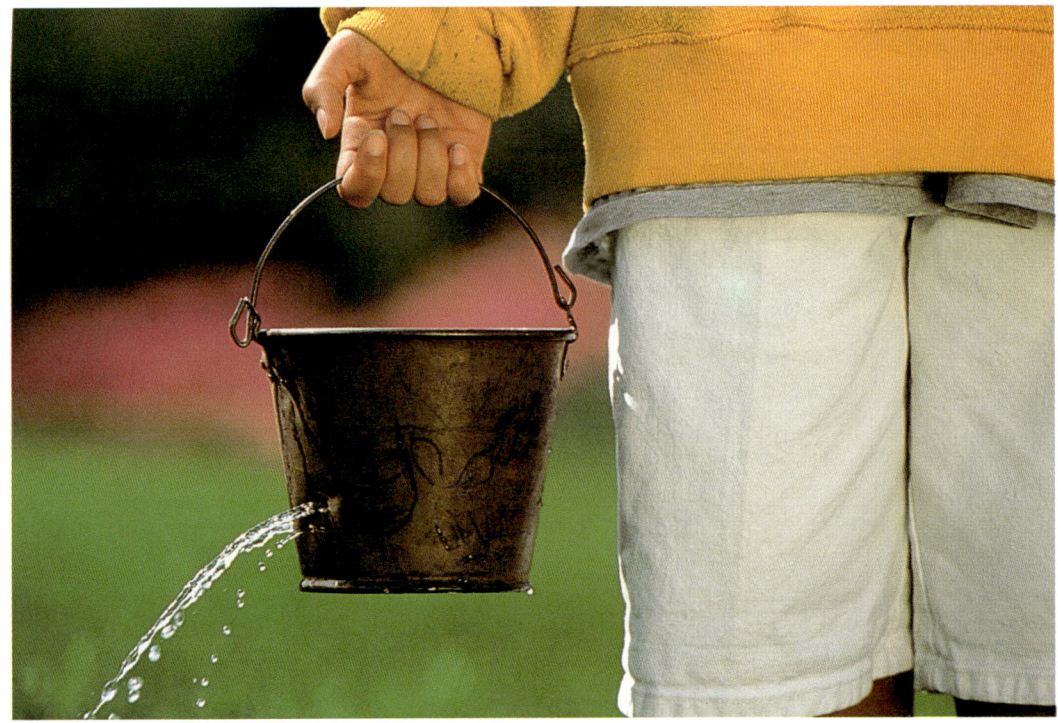

Nicht jede nasse Hose bedeutet Blasenschwäche. Kinder können verspielt sein und dabei alles vergessen.

Mit Medikamenten

Ist die Ursache für die Blasenschwäche Ihres Kindes seelische Anspannung und haben die Tips nicht die gewünschte Wirkung erzielt, können Sie kurzfristig zur Unterstützung pflanzliche Präparate einsetzen.

Pflanzliche Mittel

● Wenn Ihr Kind sich schlecht konzentrieren kann und abends nur schwer zur Ruhe kommt, beruhigen Fertigpräparate oder Tees aus Johanniskraut, der Kawapflanze, Hopfen oder Goldrutenkraut (Teezubereitung und Dosierung Seite 227).

Homöopathie

Hinweise zu Wirkweise und Anwendung homöopathischer Mittel finden Sie ab Seite 244. Die folgenden Beschwerdebilder sind jeweils nach den Begriffen Leitsymptom (L), seelische Verfassung (S) sowie mögliche Änderungen (M) geordnet.

● Causticum D4, D6, D12 - Tropfen: L: Harninkontinenz beim Husten und Niesen, im Schlaf; M: trockene Luft verschlechtert, feuchtes Wetter bessert.

● Hyoscyamus niger D6, D12, D30 - Tropfen/Tabletten: L: Harn- und Stuhlinkontinenz, krampfartiger, nächtlicher Husten, Muskelkrämpfe; S: Erregung, Halluzinationen, Schwatzhaftigkeit; M: Verschlimmerung durch Trinken, Essen, Sprechen.

● Pulsatilla D6, D12, D30 - Tropfen: L: Harndrang, unwillkürlicher Urinabgang nachts, beim Gehen und Husten; Frieren; S: weinerlich, schüchtern; M: äußere Wärme verschlechtert, Bewegung bessert.

Juckreiz

Juckreiz hat so zahlreiche Ursachen wie Erscheinungsformen: Infektionen mit Bakterien, Viren oder Pilzen, Befall mit Parasiten, Insektenstiche, Hautkrankheiten wie Neurodermitis oder die immer häufiger auftretenden Allergien können dahinterstecken. Auch innere Krankheiten, beispielsweise Lebererkrankungen oder Durchblutungsstörungen, sind gelegentlich mit lästigem Jucken auf der Haut verbunden. Eine oft verschwiegene Beschwerde ist das Afterjucken (Seite 28).

Juckende Hautpartien sind meistens gerötet und heiß, oft bilden sich auch noch weißliche oder rote, juckende Bläschen. Besonders nachts in der Bettwärme kann sich der Juckreiz bis ins Unerträgliche steigern.

Wie behandeln?

Da Juckreiz ein Symptom bei Haut- und Allgemeinerkrankungen sein kann, muß vor einer Behandlung der Beschwerde nach ihrer Ursache geforscht werden. Sie sollten die Ursache des Juckreizes in jedem Fall von Ihrem Arzt/Ihrer Ärztin abklären lassen.

Was Sie über die hier gegebenen Ratschläge hinaus zur Linderung tun können, finden Sie außerdem unter den Stichworten: »Hauterkrankungen«, Seite 87, »Hautentzündung bei Neurodermitis«, Seite 94, »Hautentzündung bei Virusinfektion«, Seite 92, »Hautveränderung bei Schuppenflechte«, Seite 99.

Ohne Medikamente

● Kalte Umschläge mit Wasser oder Essigwasser (1 Eßlöffel Essig auf 1 Liter Wasser), Quark oder Heilerde (Wickelrezepte Seite 218) können das lästige Jucken lindern.

● Probieren Sie es mit Teil- oder Vollbädern (Seite 208) mit Salzwasser, Molke oder Kräuterzusätzen mit Kamille und Melisse. Stellen Sie sich selbst einen Badezusatz her (Rezepte Seite 206), oder nutzen Sie Fertigpräparate (Dosierung laut Packungsbeilage).

● Ganz besonders hilfreich ist Haferstroh: Für ein Vollbad 50 bis 100 Gramm Haferstroh mit 1 Liter Wasser 15 Minuten kochen, dann abseihen. Den Absud zum Badewasser geben.

● Auflagen, die Sie mit Eichenrindenabkochung tränken (Rezept Seite 206; Abkochung jeden Tag neu zubereiten!), sowie Auflagen mit Kamillen-, Stiefmütterchen- oder Walnußblättertee (Zubereitung Seite 227) wirken anti-entzündlich und stillen den Juckreiz.

Mit Medikamenten

Direkt juckreizstillend sind chemisch-synthetische Mittel, die ursprünglich zur Behandlung von Allergien entwickelt wurden (Antihistaminika) sowie örtlich betäubende Mittel. Auch das Pflanzenreich hält juckreizstillende Wirkstoffe bereit.

Vorbeugung gegen Juckreiz *Info*

Trockene Haut kann selber Juckreiz verursachen oder verstärken. Achten Sie deshalb darauf, daß Ihre Haut immer einen natürlichen Feuchtigkeits- und Fettgehalt hat. Nehmen Sie Ihre Wasch-, Dusch- oder Badegewohnheiten einmal kritisch unter die Lupe: Je häufiger und länger Sie Ihre Haut waschen oder baden, desto stärker wird sie ausgetrocknet. Wenn Sie zu trockener Haut neigen, verwenden Sie anstelle von Seife besser Syndets, und geben Sie Ihrer Haut das entzogene Fett und die Feuchtigkeit mit Hilfe geeigneter Emulsionen oder Badezusätze zurück. Weitere Hinweise für eine gesunde Hautpflege finden Sie im Kasten auf Seite 87.

Pflanzliche Mittel

● Oft hilft zweimal täglich eine Tasse Stiefmütterchen- und Walnußblättertee (Zubereitung und Dosierung Seite 227). Äußerlich lindert Teebaumöl den Juckreiz.

● Nachtkerzenölpräparate zum Einnehmen enthalten ungesättigte Fettsäuren, die einen positiven Einfluß auf den Stoffwechsel der Haut haben.

Chemisch-synthetische Mittel

● Einreibungen wie Gele oder Salben, die örtlich betäuben, enthalten als Wirkstoffe Benzocain, Lidocain, Mepivacain, Polidocanol oder Quinisocain.

● Zu den antiallergisch wirkenden Substanzen in Form von Salben, Gelen, Cremes oder Stiften gehören Bamipin, Chlorphenoxamin, Clemastin, Dimetinden, Diphenhydramin, Diphenylpyralin, Pheniramin, Tolpropamin und Tripelenamin.

● Außerdem gibt es juckreizstillende Präparate mit Teer und Schieferölsulfonat sowie kühlende Präparate mit Zinkoxid oder Siliciumdioxid. Sie alle werden ebenfalls äußerlich angewendet.

● Wenn Sie kurzfristig andauernden Juckreiz mit diesen Mitteln nicht behandeln können oder wenn die Ursache Ihres Juckreizes ungeklärt ist, sollten Sie in jedem Fall einen Arzt aufsuchen. Er kann Ihnen nach Abklärung der Ursache eventuell auch rezeptpflichtige Mittel zum Einnehmen verschreiben, die Linderung verschaffen.

Homöopathie

Hinweise zu Wirkweise und Anwendung homöopathischer Mittel finden Sie ab Seite 244. Die Beschwerdebilder sind nach den Begriffen Leitsymptom (L), seelische Verfassung (S) sowie mögliche Änderungen (M) geordnet.

● Agaricus muscarius D3, D4 - Tabletten: L: starker Juckreiz mit heftigem Kratzen, Koordinationsschwierigkeiten; S: sehr aktiv, morgens gedämpft, Abendhoch, nervlich angespannt, Selbst-

Hilfe bei Insektenstichen $\mathcal{Info}$

Sommerzeit – Insektenzeit: Da lauern die Gefahren rund um Saftgläser, Obstkuchen und auf blühenden Freibadwiesen. Für ein ungetrübtes Freizeitvergnügen, vor allem auch, wenn Sie kleine Kinder haben, sollten Sie folgende Tips kennen:

● Wenn's passiert ist, keine Panik: Ein Insektenstich oder –biß ist zwar im ersten Moment sehr schmerzhaft und unangenehm, meist aber harmlos. Die Haut um die Einstichstelle schwillt sofort an, wird rot und juckt.

● Ein kühlendes, juckreizstillendes Antihistamin-Gel oder eine solche Creme hilft am sichersten, ist aber nicht immer gleich zur Hand.

● So schaffen Sie mit Hausmitteln schnelle Abhilfe: Entfernen Sie – eventuell mit einer Pinzette – den Stachel. Eisauflagen (einige Eiswürfel in einen Waschlappen füllen) oder kalte Umschläge mit Essigwasser, essigsaurer Tonerde oder Zitronenwasser (jeweils 1 Eßlöffel auf 1 Glas Wasser) lindern den Juckreiz.

● Alternative aus der Küche: Zwiebelscheiben auf die Einstichstelle legen, sie verhindern die Schwellung.

überforderung, wenn überfordert; M: bei (geistiger) Anstrengung und in frischer kalter Luft verschlechtert, körperliche Anstrengung bessert.

● Psorinum (wichtiges Neurodermitismittel!); L: kratzt aus Gewohnheit, heftiger Juckreiz mit Blutigkratzen, Wolle und grobe Baumwolle sind unverträglich, introvertiert und kontaktscheu; M: Wärme, Bettwärme sowie Kontakt mit Wasser verschlechtert (zu Darreichungsform und Dosierung fragen Sie bitte in Ihrer Apotheke nach!).

● Staphisagria D3, D4 - Tabletten: L: Neurodermitis zu Hause am schlimmsten, woanders fast ohne Beschwerden, Vorliebe für kalte Milch; S: geistig empfindlich, zornig, wütend.

Kalte Füße

Kalte Füße sind meist ein Zeichen von schlecht funktionierender Durchblutung. Schuld daran kann ein anlagebedingter niedriger Blutdruck sein (Müdigkeit, Seite 122), zu dem besonders Frauen häufiger neigen. Weitere mögliche Ursachen sind vorübergehende Kreislaufschwächen oder Gefäßverengungen durch Verkalkung (Beinschmerzen bei Arterienverengung, Seite 54). In diesem Fall kann das Blut nicht mehr ausreichend bis in die Arme und Beine strömen. Kalte Füße, manchmal noch kombiniert mit kalten Händen, können sehr unangenehm sein, denn sie hindern oft am Einschlafen.

Wie behandeln?

Lassen Sie vor einer Eigenbehandlung die genaue Ursache Ihrer Durchblutungsstörungen vom Arzt/von der Ärztin abklären. Erst dann sollten Sie zur Selbsthilfe greifen. Wichtigste Therapiemaßnahmen: Gefäßtraining und Durchblutungsförderung.

Ohne Medikamente

● Allgemein gefäßstärkend wirken regelmäßige Saunabesuche, wechselwarme Wasseranwendungen (Seite 205), ansteigende Fußbäder (Seite 204), Wassertreten (Seite 213) sowie das Laufen über taunasses Gras oder Schnee (Taulaufen, Schneegehen).
● Besonders vor dem Zubettgehen können Sie durch Fußbäder, eine aufgelegte Wärmflasche, Massagen, Taulaufen oder Trockenbürsten (Seite 212) versuchen, Ihre Füße aufzuwärmen.
● Badezusätze mit Eukalyptus, Fichtennadel, Rosmarin oder Roßkastanie in Fuß- oder Vollbädern wirken durchblutungsfördernd.
● Ein Fußbad (Seite 204) mit Senfmehl zeigt oft die gleiche Wirkung: 2 bis 3 Eßlöffel Senfmehl auf 3 bis 5 Liter heißes Wasser geben, die Badedauer beträgt 10 bis höchstens 15 Minuten.
● Eigens zur Förderung der Fußdurchblutung entwickelt wurden Fußrollgeräte, die die Füße gleichzeitig massieren und bewegen (Apotheke oder Sanitätsfachhandel).
● Machen Sie regelmäßig morgens und abends im Sitzen zehn Minuten Fußgymnastik: Beugen und strecken Sie zunächst die Zehen im Wechsel. Dann beide Füße im Fußgelenk kreisen lassen: dreimal nach innen, dreimal nach außen. Zum Schluß die Füße anziehen und wieder ausstrecken, dreimal wiederholen.

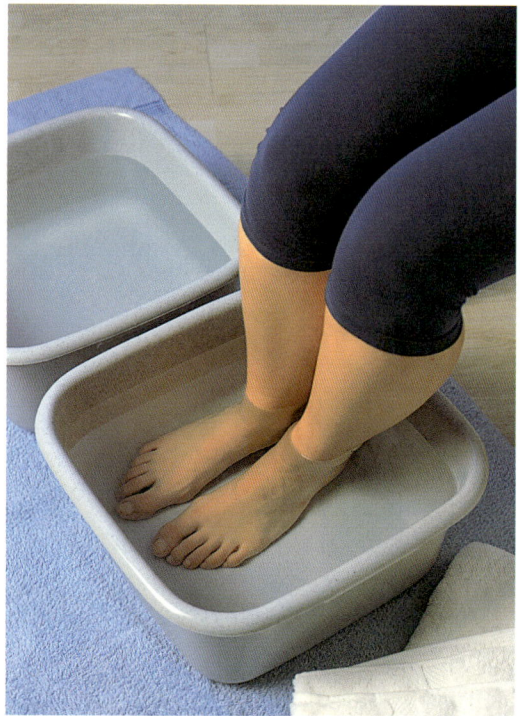

Füllen Sie für ein Wechselfußbad in die eine Wanne warmes und in die andere kaltes Wasser.

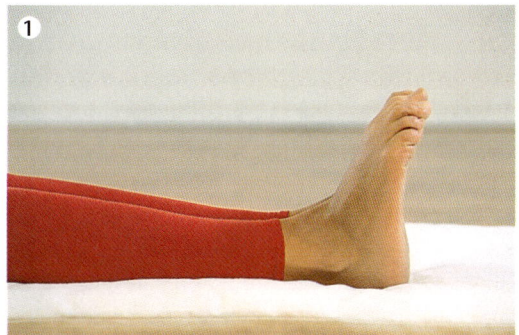

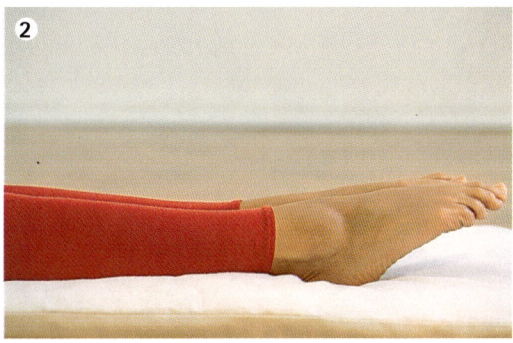

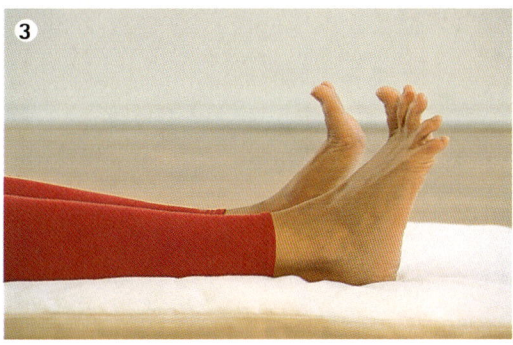

Fußgymnastik fördert die Durchblutung:
1 Erst mehrmals die Zehen zusammenkrallen und wieder lockern.
2 Dann abwechselnd eine lange Fußspitze machen und den Fuß wieder aufrichten.
3 Zum Schluß die Zehen spielen lassen.

● Tiefes Atmen unterstützt die Fußgymnastik. Machen Sie zwischen den Fußübungen kleine Pausen und spüren Sie, wie mit dem Atem die Wärme bis in die Zehenspitzen fließt.

Mit Medikamenten

Die Durchblutung der Füße können Sie auch mit einer Reihe von pflanzlichen Arzneimitteln oder mit Homöopathika fördern.

Pflanzliche Mittel

● Massagen der Füße oder Abreibungen mit Kampfer- oder Rosmarinspiritus wirken erwärmend.
● Bei allgemeinen Durchblutungsstörungen kann die Einnahme von Ginkgo-Extrakt-Präparaten oder eine langfristige Einnahme von Knoblauch-Fertigpräparaten angebracht sein.

Homöopathie

Hinweise zu Wirkweise und Anwendung homöopathischer Mittel finden Sie ab Seite 244. Die folgenden Beschwerdebilder sind jeweils nach den Begriffen Leitsymptom (L), seelische Verfassung (S) sowie mögliche Änderungen (M) geordnet.

● Glonoinum D4, D6 – Tropfen: L: Durchblutungsstörung, Herzklopfen, Kopfschmerzen; S: Angst; M: Verschlimmerung durch Wärme und Bewegung, Besserung an frischer Luft.
● Kreosotum D4, D6 – Tropfen: L: Durchblutungsstörungen, Brennschmerz, Erbrechen; S: depressiv, verzweifelt, schreckhaft; M: Verschlimmerung bei Kälte und in Ruhe.
● Lachesis D6, D8, D10 – Tabletten: L: Durchblutungsstörungen, dunkelrote Entzündungen; S: geschwätzig, eifersüchtig, mißtrauisch; M: Schlaf verschlechtert, Bewegung bessert.

Kopfschmerzen, Migräne

Etwa achtzig Prozent aller Frauen und fünfzig Prozent aller Männer leiden zumindest zeitweise an Kopfschmerzen, fünf bis zehn Prozent der Bevölkerung haben dauerhaft Kopfschmerzen. Da Kopfschmerzen keine Krankheit, sondern ein Symptom sind, können sie viele Ursachen haben, angefangen von Übermüdung, Hunger, Wetterfühligkeit über niedrigen Blutdruck bis zu Sehproblemen. Kopfschmerzen begleiten aber auch andere Organerkrankungen, Erkältungen oder Zahnentzündungen und können durch Muskelverspannungen oder Gefäßstörungen entstehen. Und manchmal brummt uns der Kopf auch, weil wir zuviel »im Kopf haben«: Überforderung im Beruf, Konflikte im Privatleben. In vielen Fällen ist eine Ursache der Schmerzen gar nicht auszumachen.

Es gibt verschiedene Kopfschmerzformen: den Spannungskopfschmerz mit dumpf drückenden Schmerzen, die wie ein Druck von außen empfunden werden, und die Migräne mit ihren anfallsweise auftretenden stärksten Schmerzen, die von Übelkeit, Brechreiz und Lichtempfindlichkeit begleitet werden. Migränekopfschmerzen sind vorwiegend auf einer Kopfseite lokalisiert und können vier bis zweiundsiebzig Stunden andauern. Betroffene bemerken kurz vor dem Anfall eine sogenannte »Aura«: Sehstörungen, Kribbeln oder ein Taubheitsgefühl in Armen und Beinen.

Wie behandeln?

Haben Kopfschmerzen eine bekannte Ursache wie etwa einen Kater, eine Erkältung oder Wetterfühligkeit, können Sie sie selbst behandeln.

Die Beschwerden sollten dann allerdings innerhalb von zwei bis drei Tagen abgeklungen sein. Wer häufig unter Kopfschmerzen leidet, sollte auch nach psychosomatischen Ursachen der Schmerzen fragen und eventuell seine Lebensweise ändern. Eine gesunde Lebensführung mit ausreichend Schlaf und Entspannung ist oft schon hilfreich. Gehen Sie häufig an der frischen Luft spazieren, und treiben Sie Sport. Verzichten Sie aufs Rauchen, und trinken Sie möglichst wenig Alkohol. Man hat festgestellt, daß nach dem Genuß von Schokolade, Käse oder Rotwein bei Migräne-empfindlichen Menschen vermehrt Migräneanfälle auftreten. Wer öfters von Migräne geplagt ist, sollte darauf verzichten.

Zum Arzt:

Wenn Kopfschmerzen sehr häufig auftreten, länger als drei Tage anhalten, sehr plötzlich sehr heftig werden, von Brechreiz, Fieber oder Nackensteifigkeit begleitet sind, sollten Sie den Arzt/die Ärztin aufsuchen.

Ohne Medikamente

● Reiben Sie Schläfen, Stirn und Nacken mit ein paar Tropfen hochwirksamem Pfefferminzöl ein. Auch Rosmarin-, Nelkenöl oder Melissengeist lindern.

● Auch ein feuchter Waschlappen, einige Minuten im Gefrierfach gekühlt, oder kalte Quarkumschläge (Quarkwickel Seite 218) auf Stirn und Nacken schaffen Erleichterung.

● Beginnende Migräne kann manchmal durch eine lange heiße Brause unterbrochen werden. Lassen Sie den heißen Strahl ausgiebig zwischen Nacken und Haaransatz kreisen.

● Morgendlicher Kopfschmerz ist häufig durch niedrigen Blutdruck bedingt. Regelmäßiges leichtes Joggen bringt den Kreislauf in Schwung und kann mit etwas Ausdauer Abhilfe schaffen.

● Auch starker Kaffee (Espresso oder Mokka) fördert die Gehirndurchblutung und kann oft-

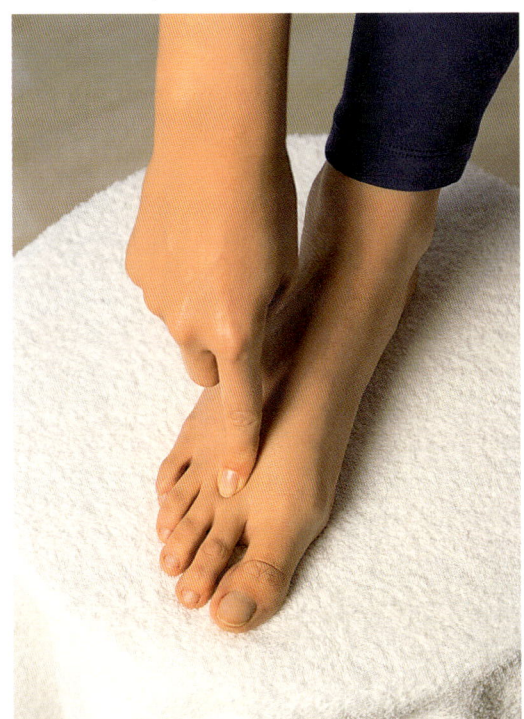

Der wichtigste Kopfschmerzpunkt liegt am Fuß: Ma 44, in Höhe des zweiten und dritten Zehs.

mals den Kopfschmerz erleichtern. Allerdings nicht zu empfehlen nach Alkoholgenuß, wenn der Magen schon gereizt ist.

● Bei Kopfschmerzen durch Verspannungen der Schulter-Nacken-Region helfen heiße Nacken-kompressen mit Leinsamen oder Kartoffelbrei (Seite 219). Unterbrechen Sie anspannende Arbeiten rechtzeitig durch Pausen. So läßt sich dauerhaften, hartnäckigen Verkrampfungen vorbeugen. Schläfen massieren!

● Auch empfehlenswert: Ansteigende Armbäder (Seite 202), Wechselgüsse (Seite 211) oder kalte Gesichtsgüsse. Dazu Duschkopf abschrauben, den leitungswasserkalten Strahl von unten auf das vornübergebeugte Gesicht halten und fünf Minuten kreisförmig um Nase, Augen und Mund führen.

● Diese Akupressurpunkte helfen:
Ma 44 Neiting
SJ 5 Waiguan
Le 3 Taichong
Wie Sie diese Punkte finden und richtig akupressieren, entnehmen Sie bitte der Tabelle und der Zeichnung auf Seite 249-251.

Mit Medikamenten
Nichts spricht gegen die gelegentliche (!) Einnahme eines Kopfschmerzmittels.

Pflanzliche Mittel
● Kühlend und schmerzlindernd wirkt Pfefferminzöl, das auf die Schläfen getupft wird. Achten Sie darauf, daß Sie wirklich Pfefferminzöl und nicht das preisgünstigere aber weniger wirksame Minzöl erwerben!

Chemisch-synthetische Mittel
● Präparate zum Einnehmen enthalten Acetylsalicylsäure, Ergotamin, Paracetamol, Phenazon und Ibuprofen (lesen Sie dazu auch unter dem Stichwort »Schmerzen« nach, Seite 150).

Homöopathie
Hinweise zu Wirkweise und Anwendung homöopathischer Mittel finden Sie ab Seite 244. Die folgenden Beschwerdebilder sind jeweils nach den Begriffen Leitsymptom (L), seelische Verfassung (S) sowie mögliche Änderungen (M) geordnet.
Mittel, die bei Kopfschmerzen helfen:
● Atropa belladonna D4, D6 - Tabletten: L: klopfende Schmerzen, gerötetes heißes Gesicht; S: Überempfindlichkeit gegen Licht und Geräusche; M: Bewegung, Erschütterung, Aufstehen, Niederlegen, Bücken sowie Sonne, Licht und Geräusche verschlechtern, Rückwärtsbeugen und Druck auf die Schmerzpunkte bessert das Befinden.
● Calcium phosphoricum D4, D6, D12, (D30) - Tabletten: L: Schulkopfschmerz bei abgemager-

ten, rasch geistig und körperlich erschöpfbaren Kindern, Kopfschmerz nach jeder geistigen oder körperlichen Anstrengung; M: Bücken und Bewegung verschlechtert, Essen bessert.

● Gelsemium sempervirens D4, D6, D12 - Tropfen: L: Kopfschmerzen mit Sehstörungen und Schwindel, Schmerzen wandern vom Nakken über Kopf zur Stirn und den Augen; S: benommen, schläfrig; M: Verschlimmerung durch Wärme, Sonne, Bewegung, Furcht, Schreck, Angst, Erregung.

● Glonoinum D4, D6 - Tropfen: L: heftig pulsierender Kopfschmerz, mit hochrotem Kopf (wie bei Sonnenstich); S: ängstlich, nervös, erregt; M: Wärme, Alkohol, Bewegung, Zurückbeugen des Kopfes verschlechtert, frische Luft bessert.

● Nux vomica D4, D6, D12, (D30) - Tabletten: L: morgendlicher Kopfschmerz mit Übelkeit, besonders nach Alkohol; Übelkeit, Brechreiz, Magenschmerzen, Überempfindlichkeit gegen äußere Eindrücke; S: lebhafter, reizbarer Mensch mit gehetzter, oft sitzender Lebensweise, Streitsucht, Verlangen nach Genußmitteln (Alkohol, Tabak, Kaffee), Arzneimittelmißbrauch; M: frische Luft, langer Schlaf, Essen, Licht, Lärm, sonniges Wetter verschlechtert, warmes Zimmer, Ruhe und kurzer Schlaf bessert.

Mittel, die bei Migräne helfen:

● Cimicifuga D3, D4, D6, (D30) - Tropfen: L: heftiger Kopfschmerz (»der Schädel will zerspringen«) an verschiedenen Stellen (besonders Hinterkopf) bei depressiven Frauen und bei Frauen in den Wechseljahren, häufiger Wechsel zwischen psychischen und körperlichen Beschwerden, oft Muskelverspannungen im Halswirbel-Schulter-Bereich; S: Verzweiflung, Angst; M: im Freien und bei Kälte Verschlimmerung.

● Cyclamen D3, D4, (D12, D30) - Tropfen: L: bei Frauen klopfender, pulsierender Kopfschmerz mit Augenflimmern, oft zu frühe, zu

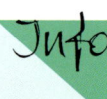

Wie gefährlich sind Schmerzmittel?

Kopfschmerzen gehören neben Zahnschmerzen zu den unangenehmsten Schmerztypen überhaupt und können einen regelrecht matt setzen. Der Griff zur Tablette erscheint da oftmals als letzte Rettung. Aber ist das auch vernünftig? Langfristig sollten Sie sicherlich keine Schmerzmittel einnehmen, weil Sie damit möglicherweise andere Organe (vor allem die Nieren) schädigen. In vielen Fällen bessert sich jedoch die Durchblutung des Gehirns durch kurzfristig eingenommene Schmerzmittel, so daß Kopfschmerzen oft innerhalb von kurzer Zeit verschwinden – für die gequälten Betroffenen fast ein kleines Wunder. Trotzdem sollten Sie im Umgang damit kritisch bleiben, vor allem wenn Sie häufig unter Kopfschmerzen leiden. Wenn Sie diese Mittel nämlich zu lange und zu hoch dosiert einnehmen, kann die Eigenregulation der Durchblutung so gestört werden, daß nun die Tabletten selbst Kopfschmerzen hervorrufen.

starke Menstruation, Verlangen nach Wärme; S: gedrückt; M: Bewegung bessert.

● Digitalis purpurea D3, D4 - Tropfen: L: häufige Migräneattacken mit Farbensehen und Übelkeit, Schlaflosigkeit; S: Depression; M: Wärme, Sonne, Bewegung, Schreck und Erregung verschlechtert, reichlicher Urinabgang bessert.

● Iris versicolor D4, D6 - Tropfen: L: Migräne mit Brechreiz und Übelkeit, Durchfall; Schmerzen an der Stirn und den Schläfen, tritt häufig bei Entspannung auf; S: depressiv, verzweifelt.

● Sanguinaria canadensis D4, D6, D12 - Tropfen: L: morgendliche Migräne mit Verschlechterung zum Mittag und Besserung zum Abend, Schwindel, Ohrensausen; S: ängstlich, reizbar, verwirrt; M: Bewegung und Ruhe verschlechtern.

Menstruations-beschwerden

Bei den meisten Frauen treten vor oder während der Menstruation Beschwerden auf. Leichte, ziehende Schmerzen sind der Ausdruck des monatlichen Geschehens und nichts Ungewöhnliches: Die Gebärmutter zieht sich zusammen und stößt die nicht zur Einnistung des Eis benötigte Schleimhaut ab. Oft macht die Regel aber durch ihre Unregelmäßigkeit zu schaffen, oder es gehen der Blutung schon Unannehmlichkeiten voraus. Beim sogenannten Prämenstruellen Syndrom (PMS) leiden viele Frauen unter Größenzunahme der Brust, Spannungsgefühl und Schmerzen, Gewichtszunahme durch Wassereinlagerungen im Gewebe, Schmerzen in Kreuz und Rücken, starken Kopfschmerzen und psychischen Verstimmungen.

Fast die Hälfte aller Frauen, darunter sehr häufig auch junge Mädchen, klagt über ungewöhnlich starke Schmerzen während der Regel, die die Ausübung des Berufs in dieser Zeit sehr beeinträchtigen können. Neben Unregelmäßigkeiten im Alltagsleben (Urlaub!) oder Streß können die Regelschmerzen durch Entzündungen, gutartige Gebärmutterwucherungen (Myome), versprengte Gebärmutterhaut im Bauchraum (Endometriose) oder auch durch das Tragen einer Spirale auftreten.
Oft ist jedoch auch gar keine Ursache festzustellen. Man vermutet, daß während der Blutungen verstärkt Schmerzbotenstoffe produziert werden, die zur Verkrampfung der Gebärmuttermuskulatur führen.

Wie behandeln?
Oft hilft es schon, sich mit dem Unabänderlichen zu versöhnen: Versuchen Sie Ihre Regelblutung zu akzeptieren, und stellen Sie sich darauf ein. Wenn Sie regelmäßig Schmerzen haben, sollten Sie in Ihren Tagesablauf zur Entspannung Ruhepausen einbauen, dann empfinden Sie die Schmerzen weniger stark. Versuchen Sie auch, in diesen Tagen gesund und natürlich zu leben, verzichten Sie nach Möglichkeit aufs Rauchen. Viel frische Luft und leichte sportliche Betätigung, schon in den Tagen davor, macht widerstandsfähiger.
Tragen Sie während der Menstruation keine zu enge Kleidung, die den Bauchraum einschnürt und Schmerzen verstärken kann.
Mit diätetischen Maßnahmen läßt sich manchmal langfristig eine Besserung erreichen. Die zusätzliche Einnahme von Nährstoffen (Seite 120) kann die Bildung von Schmerzbotenstoffen verringern und dadurch Schmerzen lindern.

Zum Arzt:
Wenn die Beschwerden regelmäßig so stark sind, daß Sie Ihren normalen Alltags- und Berufsanforderungen nicht mehr nachkommen können oder wenn Unregelmäßigkeiten im Zyklus auftreten, sollten Sie den Arzt/die Ärztin aufsuchen, der/die möglicherweise eine hormonelle Behandlung vorschlagen wird. Die Einnahme der Pille hilft bei vielen Frauen, die Hormone wieder ins Gleichgewicht zu bringen.
Wenn die Schmerzen durch seelische Belastungen ausgelöst sind, kann Ihnen der Kontakt mit einer Selbsthilfegruppe oder eine Psychotherapie helfen (Adressen, die weiterhelfen, ab Seite 253).

Ohne Medikamente
● Probieren Sie es mit folgenden Wasseranwendungen: ansteigende Fußbäder (Seite 204), vor Beginn der Menstruation ansteigende Sitzbäder (Seite 208). Halb- und Vollbä-

der (Seite 203, 208) mit Melissenextrakt oder Moor oder Sitzbäder mit Kamillen- oder Schafgarbenzusätzen (Seite 206 oder Fertigpräparate) beruhigen.

● Wärme bringt Erleichterung bei Schmerzen und Krämpfen, etwa mit einer auf den Unterbauch gelegten Wärmflasche oder mit warmen Auflagen oder Leibwickeln (Seite 216) mit Moor oder Heublumen.

● Ähnlich wirken leichte kreisende Massagen des Unterbauchs mit Johanniskrautöl. Bei begleitenden ziehenden Rückenschmerzen auch die Lendengegend massieren.

● Nehmen Sie unterstützende Nährstoffe ein: bei schmerzhaften Blutungen 10 Tage vor Einsetzen der Regel Vitamin B6 50 Milligramm. Drei Tage vor sowie drei Tage während der Menstruation außerdem Vitamin B6, Calcium,

Magnesium, Vitamin E, Vitamin C und Zink. Mehr zur Nährstofftherapie und Dosierung ab Seite 240.

● Diese Akupressurpunkte helfen:

Ren 4 Guanyuan

MP 6 Sanyinjiao

Le 3 Taichong

D 4 Hegu

Wie Sie diese Punkte finden und richtig akupressieren, entnehmen Sie bitte der Tabelle und der Zeichnung auf Seite 249–251.

Mit Medikamenten

Wenn Sie unter Schmerzen und Krämpfen so stark leiden, daß Sie sich nicht auf den Alltag konzentrieren können, sollten Sie mit einem der folgenden Mittel einen Behandlungsversuch starten.

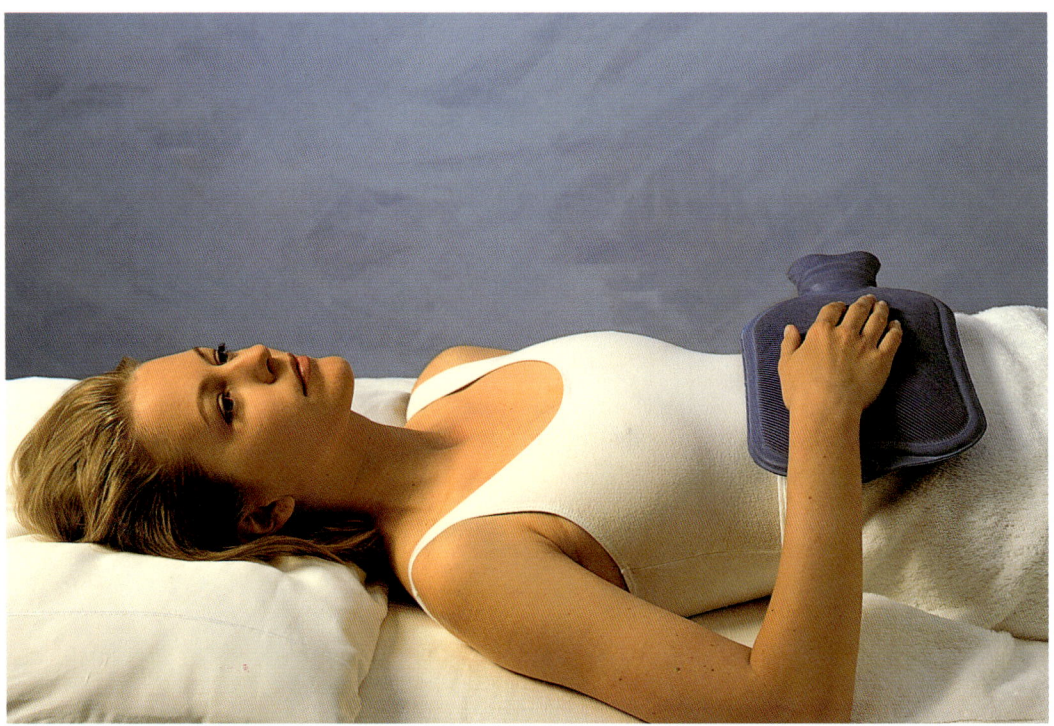

Legen Sie sich mit der guten alten Wärmflasche ins Bett und versuchen Sie sich zu entspannen.

Pflanzliche Mittel

● Tees aus Gänsefingerkraut, Kamillenblüten oder Schafgarbe, möglichst heiß getrunken, lindern krampfartige Beschwerden (Zubereitung und Dosierung Seite 227).

● Eine Alternative zu Hormongaben sind pflanzliche Zubereitungen (Tees oder Fertigpräparate) aus Mönchspfeffer, die das Zusammenspiel der Hormone sanft regulieren. Über längere Zeit eingenommen wirkt sich dies besonders beim Prämenstruellen Syndrom günstig aus.

● Psychische Labilität kann mit Johanniskraut-, Baldrian- oder Melissen-Zubereitungen ins Gleichgewicht gebracht werden. Verwenden Sie in diesem Fall Fertigpräparate aus der Apotheke, da hierin die Wirkstoffe in genügend hoher Dosierung vorliegen.

● Präparate zum Einnehmen mit Nachtkerzenöl und Fischöl enthalten ungesättigte Fettsäuren und können die Schmerzen positiv beeinflussen.

Chemisch-synthetische Mittel

● In chemisch-synthetischen Präparaten für Menstruationsschmerzen werden die Schmerzmittel Acetylsalicylsäure, Ibuprofen oder Paracetamol (Schmerzen, Seite 150) vielfach mit der krampflösenden Substanz Butylscopolaminbromid kombiniert.

Homöopathie

Hinweise zu Wirkweise und Anwendung homöopathischer Mittel finden Sie ab Seite 244. Die folgenden Beschwerdebilder sind jeweils nach den Begriffen Leitsymptom (L), seelische Verfassung (S) sowie mögliche Änderungen (M) geordnet.

● Aristolochia D12 - Tabletten: L: Ausbleiben der Regel, Ausfluß, viel Frieren, Durchfall, Blasenschmerz, stechender, reißender Gelenkschmerz, venöse Stauungen, Ekzeme; S: Depression, allgemeine Zerschlagenheit; M: Flüssigkeitsabsonderung (etwa Regelblutung), Bewegung, frische Luft und lokale Wärme bessert.

● China D2, D3, D4 - Tabletten: L: starke, dunkle, klumpige Regelblutung, nach der Blutung große Schwäche, Blähungen, große Empfindlichkeit gegen Berührung und alle Sinneseindrücke; S: mutlos; M: Essen, Kälte verschlechtert, Wärme bessert.

● Pulsatilla D3, D4, D6, (D30) - Tropfen: L: zu späte, schwache, sehr unregelmäßige oder aussetzende Menstruation, milder Ausfluß, viel Frieren und kalte Füße; S: Ängstlichkeit, Depression, Weinerlichkeit; M: Ruhe, Wärme verschlechtert (trotz Frieren), Bewegung im Freien und Trost bessert.

● Atropa belladonna D3, D4, D6 - Tabletten: L: zu frühe, starke, übelriechende Menstruation, Unterleibskrämpfe mit Drängen nach unten, heißer Kopf, kalte Füße; S: Überempfindlichkeit der Sinne, Erregung, Beschwerden kommen und gehen plötzlich; M: Kälte und Aufregung verschlechtert.

● Chamomilla D2, D3, D4, D6 - Tropfen: L: heftiger, kolikartiger Unterleibsschmerz, dunkle, klumpige Regelblutung; S: Nervosität, Ungeduld; M: abends und nachts und bei Wärme verschlechtert, aber Kolikschmerz besser durch Wärme.

● Cimicifuga D3, D4, D6 - Tropfen: L: herabdrängender, menstrueller Krampfschmerz, im Rücken hin und her ziehende Schmerzen, unregelmäßige Periode; S: depressive Frauen (mit Migräneneigung); M: Bewegung bessert.

● Viburnum opulus D1, D2, D3 - Tropfen: L: zu frühe, zu starke Menstruation, heftiger Krampf- und Kopfschmerz, Rückenschmerz, zum Unterleib ziehend; S: große Nervosität und Unruhe; M: durch Bewegung und im Freien Besserung.

Müdigkeit

Fast jeder dritte Patient klagt bei seinem Hausarzt über Müdigkeit als alleinige Beschwerde oder als Begleiterscheinung einer anderen Erkrankung. Die Betroffenen fühlen sich den Anforderungen des Alltags nicht mehr gewachsen und verlieren das Interesse an Hobbys und sozialen Kontakten. Mögliche Gründe für andauernde Müdigkeit sind niedriger Blutdruck, Jod- oder Eisenmangel, Streß, Depressionen oder das Chronische Müdigkeitssyndrom (CFS).

Wie behandeln?

Alles was die Lebensgeister wieder zu wecken vermag – Sport, Spazierengehen, die kleinen Freuden des Alltags – sollten Sie sich gönnen. Gezielte Behandlungsvorschläge, finden Sie auf diesen Seiten unter dem jeweiligen Krankheitsbild.

Zum Arzt:

Wenn Sie sich ständig müde fühlen, sollten Sie in jedem Fall Ihren Arzt/Ihre Ärztin aufsuchen und die Ursache feststellen lassen.

Ohne Medikamente

● Vergessen Sie nicht die nötige Zufuhr wichtiger Nährstoffe: Zink, Mangan, Vitamin C und Vitamin B6. Mehr zur Nährstofftherapie und Dosierungsangaben finden Sie ab Seite 240.
● Gönnen Sie sich ab und zu eine Extratasse Kaffee oder Tee oder ein colahaltiges Getränk, das macht Sie rasch wieder fit.

Mit Medikamenten

Generell sollten Sie Müdigkeit nicht mit Aufputschmitteln behandeln, sondern versuchen, die Ursache, wie ein schwacher Kreislauf oder niedriger Blutdruck, in den Griff zu bekommen.

Pflanzliche Mittel

● Bei überwiegend kreislaufbedingter Müdigkeit eignen sich pflanzliche Fertigpräparate mit Auszügen aus Kampfer, Maiglöckchen, Mistel, Rosmarin oder Weißdorn.

Chemisch-synthetische Mittel

● Blutdruck- und damit auch kreislaufanregend wirken die chemisch-synthetischen Arzneistoffe Adenosin, Etilefrin, Midodrin, Norfenefrin, Octodrin, Oxilofrin und Pholedrin.

Müdigkeit – Mögliche Ursachen und ihre Behandlung

Die ganz unterschiedlichen Ursachen eines langanhaltenden, als Krankheit empfundenen Müdigkeitsgefühls müssen ganz individuell behandelt werden. Manche, wie etwa ein Nährstoffmangel, lassen sich relativ rasch erkennen und beheben, mit anderen wie einem ererbten niedrigen Blutdruck muß man sich wohl oder übel arrangieren. Ein regelmäßiges Programm bewährter Maßnahmen kann jedoch helfen, die Müdigkeit zu vertreiben und dem Leben neuen Schwung zu geben.

Niedriger Blutdruck

Wenn Blutdruckwerte bei Frauen ständig unter 100/60 mmHg und bei Männern unter 110/60 mmHg liegen, spricht man von einem erniedrigten Blutdruck. Man sagt diesen Menschen nach, daß sie uralt werden. Einige haben jedoch unter den negativen Auswirkungen zu leiden: kalte Füße (Seite 114) und Hände, Wetterfühligkeit und Schwindelgefühle nach dem Aufstehen sind die unerfreulichen Begleiterscheinungen.
● Kalte oder wechselwarme Wasseranwendungen können den Kreislauf wieder in Schwung bringen. Geeignet sind kalte Waschungen (Seite 209) und kalte Unterarmtauchbäder: die gekreuzten Unterarme in ein mit circa 15 °C kal-

tem Wasser gefülltes Waschbecken halten, 5 Minuten baden. Nach kühl-kalten Arm- oder Schenkelgüssen (Seite 211, 213) sollten Sie sich immer kräftig trockenrubbeln.

● Den gleichen Erfolg bringen Bürstenbäder (Seite 208), Trockenbürsten (Seite 212), Sauna mit kaltem Tauchbad oder Wassertreten (Seite 213).

● Kreislaufanregend wirken kühle kurzzeitige Kräuterbäder mit Zusätzen von Fichtennadeln, Kalmus, Eukalyptus oder Rosmarin.

● Bewegungsübungen wie etwa Armkreisen bereits im Bett vor dem Aufstehen können das Schwindelgefühl beim Aufstehen verhindern.

● Nutzen Sie jede Gelegenheit zu Sport oder Bewegung an frischer Luft wie Schwimmen oder Spaziergänge, und zwar bei jedem Wetter.

Eisenmangel

Eisen ist notwendig, damit der Sauerstoff vom roten Blutfarbstoff zu den Organen transportiert werden kann. Wenn zu wenig Eisen im Körper ist (durch eine eisenarme Ernährung, Blutverluste durch Operationen oder regelmäßig starke Menstruationsblutungen), verschlechtert sich die Sauerstoffversorgung.

● Eisenmangel läßt sich mit einer Blutuntersuchung feststellen – dann wird Ihnen der Arzt eisenhaltige Medikamente verschreiben.

Jodmangel

Jodmangel kann sich durch Unkonzentriertheit, Leistungsschwäche und Müdigkeit bemerkbar machen. Viele Betroffene haben einen Kropf. Die Schilddrüse kann nicht mehr genügend Hormone produzieren, die für den Energieumsatz im Körper zuständig sind.

● Bei Jodmangel sollten Sie neben den Tabletten, die Ihr Arzt Ihnen verschreibt, Seefisch und Meeresfrüchte sowie jodhaltiges Speisesalz auf Ihren Speiseplan setzen.

Streß

Viele Menschen fühlen sich erschöpft, da sie ständig unter Termindruck arbeiten müssen, die Freizeit mit Terminen verplant ist und selbst zum Schlafen kaum noch Zeit bleibt. Hält die Erschöpfung längere Zeit an, sollte man dies unbedingt ernst nehmen.

● Versuchen Sie, bewußt Ruhepausen einzulegen, in denen Sie für niemanden zu sprechen sind und auch sonst nicht gestört werden können.

● Erziehen Sie sich selbst zu einem regelmäßigeren Lebensrhythmus, in dem Arbeits- und Ruhephasen vorgesehen sind.

Chronisches Müdigkeitssyndrom

Info

Etwa eine Million Menschen in Deutschland leiden am Chronischen Müdigkeitssyndrom (CFS, Chronic fatigue syndrom). Bereits nach geringsten Belastungen treten Müdigkeit und Erschöpfung auf, begleitet von Muskel- und Gelenkschmerzen, Lymphknoten- und Mandelschwellung, erhöhter Körpertemperatur, Kreislaufstörungen und Kopfschmerzen. Die Ursache der Erkrankung ist noch nicht bekannt. Es scheint jedoch eine Beteiligung des Immunsystems möglich zu sein, da normale Infektionen wie Erkältungen bei den Betroffenen oft monatelang anhalten und diese auch nach Ausheilung der jeweiligen Erkrankung immer noch über Müdigkeit und Antriebsschwäche klagen.

● Eine spezifische Therapie gibt es nicht. Wenn Infektionen bestehen, müssen diese natürlich ausgeheilt werden.

● Sie können aber Ihr Abwehrsystem unterstützen, indem Sie sich auf eine vitamin- und nährstoffreiche Ernährung (Nährstofftherapie, Seite 240) umstellen, abhärtende Wasseranwendungen (ab Seite 202) in Ihr Tagesprogramm aufnehmen und viel spazierengehen.

● Unterstützung erhalten Sie auch bei Selbsthilfegruppen (Adressen ab Seite 253).

Mundgeruch

Wer einen schlechten Atem hat, bemerkt dies selbst oft nicht. Mundgeruch kann durch unzureichende Mundhygiene, Verdauungsstörungen und andere organische Erkrankungen entstehen. Ein süßlich-fruchtiger Geruch der Atemluft tritt bei Zuckerkrankheit oder Diphtherie auf, Ammoniakgeruch kann auf eine schwere Leber- oder Nierenerkrankung hinweisen, fauliger Mundgeruch tritt bei chronischen Erkrankungen der Bronchien und schweren Lungenerkrankungen auf.

Wie behandeln?

Stellen Sie Ihre Ernährung auf vitaminreiche Rohkost, Obst und Säfte um. Prothesen- und Zahnspangenträger müssen besonders auf eine sorgfältige Mundhygiene achten, hier sind Mundduschen eine angenehme Hilfe zur Reinigung schwer zugänglicher Zwischenräume. Eine gesunde Mundflora erzeugt keine übelriechenden Stoffwechselprodukte.

Zum Arzt:

Lassen Sie von Ihrem Arzt/Ihrer Ärztin abklären, ob Krankheiten für Ihren Mundgeruch verantwortlich sind.

Ohne Medikamente

● Putzen Sie Ihre Zähne regelmäßig nach jeder Mahlzeit, und gurgeln Sie mit einem Mundwasser. Erfrischend wirken Mundwässer mit ätherischen Ölen aus Pflanzen wie Pfefferminze, Melisse, Kamille und Salbei.
● Kauen Sie zwischendurch eine Kaffeebohne. Auch sehr wirkungsvoll: ab und zu einige Körner einer Mischung aus Anis-, Fenchel- und Dillsamen zerbeißen, man kann sie anschließend hinunterschlucken.

● Zitronenwasser oder ein Stückchen Zitrone kauen verhindert Mundtrockenheit.
● Mentholhaltige Mundpastillen oder Mundsprays und medizinische, zuckerfreie Kaugummis können Mundgeruch überdecken.

Mit Medikamenten

Medikamente im eigentlichen Sinne gibt es nicht. Sehr hilfreich sind aber die folgenden apothekenpflichtigen, qualitativ hochwertigen Heilpflanzenpräparate.

Pflanzliche Mittel

● Mundspülungen mit Salbei oder Kamille, als Tee (Rezept Seite 227) oder mit fertigen Extrakten wie etwa Myrrhen- oder Ratanhiatinktur halten die Mundschleimhaut gesund.
● Kommt der Geruch mehr aus dem Magen, können Abkochungen aus Süßholz-, Löwenzahnwurzel oder Wermutkraut abhelfen (Rezept und Dosierung Seite 227).

Gurgeln Sie mit erfrischendem Mundwasser mit Pfefferminze, Melisse oder Salbei.

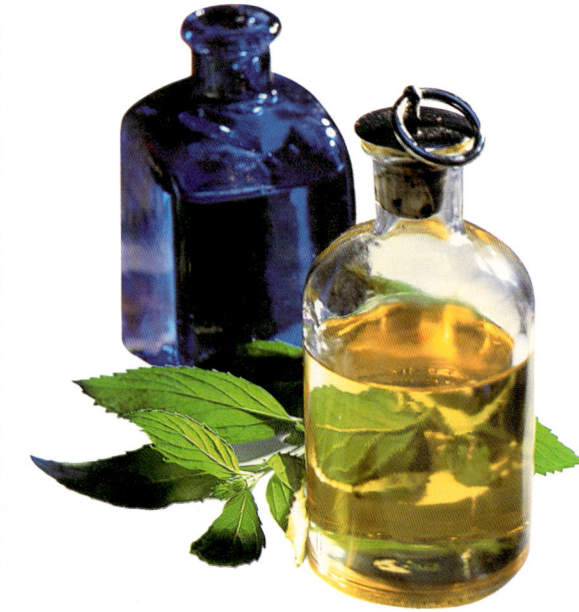

Mund- und Zahn-fleischentzündungen

Mundgeschwüre und Zahnfleischentzündungen entstehen durch bakterielle Infektionen im Mundraum, oft hervorgerufen oder gefördert durch mangelnde oder falsche Mundhygiene, starkes Rauchen oder Karies. Ursache für eine Entzündung können Druckstellen und Verletzungen durch Zahnprothesen, kieferorthopädische Spangen oder scharfkantige Zähne sowie Kontaktallergien gegen Metalle im Mund sein. Auch als Folge von Vitaminmangel (Schwangerschaft!) oder von Erkrankungen des Magen-Darm-Trakts können Mundschleimhaut und Zahnfleisch von entzündlichen Veränderungen betroffen sein.

Es beginnt meist damit, daß die Mundschleimhaut und die Zahnfleischränder rot und geschwollen sind, das Essen ist schmerzhaft, die Zunge belegt, gelegentlich entstehen kleine Bläschen, eventuell mit Eiterauflage, und es tritt schlechter Mundgeruch auf.

Wie behandeln?

Entzündliche Mund- und Zahnfleischerkrankungen sind in den meisten Fällen gut selbst zu behandeln. Beste Vorsorge ist eine regelmäßige, sorgfältige Mundpflege, nicht nur mit Zahnpasta und Zahnbürste, sondern auch mit einer Mundusche für festsitzende Speisereste und zur Massage des Zahnfleisches. Zahnseide oder Zahnhölzchen für die Zahnzwischenräume sollten nach genauer Anleitung verwendet werden, damit keine Verletzungen entstehen.

Zum Arzt:

Wenn die allgemeinen Maßnahmen nicht innerhalb von zwei bis drei Tagen zum Abklingen der

Ursache Nährstoffmangel *Info*

Oft sind Entzündungen im Mundbereich Anzeichen für mangelnde Nährstoffe, die nötigenfalls zugeführt werden müssen:
● wenn vorwiegend die Mundwinkel betroffen sind: Eisen
● wenn die Zunge entzündet ist: Vitamin B2, B6, B12, Folsäure
● wenn vorwiegend das Zahnfleisch betroffen ist: Vitamin C.

Entzündung führen, sollten Sie Ihren Arzt/Ihre Ärztin aufsuchen. Er/sie wird untersuchen, ob eine Entzündung durch Herpesviren oder Candidapilze vorliegt, und Ihnen gegebenenfalls ein spezielles Medikament verschreiben.

Ohne Medikamente

● Zungenbeläge lassen sich mit Bürste und Mundwasser behandeln. Das wirkt zugleich durchblutungsfördernd und abhärtend.
● Mundspülungen mit Salzwasser oder Emser Salz-Lösung (1 Teelöffel auf ein Glas Wasser) oder Zitronenwasser bewähren sich bei Zahnfleischbluten, Spülungen mit Kamillen- oder Salbeitee bei Entzündungen.
● Lassen Sie sich in regelmäßigen Abständen vom Zahnarzt den Zahnstein entfernen. Zahnbelag und Zahnstein bewirken ein Zurückweichen des Zahnfleischs und machen es anfälliger für bakterielle Angriffe.

Mit Medikamenten

Risse, Verletzungen, Verbrennungen sowie mechanische, allergische oder keimbedingte Entzündungen der Schleimhäute können grundsätzlich selbst behandelt werden. Geeignete Wirkstoffe sind anti-entzündlich, wirken zusammenziehend (adstringierend), antiseptisch, antibiotisch, örtlich schmerzstillend, oder sie enthalten Enzyme. Im folgenden finden Sie die wichtigsten Medikamenttypen beschrieben.

● Zusammenziehende Wirkstoffe (Adstringentien): Sie verkleben Eiweiße an der Oberfläche von Schleimhäuten und verhindern so, daß weiter Sekret gebildet wird. Schädliche Keime können nicht mehr in die Schleimhaut eindringen. Adstringentien werden zur Wundbehandlung und bei oberflächlichen Entzündungen im Bereich der Mundschleimhaut oder des Magen-Darm-Traktes angewendet.

● Antiseptisch oder antibiotisch wirkende Präparate: Sie gehen gezielt gegen Viren, Bakterien und Pilze vor.

● Wenn ein Mundgeschwür zum Beispiel durch die Druckbelastung einer schlecht sitzenden Prothese aufgetreten ist, sind anti-entzündliche Präparate, und hier insbesondere reine Kamillenzubereitungen, sehr empfehlenswert. Wenn Sie Entzündungen an der Mundschleimhaut oder im Bereich des Zahnfleischs oder der Zunge haben, eignen sich Kombinationspräparate mit anti-entzündlichen und örtlich schmerzstillenden Wirkstoffen. Diese Präparate erleichtern auch Kindern das Zahnen und Erwachsenen den Durchbruch der Weisheitszähne.

Pflanzliche Mittel

● Als entzündungshemmende Mittel werden am häufigsten Auszüge aus Kamillenblüten eingesetzt. Bereiten Sie aus Kamillenblüten einen Tee beziehungsweise eine Spüllösung zur Behandlung der erkrankten Stellen: 1 bis 2 Gramm der getrockneten Blüten mit 150 Milliliter siedendem Wasser übergießen, 10 Minuten lang bedeckt stehenlassen, abseihen. Den Auszug am besten noch warm zum Betupfen der erkrankten Stellen im Mund oder auch zum Spülen verwenden.

Spülung, Gele oder Lutschtabletten?

Info

Generell ist es wichtig, daß bei Entzündungen im Bereich des Mund- und Rachenraumes die Präparate so lange wie möglich vor Ort wirken.

● Spül- oder Gurgellösungen oder Suspensionen sollten so lange wie möglich im Mund belassen werden. Auch wenn sie teilweise sehr schlecht schmecken, sollten Sie versuchen, nicht mit Wasser nachzuspülen.

● Bei Säuglingen oder Kleinkindern können Sie flüssige Zubereitungen mit Hilfe eines Wattebausches auf die betroffenen Stellen bringen.

● Achten Sie darauf, ob ein Präparat zur Behandlung von Mundentzündungen vor der Anwendung verdünnt werden muß!

● Gut geeignet sind Gele, da diese eine besonders lange Kontaktzeit mit der Schleimhaut haben.

● Auch Lutschtabletten sollten sich möglichst lange im Mund befinden. Sie dürfen nicht gekaut oder geschluckt werden; insbesondere Kinder sollten Sie darauf hinweisen!

Einfacher ist die Verwendung von Handelspräparaten: Insbesondere apothekenübliche wäßrigalkoholische Auszüge enthalten eine ausreichende Menge der wirksamen Inhaltsstoffe.

● Außerdem sind für die Behandlung von Entzündungen der Mundhöhle besonders Thymiankraut, Salbeiblätter und Myrrhe geeignet. Sie können Tees oder Fertigpräparate verwenden.

● Machen Sie mehrmals täglich Mundspülungen mit Echinaceatinktur (Fertigpräparat, Dosierung laut Packungsbeilage).

● Als entzündungshemmende Adstringentien werden häufig Gerbstoffe aus Pflanzen verwendet. Zu diesen Arzneimitteln zählen insbesondere Fertigpräparate aus der Ratanhia-Wurzel und dem Tormentill-Wurzelstock.

Chemisch-synthetische Mittel

● Chemisch-synthetische entzündungshemmende Mittel sowie Mittel gegen bakterielle und virale Infektionen werden ausführlicher unter dem Stichwort Halsschmerzen (Seite 85) besprochen. Sie können zur Behandlung von Infektionen im Mundbereich ebenfalls eingesetzt werden.

● Als entzündungshemmende chemische Adstringentien werden häufig Aluminiumverbindungen verwendet.

● Antibakteriell und antiseptisch wirkt Chlorhexidin. Sie können mit entsprechenden Lösungen gurgeln oder Spülungen durchführen. Der Wirkstoff Benzalkonium eignet sich für bakterielle und virale Entzündungen, Dequaliniumchlorid bei bakteriellen Entzündungen und Pilzbefall. Nystatin ist ausschließlich zur Behandlung von Pilzinfektionen geeignet.

● Enzympräparate: Viele Kombinationen zum Lutschen enthalten Lysozym. Diese Substanz unterstützt die keimhemmende Wirkung anderer Wirkstoffe und hat eine milde anti-entzündliche Wirkung.

● Sind Entzündungsherde oder Druckstellen im Mund bereits sehr schmerzhaft, sollten die verwendeten Präparate auch lokal schmerzstillende Zusätze enthalten. Zu den am häufigsten verwendeten schmerzstillenden Stoffen gehören Polidocanol, Benzocain und Lidocain. Sie hindern die Nerven, die für die Schmerzweiterleitung an das Gehirn zuständig sind, daran, ihre Botschaft weiterzuleiten. Diese schmerzstillenden Substanzen sind in Halsschmerztabletten und in Mitteln zur Zahnungshilfe enthalten.

Homöopathie

Hinweise zu Wirkweise und Anwendung homöopathischer Mittel finden Sie ab Seite 244. Die folgenden Beschwerdebilder sind jeweils nach den Begriffen Leitsymptom (L), seelische Verfassung (S) sowie mögliche Änderungen (M) geordnet.

● Acidum nitricum D4, D6 – Tropfen: L: Geschwürs- und Blutungsneigung, besonders am Übergang Haut-Schleimhaut, Splitterschmerz, trockener Mund, belegte Zunge, großer Durst; S: unzufrieden, wütend, depressiv; M: Verschlechterung bei Bewegung.

● Borax D3, D4, D6 – Tabletten: L: Herpes, Risse im Mundwinkel, Speichelfluß, kleine Blutungsaustritte, Geschmacksverlust oder bitterer, fader Geschmack; S: übellaunig, geräuschempfindlich, ängstlich; M: verschlimmert sich bei naßkaltem Wetter.

● Silicea D4, D6, D12 – Tabletten: L: geschwollenes, entzündetes Zahnfleisch, wunde Mundwinkel, Herpes, Gefühl eines Haares auf der Zunge, schmerzhaft geschwollene Lymphknoten, chronische Eiterungen, sehr frostig; S: depressiv, leistungsschwach; M: Kälte verschlechtert.

● Sulfur D4, D6, D12 – Tabletten: L: brennendes, leicht blutendes Zahnfleisch, schmutzig belegte Zunge, schlechter Geschmack, großer Durst; S: reizbar, mürrisch, depressiv; M: Verschlimmerung nachts, bei Wetterwechsel, durch Stehen, in Ruhe, Besserung bei Wärme.

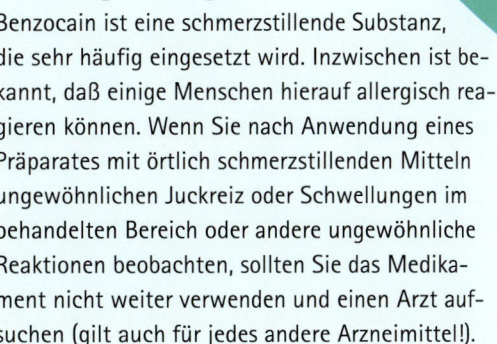

Achtung, Allergie!

Benzocain ist eine schmerzstillende Substanz, die sehr häufig eingesetzt wird. Inzwischen ist bekannt, daß einige Menschen hierauf allergisch reagieren können. Wenn Sie nach Anwendung eines Präparates mit örtlich schmerzstillenden Mitteln ungewöhnlichen Juckreiz oder Schwellungen im behandelten Bereich oder andere ungewöhnliche Reaktionen beobachten, sollten Sie das Medikament nicht weiter verwenden und einen Arzt aufsuchen (gilt auch für jedes andere Arzneimittel!).

Muskelschmerzen, Muskelkrampf

Die Ursachen von Muskelschmerzen sind vielfältig: Am häufigsten entstehen sie durch eine Überbeanspruchung (Muskelkater), Durchblutungsstörungen (Beinschmerzen, Seite 53), bei Erkältungskrankheiten (Seite 73) und Fieber (Seite 75), bei Rheuma oder durch stumpfe Verletzungen wie etwa Prellungen.

Nächtliche Wadenkrämpfe können ein Hinweis auf einen Bandscheibenschaden sein. Auch ein gestörter Salz- und Wasserhaushalt des Organismus kann Muskelkrämpfe auslösen. Häufig auftretende Wadenkrämpfe sind manchmal ein Zeichen für Magnesiummangel. In seltenen Fällen ist es möglich, daß sich eine beginnende Verstopfung der tiefen Beinvenen (Venenthrombose) mit krampfartigen Beschwerden in den Beinen ankündigt (Seite 58).

Wie behandeln?

Einen einfachen Muskelkrampf lösen Sie am besten, indem Sie den verkrampften Muskel einige Male passiv gegen die Krampfrichtung dehnen. Bei einem Wadenkrampf beispielsweise sollten Sie den ganzen Fuß für einige Sekunden stark anwinkeln. Wenn die Krämpfe hartnäckig sind, setzen Sie sich auf den Boden, ziehen die Zehen zu sich heran und strecken das Bein dann ganz durch. Danach sollten Sie den Muskel leicht massieren, möglichst mit einer durchblutungsfördernden Creme.

Zum Arzt:

Wenn häufig Krämpfe auftreten und Sie keine Erklärung dafür haben, dann sollten Sie Ihren Arzt/Ihre Ärztin aufsuchen.

Ohne Medikamente

● Bei sportlichen Anstrengungen verlieren Sie nicht nur Schweißtropfen, sondern auch wertvolle Mineralien: Ersetzen Sie ausgeschwitzte Elektrolyte mit Mineraldrinks. Auch ein Energiesnack hilft: Getrocknete Bananen und Aprikosen sind reich an Kalium und beugen Muskelkrämpfen vor.

● Johanniskrautöl (Rotöl) erhöht die muskelentspannende Wirkung. Sie erhalten es als Massageöl in Drogerien und Apotheken.

● Mit einer ausgiebigen heißen Dusche oder einem Entspannungsbad und einer anschließenden Abreibung mit Franzbranntwein kommen Sie dem Muskelkater zuvor. Franzbranntwein wirkt erfrischend und gleichzeitig durchblutungsfördernd.

● Magnesium spielt eine wichtige Rolle im Muskelstoffwechsel. Krämpfe können ein Hinweis auf eine Unterversorgung sein. Der tägli-

Muskelkater

Info

Wenn Sie häufig unter Wadenkrämpfen leiden, können Sie sich mit feuchter Wärme und Wickeln helfen. Ein heißes Vollbad oder eine Sauna lockert die Muskeln.

Der ganz normale Muskelkater mit seinen typischen Schmerzen im Anschluß an eine starke sportliche Belastung entsteht durch kleinste Verletzungen in den überstrapazierten Muskelfasern. Dadurch wird eine lokale Entzündungsreaktion ausgelöst, die für den Schmerz verantwortlich ist, aber folgenlos wieder abheilt.

Muskelkater ist durch vorsichtiges Training, Massage und Aufwärmen vor größeren Belastungen vermeidbar. Sie sollten bei starken Belastungen in jedem Fall immer ausreichend Flüssigkeit zu sich nehmen (zwei Liter pro Tag).

Angenehm lindernd wirken ein heißes Vollbad, Sauna oder auch Einreibungen mit Arnika.

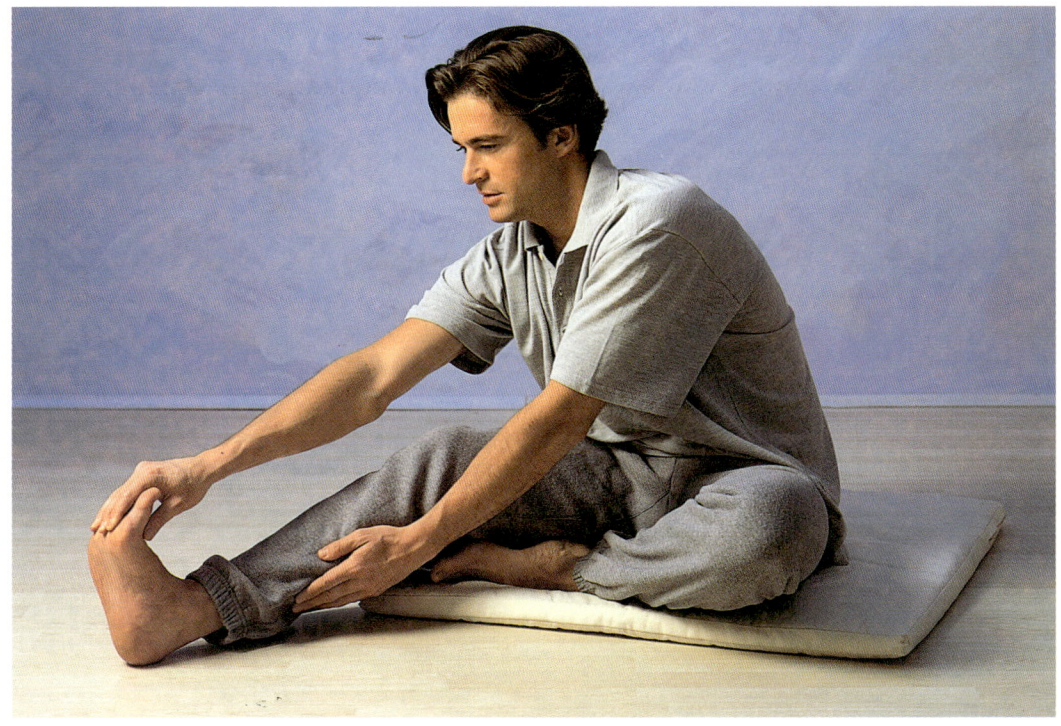

Ziehen Sie bei einem Wadenkrampf die Zehen zu sich heran, um den verkrampften Muskel zu dehnen.

che Magnesiumbedarf ist oft mit der Nahrung nicht gewährleistet. Eine gezielte Magnesium-Einnahme wird daher zur Vorbeugung und Therapie von Muskelkrämpfen empfohlen. Weitere Informationen zu Anwendung und Dosierung finden Sie unter Nährstofftherapie ab Seite 253.

Mit Medikamenten

Bei Muskelkrämpfen eignen sich die nachstehenden pflanzlichen und chemisch-synthetischen Wirkstoffe, die es zur äußerlichen Anwendung als Cremes, Öl oder Salben gibt.

Pflanzliche Mittel

● Zubereitungen mit Arnika, Menthol, Kampfer und Roßkastanie wirken durchblutungsfördernd und schmerzlindernd, ebenso ätherische Öle von Eukalyptus, Fichtennadel, Rosmarin oder Thymian. Einige erzeugen zusätzlich ein Wärmegefühl und lösen so Verspannungen und Verkrampfungen.

● Äußerlich angewendete Roßkastanienextrakte wirken gefäßstärkend, entzündungshemmend und bessern deutlich Schmerzen und Schwellungen in den Beinen.

Chemisch-synthetische Mittel

● Die Wirkstoffe Etofenamat, Heparin, Ibuprofen, Kieselsäure, Phenylephrin, Polidocanol, Salicylsäure und Salicylsäureverbindungen sind in Cremes und Salben enthalten und wirken schmerzstillend, krampflösend oder durchblutungsfördernd.

Nasenbluten

Die Nasenschleimhaut wird durch viele kleine Blutgefäße versorgt, die bei Verletzungen stark bluten können. Ein Stoß oder Schlag oder nur kräftiges Naseputzen kann diese Blutungen auslösen. Aber auch chronische Trockenheit bewirkt, daß die Nasenschleimhaut zu Blutungen neigt. In den Wintermonaten, wenn häufig die Räume überheizt und zu trocken sind, kann die Nasenschleimhaut ihrer Aufgabe, die eingeatmete Luft für die Lunge vorzufeuchten, nicht mehr nachkommen. Sie schwillt dann wie bei einem Schnupfen zu, aber es bildet sich kein Sekret mehr. Es entstehen trockene Krusten, die bei geringsten Anlässen aufspringen und feine blutende Risse bilden können.

Wie behandeln?

Als Erste-Hilfe-Maßnahme muß die Blutung gestoppt werden. Wenn Sie jedoch gehäuft unter Nasenbluten leiden, sollten Sie etwas zur Vorbeugung tun: Das betrifft vor allem die Luftfeuchtigkeit in Ihrer Umgebung. Stellen Sie im Winter Luftbefeuchter auf und gewöhnen Sie sich an, die Räume häufig zu lüften.

Zum Arzt:

Wenn eine Blutung länger als zwanzig Minuten andauert oder beidseitig auftritt, sollten Sie einen Arzt aufsuchen, der dann die Blutung mit einer Nasentamponade oder einem Ballonkatheter zum Stillstand bringt. Ist Nasenbluten die Folge eines Unfalls, muß unbedingt untersucht werden, ob eine Schädelverletzung vorliegt. Wenn Sie sehr häufig unter Nasenbluten leiden, kann dies ein Hinweis auf Bluthochdruck, eine Erkrankung der Blutgefäße oder eine Blutgerinnungsstörung sein. Diese Erkrankungen müssen vom Arzt behandelt werden.

Ohne Medikamente

● So stillen Sie Nasenbluten: Drücken Sie die Nasenflügel etwa fünf bis zehn Minuten ohne Unterbrechung zusammen.

● Die kleinen Blutgefäße verengen sich schneller, wenn Sie eine kalte Kompresse in den Nakken legen oder kaltes Wasser über die Unterarme laufen lassen.

● So beugen Sie Blutungen vor: Sorgen Sie vor allem dafür, daß in Ihrer Umgebung eine genügend hohe Luftfeuchtigkeit herrscht: Viel lüften, Verdampfer oder Luftbefeuchter aufstellen (Achtung: Sauberhalten, sie sind nützlich, aber oft wahre Brutstätten für Bakterien).

● Einfaches Nasenspülen mit kaltem Wasser, noch besser mit schwacher Salzlösung am Morgen, sorgt für gut durchblutete, feuchte Schleimhäute. So wird's gemacht: Ein paar Körner Salz in einem Glas Wasser auflösen und diese Lösung aus der Hand in die Nase hinaufziehen.

Mit Medikamenten

Medikamente gegen Nasenbluten gibt es nicht. Sie können nur versuchen, die Ursache herauszufinden und dagegen vorzubeugen.

● Ist eine trockene Nase die Ursache für häufiges Nasenbluten, läßt sich mit Emser Salz, vitaminhaltigen Nasensalben oder Nasenölen vorbeugen.

● Keinesfalls sollten Sie abschwellungsfördernde Nasentropfen verwenden, sie trocknen die Nasenschleimhaut nur noch stärker aus!

Nervenschmerzen

Nervenschmerzen (Neuralgien) entstehen im Ausbreitungsgebiet eines Nervs, ohne daß eine direkte Ursache gefunden werden kann. Es kommt zu plötzlich auftretenden, reißenden Schmerzen. Neuralgien können Vorboten einer Nervenentzündung sein, sie treten während oder nach entzündlichen Erkrankungen, bei Gewebswucherungen und Narbenbildung sowie als Ausdruck seelischer Belastung oder einer Depression auf. Manchmal werden die Schmerzattacken durch Kälte, Druck oder bestimmte Bewegungen ausgelöst.

Sehr häufig betroffen ist der sogenannte Trigeminusnerv im Gesicht. Bei einer Trigeminusneuralgie strahlen die Schmerzen in den Ober- und Unterkiefer aus. Weitere neuralgische, das heißt »schmerzgefährdete« Punkte sind der Hinterkopfnerv (Okzipitalneuralgie), die zwischen den Rippen gelegenen Nerven (Interkostalneuralgie) und die Halsnerven (Brachialgie), die Schmerzen in Schulter und Armen verursachen. Bei der Ischialgie entstehen Schmerzen und Reizzustände im Bereich des Ischiasnervs, die vom Lendenbereich bis in die Rückseite des Oberschenkels und die Kniekehle ausstrahlen. Solche Schmerzen können ganz plötzlich nach einer falschen Bewegung oder durch Heben schwerer Lasten in ungünstiger Körperhaltung auftreten. Sie werden im Volksmund Hexenschuß genannt.

Wie behandeln?

Zum Stillhalten und zur Ruhe wird man vielfach schon durch die Schmerzen selbst gezwungen. Ansonsten bewähren sich in den meisten Fällen Wärmeanwendungen mit Auflagen, als Bäder oder mit erwärmenden, durchblutungsfördernden Einreibungen, in seltenen Fällen auch eine Kältebehandlung. Ist ein Nerv »eingeklemmt«, kann manchmal der richtige Griff eines Chiropraktikers den Schmerz genauso schnell verschwinden lassen, wie er gekommen ist. Neuraltherapie und insbesondere Akupunktur (beide vom Fachmann auszuführen), aber auch Akupressur als Eigenbehandlung (Seite 247) sind altbewährte Therapieformen bei Nervenschmerzen. Vielfach lassen sich Schmerzmittel (Schmerzen, Seite 150) nicht umgehen. Sie können unterstützend auch entzündungshemmende und schmerzlindernde Vitaminpräparate einnehmen.

Zum Arzt:

Bei starken Nervenschmerzen, insbesondere im Kopf-, Gesichts- und Bandscheibenbereich,

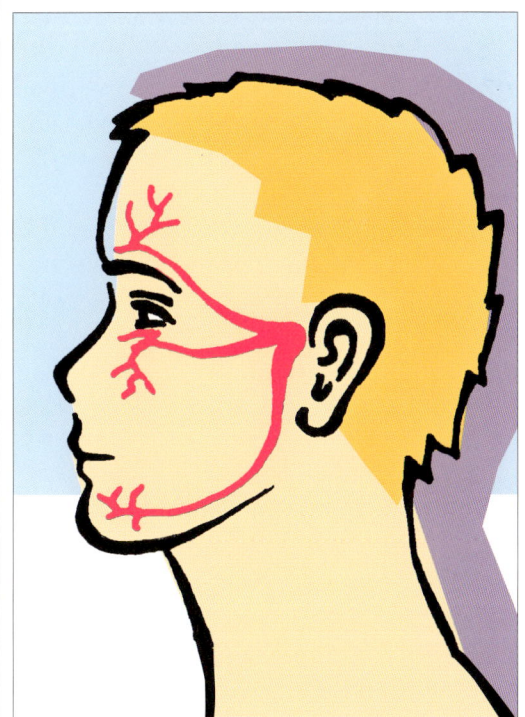

Bei einer Trigeminusneuralgie strahlen die Schmerzen bis in Stirn, Wange und Kiefer aus.

müssen Sie unbedingt den Arzt/die Ärztin aufsuchen, da unnötige Verzögerungen der richtigen Behandlung irreparable Schäden verursachen können. Bisweilen sind die Schmerzen auch so unerträglich, daß Sie verschreibungspflichtige Medikamente benötigen.

Ohne Medikamente

● Für Wärmeauflagen eignen sich besonders Heublumen, Fango, Moor oder Kartoffeln (ab Seite 219). Auch wärmende, sanft kreisende Ölmassagen der schmerzenden Partien mit Johanniskraut-, Fenchel- oder Pfefferminzöl helfen.

● Probieren Sie diese wohltuende Ölmischung aus, sie ist besonders fürs Gesicht bei Trigeminusneuralgie geeignet: je 5 Tropfen Lavendel- und Cajeputöl und je 1 Tropfen Melissen- und Rosenöl mit 50 Milliliter Johanniskrautöl mischen. Sanft die schmerzenden Partien massieren.

● Nehmen Sie hohe Dosierungen des Vitamin-B-Komplexes ein, besonders Vitamin B1 und B2 (näheres zur Nährstofftherapie ab Seite 253).

● Dieser Akupressurpunkt hilft:

Di 4 Hegu

Wie Sie diesen Punkt finden und richtig akupressieren, entnehmen Sie bitte der Tabelle und der Zeichnung auf Seite 249–251.

Mit Medikamenten

Nervenschmerzen sind, vor allem wenn sie über längere Zeit bestehen, sehr quälend. Mit Einreibungen oder Tabletten können Sie versuchen, Abhilfe zu schaffen.

Pflanzliche Mittel

● Die afrikanische Teufelskralle wird nicht nur erfolgreich bei Gelenk-, sondern auch bei Nervenschmerzen eingesetzt. In Ihrer Apotheke erhalten Sie geeignete Fertigpräparate zum Einnehmen oder als Einreibung. Wenn Sie noch mehr tun wollen: dreimal täglich einen Teufelskrallentee zubereiten (Zubereitung Seite 227) und eine Tasse davon trinken. Nehmen Sie den Tee kurmäßig ein, bis sich die Schmerzen bessern.

● Weitere pflanzliche Fertigpräparate enthalten Weidenrinde oder Mädesüß.

Chemisch-synthetische Mittel

● Erwärmende Einreibungen oder Heilpflaster (speziell bei Ischialgie) enthalten durchblutungsfördernde Stoffe wie zum Beispiel Bienengift. Ähnlich dem Wirkstoff der Brennessel löst Bienengift eine entzündungshemmende Gegenreizwirkung auf den erkrankten Nerv aus.

● Neben den gängigen Schmerzmitteln (Schmerzen, Seite 150) sind Präparate mit hoher Konzentration des Vitamin-B-Komplexes oder nur mit Vitamin B1 sehr wirksam. Sie werden auch gern mit Schmerzmitteln kombiniert.

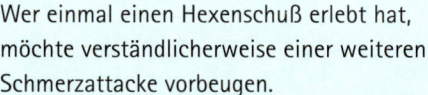

Hexenschuß vorbeugen

Wer einmal einen Hexenschuß erlebt hat, möchte verständlicherweise einer weiteren Schmerzattacke vorbeugen.

● Achten Sie auf eine ausgewogene, vollwertige und vitaminreiche Ernährung. Das volle Korn ist der größte Vitamin-B1-Lieferant. Auf den Genuß von Alkohol sollten Sie verzichten, da er nervenschädigend wirken kann.

● Aus der Palette der Wasseranwendungen sollten Sie ansteigende Teilbäder (Seite 202) sowie Vollbäder (Seite 208) mit Zusatz von Fichtennadeln, Heublumen und Schwefel (Fertigpräparate, Dosierung laut Packungsbeilage) in Ihr Badeprogramm aufnehmen. Sie alle wirken sich positiv auf die Versorgung der Nerven aus und unterstützen damit auch eine bessere Funktion.

● Machen Sie leichte Bewegungsübungen im warmen Wasser: zum Beispiel Beine anziehen und strecken, Füße im Gelenk kreisen lassen.

Nervosität

Wenn jemand unter Nervosität oder »Neurasthenie« leidet – diese Diagnose wird relativ schnell gestellt –, bedeutet dies, daß der oder die Betreffende aufgrund eines nervlichen Reizzustandes leicht erregbar ist, danach aber auch sehr rasch Erschöpfung und Ermüdung folgen. Diese unharmonischen Zustände im Nervensystem zeigen sich in vielen verschiedenen Symptomen: Übermäßiges Schwitzen, Schlaflosigkeit, Herzklopfen (ohne organische Störungen) oder allgemeine Unruhe und Angst sind meistens Zeichen einer nervösen Fehlsteuerung. Störungen des Nervensystems sind in fortgeschrittenem Stadium ein deutlicher Hinweis darauf, daß die körpereigenen Selbststeuerungskräfte mit irgendwelchen Einflüssen nicht fertig werden.

Wie behandeln?

Nervosität sollten Sie als Alarmsignal ernst nehmen: Offensichtlich harmonisieren Ihr Seelenleben und die täglichen Anforderungen nicht miteinander. Die wirksamste Maßnahme ist zugleich die schwierigste. Sie besteht darin, die Ursache für Unausgeglichenheit, Schlafstörungen und Ruhelosigkeit ausfindig zu machen und abzustellen. Nicht immer gelingt dies, oder es dauert eine Zeit, bis Änderungen herbeigeführt werden können. Pflanzliche Beruhigungsmittel bieten hier wertvolle Hilfe. Zu Allgemeinmaßnahmen und der Behandlung mit Medikamenten lesen Sie bitte auch unter dem Stichwort Schlafstörungen auf Seite 146 nach.

Ohne Medikamente

● Entspannungsfördernd ist ein warmes Vollbad (Seite 208) mit Baldrianzusatz.
● Auch ein Schenkelguß (Unterguß, Seite 213)
hilft Ihnen, abends zur Ruhe zu kommen.
● Dieser Akupressurpunkt hilft:
He 7 Shenmen
Wie Sie diesen Punkt finden und richtig akupressieren, entnehmen Sie bitte der Tabelle und der Zeichnung auf Seite 249–251.

Mit Medikamenten

Mit den folgenden pflanzlichen Mitteln können Sie übermäßige Erregung dämpfen, auch der Schlaf stellt sich leichter ein und ist erholsamer. Keinesfalls sollten Sie Nervosität und Unruhe mit chemisch-synthetischen Mitteln behandeln, man kann hier wirklich gut darauf verzichten!

Pflanzliche Mittel

● Tees mit beruhigender Wirkung enthalten Baldrian, Hopfen, Passionsblume, Eschscholtzie oder Pomeranzenschale. Es gibt viele wirksame und auch geschmacklich akzeptable Teemischungen.
● Fertigpräparate enthalten meistens nur den Extrakt aus einer Pflanze und weisen einen hohen Wirkstoffgehalt auf. Am bekanntesten sind Extrakte aus Baldrian. Für Kinder sind Zubereitungen aus der Eschscholtzie geeignet.

Der Duft von Hopfenblüten in einem Schlafsäckchen beruhigt und sorgt für erholsamen Schlaf.

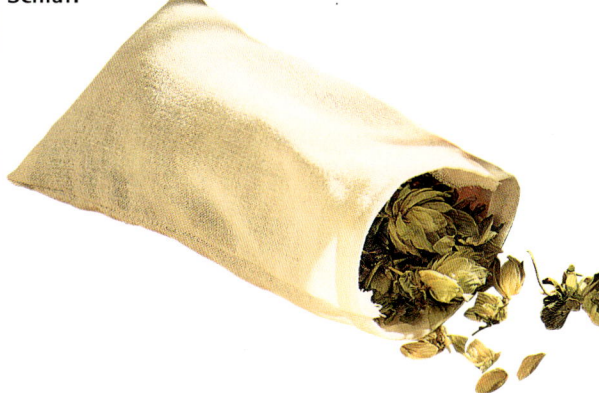

Ohrenschmerzen

Ohrenschmerzen können im Rahmen von Infektionen (Erkältung, Seite 73) und Zahnerkrankungen, aber auch durch Zugluft, kaltes Wetter oder Fremdkörper im Ohr (Erste Hilfe, Seite 187) entstehen. Bei Entzündungen des Gehörgangs dringen Bakterien durch kleinste Verletzungen in die Haut des Gehörgangs ein. Die Haut schwillt an, und der entstehende Druck führt zu starken Schmerzen. Oft treten Ohrbeschwerden im Zusammenhang mit Erkrankungen des Nasen-Rachen-Raums auf. Das liegt daran, daß Rachenraum und Mittelohr durch ein Röhrensystem (Eustachische Röhre oder Ohrtrompete) in Verbindung stehen. Auch die Krankheitskeime gelangen durch diese Röhren ins Mittelohr. Sind nun die Nasenschleimhäute und die Eustachische Röhre zugeschwollen, staut sich der durch die Infektion gebildete Eiter im Mittelohr. Daraus kann sich sehr schnell eine fieberhafte Entzündung mit oft pochenden Schmerzen entwickeln. Besonders Säuglinge und Kleinkinder sind häufig von solchen Mittelohrentzündungen betroffen.

Wie behandeln?

Oft läßt sich schwer entscheiden, wo die Schmerzen im Ohr lokalisiert sind. Lindernd wirkt fast immer Wärme. Im Frühstadium können Sie entweder mit Rotlicht bestrahlen (Seite 220) oder wärmende Ohrwickel (Seite 218) machen. Bei begleitenden Erkältungen ist wichtig, daß mit Hilfe von abschwellungsfördernden Nasentropfen für die Durchlässigkeit der Ohrtrompete gesorgt wird.

Ohrentropfen sind nur sinnvoll bei Entzündungen des äußeren Gehörgangs. Bei Mittelohrentzündung gelangen sie gar nicht an den Entzündungsherd. Die Anwendung von Ohren- und Nasentropfen finden Sie auf Seite 22 beschrieben.

Zum Arzt:

Bei Mittelohrentzündungen ist oft eine Antibiotikatherapie in Verbindung mit abschwellungsfördernden Nasensprays die einzige Möglichkeit, spätere Folgeschäden zu vermeiden. Daher sollte bei starken Ohrenschmerzen, die auf erste Eigenmaßnahmen nicht ansprechen, sofort ein Arzt zugezogen werden. Ohrenschmerzen bei Kleinkindern sollten immer von einem Arzt/ einer Ärztin behandelt werden!

Ohne Medikamente

● Ein altes Hausmittel bei Ohrenschmerzen sind Zwiebelauflagen: entweder einfach Zwiebelscheiben hinter dem Ohr auflegen oder als Umschlag anbringen. Dazu wird eine kleingeschnittene Zwiebel in ein Stofftuch eingefaltet und auf das Ohr gelegt, mit Watte oder einem warmen Tuch abgedeckt und vielleicht noch eine Mütze darüber gezogen. Einige Stunden wirken lassen (Rezepte Seite 218).

● Sie können auch Watte mit Johanniskraut-, Nelken- oder Teebaumöl tränken und vorsichtig im vorderen Gehörgang plazieren.

Frische Zwiebelscheiben oder warme Zwiebelwickel sind alte Hausrezepte bei Ohrenschmerzen.

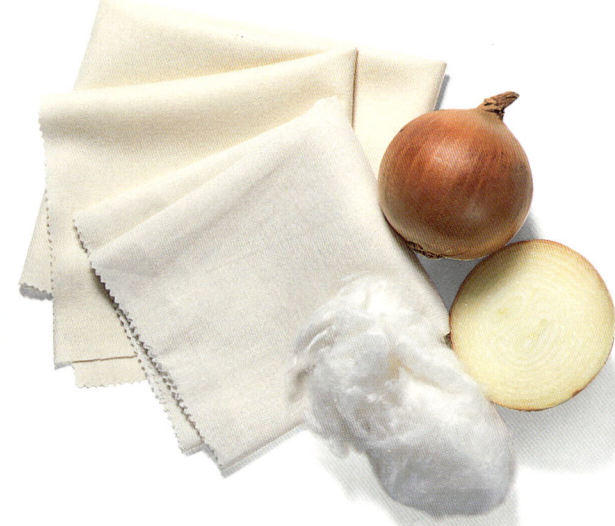

● Kopfdampfbäder (Seite 205) mit Kamille können auch bei Ohrenschmerzen lindernd wirken. Oder Sie legen Kamillenkompressen (Rezept Kräuterkompresse, Seite 221) auf das Ohr.

● Werden die Ohrenschmerzen von Fieber begleitet, sollten Sie einen Wadenwickel (Seite 216) anlegen. Später können Sie das betroffene Ohr mit Rotlicht bestrahlen (Seite 220).

Mit Medikamenten

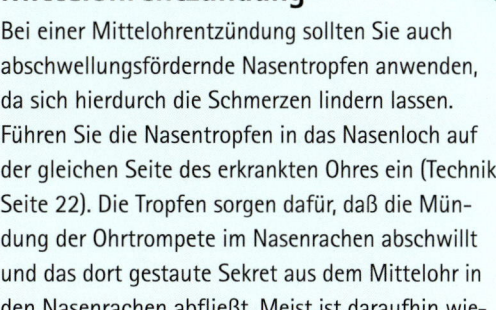

● In der Regel werden bei Ohrenschmerzen als Wirkstoff Cholinsalicylat und Phenazon eingesetzt. Die Konzentration der Wirkstoffe ist in den Ohrentropfen höher als in den Präparaten, die geschluckt werden. Viele Ohrentropfen enthalten noch örtlich betäubende Mittel oder Lösungsmittel wie Glycerol, die es dem Wirkstoff erleichtern, an den Ort des Schmerzes zu gelangen.

Bitte beachten Sie:

Die Tropfen müssen vor der Anwendung in der Hand erwärmt werden, weil das Ohr kälteempfindlich ist.

● Örtliche Betäubungsmittel in Ohrentropfen sind Lidocain oder Procain. Mittel mit Lidocain sollten Sie nicht über längere Zeit anwenden.

● Bei leichteren Gehörgangsentzündungen, die mit störendem Juckreiz einhergehen, eignen sich Ohrentropfen mit den Wirkstoffen Dequaliniumchlorid oder Ethacridinlactat. Bei stärkeren Entzündungen muß in jedem Fall ein Arzt zu Rate gezogen werden. Es besteht sonst die Gefahr, daß es zu einer Schädigung des Trommelfells oder des Gehörnervs kommt.

● Bei einer akuten Entzündung des Mittelohrs gehen heftige Schmerzen vom Trommelfell aus, das sich durch den Druckanstieg im Mittelohr in den Gehörgang wölbt. Dabei werden die Schmerznerven stark gereizt. In solchen Fällen eignen sich einige der im Abschnitt Schmerzen (Seite 150) beschriebenen Schmerzmittel.

Nasentropfen helfen bei Mittelohrentzündung

Info

Bei einer Mittelohrentzündung sollten Sie auch abschwellungsfördernde Nasentropfen anwenden, da sich hierdurch die Schmerzen lindern lassen. Führen Sie die Nasentropfen in das Nasenloch auf der gleichen Seite des erkrankten Ohres ein (Technik Seite 22). Die Tropfen sorgen dafür, daß die Mündung der Ohrtrompete im Nasenrachen abschwillt und das dort gestaute Sekret aus dem Mittelohr in den Nasenrachen abfließt. Meist ist daraufhin wieder ein Druckausgleich möglich, so daß sich das Trommelfell entspannen kann und die Schmerzen sich vermindern.

Homöopathie

Hinweise zu Wirkweise und Anwendung homöopathischer Mittel finden Sie ab Seite 244. Die folgenden Beschwerdebilder sind nach den Begriffen Leitsymptom (L), seelische Verfassung (S) und mögliche Änderungen (M) geordnet.

● Chamomilla D2, D3, D4, D6 – Tropfen: L: stechender Ohrschmerz, besonders beim Bücken, Ohrgeräusche, eine Wange rot, die andere blaß; S: gereizt, ruhelos (Kinder wollen ständig getragen werden); M: nachts sowie durch Wärme, Ärger oder Musik verschlechtert.

● Ferrum phosphoricum D4, D6 – Tabletten: L: Entzündung und Schmerzen mit Temperaturerhöhung und Lymphknotenschwellung. Mittel hilft besonders gut bei nervösen Kindern!

● Pulsatilla D3, D4, D6 – Tropfen: L: stechender Ohrschmerz, Ohr wie verstopft, Eiter, mildes Sekret, Frostigkeit; M: Wärme verschlechtert, Besserung durch Kühle. Auch bei Masern.

● Verbascum thapsiforme D4, D6 – Tabletten/Tropfen: L: bei starken Gesichts- und Ohrenschmerzen; bei Infektionen der Atemwege; M: Verschlechterung bei Kälte.

Ohrgeräusche, Ohrensausen

Als Ohrensausen oder Tinnitus wird die Wahrnehmung von klingenden, rauschenden oder pfeifenden Geräuschen bezeichnet, die gehört werden, ohne daß eine äußere Schallquelle existiert. Das Geräusch wird dauernd oder nur mit Unterbrechungen wahrgenommen und kann für die Betroffenen sehr lästig und quälend sein. Oft geht auch eine beginnende Schwerhörigkeit damit einher.

Es gibt verschiedene Entstehungsmöglichkeiten für Ohrgeräusche wie etwa ein Hörsturz (plötzliches Nachlassen der Hörfähigkeit mit gleichzeitigem Ohrgeräusch), eine Innenohrschädigung durch starke Lärmbelastung (laute Arbeitsumgebung, Diskotheken, Walkman) oder Kopfverletzungen. Aber auch Arteriosklerose und Durchblutungsstörungen, Erkrankungen des Innenohrs, Bluthochdruck, schmerzhafte Veränderung der Halswirbelsäule oder großer Streß können Ursachen sein.

Wie behandeln?

Sie sollten in jedem Fall von ärztlicher Seite die Ursache abklären lassen. Oft kann eine rechtzeitig einsetzende Behandlung mit durchblutungsfördernden Mitteln die Ohrgeräusche zum Verschwinden bringen.

Hörgeräte können helfen, von außen kommende Geräusche wieder besser wahrzunehmen. Es gibt sogenannte Tinnitus-Masker, die die Ohrgeräusche übertönen. Sie sehen aus wie Hörgeräte, produzieren jedoch selber Rauschsignale, die den Tinnitus überdecken. Wenn alle Maßnahmen erfolglos waren, müssen Sie versuchen, sich mit dem Ohrgeräusch zu arrangieren. Der Anschluß an eine Selbsthilfegruppe kann Ihnen dabei vielleicht helfen (Adressen, die weiterhelfen, ab Seite 253). Chemisch-synthetische Schlaf- und Beruhigungsmittel sollten Sie vermeiden, da diese zur Abhängigkeit führen können.

Ohne Medikamente

● In vielen Fällen entstehen die Ohrgeräusche durch zu starken Streß und Belastung: Versuchen Sie, ob Entspannungstechniken Besserung bringen.

● Wie bei allen Erkrankungen, die mit Durchblutungsstörungen zusammenhängen, können gefäßtrainierende und abhärtende Maßnahmen von Nutzen sein. Versuchen Sie es einmal mit wechselwarmen Wasseranwendungen (Seite 210), Güssen (Seite 211) oder regelmäßigen Saunabesuchen.

● Leichte sportliche Betätigungen wie Gymnastik oder Joggen wirken sich ebenfalls positiv auf den Kreislauf aus.

● Tägliche Nasenspülungen mit kalter, schwacher Kochsalzlösung (ein paar Körner Salz in einem Glas Wasser auflösen) fördern die innere Durchblutung: das Salzwasser so weit wie möglich in die Nase hinaufziehen, dann durch den Rachen wieder ablaufen lassen.

Mit Medikamenten

Die Behandlung des Tinnitus ist noch immer sehr unbefriedigend. In der Selbstmedikation haben sich pflanzliche und homöopathische Präparate bewährt.

Pflanzliche Mittel

● Präparate zum Einnehmen aus den Blättern des Ginkgobaumes steigern die Fließeigenschaften des Blutes und fördern damit auch die Gehirndurchblutung. Gingko kann sich sehr positiv auf die Ohrgeräusche auswirken.

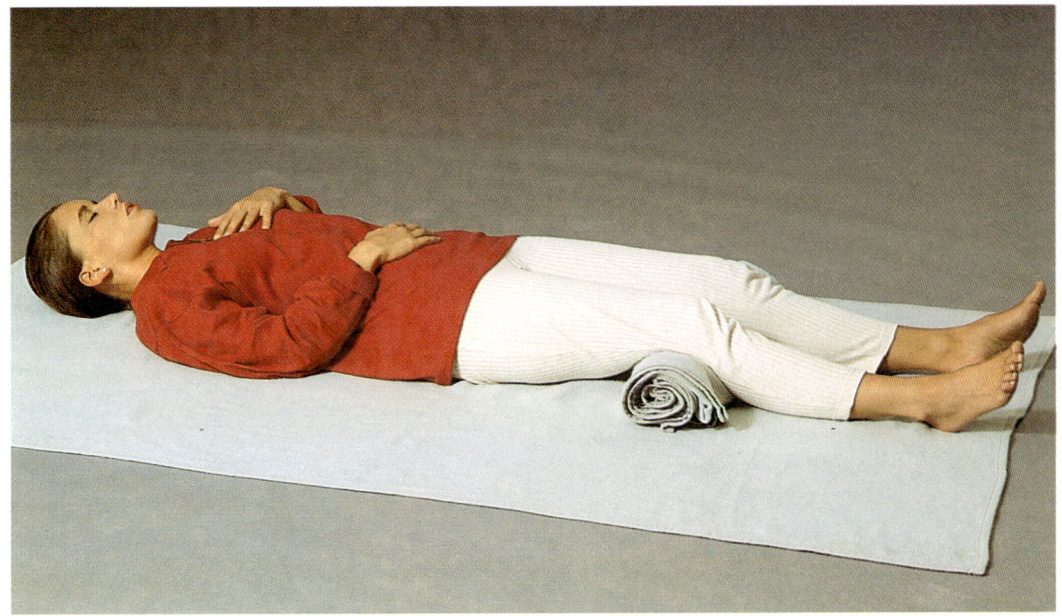

Streß ist eine Hauptursache für Ohrgeräusche. Versuchen Sie mehrmals täglich bewußt zu entspannen.

Homöopathie

Hinweise zu Wirkweise und Anwendung homöopathischer Mittel finden Sie ab Seite 244. Die folgenden Beschwerdebilder sind jeweils nach den Begriffen Leitsymptom (L), seelische Verfassung (S) und mögliche Änderungen (M) geordnet.

● China D3, D4, D6 – Tabletten: L: Ohrensausen und -klingen, Überempfindlichkeit des Gehörs, Schweißausbrüche, heißer Kopf, kalte Extremitäten, Abmagerung, Blähungen, Folge von Blutverlust, Folge von Durchfall, Folge von schweren Erkrankungen (etwa nach Operation); S: nervöse Überempfindlichkeit; M: nachts, bei Berührung, durch Essen und Ruhe verschlechtert, Wärme bessert.

● Glonoinum D4, D6 – Tropfen: L: Ohrensausen und -stiche, heftiger, pulsierender Kopfschmerz, hochrotes Gesicht; S: Angst; M: Alkohol, Wärme, Sonne und Bewegung verschlechtert, frische Luft bessert.

● Phosphor D6, D12, (D30) – Tropfen: L: Ohrgeräusche, Überempfindlichkeit des Gehörs oder Schwerhörigkeit, eigene Worte wie Echo im Ohr, Verlangen nach kalten Getränken, die aber erbrochen werden; S: große Nervosität, Angst bei Alleinsein, Angst bei Gewitter, große Schwäche; M: bei Kälte, frischer Luft, Aufregung und Anstrengung sowie abends und nachts verschlechtert.

● Secale D3, D4, D6 – Tabletten: L: Ohrensausen mit Schwindel und Übelkeit, Kopfschmerz, inneres Brennen wie Feuer; S: Angst, Melancholie; M: Bewegung, Berührung, Bettwärme verschlechtert, Abkühlung und frische Luft bessert.

● Tabacum D6, D12 – Tabletten: L: Ohrensausen mit Schwindel und Erbrechen, Überempfindlichkeit gegen jegliches Geräusch, Speichelfluß, kalter Schweiß, Eiseskälte; S: Nervosität; M: Tabakgenuß oder -rauch, jede Bewegung und Kälte verschlechtert, Erbrechen und frische Luft bessern die Beschwerden.

Pickel

Pickel und Akne gehören zu den häufigsten Hauterkrankungen. Die gewöhnliche Akne tritt bei Jugendlichen während der Pubertät durch hormonelle Veränderungen auf, die eine vermehrte Talgproduktion auslösen. Wenn die Ausführungsgänge der Talgdrüsen verhornt sind, ist der Abfluß von Sekret gestört. Es entstehen Mitesser, in denen sich Bakterien einnisten können, die eine Entzündung verursachen und die Pickel entstehen lassen (Hautentzündung durch Bakterien, Seite 90). Betroffen sind vor allem Gesicht, Schultern, Brust und Rücken. Hat sich mit dem Ende der Pubertät der Hormonhaushalt eingespielt, reduziert sich auch die Talgproduktion wieder auf ein Normalmaß. Meistens klingt eine Pubertätsakne um die Zwanzig wieder von selbst ab.

Wie behandeln?

Man kann das Entstehen von Pickeln und Akne nicht verhindern, jedoch die Dauer der Erkrankung verkürzen und die Schwere mildern. Wichtig: Geduld und konsequente Hautreinigung!
Verwenden Sie dazu statt Seife unbedingt Wasch-Syndets. Fürs Gesicht eignen sich Reinigungsmilch oder Gesichtswasser mit desinfizierenden Zusätzen. Es gibt Präparate mit kombinierten antiseptischen und entzündungshemmenden Wirkstoffen für leichte Akneformen als Abdeckstifte oder hautfarbene Lotionen.
Sonnen- und UV-Bestrahlung in Maßen (Kasten »Tips fürs Sonnenbad«, Seite 162) unterstützen die Abheilung.
Mit einer Schälbehandlung lassen sich die oberen, verhornten Hautschichten und damit auch die Pfropfen in den Ausführungsgängen der Talgdrüsen abtragen. Leichte Schälmittel enthalten Resorcin und Salicylsäure. Benzoylperoxid wirkt antibakteriell. Entsprechende Präparate können Sie rezeptfrei erwerben.

Zum Arzt:

Bei einer schwereren Akne sollten Sie eine Hautärztin/einen Hautarzt aufsuchen. Sie/er kann dann stärkere Mittel, etwa mit Vitamin-A-Säure oder Acelainsäure, verordnen. In besonders schweren Fällen müssen Antibiotika eingesetzt werden.

Ohne Medikamente

● Wasseranwendungen fördern die Durchblutung der Haut: Kopfdampfbäder (Seite 205), regelmäßige Saunabesuche oder Vollbäder (Seite 208) mit einem Zusatz von Kleie, Zinnkraut oder Schwefel (Fertigpräparate, Dosierung nach Packungsanleitung) sind sehr

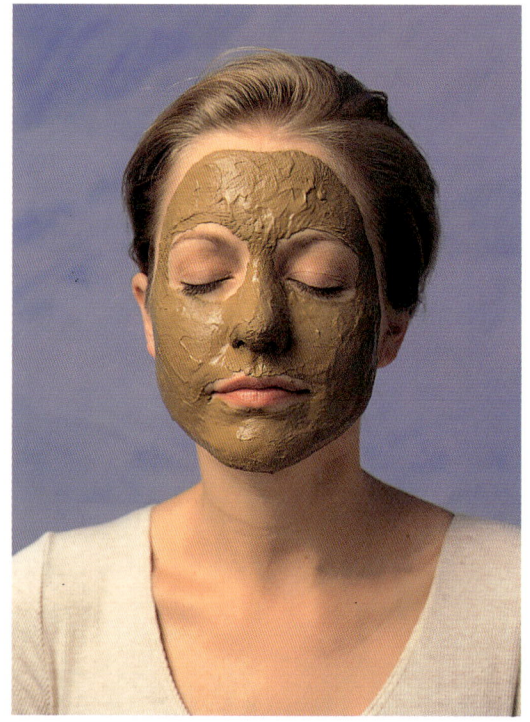

Gesichtsmasken aus Heilerde heilen und beruhigen entzündete Haut und klären die Poren.

Hautpflege bei Akne

● Zunächst muß die Haut entfettet werden. Dazu sollten Sie sie zwei- bis dreimal täglich mit warmem Wasser reinigen. Wenn Sie Syndets anstelle von Seife verwenden, wird der Säureschutzmantel der Haut nicht zerstört, so daß dieser sich auch weiter gegen Bakterien zur Wehr setzen kann. Außerdem verhindern Syndets eine starke Quellung der Haut und verschließen die Haarfollikel nicht.
● Stark alkoholhaltige Gesichts- oder Rasierwässer meiden Sie besser, da Alkohol die Haut austrocknet und so die Talgproduktion noch mehr anregt.
● Waschen Sie Ihr Gesicht mit einem weichen Waschlappen, das reizt nicht so stark.
● Es gibt zahlreiche medizinisch-kosmetische Zubereitungen als Cremes oder Masken, die

eine Art Schältherapie der Haut darstellen und den Talg besser abfließen lassen. Sie sollten sie nur selten benutzen.
● Vermeiden Sie es, selbst an Aknepickeln herumzudrücken oder zu -quetschen. Dabei können Sie nämlich leicht so viel Gewebe zerstören, daß es zur Narbenbildung kommt. Bei ausgeprägter Akne sollten Sie lieber eine Kosmetikerin aufsuchen, die sich in der Behandlung besser auskennt. Vorausgesetzt, daß Sie vorsichtig vorgehen, können Sie Mitesser am ehesten nach einem Kamillendampfbad (Seite 205) oder nach Auflegen von heißen Kompressen (Seite 221) oder einer Gesichtsmaske durch Ziehen an der umliegenden Haut in alle vier Richtungen (keinesfalls durch Drücken!) entfernen.

Info

hilfreich. Warme Kompressen (Seite 219) mit Eichenrindenabkochung getränkt oder Bäder mit Eichenrinde oder Fichtennadelextrakt bei einer Wassertemperatur von 37 °C (Badedauer 15 Minuten) hemmen die Talgabsonderung.
● Waschungen mit Kamillentee (Seite 209) oder Heilerdeauflagen und -gesichtsmasken wirken entzündungshemmend: Heilerde mit Wasser oder Zitronensaft zu einem Brei anrühren, antrocknen lassen und nach 15 Minuten wieder abwaschen.
● Hilfreich sind auch Trockenbürstungen (Seite 212), die mit speziellen Gesichtsbürsten durchgeführt werden können (aus der Apotheke).
● Wichtig ist außerdem viel Bewegung an frischer Luft und ab und zu ein Sonnenbad.

Mit Medikamenten

Wer nur zeitweilig (zum Beispiel vor oder während der Menstruation) unter Pickeln leidet, kann auf eine spezielle Behandlung meist verzichten. Eine sorgfältige und gründliche

Hautreinigung und -pflege ist allerdings unerläßlich. Nur wenn Pickel zum Beispiel in der Pubertät stark stören, können Medikamente erforderlich werden. Versuchen Sie zunächst pflanzliche Mittel, oft führen sie schon zum Erfolg.

Pflanzliche Mittel

● Stoffwechselwirksame Tees aus Löwenzahn, Brennessel, Schachtelhalm oder aus Stiefmütterchenkraut können Abheilungsprozesse unterstützen (Zubereitung und Dosierung Seite 227). Bei Stiefmütterchentee empfielt sich eine kurmäßige Anwendung über mehrere Wochen.

Chemisch-synthetische Mittel

● Fertigpräparate mit Inhaltsstoffen wie Salicylsäure, Resorcin und Schwefel in Form von Cremes oder Lotionen regulieren die Tätigkeit der Talgdrüsen und können zuviel gebildete Hautschuppen ablösen. Auch Tioxolon lockert und löst die oberste Hornhautschicht. Darüber hinaus wirkt diese Substanz gegen Bakterien und reguliert die Talgproduktion.

● Zu den Präparaten mit neueren Wirkstoffen gehören solche, die Benzoylperoxid enthalten. Diese Präparate fördern die Durchblutung der Haut und erleichtern so die Abheilung von entzündeten Pickeln. Mitesser werden aufgelöst, ihre Neubildung wird verhindert. Auch die Besiedlung mit Bakterien ist bei Anwendung dieser Substanz ebenfalls nicht so leicht möglich (zur richtigen Anwendung siehe Kasten).

● Bei Kopfschuppen und Störungen der Talgsekretion an der Kopfhaut können Sie Selen in der Form von Selendisulfid als 2,5prozentige Suspension oder Paste verwenden. In wenigen Fällen kommt es durch die Selenzubereitung allerdings zu einer verstärkten Talgproduktion. Selenzubereitungen dürfen Sie nicht auf verletzte Haut aufbringen, da dann zuviel Selen vom Körper aufgenommen werden würde.

● Entsprechende Präparate mit Kadmium wirken ähnlich wie Selenzubereitungen, sind jedoch besser verträglich.

Homöopathie

Hinweise zu Wirkweise und Anwendung homöopathischer Mittel finden Sie ab Seite 244. Die folgenden Beschwerdebilder sind jeweils nach den Begriffen Leitsymptom (L), seelische Verfassung (S) und mögliche Änderungen (M) geordnet.

● Graphites D6, D12, D30 - Tabletten: L: Haut trocken schuppig, aber auch klebrig nässend, Schrunden am Übergang von Haut zu Schleimhaut, übelriechende saure Schweiße; M: nachts, bei Wärme und nach der Menstruation verschlechtert.

● Hepar sulfuris D6, D12, D30 - Tabletten: L: starke Eiterungsneigung besonders in Hautfalten, sehr empfindlich bei Berührung und geringster Kälte, heftiger Juckreiz.

● Natrium muriaticum D6, D12, D30 - Tabletten: L: Haut fettig ölig, aber an einigen Punkten auch trocken, Pickel vor allem an Stirn-Haar-Grenze, Mundwinkeleinrisse.

● Pulsatilla D6, D12, D30 - Tropfen: L: Beziehung zur Haut über das Hormonsystem, Akne bei venösen Stauungen, häufig wechselnde Blässe und Röte; M: Bewegung und frische Luft bessert.

● Sulfur D6, D12, D30 - Tabletten: L: trockene, schmutzig aussehende Haut, juckend und brennend, übelriechende Schweiße, Silberschmuck wird schwarz; M: Wasseranwendung, Bettwärme verschlechtert, Kratzen bessert Juckreiz, danach tritt jedoch Brennen auf.

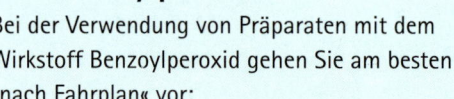

Pickel- und Aknebehandlung mit Benzoylperoxid

Bei der Verwendung von Präparaten mit dem Wirkstoff Benzoylperoxid gehen Sie am besten »nach Fahrplan« vor:

● Zunächst sollten Sie einmal täglich ein niedrig konzentriertes Präparat (üblicherweise 5 Prozent) verwenden. Wenn Sie es gut vertragen, können Sie die Anwendung auf zweimal täglich steigern.

● Tragen Sie es anfangs immer abends nach dem Waschen auf die Haut auf, später bei zweimaliger Verwendung dann morgens und abends.

● Nur Geduld: Der erste Behandlungserfolg wird sich erst nach etwa vier bis zehn Wochen Behandlungsdauer einstellen.

● In einigen Fällen kommt es bei empfindlichen Personen zu Überempfindlichkeitsreaktionen. Nebenwirkungen durch Aufnahme der Substanz in den Körper sind aber nicht zu befürchten.

● Noch ein praktischer Hinweis: Benzoylperoxid kann manche Kleidungsstücke ausbleichen, also ist Vorsicht angezeigt für Blusen- oder T-Shirt-Kragen, Bettwäsche und Handtücher!

Reisekrankheit

Einige Menschen reagieren auf ständige Reizungen des Gleichgewichtsorgans im Innenohr empfindlich. Beschleunigung im Auto, das Schaukeln eines Omnibusses, Schiffes oder Flugzeugs lösen bei ihnen Schweißausbrüche, Übelkeit und Erbrechen aus. Kinder sind von der sogenannten Reisekrankheit meist noch stärker betroffen als Erwachsene.

Wie behandeln?

Mit einigen Vorsorgemaßnahmen können Sie erreichen, daß Ihre Reise angenehm verläuft: Vor Antritt einer Reise sollten Sie wenig und nur leichte Kost zu sich nehmen. Auch für unterwegs sind trockene Kekse oder Zwieback verträglicher. Versuchen Sie, günstige Plätze zu bekommen, Vorderplätze im Auto oder Bus, Mittelplätze im Flugzeug und Schiff. Manchmal hilft das Fixieren eines Punktes in der Ferne, der Blick ins Buch dagegen verstärkt meist die Übelkeit. Entsprechende Präparate helfen, der Übelkeit zuvorzukommen.

Ohne Medikamente

● Es gibt Kaugummis mit entsprechenden Wirkstoffen, die erst während der Reise gekaut werden müssen.
● Wenn nichts geholfen hat, größere Flüssigkeitsverluste durch Erbrechen mit Mineralwasser, Tee oder Mineraldrinks wieder auffüllen.
● Diese Akupressurpunkte helfen:
Pe 6 Neiguan
Ren 12 Zhongwan
Ma 36 Zusanli
Wie Sie diese Punkte finden und richtig akupressieren, entnehmen Sie bitte der Tabelle und der Zeichnung auf Seite 249–251.

Mit Medikamenten

Bei der Einnahme von Medikamenten sollten Sie deren Wirkzeit beachten: Tabletten etwa eine halbe Stunde vor Reisebeginn einnehmen; Zäpfchen, die für kleine Kinder geeigneter sind, müssen ein bis zwei Stunden vor Reiseantritt eingeführt werden.

Pflanzliche Mittel

● Aus dem Bereich der pflanzlichen Arzneimittel helfen Ingwerpräparate; im Gegensatz zu entsprechenden chemisch-synthetischen Präparaten machen sie nicht müde. Sie können auch Ingwerstäbchen oder Ingwerbonbons essen.

Chemisch-synthetische Mittel

● Zur Behandlung von Reisekrankheit geeignete chemisch-synthetische Arzneistoffe sind Dimenhydrinat und Diphenhydramin (siehe auch Erbrechen, Seite 71). Da sie als Nebenwirkung müde machen und das Reaktionsvermögen verringern können, werden sie zum Teil mit Coffein kombiniert.

Homöopathie

Hinweise zu Wirkweise und Anwendung homöopathischer Mittel finden Sie ab Seite 244. Die folgenden Beschwerdebilder sind nach den Begriffen Leitsymptom (L), seelische Verfassung (S) sowie mögliche Änderungen (M) geordnet.
● Anamirta cocculus D4, D6 - Tabletten: L: Erschöpfung, Schwindel bei Bewegung, kalter Schweiß bei geringster Anstrengung; S: ärgerlich, erzürnt, mutlos; M: Verschlimmerung bei Bewegung oder während Autofahrten.
● Nicotiana tabacum D4, D6 - Tabletten: L: große Übelkeit, Schwindel, kalter Schweiß, nervöses Herzklopfen; S: erst lebhaft, dann sterbenselend, dann verzweifelt; M: Verschlimmerung durch Bewegung und Wärme, Besserung an frischer Luft und nach Erbrechen.

Rückenschmerzen

Ausgangspunkt der Rückenschmerzen ist die Wirbelsäule. Von hinten betrachtet verläuft sie in einer geraden Linie, von der Seite gesehen hingegen in mehreren Biegungen. Die Biegungen machen die Wirbelsäule elastisch und verhindern, daß Stöße und Erschütterungen zu hart an den Kopf und das empfindliche Gehirn weitergeleitet werden. Jeder Mensch hat aber neben den anatomischen Gegebenheiten seines Haltungsapparates eine ganz individuelle Körperhaltung, die auch von unserer psychischen Grundstimmung geprägt wird: Freude und Erfolg heben uns, Pechsträhnen, Kummer und Sorgen drücken uns nieder.

Fast jeder Mensch wird im Laufe seines Lebens von Schmerzen und Bewegungsstörungen im Bereich der Wirbelsäule heimgesucht. Ihre Erscheinungsformen, aber auch ihre eigentlichen Auslöser können vielfältig sein: Bandscheibenschäden, Wirbelentzündungen, Geschwülste, Stoffwechselerkrankungen, angeborene Fehlbildungen, Muskelhärten, Verschleiß der Wirbelgelenke, Wirbelsäulenverkrümmungen und Unfälle kommen in Frage. Außerhalb der Wirbelsäule liegende Ursachen für Rückenschmerzen können Frauenleiden, Erkrankungen von Magen, Darm, Bauchspeicheldrüse, Gallenwegen, Niere und Harnleiter oder großer Blutgefäße in Becken und Bauch sein. Manchmal rufen auch Unterschiede der Länge des rechten und linken Beins solche Schmerzen hervor.

Wie behandeln?

Wichtiger als jede medikamentöse Behandlung ist eine Stärkung der Rückenmuskulatur durch gezieltes Training aller beteiligten Muskelpar-

tien. Krankengymnastik wird vom Arzt verordnet, sogenannte Rückenschulen bieten inzwischen Krankenkassen, Volkshochschulen, Turnvereine und Fitneß-Studios an. Daneben können Wasseranwendungen, Massagen und auch bestimmte Medikamente bei Rückenschmerzen helfen. Beinverkürzungen als Ursache der Rückenschmerzen müssen durch entsprechende Einlagen ausgeglichen werden.
Überdenken Sie aber auch einmal Ihre Lebensweise: Haben Sie sich zuviel aufgeladen? Drückt Sie ein unbewältigtes Problem wie eine Last? Wo läßt sich unnötiger Streß abbauen? Bei etwas mehr Gelassenheit kann auch der Körper wieder durchatmen und sich aufrichten.

Zum Arzt:

Wenn Rückenschmerzen plötzlich auftreten, wenn sie sehr stark sind und möglicherweise mit Gefühlsstörungen in den Beinen einhergehen oder leichtere Beschwerden über längere Zeit anhalten, sollten Sie sich von Ihrer Ärztin/Ihrem Arzt untersuchen lassen.

Ohne Medikamente

● Für Rückenschmerzen kommt die gesamte Palette der Wasseranwendungen zum Einsatz: Zur Durchblutungssteigerung, aber auch zur Vorbeugung eignen sich kalte Waschungen (Seite 209), Abreibungen (Seite 210) oder Kaltwasserwickel. Der Körper muß allerdings zuvor gut durchwärmt sein.
● Warme und heiße Feuchtanwendungen kommen eher bei sehr heftigen Kreuzschmerzen, Rückenverspannungen und Hexenschuß in Betracht, etwa warme Wickel (Seite 216), Heublumenauflagen (Seite 220) oder Kräuterkompressen mit Arnika-, Rosmarin- oder Thymiantee (Seite 221). Auch Fango- und Moorauflagen (Seite 219), heiße Vollbäder (Seite 208) mit entspannenden und durchblutungsfördernden Zusätzen (zum Beispiel fertige

Rückenschmerzen – Die Ursachen finden

Wollen oder müssen Sie wegen Ihrer Rückenschmerzen den Arzt aufsuchen? Je detaillierter Sie Auskunft geben können, desto leichter wird die Beurteilung des Krankheitszustandes und die Aufstellung einer Behandlungsstrategie. Deshalb finden Sie an dieser Stelle einen Katalog der wichtigsten Fragen zur Diagnosefindung.

Beginn der Schmerzen

● Wie lange existieren die Rückenschmerzen?
● Sind sie plötzlich oder allmählich aufgetreten?
● Hat die Stärke der Schmerzen schnell zugenommen oder sind sie gleichbleibend?
● Haben Sie eine denkbare Erklärung für die Beschwerden (Sturz, Schlag, heftige Bewegungen)?

Ort der Schmerzen

● Können Sie den Ort der Beschwerden beschreiben oder sind die Beschwerden diffus?
● Bleiben die Schmerzen an einer Stelle oder wandern sie (etwa zwischen die Schulterblätter oder in das Gesäß und die Oberschenkel)?

Zeitpunkt

● Treten die Beschwerden nachts auf und hindern Sie am Schlafen? (Möglicherweise Überforderung der Rückenmuskeln)
● Werden Sie von Ihren Schmerzen erst in der zweiten Nachthälfte geweckt und spüren eine Besserung nach Bewegung? (Verdacht auf Bandscheibenschaden)

● Tritt der Schmerz erst kurz nach dem Aufstehen auf und bessert sich schnell bei Bewegungen? (Verdacht auf Verschleißerscheinungen der Wirbelgelenke)
● Treten die Schmerzen eher tagsüber bei einseitiger körperlicher Beanspruchung auf (langes Sitzen, Stehen, ungewohntes Bücken)?

Schmerzbilder

● Dumpfe, fließende rheumatische Schmerzen (Überbeanspruchung oder Lockerung der Wirbelsäulenbänder)
● Brennende oder schneidende Schmerzen mit Ausstrahlung in Gesäß oder Bein (Verdacht auf Nervenbeteiligung)
● Klopfende, pochende Schmerzen (Entzündung)
● Wellenförmige oder kolikartige Schmerzen (Krankheitsherd möglicherweise in einem inneren Organ wie Niere, Gallenblase, Bauchspeicheldrüse, Harnleiter und andere)

Wann wird´s schlimmer?

Beobachten Sie Ihre Schmerzen: Werden Ihre Bewegungen dadurch eingeschränkt, verstärken sich die Schmerzen beim Husten, Niesen, Lachen, Pressen, oder treten sie beim Hantieren in gebückter Haltung auf, oder verschlimmern sie sich nach Sport und Gymnastik?
Rückenschmerzen sind vorwiegend im Kreuz, seltener im Nacken und noch seltener im Brustwirbelbereich lokalisiert.

Rheumabäder, Schwefelbäder oder Moorbäder) helfen Verspannungen und Schmerzen zu lindern.
● Krankengymnastische Massagen können Muskelverspannungen lösen, sind jedoch verschreibungspflichtig.

Mit Medikamenten

Sie können zwischen pflanzlichen und chemisch-synthetischen Präparaten in Form von Einreibungen, die vor allem die Durchblutung fördern, entspannen und erwärmen, und Tabletten wählen.

143

Pflanzliche Mittel

● Altbewährt bei Rückenschmerzen und als Einreibung oder zur Massage geeignet ist Johanniskrautöl. Sie erhalten es als Massageöl in Drogerien und Apotheken.

● Schmerzlindernd und entspannend wirken durchblutungsfördernde, erwärmende Einreibungen mit Wirkstoffen aus Pfeffer oder auch mit Bienengift (Gelenkschmerzen, Seite 78). Bei Kreuzschmerzen und besonders bei Hexenschuß bewähren sich statt Einreibungen besser großflächige Pflaster mit diesen Wirkstoffen, die eine langanhaltende Durchwärmung der Muskulatur erreichen.

● Pflanzliche Mittel zum Einnehmen mit schmerzlindernden Eigenschaften enthalten Wirkstoffe von Beinwell, Bittersüß, Eisenhut, Pappel, Weidenrinde oder Teufelskralle.

Chemisch-synthetische Mittel

● Die am häufigsten verwendeten chemisch-synthetischen Schmerzpräparate enthalten Acetylsalicylsäure oder Ibuprofen. Acetylsalicylsäure zählt zu den bekanntesten Schmerzmitteln. Es wirkt zusätzlich entzündungshemmend, ist allerdings für einen empfindlichen Magen oft nicht gut verträglich. Ibuprofen ist eine stärker wirkende Substanz und auch für mittelstarke Schmerzen geeignet. Sie sollten Ibuprofen in der Selbstbehandlung aber nicht länger als sieben Tage einnehmen.

● Gute Erfahrungen liegen auch für Wirkstoffe wie Paracetamol, Phenazon und Propyphenazon vor. Paracetamol wirkt schmerzstillend, aber nicht entzündungshemmend, ist daher für rheumatische Rückenbeschwerden nicht geeignet. Es ist aber für den Magen besser verträglich.

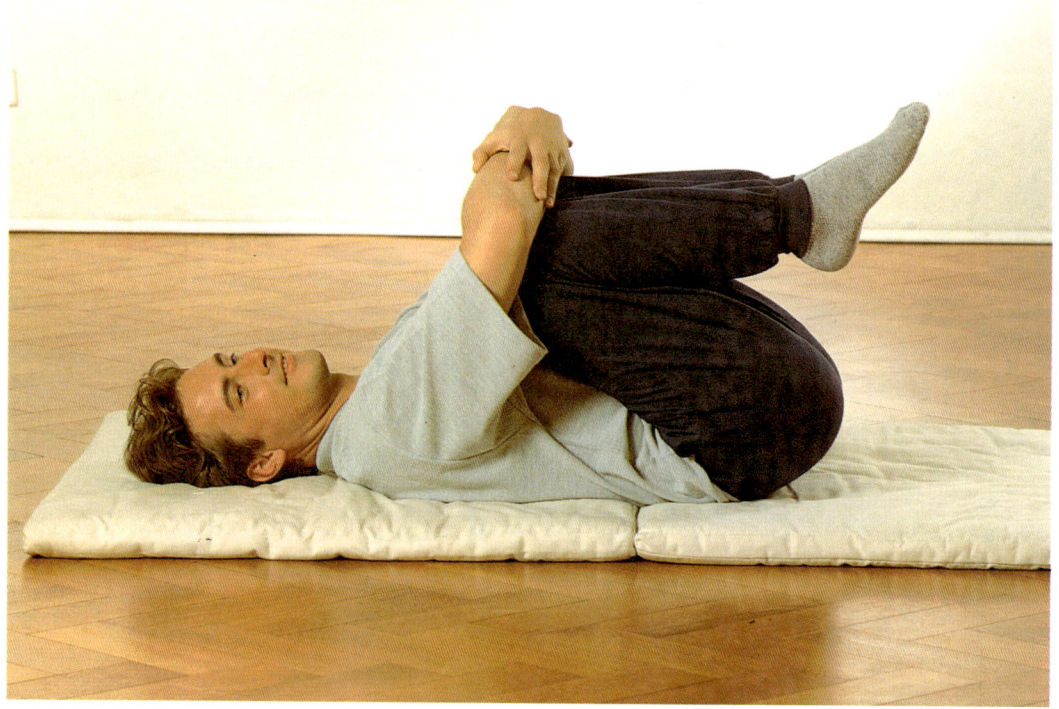

Wichtiger als Medikamente ist die Stärkung der Rückenmuskulatur durch gymnastische Übungen.

Rückenschmerzen vorbeugen

Rückenschmerzen sind in den meisten Fällen eine Zivilisationskrankheit und mittlerweile so verbreitet, daß sie im Gesundheitswesen einen echten Kostenfaktor darstellen. Abzulesen ist das zum Beispiel an den zahllosen Rückenschulen, die mittlerweile von großen Firmen als hausinterne Kurse für die Mitarbeiter angeboten werden. Lassen Sie es nicht erst zu echten Krankheitserscheinungen kommen: Mit ein wenig gutem Willen können Sie selbst immer noch am besten vorbeugen. Die wichtigsten Gesundheitsfaktoren sind Reduzierung von Übergewicht, Kräftigung der Rückenmuskulatur durch ausreichende Bewegung und eine aufrechte Körperhaltung.

Günstige Sportarten

Wer sich entschließt, Bewegung und körperlicher Aktivität mehr Zeit einzuräumen, sollte zunächst eine medizinische Vorsorgeuntersuchung mit anschließender Beratung in Anspruch nehmen. Diese Sportarten sind geeignet:

● Wandern: Wenn Sie einen Rucksack mitnehmen, dann bitte nur einen mit Tragegestell. Die oberste Gewichtsgrenze ist 10,25 Kilo.

● Walking ist belastender als Spaziergehen, aber verträglicher als Dauerlauf.

● Für Jogging sind Schuhe mit wirkungsvoller Stoßdämpfung und guter Bodenhaftung wichtig. Laufschuhe sollten eine halbe Nummer größer sein als eigentlich benötigt, da die Füße beim Joggen anschwellen. Suchen Sie – soweit möglich – weiche Wege (Gras, Moos, Waldboden, Sand) zum Joggen aus, sie sind geeigneter als harte Böden.

● Reiten stabilisiert die Muskeln und verbessert die Haltung der Wirbelsäule. Der Vorteil gegenüber anderen Sportarten liegt in der rhythmisch wechselnden Belastung. Allerdings müssen die Wirbelsäule und die Rumpfmuskulatur eine starke Dämpfungsarbeit leisten (mehr als beim Skilanglauf).

● Die Voraussetzung für Wurfballspiele (Korboder Volleyball) ist körperliche Fitneß, da sich während des Spiels selten Möglichkeiten für kurze Erholungsphasen bieten. Die kräftigen Streckbewegungen beim Hochspringen können sich günstig auf die Wirbelsäule sowie die Rücken- und Schultermuskulatur auswirken.

● Schwimmen ist für die Wirbelsäule immer noch am besten. Muskeln, Bänder und Gelenke werden durch den Auftrieb des Wassers entlastet. Das Körpergewicht beträgt nur noch zehn Prozent des realen Gewichtes. Darüber hinaus bewirkt der Kältereiz zusätzlich eine Abhärtung.

● Hier die Sportarten, die tabu sind: Tennis, Squash, Aerobic, Rudern, Ringen, Judo und Ski-Abfahrtslauf sollten Sie besser anderen überlassen.

Die richtige Körperhaltung

● Wenn Sie schwere Gegenstände tragen müssen und Ihnen niemand helfen kann, sollten Sie sich nicht nach der Last bücken, sondern auf ein gerades Kreuz achten und in die Hocke gehen. Es ist wichtig, den Gegenstand körpernah zu tragen und ihn zwischendurch auf dem Knie als Zwischenstation abzusetzen. Vermeiden Sie dabei rasche Körperwendungen. Wenn Sie einen schweren Koffer mit nur einer Hand tragen, dann achten Sie darauf, daß Ihre Wirbelsäule möglichst gerade gestellt bleibt, damit die Bandscheiben gleichmäßiger belastet werden.

● Achten Sie auch sonst auf Ihre Haltung: Schuhe sollten (auch für Frauen) möglichst flach sein. Hochhackige Schuhe sind zwar sehr chic, man läuft aber darauf ständig bergab, Körperschwerpunkt und Gelenkachse sind dabei ungünstig verlagert. Die Knie sind gebeugt, das Becken ist nach vorne gedreht, ein Hohlkreuz wird so verstärkt, Wirbelgelenke und Bandscheiben sind in schräger Richtung fehlbelastet.

Schlafstörungen

Nahezu jeder zweite Bundesbürger leidet laut Statistik unter Schlafstörungen. Zu den häufigsten Ursachen neben seelischen Auslösern (Depressionen, Angst, mangelnde Schlafbereitschaft durch Ärger oder Sorgen) zählen körperliche Faktoren: Überanstrengung, Juckreiz (Seite 112), Schmerzen (Seite 150), Luftnot, Hustenreiz (Seite 103) oder häufiger Harndrang (Seite 106).

Daneben gibt es aber auch die selbstgemachten Ursachen: Eine zu große Mahlzeit vor dem Schlafengehen, Nikotin, Alkohol und Kaffee, Arzneimittel (viele Schmerz- und Grippemittel enthalten Koffein!), ein zu hartes oder zu weiches Bett oder ungemütliche Nachtbekleidung bringen viele Schläfer um ihre verdiente Nachtruhe.

Man unterscheidet Einschlaf- von Durchschlafstörungen. Manche Menschen wachen nach angstmachenden Träumen auf und können dann nicht mehr einschlafen.

Wer nicht schlafen kann, fühlt sich müde und abgespannt. Länger bestehende Schlafstörungen vermindern die Leistungsfähigkeit, die Betroffenen sind leicht reizbar. Unter Umständen gefährden sie sich und andere Menschen, da ihre Reaktionsfähigkeit bei der Teilnahme am Straßenverkehr vermindert ist.

Wie behandeln?

Der Griff zur Schlaftablette erscheint als schnellste Möglichkeit, wieder zum Schlaf zurückzufinden. Sie können jedoch durch einfache Mittel selbst viel dazu beitragen, daß Ihr Schlafrhythmus sich auch ohne Chemie wieder einstellt und Sie morgens erfrischt aufwachen. In erster Linie sollten Sie versuchen, Ihre Gewohnheiten genau zu überprüfen, da vielleicht Änderungen im Tagesablauf oder an der Umgebung die Schlaflosigkeit beseitigen können.

Versuchen Sie, sich tagsüber ausreichend zu bewegen: Wandern, Tanzen, Radfahren, Schwimmen und jede andere sportliche Betätigung an frischer Luft sorgen für Muskelentspannung. Allerdings sollten Sie sich nicht gerade am späten Abend verausgaben, da hierdurch der Kreislauf so stark angeregt wird, daß Sie dann möglicherweise wieder stundenlang wach liegen.

Überprüfen Sie Ihr Bett: Ist die Matratze noch in Ordnung? Sind Sie mit Ihrem Bettzeug zufrieden, oder ist es zu warm, zu kalt, zu leicht, zu schwer, ist der Bezug unangenehm auf der Haut? Bereits kleine Änderungen können hier viel bewirken.

Zum Arzt:

Ab und zu mit pflanzlichen Schlafmitteln nachzuhelfen, ist relativ unbedenklich. Wenn aber Schlafstörungen länger als eine Woche am Stück bestehen oder in Abständen regelmäßig wiederkehren, ohne daß eine Ursache erkennbar ist, dann sollten Sie doch Ihren Arzt/Ihre Ärztin befragen. Er/sie muß abklären, ob eventuell eine organische Erkrankung die Ursache ist.

Ohne Medikamente

● Probieren Sie es mit folgenden Wasseranwendungen: morgens ansteigende Fuß- oder Armbäder (Seite 203, 203), abends Vollbäder (Seite 208) mit Zusatz von Melisse, Baldrian, Fichtennadeln oder Lavendel (Fertigpräparate). Im Anschluß an ein Bad können Sie auch noch feuchtwarme Leibwickel (Seite 216) anlegen.

● Wenn Sie einmal nachts nicht schlafen können: Machen Sie, statt vergeblich weiter Schäfchen zu zählen, lieber eine kalte Ganzkörperwaschung (Seite 209), und legen Sie sich anschließend ohne sich abzutrocknen ins Bett. Auch kalte Wadenwickel (Seite 216), Wassertreten (Seite 213) oder ein abendliches kaltes Sitzbad (Seite 28) von ein bis zwei Minuten, Arm- oder Kniegüsse (Seite 211, 212) oder ein Saunabesuch fördern die Schlafbereitschaft.

● Nutzen Sie die Zeit vor dem Zubettgehen, um sich zu entspannen. Ein voller Magen belastet, Ihre Hauptmahlzeit sollten Sie daher nach Möglichkeit mittags einnehmen. Gewöhnen Sie sich an, möglichst immer um dieselbe Zeit schlafen zu gehen.

● Beliebt werden auch wieder Schlafkissen aus Großmutters Arzneischatz: Kleine, selbstgemachte Leinenkissen oder -säckchen mit einer lockeren Füllung aus gleichen Teilen Hopfenzapfen, Johanniskraut und Lavendelblüten, die man sich unter den Kopf oder auf die Brust legen kann. Die sich in der Wärme entwickelnden aromatischen Düfte beruhigen und fördern das Einschlafen.

● Bei Schlaflosigkeit kann es helfen, hohe Dosierungen von Kalium, Calcium, Magnesium, Vitamin D, Pantothensäure und Vitamin B6 einzunehmen. Näheres dazu finden Sie bei Nährstofftherapie ab Seite 253.

● Dieser Akupressurpunkt hilft:
He 7 Shenmen
Wie Sie diesen Punkt finden und richtig akupressieren, entnehmen Sie bitte der Tabelle und der Zeichnung auf Seite 249–251.

Mit Medikamenten

Wenn pflanzliche Mittel nicht helfen, sollten Sie nur in Ausnahmefällen auf chemisch-synthetische Präparate zurückgreifen.

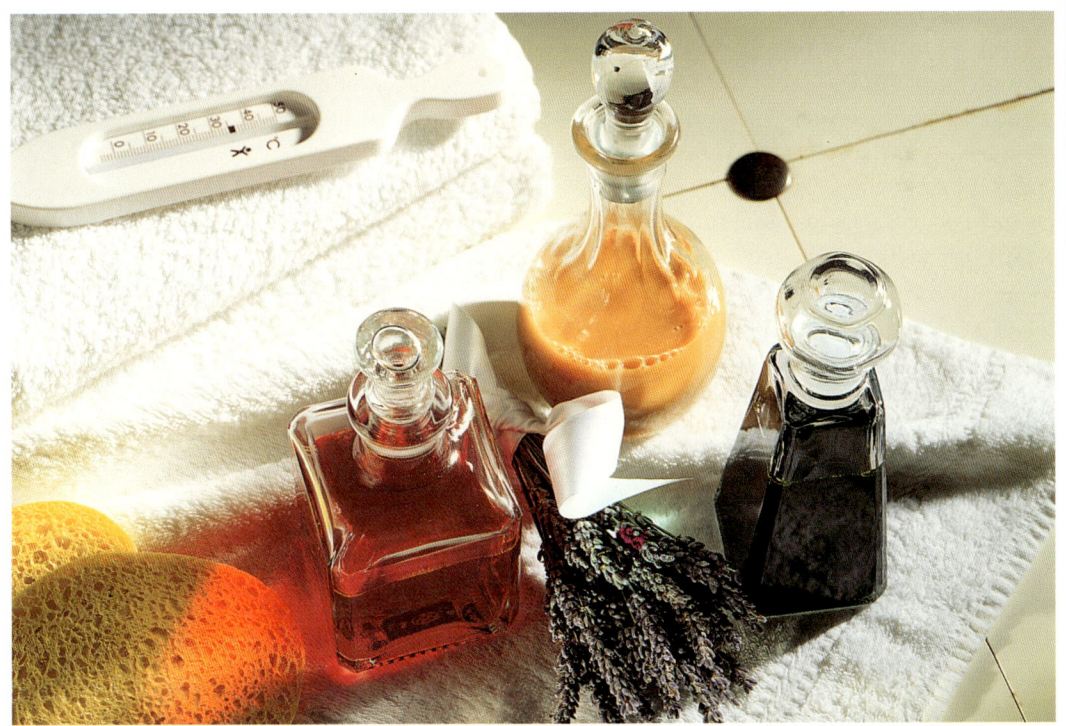

Bäder mit Zusätzen aus Fichtennadeln, Melisse oder Lavendel sorgen für entspannten Schlaf.

Pflanzliche Mittel

● Pflanzliche Schlafhilfen, die Sie als Tee oder als Fertigpräparat einnehmen können, enthalten Baldrian, Hafer, Hopfen, kalifornischen Mohn, Lavendel, Melisse oder Passionsblume.

● Zusätze von Johanniskraut oder Kava-Kava (Rauschpfeffer) in Kombinationsmitteln wirken angst- und spannungslösend und erleichtern so das Einschlafen. Speziell für Kinder geeignet sind Tees aus Fenchel und Kamille (Zubereitung und Dosierung Seite 227).

● Versuchen Sie es einmal mit folgendem Schlaf- und Beruhigungstee:

40 Teile Baldrianwurzel

20 Teile Hopfenzapfen

15 Teile Melissenblätter

15 Teile Pfefferminzblätter

10 Teile Pomeranzenschale

Zubereitung und Dosierung Seite 227.

Chemisch-synthetische Mittel

Schlafstörungen können mit verschiedenen Mitteln behandelt werden. Grundsätzlich gilt: Wenn Sie sich für ein chemisch-synthetisches Schlafmittel entschieden haben, dann sollten Sie es nicht erst nach stundenlangem Wachliegen einnehmen. Sonst wirkt es immer noch, wenn Sie es längst nicht mehr brauchen, nämlich am folgenden Tag während Ihrer Arbeitszeit: Man spricht dann von einem sogenannten »Hang over«-Effekt, der Ihr gesamtes Reaktionsvermögen beeinträchtigen kann.

● Unter den nicht verschreibungspflichtigen chemisch-synthetischen Arzneimitteln gibt es einige Substanzen, die ursprünglich zur Behandlung allergischer Erkrankungen entwickelt wurden (sogenannte Antihistaminika). Von den neueren Antihistaminika eignen sich für die Behandlung von Schlafstörungen Diphenhydramin und Doxylamin.

Schlafmittel beeinträchtigen Ihre Reaktion

Info

Auch leichte Schlaf- und Beruhigungsmittel können Ihr Reaktionsvermögen so beeinträchtigen, daß Sie nicht mehr Auto fahren oder an Maschinen arbeiten dürfen. Vermeiden Sie unbedingt Alkohol, wenn Sie Beruhigungsmittel einnehmen.

Antihistaminika können manchmal Magen-Darm-Beschwerden, seltener Mundtrockenheit, Herzklopfen, Muskelschwäche oder Störungen beim Wasserlassen auslösen. In zu hohen Dosierungen kann es zu Schwindelgefühl, Benommenheit, Ohrgeräuschen und Sehstörungen kommen.

Homöopathie

Hinweise zu Wirkweise und Anwendung homöopathischer Mittel finden Sie ab Seite 244. Die folgenden Beschwerdebilder sind jeweils nach den Begriffen Leitsymptom (L), seelische Verfassung (S) und mögliche Änderungen (M) geordnet.

● Coffea arabica D4, D6, D12 - Tropfen/Tabletten: L: schlaflos, überdreht, Herzjagen, Schweißausbrüche; S: Ideenfülle mit nervöser Reizbarkeit, Folgen von geistiger Anstrengung, Erregung, übermäßiger Freude, Gedankenzudrang, Kaffeemißbrauch, schläft flach bis 3 Uhr nachts, danach nur noch dösend; M: Bewegung, Essen verschlechtert, Sitzen bessert das Befinden.

● Datura stramonium D12, D30 - Globuli/Tropfen: L: besonders bei Kleinkindern, Durchschlafstörungen, möchte Licht; S: fürchtet sich im Dunkeln, angstvolle Phantasien; M: Bewegung verschlechtert.

● Passiflora incarnata Urtinktur - Tropfen: L: allgemeine Schlafstörungen, auch nach Beendigung der Einnahme chemisch-synthetischer Präparate; Dosierung: 5 bis 10 Tropfen der Urtinktur in warmem Wasser vor dem Schlafengehen.

Schluckauf

Beim Schluckauf ziehen sich das Zwerchfell und die Atemhilfsmuskulatur krampfartig zusammen. Der Betroffene atmet zwangsläufig ein, bis der Kehldeckel sich schließt, wodurch das berühmt-berüchtigte »Hick«-Geräusch entsteht. Der Schluckauf wird von Wissenschaftlern als eine Art Reflex verstanden, dessen Funktion allerdings nicht bekannt ist. Selbst Babys im Mutterleib können schon darunter leiden.

Schluckauf entsteht durch Aufregung, Alkoholgenuß oder üppiges Essen. Diese Formen des Schluckaufs sind lästig, aber in der Regel nur von kurzer Dauer. Zur Qual und zur Krankheit wird Schluckauf dann, wenn er längere Zeit bestehen bleibt. Auch hier gibt es organische Ursachen: beispielsweise eine Vergiftung, der übermäßige Genuß von Alkohol oder die Einnahme bestimmter Medikamente (Nicedamid, Barbiturate, Prednison). Vorangegangene Operationen und Erkrankungen des Gehirns können ebenfalls einen Dauer-Schluckauf auslösen.

Wie behandeln?

Es gibt zahlreiche Behandlungsempfehlungen für Schluckauf. Die Zwerchfellmuskulatur ist aber leider nicht bewußt steuerbar, entzieht sich also direkter Einflußnahme. Da die Ursache vermutlich eine krankhafte Reizung der unzugänglichen Zwerchfellnerven ist, kann sie nur schwer behoben werden.

Zum Arzt:

Wenn Sie langfristig einen hartnäckigen Schluckauf haben, der sich nicht mit einfachen Hausmitteln bekämpfen läßt, sollten Sie Ihren Arzt aufsuchen, der Ihnen Medikamente verschreiben kann.

Ohne Medikamente

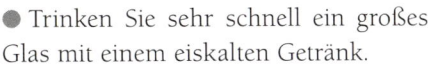

● Trinken Sie sehr schnell ein großes Glas mit einem eiskalten Getränk.
● Legen Sie eine Eisbeutelauflage auf den Oberbauch, oder wenden Sie einen Leibwickel (Seite 216) an.
● Versuchen Sie, dreißig Sekunden lang die Luft anzuhalten, und pressen Sie bei weiter angehaltenem Atem mit den Armen auf den Bauch.
● »An fünf glatzköpfige Männer denken!« Hier soll die Ablenkung das wirksame Prinzip sein.
● Fencheltee, löffelweise eingenommen, eine Zitronenscheibe mit 20 Tropfen Angostura beträufeln und essen, oder Obstessig auf einem Stück Zucker (nicht für Diabetiker) sind manchmal erfolgreiche Tips.

Mit Medikamenten

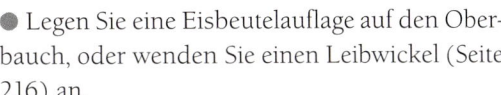

Für die Selbstmedikation bei Schluckauf gibt es keine pflanzlichen oder chemisch-synthetischen Medikamente. Vielleicht beheben Sie jedoch mit homöopathischen Mitteln erfolgreich das lästige Geräusch.

Homöopathie

Hinweise zu Wirkweise und Anwendung homöopathischer Mittel finden Sie ab Seite 244. Die folgenden Beschwerdebilder sind jeweils nach den Begriffen Leitsymptom (L), seelische Verfassung (S) und mögliche Änderungen (M) geordnet.
● Atropa belladonna D3, D4, D6 – Tabletten: L: plötzliches Auftreten und Verschwinden von Schluckauf, trockene Schleimhaut mit Schluckbeschwerden; M: Wärme, Kälte, Bewegung, Berührung verschlechtert, Ruhe bessert.
● Hyoscyamus niger D6, D12 – Tabletten: L: plötzliches Auftreten, dabei unwillkürlicher Andrang von Stuhl; S: Angst vor Wasser; M: nachts und im Liegen sowie bei Kälte verschlechtert, Wärme und Bewegung bessert.

Schmerzen

Schmerzen sind lebensnotwendig, da sie als Warnsignal darauf hinweisen, daß wir uns verletzt haben oder daß ein Organ erkrankt ist. Schmerz bewirkt, daß ein erkranktes Organ die notwendige Schonung und Ruhe bekommt, damit es ausheilen kann. Bei Magenschmerzen vermeidet man ganz instinktiv schwer verdauliche Speisen, der Magen kann sich erholen. Ein verstauchter Fuß tut weh, Schonung ermöglicht das Abheilen. Diese Formen des akuten und nur kurzfristig dauernden Schmerzes müssen in vielen Fällen nicht behandelt werden.

Anders ist es mit chronischen Schmerzen, beispielsweise mit Rücken- oder Rheumaschmerzen. Betroffene Patienten müssen dauerhaft etwas dagegen unternehmen.

Man unterscheidet verschiedene Schmerztypen: Oberflächenschmerzen entstehen bei Verletzungen oder Verbrennungen. Der als dumpf empfundene, oft schwer lokalisierbare Tiefenschmerz geht von Muskeln, Gelenken und Bindegewebe aus und strahlt in die Umgebung ab. Dazu gehören Kopf-, Zahn- und Rheumaschmerzen. Eingeweideschmerzen gehen von den Hohlorganen wie Magen, Darm oder Nieren aus und verlaufen meist krampfartig (sogenannte Koliken). Schmerzen werden individuell sehr unterschiedlich erlebt. Angst vor Schmerzen oder unbewußte körperliche Fehlhaltungen auf Grund von Schmerzen führen zusätzlich zu muskulären Verspannungen, die ihrerseits Schmerzen verstärken.

Wie behandeln?

Versuchen Sie zunächst, sich die Schmerzen durch körperliche und seelische Entspannung zu erleichtern. Erfolgversprechende Entspannungstechniken sind Atemtherapie, Autogenes Training, Bio-Feedback, Feldenkrais, Meditation, Progressive Muskelentspannung und Yoga. Alle Methoden können Sie sich mit Hilfe eines entsprechenden Buches (Bücher, die weiterhelfen, Seite 252) oder in Kursen (Volkshochschule, Krankenkassen) aneignen. Am besten ist es jedoch, wenn Sie am Anfang die Technik zusammen mit einem Therapeuten erlernen.

Schmerzmittel beseitigen nicht die Ursache der Schmerzen und sind somit keine Behandlung der Erkrankung, sondern lindern nur die Symptome. Bei harmlosen Alltagsbeschwerden wie Kopfschmerzen nach Nikotin- oder Alkoholgenuß können sie gelegentlich eingesetzt werden. Sie helfen auch dabei, die Zeit bis zur Klärung einer Schmerzursache und deren Behandlung zu ertragen. Auch nach einem Unfall oder einer Operation können Schmerzmittel eingesetzt werden.

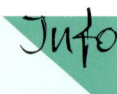

Schmerzmittel: wann und wie oft?

Schmerzen werden nicht zu jeder Tageszeit gleich stark empfunden, sondern unterliegen tageszeitlichen Schwankungen. Mittags ist die Schmerzempfindung am geringsten, am empfindlichsten reagiert der Körper in den frühen Morgenstunden. Schmerzmittel sind am frühen Nachmittag am wirksamsten. Bei der Einnahme von chemisch-synthetischen Schmerzmitteln sollten Sie wissen, daß diese vom Körper recht schnell ausgeschieden werden, die Wirkung hält also nur wenige Stunden an. Als Faustregel gilt, daß Sie entsprechende Präparate etwa alle vier Stunden einnehmen sollten. Genauere Informationen können Sie dem Beipackzettel entnehmen. Wenn Sie ein Medikament seltener einnehmen wollen, gibt es auch sogenannte Retard-Präparate (Seite 20), aus denen der Wirkstoff langsamer freigesetzt wird.

Bevor Sie jedoch zur Tablette greifen, sollten Sie zunächst nach Möglichkeit einige Hausmittel ausprobieren. Wenn Sie unter schweren Dauerschmerzen leiden, hilft Ihnen vielleicht die Unterstützung durch eine Selbsthilfegruppe (Adressen, die weiterhelfen, Seite 253).

Zum Arzt:

Sie müssen Ihren Arzt aufsuchen, wenn die auftretenden Schmerzen sehr stark sind oder wenn leichtere Schmerzen sich nicht nach einer einwöchigen Behandlung gebessert haben.

Ohne Medikamente

Je nachdem, um welche Schmerzen es sich handelt (siehe auch unter den entsprechenden Beschwerden), sind Wärme- oder Kälteanwendungen sehr wirksam.

● Schmerzen, die durch Sportverletzungen wie Verstauchung oder Zerrung verursacht oder die von starken Schwellungen begleitet werden, können durch Kühlung gelindert werden.

● Krampfartige oder durch Verspannung hervorgerufene Schmerzen reagieren eher auf Wärme. Neben den gebrauchsfertigen Hot-and-Cold-Packungen, die man nach Bedarf kühlen oder erwärmen kann, bewähren sich nach wie vor die Wärmflasche, Rotlichtbestrahlungen (Seite 220) oder heiße beziehungsweise kalte Umschläge und Wickel (ab Seite 214).

● Bei chronischen Schmerzen kann auch die Nährstoffmedizin (Seite 240) helfen: Hohe Gaben der essentiellen Aminosäure Phenylalanin können bewirken, daß körpereigene schmerzstillende Stoffe (Endorphine) langsamer abgebaut werden. Bei chronischen Schmerzen sollte es in einer Dosierung von dreimal täglich 500 Milligramm eingenommen werden. Auch durch hohe Gaben von Vitamin B1 (täglich 1000 bis 2000 Milligramm) und Vitamin E können Sie den Schmerzmittelverbrauch reduzieren.

Mit Medikamenten

Bei den chemisch-synthetischen Schmerzmitteln unterscheidet man sogenannte Monopräparate (Mittel mit einem einzigen Wirkstoff) und Kombinationspräparate, die aus verschiedenen Wirkstoffen zusammengesetzt sind. Gerade bei Schmerzmitteln scheinen Kombinationspräparate sehr beliebt zu sein. Die Verbindung von Schmerz- mit Beruhigungsmitteln, anregenden oder krampflösenden Mitteln und Vitaminen ist in Fachkreisen allerdings heftig umstritten. Wenn sich in Ihrer Hausapotheke ein Kombinationsmittel befindet, sollten Sie ruhig einmal Ihren Arzt oder Apotheker fragen, ob es sich um ein sinnvolles und gut verträgliches Medikament handelt. Häufig werden Schmerzmittel mit Koffein kombiniert, das verstärkt die schmerzstillende Wirkung. Gegen die wohlüberlegte Einnahme ist nichts einzuwenden.

Pflanzliche Mittel

● Nach wie vor werden sehr wirkungsvolle pflanzliche Kombinationen als Fertigpräparate oder Teemischungen angeboten, deren Hauptbe-

Greifen Sie bei Schmerzen nicht sofort zur Tablette. Probieren Sie es doch mal mit Hausmitteln.

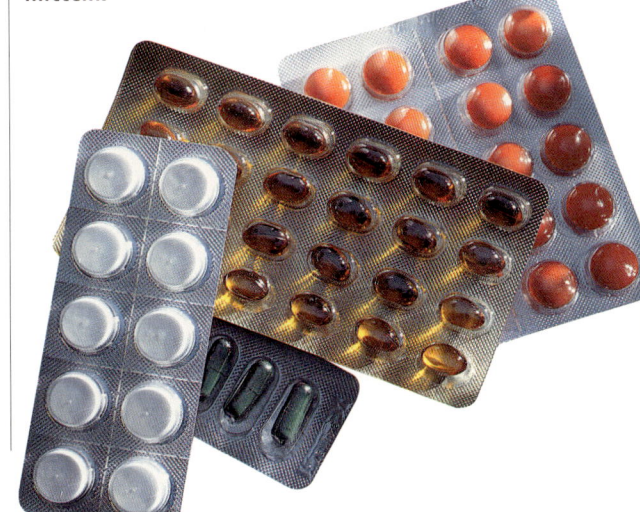

standteil die Weidenrinde ist. Sie bewähren sich gerade bei längerfristiger Schmerzbehandlung, wie etwa bei rheumatischen Schmerzen oder immer wiederkehrenden Kopfschmerzen.

● Äußerlich angewendet ist Pfefferminzöl bei kopfschmerzen hoch wirksam.

● Außerdem sind folgende Arzneipflanzen häufige Bestandteile von pflanzlichen Schmerzmitteln: Arnika, Beinwell, Birke, Bittersüß, Brennnessel, Goldrute, Holunder, Pestwurz, Pappel und Wacholder. Lassen Sie sich von Ihrem Arzt oder Apotheker beraten, ob und welches Präparat in Ihrem Schmerzfall geeignet ist.

Chemisch-synthetische Mittel

Die wichtigsten freiverkäuflichen Schmerzmittel enthalten Acetylsalicylsäure, Ibuprofen, Paracetamol, Phenazon und Propyphenazon. Es gibt inzwischen neuere Wirkstoffe mit ähnlicher Wirkung, die Untersuchungen zufolge von empfindlichen Personen besser vertragen werden. Sie müssen jedoch vom Arzt verschrieben werden.

Bitte beachten Sie:

Auch wenn freiverkäufliche Schmerzmittel sich millionenfach bewährt haben und gut verträglich sind, ist nicht jedes Präparat für jeden geeignet. Lesen Sie daher gründlich den Beipackzettel des entsprechenden Mittels, bevor Sie es einnehmen!

● Acetylsalicylsäure zählt zu den bekanntesten und wichtigsten Schmerzmitteln. Entsprechende Präparate eignen sich für die Behandlung von schmerz- und fieberhaften Erkrankungen. Es wirkt auch entzündungshemmend, ist allerdings für einen empfindlichen Magen manchmal nicht gut verträglich.

● Ibuprofen wirkt ähnlich wie Acetylsalicylsäure, ist jedoch eine stärker wirkende Substanz. Ibuprofen eignet sich bei leichten und mittelstarken Schmerzen wie Kopf-, Zahn-, Regelschmerzen, Schmerzen nach Verletzung oder Operationen,

Welches Schmerzmittel für wen? *Info*

Nicht jedes Medikament ist für jeden geeignet. Wenn Sie unter Magenbeschwerden leiden oder bereits Magengeschwüre hatten, sollten Sie nur Paracetamol verwenden. Bei einer bereits vorgeschädigten Leber oder Niere sowie vor oder unmittelbar nach Zahnentfernungen sollten Sie grundsätzlich keine Selbstmedikation durchführen! Ansonsten gilt die folgende Einteilung:

● Erwachsene: Acetylsalicylsäure (ASS), Ibuprofen oder Paracetamol
● ältere Patienten: Paracetamol
● Kinder: Paracetamol
● bei fieberhaften Erkrankungen: Paracetamol
● bei entzündlichen Schmerzen: Ibuprofen, ASS
● bei Menstruationsschmerzen: Ibuprofen
● bei Zahnschmerzen: ASS, Ibuprofen

bei Knochen- und Gelenkschmerzen, bei Erkältungen, Entzündungen sowie zur Fiebersenkung. Sie sollten Ibuprofen in der Selbstbehandlung nicht länger als sieben Tage einnehmen.

● Paracetamol hat eine schmerzstillende und fiebersenkende Wirkung, kann jedoch Entzündungen wie etwa bei Rheuma nicht beeinflussen. Gegenüber der Acetylsalicylsäure ist Paracetamol gerade im Bereich des Magen-Darm-Traktes besser verträglich.

● Phenazon und Propyphenazon wirken wie Acetylsalicylsäure und Ibuprofen schmerzstillend, fiebersenkend und entzündungshemmend (geeignet für Gelenkschmerzen, Kopf-, Zahn-, Menstruationsschmerzen sowie Schmerzen nach Verletzungen). Meistens werden sie mit anderen schmerzstillenden Mitteln kombiniert. Sie sollten entsprechende Präparate nur im Bedarfsfall und nicht auf Dauer einnehmen, da diese prinzipiell Blutbildveränderungen hervorrufen könnten.

Schnupfen

Bei den typischen virusbedingten Erkältungskrankheiten (Seite 73) ist immer auch die Nase beteiligt. Die Nasenschleimhaut schwillt an und behindert die Nasenatmung. Es bildet sich Nasensekret, »die Nase läuft«, und bei den meisten Betroffenen ist der Geruchs- und Geschmackssinn beeinträchtigt. Manchmal kann man buchstäblich nicht mehr aus den Augen schauen. Müdigkeit und Abgeschlagenheit gesellen sich hinzu, in selteneren Fällen auch Fieber (Seite 75). Gegen Ende wird das Nasensekret dann eher dick und grünlich-schleimig. Der Nasenausgang und -rand ist vom vielen Schneuzen häufig wund und entzündet.

Wie behandeln?

Der Volksmund sagt, daß ein Schnupfen ohne Behandlung eine Woche und mit Behandlung sieben Tage andauert. Diese Äußerung ist richtig, dennoch können Sie in jedem Fall versuchen, die Zeit bis zur Ausheilung zu erleichtern. Wasseranwendungen stärken die eigenen Abwehrkräfte und können so vorbeugend wirken. Ansteigende Arm- und Fußbäder (Seite 202, 203) beim ersten Nasenkitzeln können manchmal den Schnupfen noch aufhalten. Denselben Zweck erreichen Sie, wenn Sie die Muskeldurchblutung durch Gymnastik verbessern (nur wenn Sie kein Fieber haben) oder die Durchblutung der Nasenschleimhaut durch Massage des Nasenrückens und der Nasenflügel anregen. Auch mit Trockenbürsten (Seite 212) wird die Hautfunktion und der Wärmehaushalt verbessert.

Hat der Schnupfen seinen Höhepunkt jedoch schon erreicht, kann man ihn mit Schleimhautbehandlungen zu mildern versuchen: Zungenbürstungen zwei- bis dreimal täglich, Gurgeln mit Salbeitee (Rezept Seite 227), Nasenspülungen mit kaltem Wasser, Kamillenkopfdampfbäder (Seite 205) mit daran anschließendem kalten Guß (Seite 211) helfen. Auf Nebenhöhlen und Nacken können Sie heiße, feuchtwarme Kompressen mit Heilerde, Peloiden, Kartoffelbrei, Leinsamen oder Heublumen auflegen (Seite 219). Rotlichtbestrahlungen bringen ebenfalls Erleichterung (Seite 220).

In dieser Periode verschaffen abschwellungsfördernde und schleimlösende Präparate Linderung, entweder lokal angewendet als Nasentropfen, -sprays oder -salbe oder auch innerlich eingenommen als Kapseln, Tabletten oder Saft. Im Stadium des Fließschnupfens gilt es, den Sekretabfluß zu verstärken. Abschwellungsfördernde Mittel sind dann nicht mehr angebracht, hier wirken ätherische Öle als Tropfen, Einreibungen, Inhalationen oder in Verdampfern lösend und sekretverflüssigend. Besonders jetzt sollten Sie möglichst viel trinken: Kräutertees, Fruchtsäfte, wenn möglich noch mit Vitamin C angereichert, sind ideal und tragen dazu bei, daß das Nasensekret flüssig bleibt. Jetzt ist die

Schnupfen vorbeugen _Info_

Härten Sie sich ab, um bei der nächsten Schnupfenwelle gewappnet zu sein: am besten mit regelmäßigen Saunabesuchen, Kniegüssen (Seite 212), Wassertreten (Seite 213) und Taulaufen. Auch mit Sonnenhut- (Echinacea-) Präparaten (Heilpflanzenporträts, Seite 237) läßt sich das eigene Immunsystem stärken.

Wenn Sie unter ständig wiederkehrenden Erkältungskrankheiten leiden, sollten Sie einmal über eine Hochgebirgskur oder einen Seeaufenthalt nachdenken. Vielleicht helfen Ihnen aber auch Kochsalz- und Solebäder aus der Apotheke – probieren Sie es zu Hause aus!

Nase vom vielen Putzen meist schon arg mitgenommen. Als kleine Extra-Pflege für wunde oder ausgetrocknete Schleimhäute und Nasenränder gibt es kühlende und heilende Nasensalben und -gele. Sorgen Sie auch immer für viel frische und gut feuchte Luft: Ein Spaziergang bei Regen oder Nebel kann eine Wohltat sein.

Zum Arzt:

Meist läuft der Schnupfen glimpflich ab. Sie tun aber Ihrem Körper etwas Gutes, wenn Sie sich während dieser Zeit mehr Ruhe als sonst gönnen. Wenn aber die Beschwerden in der üblichen Zeit (sieben Tage) noch nicht abklingen, wenn Fieber dazukommt, sich die Infektion über den ganzen Hals-Rachen-Raum auszudehnen droht oder wenn Stirn und Augen schmerzhaft drücken (Stirnhöhlenentzündung), dann sollten Sie unbedingt Ihre Ärztin/Ihren Arzt aufsuchen.

Ohne Medikamente

● Kopfdampfbäder (Seite 205) mit Kamille, ätherischen Ölen, Emser Salz oder Sole (Fertigpräparate, Dosierung laut Packungsbeilage) sollten Sie dreimal täglich für jeweils 10 Minuten durchführen. Achten Sie darauf, daß das Wasser nicht zu heiß ist, bei Inhalationen über kochendem Wasser treten sonst Schleimhautschäden auf. Sehr einfach und wirkungsvoll ist die Anwendung einer Mischung aus Pfefferminz-, Eukalyptus-, Thymian- und Latschenkieferöl, von der Sie fünf Tropfen in eine Schüssel mit heißem Wasser geben. Den aufsteigenden Wasserdampf können Sie etwa zwei Minuten unter einem Handtuch inhalieren. Inhalatoren, die Sie in der Apotheke erwerben können, sind sehr praktisch in der Anwendung und besonders für Kinder geeignet.

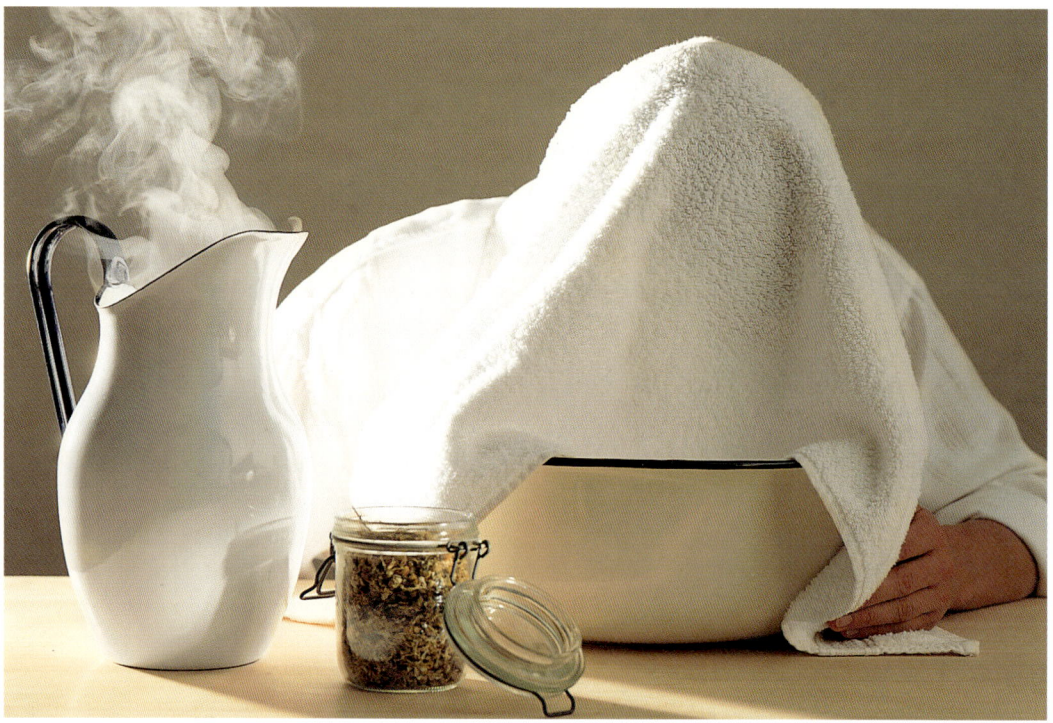

Ein Kopfdampfbad mit Kamille ist das beste Mittel, um die Schnupfennase wieder frei zu machen.

Bitte beachten Sie:

Kinder dürfen nur mit besonderen ätherischen Ölzubereitungen inhalieren. Bei Verwendung der für Erwachsenen geeigneten Präparate kann es zu Atemproblemen kommen!

● Bei Säuglingen und Kleinkindern kann eine Schüssel mit dampfendem Kamillentee (Rezept Seite 227) zur Befeuchtung der Raumluft aufgestellt werden. Vorsicht, Verbrühungsgefahr: Stellen Sie die Schüssel außerhalb der Reichweite des Kindes auf, oder beaufsichtigen Sie das Kind.

In heißem Kamillentee getränkte Tücher, im Zimmer aufgehängt, erfüllen denselben Zweck.

● Nasenspülungen mit Kochsalzlösung (etwa 1 Gramm Salz auf 100 Milliliter Wasser) oder nur mit kaltem Wasser wirken befreiend. Man kann das Salzwasser aus der Hand in die Nase hinaufziehen oder mit einer Pipette einige Tropfen in die Nase träufeln.

● Ein altes Hausmittel bei Schnupfennasen (auch für Säuglinge) ist Majoransalbe aus der Apotheke. Bestreichen Sie damit Nasenflügel und -rücken.

Mit Medikamenten

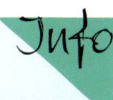

Wirkstoffe, die bei Schnupfen eingesetzt werden, sind fast durchweg chemisch-synthetischer Art.

Chemisch-synthetische Mittel

● Bei Schnupfen helfen Präparate mit gefäßverengenden Substanzen (Alpha-Sympathomimetika), wie beispielsweise Xylometazolin, Oxymetazolin, Naphazolin, Tramazolin, Tetryzolin und Indanazolin. Durch die Verengung der Nasenschleimhautgefäße wird die Schleimbildung vermindert, die Nasenschleimhaut schwillt ab, die Nasenatmung ist nun wieder erleichtert, und Geruchs- und Geschmacksempfinden bessern sich. Alle diese Präparate werden als Nasen-

---

Schnupfenmittel in Tablettenform

Wenn Sie sich statt für Nasentropfen für ein Schnupfenmittel zum Einnehmen entscheiden, sollten Sie wissen, daß das entsprechende Mittel relativ hoch dosiert ist und sich im gesamten Organismus verteilt. Damit ist die Möglichkeit von substanzbedingten Nebenwirkungen höher, als wenn Sie Tropfen oder Spray direkt auf die Schleimhaut aufbringen. Patienten mit Bluthochdruck, Schilddrüsenüberfunktion und Diabetes sollten solche Präparate nicht einnehmen.

tropfen, -sprays und -salbe lokal angewendet. Die richtige Anwendung von Nasentropfen finden Sie auf Seite 22 beschrieben.

Bitte beachten Sie:

Die Präparate sollten nicht länger als drei bis fünf Tage und nicht häufiger als 2 bis 3mal täglich angewendet werden. Mit längerer Anwendungsdauer lassen sie in ihrer Wirkung nach und müßten dann immer höher dosiert werden.

● Schnupfenmittel zum Schlucken wirken nach demselben Prinzip. Entsprechende Präparate enthalten Etilefrin, DL-Norephedrin, Phenylephrin, oft sind zusätzlich noch sogenannte Allergiemittel (Antihistaminika) wie etwa Diphenylpyralin, Chlorphenamin und Carbinoxamin beigefügt. Beachten Sie bitte, daß es bei der Einnahme dieser Kombinationspräparate als Nebenwirkung zu Müdigkeit und einem verminderten Reaktionsvermögen kommen kann.

● Schnupfensprays, -tropfen und -salben enthalten oft auch ätherische Öle aus Eukalyptus, Latschenkiefer, Pfefferminze oder Kamille. Diese ätherischen Öle wirken kühlend, keimhemmend und sekretverflüssigend und sind vor allem bei verdicktem Schleim in der Schnupfenspätphase angezeigt.

● Angenehm bei trockenem Schnupfen sind Nasensalben mit Emser Salz, pur oder in Kombination mit ätherischen Ölen. Sie können auch bei ausgetrockneten Nasenschleimhäuten infolge von Luftverschmutzung, trockener Heizungsluft, Zigarettenrauch oder Nasentropfenmißbrauch eingesetzt werden.

● Das B-Vitamin Dexpanthenol sowie Vitamin A und Vitamin E unterstützen den Stoffwechsel und Aufbau der Nasenschleimhaut und werden in Salbenpräparaten bei trockenem Schnupfen angewendet, oder wenn die Nasenschleimhaut besonders schlimm angegriffen ist.

Homöopathie

Hinweise zu Wirkweise und Anwendung homöopathischer Mittel finden Sie ab Seite 244. Die folgenden Beschwerdebilder sind jeweils nach den Begriffen Leitsymptom (L), seelische Verfassung (S) und mögliche Änderungen (M) geordnet.

● Allium cepa D4, D6 - Tropfen: L: Tränenfluß, Niesen, wäßriges, scharfes Sekret, brennender Schnupfen, auch bei allergischem Schnupfen; M: Besserung im Freien.

● Camphora D1, D2, D3 - Tropfen: L: bei ersten Grippe- und Schnupfen-Anzeichen; S: Herzangst; M: Verschlimmerung durch Kälte, Bewegung und nachts.

● Cyclamen europaeum D6, D12 - Tropfen: L: langdauernder Fließschnupfen abwechselnd mit verstopfter Nase, Geruchsvermögen eingeschränkt; S: Schwächegefühl, Reizbarkeit; M: Verlangen nach Wärme, Bewegung bessert.

● Euphrasia officinalis D3, D4 - Tropfen: L: Lichtscheu, brennender Tränenfluß, mildes Nasensekret; auch bei allergischem Schnupfen; S: reizbar, träge, introvertiert; M: Verschlechterung im Sitzen und Liegen.

● Galphimia D4, D6, D12 - Tabletten: L: Allergischer Schnupfen (auch vor der Saison über längere Zeit vorbeugend einzunehmen)

● Hydrastis canadensis D4, D6 - Tropfen: L: dickes, gelb-weißes Sekret, Schleimfluß an Rachenhinterwand bei Mitbeteiligung der Nasennebenhöhlen, dumpfer Stirnschmerz, tonisierende Wirkung, besonders bei ausgezehrten Patienten; S: Erregung.

● Sambucus nigra D3, D6 - Globuli/Tropfen: L: Schnupfen mit verstopfter Nase, Heiserkeit, erschwerte Atmung, besonders bei Säuglingen und Kleinkindern; S: schreckhaft, verdrießlich; M: Besserung bei Bewegung, Verschlechterung im Liegen.

● Strychnos nux vomica D6, D12 - Tropfen: L: erst wenig, später wäßriges Sekret, verstopfte Nase, häufiges Niesen; S: lebhaft, überempfindlich gegen Sinneseindrücke; M: Bewegung und Essen verschlechtert, Besserung durch Ruhe.

Nasentropfen für Kinder und Säuglinge

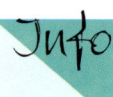
Info

Säuglinge und Kleinkinder sollten Sie nie mit Nasentropfen und -sprays für Erwachsene behandeln!

Bei Kleinkindern sind die Größenverhältnisse Kopf/ Körper anders als beim erwachsenen Menschen. Sie haben dadurch eine überproportional größere Resorptionsfläche in der Nase. Bei Anwendung von Nasentropfen oder -sprays für Erwachsene können sehr leicht Überdosierungen mit Vergiftungserscheinungen die Folge sein.

Außerdem treten bei Säuglingen und Kleinkindern oft Überempfindlichkeitsreaktionen gegen Menthol und pfefferminzhaltige ätherische Öle auf. Nicht alle schleimhautabschwellenden Substanzen sind daher auch schon für das Kleinkind geeignet.

Daher sollten Sie für Kinder bis zu zwei Jahren nur besondere Schnupfenpräparate in für Kinder geeigneter Zusammensetzung und Konzentration aus der Apotheke einsetzen.

Schwindel

Schwindelgefühle sind ein Zeichen für eine Störung des Gleichgewichtsorgans im Ohr. Grundsätzlich unterscheidet man drei Formen: Als physiologischen Schwindel bezeichnet man länger andauernde Schwindelgefühle und Übelkeit, die durch ungewohnte Bewegungen ausgelöst werden (beispielsweise Reise- oder Seekrankheit, Seite 141). Der ungerichtete Schwindel ist dagegen ein plötzlich auftretendes unbestimmtes Schwindelgefühl. Es kann durch Störungen der Herz- und Kreislaufregulation entstehen, die im Gehirn zu Durchblutungs- und Ernährungsstörungen führen. Beim sogenannten systemischen Schwindel ist das Zusammenspiel zwischen dem Gleichgewichtsorgan und anderen Organen (Augen, Muskeln, Sehnen und Gelenke) gestört, die unsere Stellung im Raum koordinieren.

Mögliche Ursachen für Schwindel können niedriger Blutdruck, die Ménièrekrankheit (eine Schädigung des Innenohrs), Arteriosklerose, Unterzucker, Schädigungen der Halswirbelsäule, Sauerstoffmangel, Bluthochdruck sowie Augen- oder Nervenerkrankungen sein.

Wie behandeln?

Bei Schwindel über mehrere Tage sollten Sie in jedem Fall Ihren Arzt/Ihre Ärztin aufsuchen, da zunächst die zugrundeliegende Ursache herausgefunden werden muß.

Ohne Medikamente

● Sind organische Ursachen für den Schwindel bereits ausgeschlossen oder behandelt, können Sie versuchen, ob kalte oder heiße Kompressen (Seite 219), die Sie auf den Nacken legen, Abhilfe schaffen. Auch Massagen von Nacken und Hinterkopf bringen gelegentlich kurzfristige Erleichterung.

● Bei Schwindelgefühl als Folge einer Reisekrankheit können Präparate mit Ingwerpulver oder entsprechenden Arzneistoffen helfen (Reisekrankheit Seite 141).

Mit Medikamenten

Insbesondere der kreislaufbedingte Schwindel kann sehr gut mit pflanzlichen Arzneimitteln, am besten Fertigpräparaten aus der Apotheke behandelt werden.

Pflanzliche Mittel

● Wenn Sie schon etwas älter sind und häufiger unter Schwindel leiden, kann Ihnen die Einnahme von Ginkgo-Extraktpräparaten möglicherweise helfen.

● Zur Behandlung von kreislaufbedingtem Schwindel sind pflanzliche Präparate aus Kampfer, Maiglöckchen, Mistel, Rosmarin und Weißdorn geeignet.

Chemisch-synthetische Mittel

Ist die Ursache des Schwindels ärztlich abgeklärt und wird er erwiesenermaßen durch erniedrigten Blutdruck ausgelöst, können die folgenden Wirkstoffe eingesetzt werden.

● Wenn Sie regelmäßig unter kreislaufbedingtem Schwindel (mit Schwarzwerden vor den Augen) leiden und die zuvor beschriebenen allgemeinen Maßnahmen noch nicht wirken, können Sie Ihren Kreislauf kurzfristig mit Mitteln in Schwung bringen, die eine Reaktion des Körpers auf die Ausschüttung des Streßhormons Adrenalin nachahmen. Hierzu gehören Etilefrin und Oxilofrin. Sie steigern den Blutdruck und die Herzschlagfrequenz. Die Wirkung dieser Präparate setzt zwar schnell ein, klingt jedoch bereits nach etwa vier Stunden wieder ab. Es gibt deshalb auch sogenannte Retard-Präparate (Seite 20), aus denen die Wirkstoffe verzögert freigegeben werden. Etilefrin und Oxilofrin können allerdings bei empfindlichen Personen selbst zu Kreislaufstörungen führen, mit Schwindel und Schwarzwerden vor den Augen bei schnellen Lagewechseln. Norfenefrin und Oxedrin scheinen besser verträglich zu sein.

● Heptaminol (und das sehr ähnlich aufgebaute Octodrin) ist ein Wirkstoff, der die Herzfunktion anregt. Entsprechende Präparate eignen sich daher für kreislaufschwache Personen.

Bitte beachten Sie:

Unabhängig davon, wie die einzelnen kreislaufstimulierenden Präparate wirken, sollten sie in jedem Fall nur kurzfristig eingenommen werden. Eine langfristige Einnahme kann die Eigenregulation des Körpers nachhaltig stören und zu Gegenreaktionen führen, die nur schwer vorhersehbar sind.

Homöopathie

Hinweise zu Wirkweise und Anwendung homöopathischer Mittel finden Sie ab Seite 244. Die folgenden Beschwerdebilder sind jeweils nach den Begriffen Leitsymptom (L), seelische Verfassung (S) und mögliche Änderungen (M) geordnet.

● Argentum nitricum D12 - Tropfen: L: Schwindel in großen Höhen, oft ängstliche und nervöse Menschen; S: ängstlich, nervös; M: Bewegung bessert, Essen verschlechtert.

● Barium carbonicum D6, D12 - Tabletten: L: Schwindel durch mangelnde Durchblutung (Gefäßverkalkung), Schlaflosigkeit; S: Gedächtnisschwäche. Das Mittel wirkt erst nach zwei- bis dreiwöchiger Anwendung!

● Cocculus D4, D6, D12 - Tropfen: L: Schwindel bei Arteriosklerose oder Fahrschwindel, bei verschobenem Schlaf-Wach-Rhythmus (Nacht- und Schichtarbeiter, Jet-lag), große Übelkeit, Erbrechen, Gefühl der Leere im Kopf, Schwäche, Erschöpfung, Hinterkopfschmerz; S: Nervosität, Überempfindlichkeit; M: jede Bewegung verschlechtert (Kopfheben, Bahnfahrt).

● Conium D4, D6, D12 - Tropfen: L: Schwindel bei Kopfdrehung, selbst im Bett, alles dreht sich im Kreise, große Übelkeit, Muskelschwäche, -zittern, Koordinationsstörungen der Glieder, der Zunge, der Augen, Schweißneigung; S: Gedächtnisschwäche, Menschenscheu; M: bei Ruhe, Kälte und nachts verschlechtert.

● Tabacum D4, D6 - Tropfen: L: anfallsweiser Schwindel mit Elendsgefühl, Übelkeit, kaltem Schweiß, Kältegefühl, Sehstörungen, nervöses Herzklopfen; M: Tabakgenuß oder -rauch (dann D12), Bewegung und Aufenthalt in warmen Räumen verschlechtert, Erbrechen und frische Luft bessert.

● Veratrum album D3, D4 - Tabletten: L: kalter Schweiß, niedriger Puls, bläuliche Haut, Dosierung: alle drei Minuten drei Tropfen.

Die hübschen Blätter des Gingkobaumes enthalten Wirkstoffe, die den Kreislauf unterstützen.

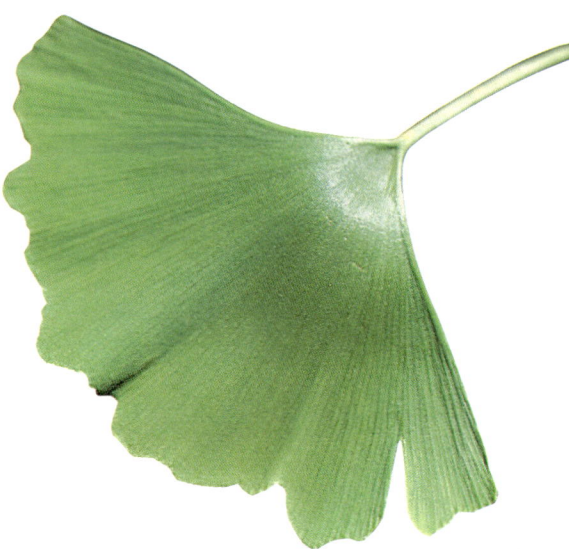

Sodbrennen

Um die Nahrung zu verdauen, wird im Magen Salzsäure gebildet. Die Magenschleimhaut selbst ist vor Schädigungen durch diese Salzsäure mit einer dicken Schleimschicht geschützt. Gelangt diese jedoch aufgrund von bestimmten Ursachen in die Speiseröhre, tritt hinter dem Brustbein und in der Magengrube ein unangenehmer Brennschmerz auf.

Dies kann geschehen, wenn der Schließmuskel zwischen Mageneingang und Speiseröhre nicht mehr vollständig schließt oder durch bestimmte Stoffe (Zigaretten, Alkohol, Kaffee, Tee oder Cola) erschlafft. Die Beschwerden treten auch auf, wenn der Muskel durch sehr umfangreiche Mahlzeiten, Bücken nach dem Essen, Tragen enger Kleidung oder Schwangerschaft überlastet ist, oder wenn durch sehr fetthaltige Speisen oder Süßigkeiten zu viel und zu schnell Magensäure gebildet wird. Auch unter psychischer Anspannung oder wenn die Magenbeweglichkeit eingeschränkt ist, kann es zu Sodbrennen kommen.

Wie behandeln?

Die meisten Auslöser von Sodbrennen sind vermeidbar, weil sie mit unseren Ernährungsgewohnheiten zusammenhängen: Essen Sie nicht zuviel auf einmal, sondern nehmen Sie lieber mehrere kleine Mahlzeiten über den Tag verteilt ein. Speisen und Getränke, die Sodbrennen auslösen können, sollten Sie ebenso vermeiden wie die Reizstoffe Alkohol und Zigaretten. Bevorzugen Sie basenreiche, nicht-saure Lebensmittel wie Obst, Gemüse oder Kartoffeln. Bewegung tut gut: Machen Sie lieber einen Spaziergang nach dem Essen, statt sich hinzulegen. Im Liegen kann der Speisebrei zu leicht wieder in die Speiseröhre zurückfließen. Günstiger ist es, die letzte Mahlzeit des Tages drei bis vier Stunden vor dem Zubettgehen einzunehmen.

Bei nächtlichem Sodbrennen bewährt es sich, den Oberkörper im Bett mit Keilkissen oder Klötzen unter dem Bettgestell etwas höher zu lagern. Und noch ein Wort zu den Pfunden: Wenn die Waage zuviel anzeigt, sollten Sie unbedingt versuchen abzunehmen, denn in den meisten Fällen verlieren Sie mit den überflüssigen Pfunden auch gleich das unangenehme Sodbrennen. Tragen Sie möglichst bequeme, nicht einengende Kleidung.

Zum Arzt:

Wenn Beschwerden länger als drei Tage anhalten, obwohl Sie alle möglichen Auslöser vermieden haben, sollten Sie die Ärztin/den Arzt aufsuchen.

Ohne Medikamente

● Das schafft kurzfristige Abhilfe der brennenden Schmerzen: Trinken Sie ein Glas verdünnter warmer Milch. Sie können auch ein Stück trockenes Weißbrot essen. Hierdurch wird die Magensäure neutralisiert, der Säuregehalt im Speisebrei verringert sich, und das Brennen läßt nach. Nach demselben Prinzip wirken auch die meisten Arzneimittel gegen Sodbrennen.

● Auch eine Trinkkur mit Weißkohlsaft (fertig aus der Apotheke oder aus dem Reformhaus) kann oft helfen: Über ein bis zwei Wochen sollten Sie täglich einen halben Liter davon trinken.

● Diese Akupressurpunkte helfen:

Ren 12 Zgongwan

Ma 36 Zusanli

Pe 6 Neiguan

Wie Sie diese Punkte finden und richtig akupressieren, entnehmen Sie bitte der Tabelle und der Zeichnung auf Seite 249-251

Auf einen Blick: Säurebindende Medikamente

Wirkstoff	Säurebindung	Wirkungszeit	Wirkungsdauer	Nebenwirkungen
Natriumhydrogen-carbonat	● mittelstark	● rasch	● kurz	● Aufstoßen durch Gasbildung
Calciumcarbonat	● mittelstark	● rasch	● mittellang	● Vermehrte Magensaftbildung
Magnesiumhydroxid	● stark	● rasch	● lang	● Abführend
Magnesiumtrisilikat	● schwach	● sehr langsam	● kurz	● Abführend
Aluminiumhydroxid	● schwach	● langsam	● mittellang	● Abführend
Hydrotalcit	● stark	● rasch	● lang	● Verstopfend
Magaldrat	● stark	● rasch	● lang	● Verstopfend

Mit Medikamenten

Versuchen Sie zunächst, mit pflanzlichen Mitteln die Schleimhaut zu beruhigen. Wenn das nicht hilft, sollten Sie zu chemisch-synthetischen säurebindenden Mitteln (Antacida) greifen: Sie neutralisieren die Überproduktion von Salzsäure und verhindern den unangenehmen Rückfluß sauren Mageninhalts.

Pflanzliche Mittel

● Kamillentee oder eine Mischung aus Kamille und Melisse zu gleichen Teilen (Zubereitung und Dosierung Seite 227) beruhigen die Magenschleimhäute und vermindern die Säureproduktion.
● Pflanzliche Fertigpräparate mit Kamille, Leinsamen, Pfefferminze, Schafgarbe oder Süßholz wirken reizmildernd und beruhigend und sind vor allem bei nervös bedingtem Sodbrennen wirksam.

Chemisch-synthetische Mittel

● Vor allem empfehlenswert sind säurebindende Mittel, die Alginsäure enthalten.
● Außerdem gibt es säurebindende Präparate zum Einnehmen (Tabletten, Gele, Emulsionen), die als Wirkstoffe einfache Aluminium-, Calcium-, Magnesium- und Wismut-Verbindungen oder die noch wirksamere Mischverbindungen Hydrotalcit und Magaldrat enthalten. Sie bilden im sauren Magenmilieu Gele aus, die die Schleimhaut noch zusätzlich schützen.

Bitte beachten Sie:

Wenn Sie diese Mittel als Tabletten einnehmen, müssen sie sehr sorgfältig zerkaut werden, damit sie eine große Wirkungsoberfläche ausbilden können. Nehmen Sie sie nach dem Essen oder vor dem Schlafengehen ein. Diese Medikamente können manche anderen Arzneimittel in ihrer Wirkung beeinträchtigen (Beipackzettel!). Wenn Sie also verschiedene Präparate gleichzeitig einnehmen, müssen Sie sie zu verschiedenen Tageszeiten schlucken!

Sonnenbrand

Sonnenstrahlen auf der Haut sind für einen gesunden Stoffwechsel wichtig, aber es würde durchaus genügen, Gesicht und Handrücken etwa alle zwei Tage kurzfristig der Sonne auszusetzen. Den meisten Menschen reicht das nicht. So kommt es immer wieder zu negativen Auswirkungen einer intensiven Sonneneinstrahlung: Sonnenbrand, frühzeitige Faltenbildung und ein erhöhtes Hautkrebsrisiko sind der Preis für knackige Urlaubsbräune.

Mit der Bräune, der vermehrten Bildung des Hautpigments Melanin, versucht die Haut, sich vor zuviel UV-Strahlung zu schützen. Melanin kann die ultraviolette Strahlung aus der Sonne abfangen und verhindern, daß das Unterhautzellgewebe geschädigt wird. Zusätzlich verdickt sich auch noch die Hornschicht der Haut zur sogenannten Lichtschwiele, die einen weiteren Sonnenschutz darstellt.

Eine zu intensive Sonnenbestrahlung bewirkt, daß sich in der oberen Hautschicht die oberflächlichen Gefäße erweitern. Typisch bei einem Sonnenbrand ist die scharfe Begrenzung verbrannter Hautstellen zu den durch Kleidung geschützten Partien. Eine lokal schmerzhafte Rötung der Haut, die später meist in eine Bräunung übergeht, entspricht einer Verbrennung ersten Grades. Wenn sich Blasen und offene rote Wundflächen bilden, handelt es sich um eine Verbrennung zweiten Grades (Verbrennungen, Seite 194).

Die Beschwerden eines Sonnenbrands klingen normalerweise nach zwei bis drei Tagen wieder ab, wenn die oberen Hautschichten beginnen, sich in Schuppen und größeren Teilen zu lösen.

(Verbrennungen, Seite 194).

Sonnenallergie

Info

Manche Menschen reagieren auf zu starke Sonnenbestrahlung nicht nur mit Sonnenbrand, sondern auch mit allergischen Reaktionen. Bevorzugt im Brust- und Halsbereich treten zur Hautrötung noch juckende Pünktchen und Bläschen auf. Man nimmt heute an, daß Bestandteile der Sonnenschutzmittel selbst, wie etwa Parfums oder Emulgatoren, an diesen immer häufiger auftretenden Erscheinungen beteiligt sind. Mittlerweile gibt es parfum- und emulgatorfreie Sonnenschutzmittel, die ein ungetrübtes Sonnenbad ermöglichen.

Wie behandeln?

Alles, was die glühende Haut kühlt, tut gut. Wenn der Sonnenbrand stark schmerzt, können Sie entzündungslindernde und schmerzstillende

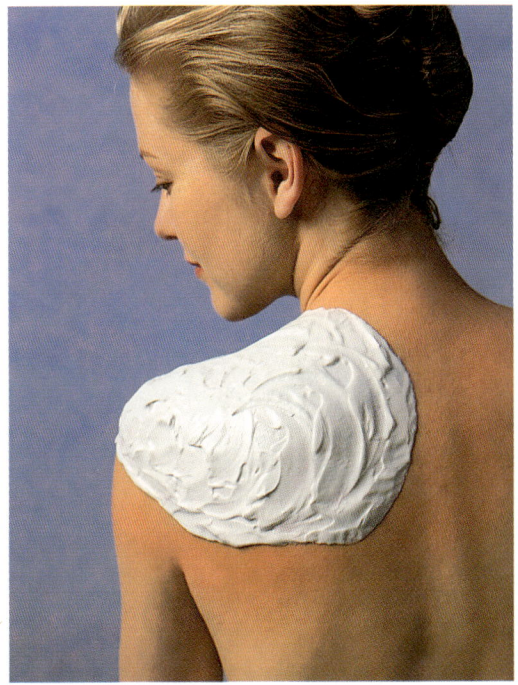

Quarkauflagen beruhigen die schmerzende Haut.

Gele oder Cremes aus der Apotheke auftragen. Diese sind auch bei Sonnenallergie wirksam.

Zum Arzt:

Sie sollten den Arzt zu Rate ziehen, wenn gleichzeitig hohes Fieber und starke Kopfschmerzen auftreten. Diese Symptome deuten auf einen Hitzschlag oder Sonnenstich hin (Erste Hilfe, Seite 189). Das gilt auch wenn sich schlimme Blasen bilden, oder sich die verbrannten Stellen nachträglich infizieren.

Ohne Medikamente

● Legen Sie über mehrere Stunden kühlende Umschläge mit Wasser, schwarzem Tee, Quark- oder Buttermilchauflagen (Seite 218) auf die verbrannten Hautstellen.
● Bei großflächigen Verbrennungen sollten Sie sich in nasse Tücher einhüllen oder ein nasses T-Shirt überziehen.

Mit Medikamenten

Eine Reihe von pflanzlichen und chemisch-synthetischen Einreibungen kann Juckreiz, Rötungen und Schmerzen lindern.

Pflanzliche Mittel

● Pflanzliche Fertigpräparate in Form von Cremes und Gelen zur Anwendung bei Sonnenbrand enthalten Auszüge aus Arnika, Brennnessel, Hamamelisrinde oder Kamille.

Chemisch-synthetische Mittel

● Kühlend und abschwellend sind Präparate mit Wirkstoffen, die auch bei Insektenstichen und allgemeinem Juckreiz (Seite 112) angewendet werden.
● Örtlich betäubend und schmerzlindernd wirken Mittel mit Benzocain, Lidocain, Mepiracain, Polidocanol oder Quinisocain.

Tips fürs Sonnenbad

Menschen mit dunklen Haaren, hellbrauner Haut und überwiegend dunklen Augen vertragen mehr Sonne als solche mit rotblonden Haaren, sehr heller Haut und vielen Sommersprossen.

Doch gleichgültig, welcher Typ Sie sind, ungeschützt sollten Sie sich der Sonne nie aussetzen:
● Gewöhnen Sie Ihre Haut langsam an intensivere Sonnenbestrahlung. Vermeiden Sie direkte Sonne zwischen 10 und 15 Uhr, der Zeit intensivster Einstrahlung.
● Denken Sie an ausreichende Kopfbedeckung und Kleidung, die möglichst auch Arme und Beine bedecken sollte.
● Wählen Sie unparfümierte Sonnenschutzmittel mit ausgewiesenem Lichtschutzfaktor für UVA- und UVB-Bestrahlung aus der Apotheke. Der Lichtschutzfaktor hilft bei der Berechnung der Zeit, die ohne schädliche Folgen in der Sonne verbracht werden kann. Wird ein Sonnenschutzmittel mit dem Lichtschutzfaktor 12 benutzt, dann kann man sich 12 mal 15 Minuten, also insgesamt drei Stunden, in der Sonne aufhalten.
● Wählen Sie einen Lichtschutzfaktor, der der jeweiligen Sonnenintensität angepaßt ist. Je nach Jahres- und Tageszeit, ob Äquatornähe, Hochgebirge oder Meer, kann die Sonnenintensität sehr unterschiedlich sein. Auch die individuelle Sonnenempfindlichkeit und der Hautzustand (fettig oder trocken) müssen berücksichtigt werden. Vergessen Sie den Lippenschutz nicht, es gibt pflegende Lippenstifte mit Sonnenschutzstoffen.
● Ein Sonnenschutzmittel muß 30 Minuten vor einem Sonnenbad auf die gereinigte Haut aufgetragen und öfter am Tag erneuert werden, auf alle Fälle nach jedem Baden und Abtrocknen. Übrigens: Mehrmaliges Auftragen nacheinander erhöht den Lichtschutzfaktor nicht.

Verstopfung

Jeder vierte Erwachsene – Frauen häufiger als Männer – leidet zumindest zeitweise an Verstopfung. Damit sind nicht leichte Verdauungsprobleme gemeint: Ärzte stellen diese Diagnose erst, wenn sich zwei bis drei Wochen hintereinander der Darm nur alle drei bis fünf Tage entleert hat. Meist fühlt sich der Betroffene dabei sehr unwohl, Bauchschmerzen, Darmkrämpfe, Erschöpfung, Appetitlosigkeit und Mundgeruch sind oft unangenehme Begleiterscheinungen.

Verstopfung kann akut oder chronisch auftreten, die Ursachen sind ballaststoffarme Kost, zu geringe Flüssigkeitsaufnahme, Bewegungsmangel, Mißbrauch von Abführmitteln, ebenso Streß oder seelische Probleme. Auch in fremder Umgebung oder durch ungewohnte Ernährung kommt es leicht einmal zur Verstopfung. In einigen Fällen sind auch Medikamente (Antidepressiva) oder hormonelle Umstellungen die Ursache.

Wie behandeln?

Allein durch richtige Ernährung läßt sich eine Verstopfung fast immer und dauerhaft beseitigen. Ein geregelter, normaler Stuhlgang hängt nämlich ganz wesentlich von der Ernährung ab: Fleisch, Zucker und Weißmehl geben dem Darm wenig zu tun und lassen ihn faul werden. Ein erster Schritt bei der Behandlung einer Verstopfung besteht darin, daß Sie eine möglichst faserreiche Nahrung oder quellstoffhaltige Arzneimittel (siehe Kasten) zu sich nehmen sollten, da Verstopfung meistens auf ballaststoffarme Ernährung zurückzuführen ist.

Und noch etwas: Wenn Sie sich nicht bewegen, tut sich auch bei der Verdauung nichts. Sorgen Sie täglich für Bewegung, indem Sie spazieren-

gehen, mit dem Fahrrad zum Büro fahren oder regelmäßig morgens joggen.

Möglicherweise ist anfangs ein wenig »Nachhilfe« in Form von Abführtee oder getrockneten Früchten erforderlich. Abführmittel sollten tunlichst gemieden werden, da sie dem Körper viel Flüssigkeiten und Mineralien entziehen. Als kurzfristige Abführhilfe sind sie nur sinnvoll, wenn starkes Pressen auf Grund einer Krankheit (zum Beispiel Herzinfarkt, akute Hämorrhoidalbeschwerden) vermieden werden soll. Darüber berät Sie der Arzt.

Zum Arzt:

Ein Arztbesuch wird dann notwendig, wenn zusätzlich zur Verstopfung starke Bauchschmerzen und Koliken auftreten.

Ohne Medikamente

● Zunächst sollten Sie versuchen, mit der richtigen Ernährung den Darm wieder zu mobilisieren: mit ballaststoffreicher Kost wie Obst, Gemüse, Vollkornbrot und Naturreis. Über Nacht in Wasser eingeweichte Trockenpflaumen oder Feigen helfen in akuten Fällen.

● Zu den natürlichen Abführmitteln, die auch länger oder während der Schwangerschaft angewendet werden dürfen, gehören Quellmittel (Kasten Ballaststoffe und Quellmittel) wie Leinsamen, Flohsamen oder Kleie. Sie sollen mit viel Flüssigkeit eingenommen werden. Nebenwirkungen sind unbekannt.

● Verdauungsanregend wirken ein Glas Fruchtsaft, Molke oder verdünnter Obstessig (1 Eßlöffel auf ein Glas Wasser) oder nur ein Glas heißes Wasser morgens auf nüchternen Magen getrunken. Überhaupt sollten Sie mindestens zwei Liter täglich trinken, am besten Mineralwasser oder Tee.

● Auch wenn's gerade nicht paßt: Stuhlgang nach Möglichkeit nie aufschieben oder zurückhalten.

Was sind Ballaststoffe?

Info

Ballaststoffe wie Zellulose, Hemizellulose, Lignin, Pektine und quellfähige Pflanzenschleime sind Bestandteile der natürlichen Nahrung. Sie werden teilweise im Dickdarm durch Enzyme der Darmbakterien abgebaut und nicht als Nährstoffe verwertet, sondern als Ballast ausgeschieden – daher ihr Name. Weizenkleie, die beim Mahlprozeß anfällt und aus den vom Mehlkörper befreiten äußeren Schichten des Weizenkorns besteht, gehört zum Beispiel zu den Ballaststoffen und ist für eine Behandlung bei Verstopfung sehr günstig. Die Tagesdosierung beträgt 13 bis 40 Gramm, das entspricht etwa 3 bis 9 leicht gehäuften Eßlöffeln. Jeder Mensch reagiert unterschiedlich, Sie sollten Ihre Dosierung selbst ermitteln.

Schleimhaltige Ballaststoffe regen die Verdauung noch etwas stärker an. Sie sind nämlich in der Lage, auch noch Wasser zu binden, und verursachen so eine Volumenzunahme des Darminhalts – daher ihr Name Quellmittel. In der Folge wird die Darmwand gedehnt, dadurch die Darmbewegung intensiviert und die Magen-Darm-Passage des Darminhalts beschleunigt: alle Voraussetzungen für einen geregelten Stuhlgang.

Die Wirkungsintensität von Quellmitteln hängt mit ihrem Quellvermögen zusammen, das man im Labor genau messen kann: Es wird als sogenannte Quellzahl angegeben, die Sie der nebenstehenden Tabelle entnehmen können. Sie hat auch Auswirkungen auf die Tagesdosierung.

Was Sie über die Einnahme von Quellmitteln wissen müssen

● Zu Anfang sollten Sie Quellmittel mit einer niedrigen Quellzahl verwenden.

● Bitte beachten Sie, daß alle Quellmittel mit viel Flüssigkeit eingenommen werden müssen. Andernfalls können sie zu einer Verlegung des Darmes führen.

● Wenn Sie die Einnahmeanweisungen, die Sie den Packungsbeilagen entnehmen können, genau einhalten, sind Quellmittel sehr gut verträglich. Empfindliche Personen können in Einzelfällen mit Blähungen reagieren.

● Quellstoffhaltige Arzneimittel haben viele Kalorien: Wenn Sie Diät halten müssen, beachten Sie bitte die Angaben der Hersteller zu den Broteinheiten.

● Ständiges Sitzen fördert Verstopfung. Sorgen Sie daher für viel Bewegung.

● Sie können Ihre Darmfunktion zusätzlich anregen, indem Sie morgens noch im Liegen oder tagsüber zwischendurch Ihren Bauch halbkreisförmig von rechts unten nach oben und links unten (in Verlaufrichtung des Dickdarms) massieren und dabei kräftig ein- und ausatmen.

● Bei Krämpfen können Sie mit Wärmeanwendungen Linderung verschaffen: Legen Sie heiße Auflagen (Wärmflaschen mit feuchtem Tuch umwickeln) oder feuchtheiße Leibwickel (Seite 216) auf. Angenehm sind auch ansteigende Sitzbäder (Seite 208), über einen Zeitraum von 20 bis 30 Minuten.

● Diese Wasseranwendungen regen den Darm an: Kniegüsse (Seite 212), kalte Fuß- und Halbbäder (Seite 203, 204), wechselwarme Duschen (Seite 210), Halb- oder Vollbäder (Seite 203, 208) mit anschließenden kalten Güssen (Seite 213); abends Leibwickel (Seite 216).

● Feuchte Abführhilfe, die meist rasche Wirkung zeigt: Dreimal täglich drei Minuten lang mit einem in kaltes Wasser getauchten Waschlappen kreisförmig den Bauch abreiben, abtrocknen und anziehen.

Auf einen Blick: Quellmittel

Quellmittel	Mindestquellzahl	empfohlene Tagesdosis
Leinsamen	● 4	● 20 bis 30 g entsprechen 2 bis 3 Eßlöffel
Flohsamen	● 10	● 10 bis 30 g
Indische Flohsamen	● 9	● 10 bis 40 g
Indische Flohsamenschalen	● 40	● 4 bis 20 g

Mit Medikamenten

Wenn eine Ernährungsumstellung oder die Beachtung der vorangegangenen Tips nicht helfen sollten oder Sie ausnahmsweise schnelle Hilfe benötigen, ist ein sanft regulierender Tee am besten. Fragen Sie in Ihrer Apotheke nach entsprechenden Teemischungen, die Ihnen auf Wunsch auch frisch zusammengestellt werden können. Die aufgeführten chemisch-synthetischen Mittel sollten Sie wirklich nur kurzzeitig und in Notfällen verwenden.

Pflanzliche Mittel

● Probieren Sie es mit den folgenden Abführtees:
50 Teile Sennesfrüchte (Tinevelli)
15 Teile Anis (gequetscht)
15 Teile Fenchel (gequetscht)
10 Teile Holunderblüten
● Auch diese Mischung hilft:
50 Teile Sennesblätter
20 Teile Holunderblüten
5 Teile Kamillenblüten
15 Teile Fenchel (gequetscht)
6 Teile Kalium-Natriumtartrat
4 Teile Weinsäure
Zubereitung und Dosierung Seite 227.
● Abführmittel mit dem pflanzlichen Wirkstoff Antrachinonglycosid beeinflussen den Zellstoffwechsel der Darmschleimhaut, der daraufhin mehr Wasser aus dem Körper in den Darm aufnimmt. Arzneipflanzen mit Antrachinonglycosiden sind Aloe, Cascararinde, Faulbaumrinde, Rhabarber und Sennesblätter. Zubereitungen aus diesen Arzneipflanzen wie auch Rizinusöl werden als Abführmittel bei Verstopfung eingesetzt. Sie helfen aber auch bei Erkrankungen, bei denen ein erleichterter Stuhlgang erwünscht ist, wie etwa Analfissuren, Hämorrhoiden oder bei Herzerkrankungen.

Leinsamen, mit viel Flüssigkeit eingenommen, regen auf natürliche Weise die Verdauung an.

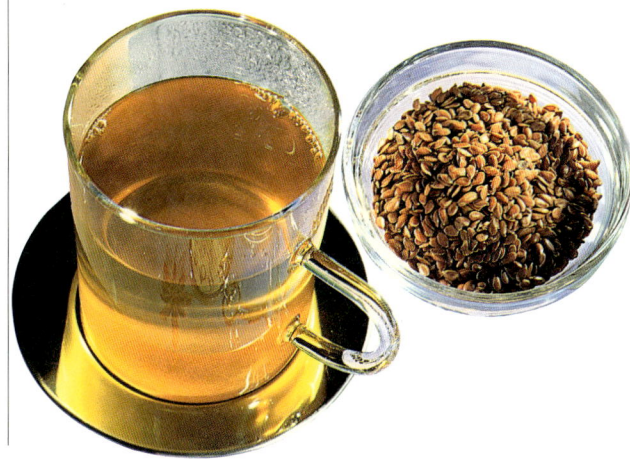

● Beachten Sie bitte die Dosierungsangaben der Hersteller zu den einzelnen Abführmitteln, und lesen Sie sorgfältig die Angaben zu Neben- und Wechselwirkungen. Wie bei allen Abführmitteln können auch durch pflanzliche Präparate Salzverluste sowie nach zu hohen Dosierungen Übelkeit, Erbrechen und Darmkrämpfe auftreten. Wer bereits unter Bauchschmerzen, Übelkeit und Erbrechen leidet, sollte auf keinen Fall Abführmittel einnehmen. In der Schwangerschaft sollten Sie auch mit pflanzlichen Abführmitteln zurückhaltend umgehen.

Chemisch-synthetische Mittel

● Osmotische Abführmittel sind Stoffe, die durch die Darmwand nicht aufgenommen werden können und im Darm Wasser binden. Der Darminhalt wird verflüssigt und erhält ein größeres Volumen, wodurch wiederum die Darmwand gedehnt und die Darmpassage beschleunigt wird. Zu diesen Abführmitteln gehören Salzformen von Sulfat, zum Beispiel Natriumsulfat (Glaubersalz), Phosphat oder Citrat sowie vom Körper nicht aufnehmbare Zucker und Verbindungen wie Lactulose, Lactose, Sorbitol, Mannitol und Glycerol.

Bitte beachten Sie:

Da alle osmotischen Stoffe dem Körper Wasser entziehen, das in den Darm abgegeben wird, kann es bei Einnahme dieser Abführmittel leichter zur Entstehung von Thrombosen kommen, weil das Blut dadurch dickflüssiger wird.

● Lactose (Milchzucker) ist ein mildes Abführmittel, das sich auch für die Anwendung bei Kindern eignet. Sie können morgens vor dem Frühstück 15 bis 40 Gramm Lactose in 200 bis

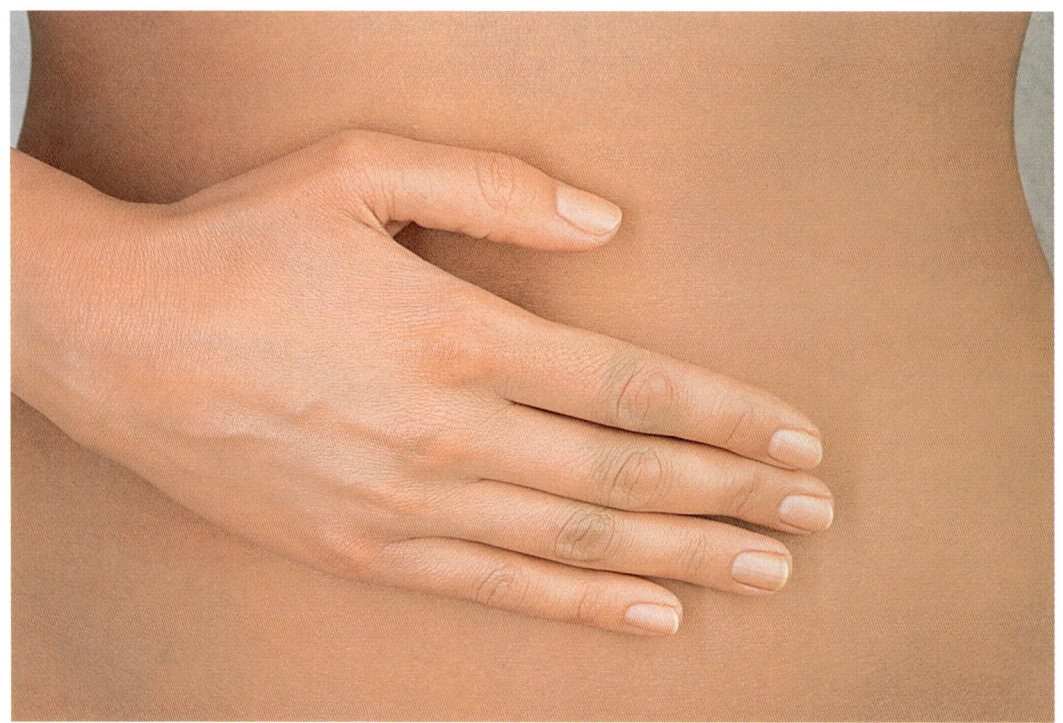

Sanfte Bauchmassage, kreisförmig mit nur leichtem Druck, löst Stauungen im Darm.

250 Gramm Wasser verrührt einnehmen. Bitte beachten Sie, daß 12 Gramm Milchzucker einer Broteinheit entsprechen. Wenn Sie Milch oder Milchprodukte nicht vertragen und beispielsweise nach dem Genuß von Milch Durchfälle auftreten, kann es sein, daß Sie an einer Lactose-Intoleranz leiden. Menschen mit einer Lactose-Intoleranz dürfen Lactose natürlich nicht einnehmen.

● Zu den chemisch-synthetischen Abführmitteln zum Einnehmen zählen außerdem Präparate mit den Wirkstoffen Bisacodyl, Natriumpicosulfat und Phenolphthalein. Viele Kombinationsabführmittel enthalten Gleitmittel wie Paraffin, Natriumdocusat und Natriumlaurylsulfoacetat. Diese Präparate haben den Nachteil, daß sie mit zahlreichen Arzneimitteln Wechselwirkungen eingehen. Paraffin verhindert die Aufnahme fettlöslicher Vitamine oder die Aufnahme der - ebenfalls fettlöslichen - Wirkstoffe der Antibabypille.

● Natriumdocusat und Natriumlaurylsulfoacetat sind oberflächenaktiv und beschleunigen die Aufnahme verschiedener stark wirksamer Arzneimittel wie Herzglycoside, Entwässerungsmittel oder Muskelentspannungsmittel. Hier besteht dann die Gefahr einer Überdosierung!

Homöopathie

Homöopathika wirken nicht abführend, sie helfen dem Darm nur, zu seiner normalen Funktion zurückzufinden. Hinweise zu Wirkweise und Anwendung homöopathischer Mittel finden Sie ab Seite 244. Die folgenden Beschwerdebilder sind jeweils nach den Begriffen Leitsymptom (L), seelische Verfassung (S) und mögliche Änderungen (M) geordnet.

● Alumina D3, D4, D6, (D30) - Tabletten: L: Verstopfung, durch Darmträgheit trockener, fester, knotiger Stuhl, schneidender Afterschmerz, Gefühl, als ob After zu eng ist, meist

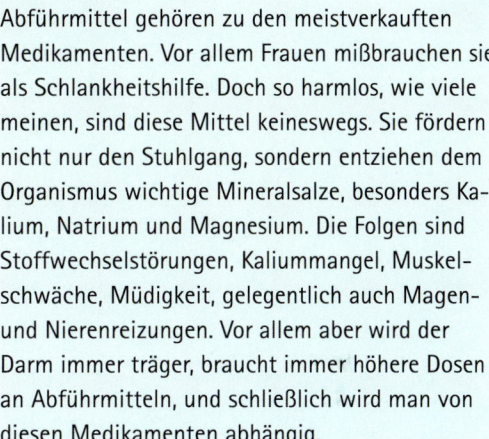

Abführmittel sind nicht harmlos!

Abführmittel gehören zu den meistverkauften Medikamenten. Vor allem Frauen mißbrauchen sie als Schlankheitshilfe. Doch so harmlos, wie viele meinen, sind diese Mittel keineswegs. Sie fördern nicht nur den Stuhlgang, sondern entziehen dem Organismus wichtige Mineralsalze, besonders Kalium, Natrium und Magnesium. Die Folgen sind Stoffwechselstörungen, Kaliummangel, Muskelschwäche, Müdigkeit, gelegentlich auch Magen- und Nierenreizungen. Vor allem aber wird der Darm immer träger, braucht immer höhere Dosen an Abführmitteln, und schließlich wird man von diesen Medikamenten abhängig.

Während der Schwangerschaft und der Stillzeit sollten Sie auf Abführmittel möglichst ganz verzichten.

schwächliche, magere, frostige Menschen mit trockener, schlaffer Haut; S: ängstlich, mißmutig; M: Bewegung bessert.

● Nux vomica D4, D6, D12, (D30) - Tabletten: L: verkrampfter Darm, Gefühl, als ob nicht alles abgegangen ist, donnernder Stuhlgang, blutende Hämorrhoiden; S: lebhafte, reizbare Menschen mit sitzender Tätigkeit und Verlangen nach Genußmitteln; M: Bewegung und Essen verschlechtern.

● Opium D6 - Tropfen: L: Verstopfung durch Darmträgheit, zum Beispiel nach Operationen oder bei Bettlägerigkeit; S: zunächst lebhaft, findet keinen Schlaf, später depressiv; M: Bewegung bessert, Verschlechterung beim Essen.

Wasserlassen
Störungen bei Blasenentzündung

Störungen beim Wasserlassen entstehen durch Blasenentzündungen, Reizblase oder bei Männern durch eine vergrößerte Vorsteherdrüse (Prostatabeschwerden, Seite 170). Besonders Frauen sind häufig von einer Blasenentzündung betroffen. Die Ursache ist in der weiblichen Anatomie begründet, da die Harnröhre bei Frauen kürzer ist als bei Männern. Bakterien können so sehr viel leichter in die Blase gelangen und sich in der Blasenschleimhaut festsetzen und vermehren. Ausgelöst wird dieser Vorgang meist durch eine Erkältung oder Unterkühlung, etwa durch langes Sitzen auf kaltem Untergrund oder einfach durch zu dünne Kleidung. Die Betroffenen spüren (vor allem nachts) häufigen Harndrang mit Brennen und Stechen beim Wasserlassen.

Trotz des häufigen Harndrangs – daher auch die Bezeichnung Reizblase – werden nur geringe Mengen Urin ausgeschieden, der oft trüb ist. Obwohl die Erkrankung an sich nicht gefährlich ist, sollte sie schnellstmöglich ausgeheilt werden, um der Entstehung einer chronisch schwachen Blase (Inkontinenz, Seite 106) vorzubeugen oder aufsteigende Infektionen zu vermeiden, die dann auf die Nieren übergreifen könnten. Nierenentzündungen kündigen sich mit starken Schmerzen in der Nierengegend an und sind meistens von Fieber begleitet.

Wie behandeln?

Die Behandlung besteht in erster Linie in einer Durchspülung der Blase, mit der die Bakterien aus den Harnwegen hinausbefördert werden. Besonders geeignet für solch einen »Wasserstoß« sind Mineralwasser, möglichst saure Säfte oder Heilkräutertees.

Zum Arzt:

Ein Arztbesuch wird notwendig, wenn sich Ihre Beschwerden innerhalb von drei bis vier Tagen nicht gebessert haben, das Wasserlassen sehr schmerzhaft ist oder Fieber und/oder Schmerzen der Nierengegend auftreten.

Ohne Medikamente

● Wohltuend schmerz- und reizlindernd sind Wärmeanwendungen: ansteigende Fußbäder (Seite 204) und Sitzbäder (Seite 208) oder Kamillen- beziehungsweise Heublumen-Wickel (Seite 220) sowie feucht-heiße Auflagen (Seite 219) auf dem Unterbauch. Halten Sie die untere Körperhälfte immer gut warm. Vielleicht bessert auch ein Saunabesuch Ihre Beschwerden.

● Essen Sie täglich mindestens einen Eßlöffel Kürbiskerne, sie schmecken im Müsli, im Salat oder einfach so. Die Beschwerden einer Reizblase können damit abklingen.

Mit Medikamenten

Bei Harnwegsinfektionen können Sie unterstützend zu einer vom Arzt verordneten Antibiotikabehandlung, aber auch zur Vorbeugung vor Rückfällen, pflanzliche und chemisch-synthetische Arzneimittel einnehmen. Eine Blasenentzündung läßt sich besonders im Anfangsstadium gut mit pflanzlichen Mitteln behandeln. Sie helfen, die Bakterien fortzuspülen.

Pflanzliche Mittel

Pflanzliche Präparate wirken großenteils sowohl aus- und durchspülend als auch leicht desinfizierend. Verwendet werden Ackerschachtelhalm, Bärentraube, Birke, Brennessel, Goldrute, Kapuzinerkresse, Hauhechel und Wacholder (Wacholderpräparate nicht während der Schwangerschaft einnehmen).

● Die sinnvollste Art der Anwendung ist als Tee, da damit auch gleich die nötige Flüssigkeitsmenge gewährleistet ist (Zubereitung und Dosierung Seite 227). Extraktpräparate in Tabletten- oder Tropfenform müssen mit genügend Flüssigkeit eingenommen werden: Sie sollten viel trinken, bis zu zwei Litern täglich.

● Probieren Sie diese Teemischungen bei Harnwegsinfekten:

25 Teile Birkenblätter
45 Teile Bärentraubenblätter
30 Teile Süßholzwurzel
oder auch:
20 Teile Birkenblätter
20 Teile Queckenwurzelstock
20 Teile Riesengoldrutenkraut
20 Teile Hauhechelwurzel
20 Teile Süßholzwurzel

Zubereitung und Dosierung siehe Seite 227.

● Bei einer Reizblase kommt es zu schmerzhaften und krampfartigen Entleerungen. Oft geht auch zwischendurch unwillkürlich etwas Urin ab. Geeignete pflanzliche Arzneimittel sind in diesen Fällen: Kürbissamen, die den Stoffwechsel der Blasenmuskulatur positiv beeinflussen, Kava-Kava und Hopfen wegen der seelisch ausgleichenden Komponente, Goldrutenkraut wegen der krampflösenden sowie Johanniskraut wegen der beruhigenden Wirkung. Fertigpräparate mit Schachtelhalmkraut und Bärentraubenblättern fördern die Durchspülung und wirken antibakteriell.

Chemisch-synthetische Mittel

● Chemisch-synthetische Medikamente mit Kalium- und Natrium-Verbindungen, Methionin oder Nicotinamid wirken nach demselben Prinzip wie pflanzliche Präparate, also durchspülend und desinfizierend bei Blasenentzündung.

● Für die Selbstmedikation einer Reizblase sind krampflösende Mittel wie Butylscopolamin oder

Blasenentzündung vorbeugen *Info*

Wenn Sie häufig von Blaseninfekten geplagt sind, sollten Sie einige Vorsichtsmaßnahmen beachten:

● Trinken Sie immer ausreichend viel, mindestens zwei Liter am Tag. So wird die Blase gut durchgespült und den Bakterien das Einnisten in Harnröhre oder Blase erschwert.

● Verkneifen Sie sich nicht zu lange den Gang zur Toilette. Durch eine starke Blasenfüllung wird die Abwehr gegen Bakterien geschwächt.

● Vermeiden Sie kühle Steine oder den Fußboden als Sitzgelegenheit. Wechseln Sie nach dem Baden die nasse Bekleidung gegen trockene Sachen aus, auch wenn Sie in der Sonne liegen.

Flavoxat geeignet. Sie beruhigen das vegetative Nervensystem, wirken krampflösend, und setzen die Erregbarkeit des Blasenmuskels herab. Befragen Sie hierzu Ihren Apotheker, der Ihnen entsprechende Präparate empfehlen kann.

Homöopathie

Hinweise zu Wirkweise und Anwendung homöopathischer Mittel finden Sie ab Seite 244. Die folgenden Beschwerdebilder sind nach den Begriffen Leitsymptom (L), seelische Verfassung (S) und mögliche Änderungen (M) geordnet.

● Dulcamara D2, D3, D4 – Tabletten: L: schmerzende Harnröhre beim Wasserlassen, bei chronischer Reizblase, trüber Harn, Folge von naßkalter Witterung, Durchnässung; M: Wärme bessert.

● Thuja occidentalis D3, D4, D6 – Tropfen: L: Harndrang, Gefühl, als ob nach dem Wasserlassen etwas in der Harnröhre zurückbleibt, langes Nachtröpfeln, unwillkürlicher Abgang, allgemeine Frostigkeit, starker Kopf- und Halsschweiß; M: Nässe und Kälte verschlechtert. Wärme bessert.

Wasserlassen
Störungen bei Prostatabeschwerden

Nahezu jeder älter werdende Mann erlebt eine Vergrößerung der Vorsteherdrüse (Prostata). Dieses sich unterhalb der Harnblase befindliche, die Harnröhre ringförmig umschließende Organ produziert ein Sekret für die Beweglichkeit der Samenfäden. Ab dem 40. Lebensjahr beginnt die Vorsteherdrüse auf Grund hormoneller Veränderungen zu wachsen. Dadurch kann es zu Störungen kommen, denn die sich vergrößernde Prostata engt die Harnröhre ein und erschwert so den Urinabfluß aus der Blase. Die Folge ist eine Verzögerung beim Wasserlassen, der Harn tröpfelt nur. Bei sehr starkem Wachstum ist der Abfluß fast nicht mehr möglich, und es entsteht ein Rückstau in der Blase.

Der Betroffene hat das unangenehme Gefühl einer nicht vollkommen entleerten Blase (Restharnbildung) oder dauernden Harndrangs. Der Rückstau wiederum erhöht die Infektionsgefahr. Die Prostatavergrößerung tritt in verschiedenen Stadien auf:
● Stadium 1: erschwertes Wasserlassen, abgeschwächter Harnstrahl, nächtlicher Harndrang
● Stadium 2: schmerzhafter Harndrang, Restharnbildung, tropfenweiser Urinverlust
● Stadium 3: Überlaufblase (unwillkürlicher Harnabgang), Harnsperre, durch den Rückstau Nierenschädigung.

Wie behandeln?

Sie sollten in jedem Fall einen Arzt/eine Ärztin aufsuchen, um festzustellen, ob Ihre Beschwerden tatsächlich auf eine Vergrößerung der Prostata zurückzuführen sind und wenn ja, in welchem Stadium sich die Erkrankung befindet. Nur so kann auch eine wirksame Behandlung eingeleitet werden. In frühen Stadien können Medikamente die Beschwerden bessern.

In einem späteren Stadium ist ein chirurgischer Eingriff zur Entfernung des wuchernden Gewebes manchmal die einzige Möglichkeit, um Komplikationen zu verhindern. Der Facharzt wird Sie mit allen schonenden Operationsmethoden vertraut machen.

Ohne Medikamente

● In frühen Stadien einer Prostatavergrößerung können Wasseranwendungen Linderung verschaffen: ansteigende Fußbäder (Seite 204), Sitz- oder Halbbäder (Seite 203, 208) mit Heilkräuterzusätzen von Kamille, Heublumen oder Zinnkraut.

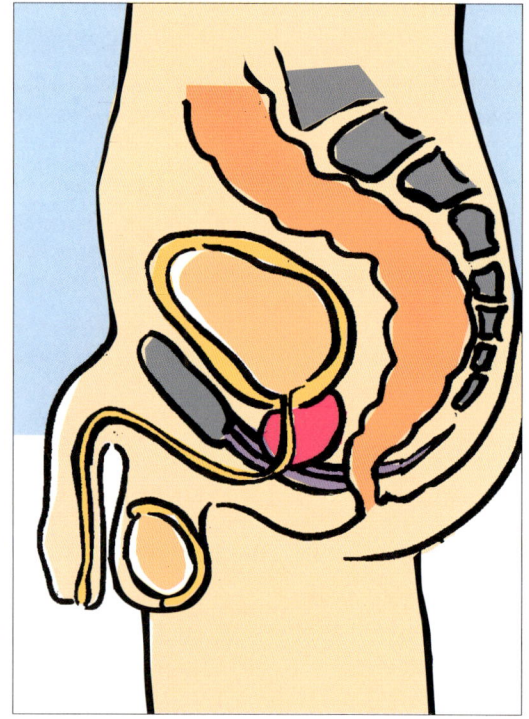

Die Prostata liegt kurz unterhalb der Blase und umschließt die männliche Harnröhre.

● Entkrampfend und beruhigend wirken warme Auflagen mit Peloiden oder Heublumen auf die Blasengegend (Seite 219, 220).

● Wichtig ist, immer auf eine geregelte und vollständige Blasenentleerung zu achten.

Mit Medikamenten

Eine medikamentöse Behandlung mit pflanzlichen oder chemisch-synthetischen Präparaten zum Einnehmen ist nur in frühen Stadien möglich, wenn noch keine Schädigungen an der Blase oder Niere aufgetreten sind. In einigen Fällen können Hormonpräparate hilfreich sein, neuerdings gibt es besser verträgliche Mittel, die die Prostata entspannen (sogenannte Alpha-Rezeptorenblocker). Sie müssen vom Arzt verordnet werden.

Pflanzliche Mittel

● Es gibt eine ganze Reihe hochwirksamer pflanzlicher Prostatamittel aus Kürbiskernen, Sägepalmfrüchten, Brennesselwurzel oder Blütenpollen. Sie können, entsprechenden Untersuchungen zufolge, das Prostatawachstum eindämmen und damit eine Verschlechterung der begleitenden Symptome verhindern, sie sogar wesentlich verbessern. Störungen und Schmerzen beim Wasserlassen, Restharnbildung und dauernder Harndrang können vielfach damit beseitigt werden.

Diese Präparate müssen kurmäßig über einen längeren Zeitraum eingenommen werden, sie zeigen aber so gut wie keine Nebenwirkungen und sind auch sehr gut zur Vorbeugung geeignet.

● Bei gleichzeitiger erhöhter Neigung zu Prostataentzündung durch Restharnbildung und Rückstau können Sie Kombinationspräparate mit Goldruten- und Sonnenhutextrakt wählen. Sonnenhutextrakt trägt zur Verbesserung der allgemeinen Abwehrlage bei.

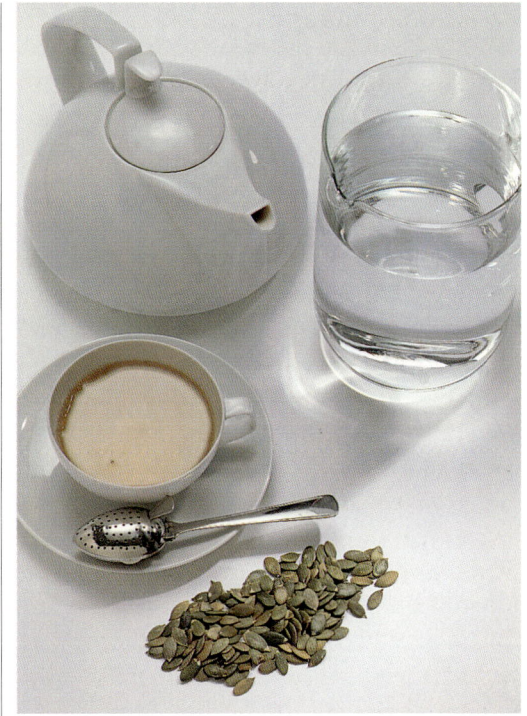

Kürbiskerne und Brennesseltee sind wirksame pflanzliche Heilmittel bei Prostatabeschwerden.

Chemisch-synthetische Mittel

● Als chemisch-synthetischer Arzneistoff kommt bei Prostatabeschwerden Beta-Sitosterin zum Einsatz. Der Wirkstoff wurde ursprünglich aus Pflanzen isoliert und zeigt ähnliche Wirkungsweisen wie die oben genannten Arzneipflanzen.

Homöopathie

Hinweise zu Wirkweise und Anwendung homöopathischer Mittel finden Sie ab Seite 244.

● Thuja occidentalis D3, D4, D6 - Tropfen: L: Harndrang, Gefühl, als ob nach dem Wasserlassen etwas in der Harnröhre zurückbleibt, langes Nachtröpfeln, unwillkürlicher Abgang, allgemeine Frostigkeit, starker Kopf- und Halsschweiß; M: Nässe und Kälte verschlechtert, Wärme bessert.

Wechseljahres-beschwerden

Bei Frauen im Alter von vierzig bis fünf-undfünfzig Jahren hören die Eierstöcke nach und nach auf, Hormone (Östrogene und Gestagene) zu produzieren. Die mo-natlichen Blutungen werden weniger und bleiben allmählich ganz aus. Diese Phase wird als Wechseljahre, Menopause oder Klimakterium bezeichnet. Jede Frau erlebt diese Umstellung der Hormonproduktion anders. Etwa ein Fünftel aller Frauen spürt die Wechseljahre gar nicht, ein Drittel der Frauen hat Hitzewallungen ohne weitere klimakterische Beschwerden, während die übrigen Frauen darüber hinaus weitere Umstellungsschwierigkeiten haben.

Typische Beschwerden sind: Schweißausbrüche, Herzjagen (Seite 101), Libidoverlust, Schlaflosig-keit (Seite 146), Schwindelgefühl (Seite 157), trockene Haut und Schleimhäute, Probleme beim Harnhalten, Nervosität (Seite 133) und seelische Unausgeglichenheit. In dieser Phase sind Frauen infarktgefährdet, durch das Nach-lassen des Hormonschutzes kann es auch zum Knochenabbau (Osteoporose) kommen.

Wie behandeln?

Eine positive Einstellung zu den unabänderli-chen Umstellungen im Körper und Verände-rungen durch den neuen Lebensabschnitt zu gewinnen, ist die beste Vorbehandlung. Dane-ben lassen sich die meisten der klimakterischen Beschwerden gut in den Griff bekommen. Un-terstützende Maßnahmen sind Wasseranwen-dungen, Entspannungs- und Atemtherapie so-wie verschiedene Arzneimittel.

Zum Arzt:
Regelmäßige Arztbesuche sind gerade in dieser Periode unerläßlich, um organische Erkrankun-gen auszuschalten oder rechtzeitig zu erkennen.

Ohne Medikamente

● Versuchen Sie es mit Wassertreten (Seite 213), kurzen lauwarmen Halb- und Sitzbädern (Seite 203, 208), Bürstenbädern und Vollbädern (Seite 208) mit Sole-, Moor- oder Heublumen-Zusätzen in Form von Fertig-präparaten aus der Apotheke.

● Entspannungs- und Atemtherapie tragen zu Wohlbefinden und innerem Gleichgewicht bei. Informieren Sie sich über Kurse bei der Volks-hochschule oder bei ausgebildeten Therapeu-ten. Entsprechende laienverständliche Ratgeber gibt es in jeder Buchhandlung (Bücher, die wei-terhelfen, Seite 252).

● Achten Sie auf genügend Nährstoffe: Die Ein-nahme von Vitamin E, Vitamin C, Niacin oder von Multivitamin- und Multimineralpräparaten ist empfehlenswert. Mehr zur Nährstofftherapie lesen Sie bitte ab Seite 240.

Mit Medikamenten

Es gibt verschiedene wirkungsvolle pflanzliche Präparate zum Einnehmen, die die unangenehmen Begleiterscheinungen der Wechseljahre erträglich machen können.

Pflanzliche Mittel

● Neben einer vom Arzt verordneten Hormon-behandlung gibt es auch die Möglichkeit, mit Hilfe der pflanzlichen Wirkstoffe von Mönchs-pfeffer und Traubensilberkerze harmonisierend auf Schwankungen der körpereigenen Hor-mone und der damit verbundenen klimakteri-schen Begleiterscheinungen einzuwirken. Ent-sprechende Fertigpräparate sind sehr gut verträglich.

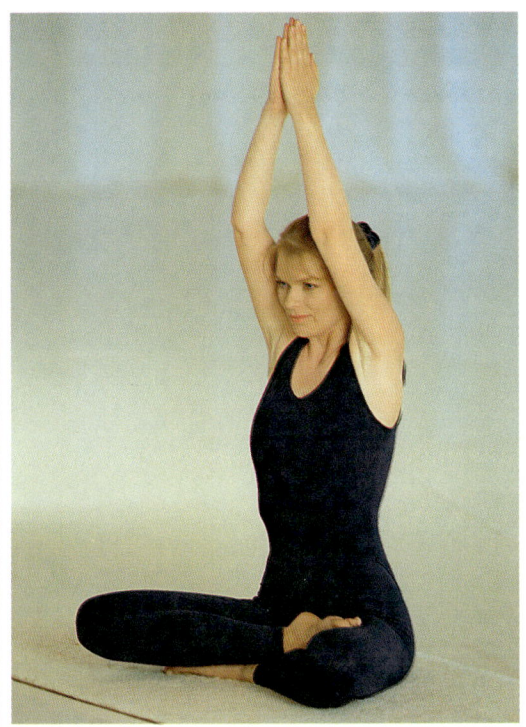

Yogaübungen helfen, in den Zeiten der Umstellung das innere Gleichgewicht zu behalten.

● Johanniskraut wirkt stabilisierend auf die Psyche, Baldrian, Melisse und Passionskraut können bei Schlafstörungen helfen (siehe dazu auch Seite 146).

● Präparate aus Ginseng, Nachtkerzenöl oder Blütenpollen können Ihr Befinden ganz allgemein verbessern.

● Teekuren mit einer Mischung aus Johanniskraut, Melisse, Lavendel und Passionsblume zu gleichen Teilen (entspannend und ausgleichend) oder mit Salbeitee (bei Schweißausbrüchen) sind beliebt (Zubereitung Seite 227).

Chemisch-synthetische Mittel

● Vielfach wird eine unterstützende Hormontherapie in Form von Pillen oder Wirkstoffpflastern mit langer Wirkungsdauer prakti-ziert, die allerdings von Ihrem Frauenarzt überwacht werden muß. Wechseljahresbeschwerden und auch der drohende Knochenabbau können damit gebessert werden.

Homöopathie

Hinweise zu Wirkweise und Anwendung homöopathischer Mittel finden Sie ab Seite 244. Die folgenden Beschwerdebilder sind jeweils nach den Begriffen Leitsymptom (L), seelische Verfassung (S) und mögliche Änderungen (M) geordnet.

● Aristolochia D12 – Tabletten: L: Nachtschweiß, allgemeine Frostigkeit, stechende, reißende Schmerzen aller Gelenke; S: wochenlang gedrückte Stimmung mit Weinerlichkeit; M: Besserung bei wiedereinsetzender Menstruation, bei Bewegung und an frischer Luft.

● Cimicifuga D3, D4, D6 – Tropfen: L: klimakterische Depression, Verzweiflung, Niedergeschlagenheit, Unruhe, häufiger Wechsel zwischen psychischen und physischen Beschwerden, Migräneneigung; M: nasses Wetter verschlechtert.

● Lachesis D6, D12 – Tabletten: L: Hitzewallung mit Schweißausbruch und Beklemmungsgefühl; S: Geschwätzigkeit, Depression, Eifersucht, enge Kleidung wird nicht vertragen; M: Schlaf und Wärme verschlechtert, Bewegung bessert.

● Pulsatilla D3, D4, D6 – Tropfen: L: aussetzende, sehr unregelmäßige Periode, Hitzewallungen und Depression bei ausbleibender Menstruation, Frostigkeit, kalte Füße; S: Ängstlichkeit, Verzagtheit, Weinerlichkeit; M: Ruhe und Wärme verschlechtert (trotz Frieren), Bewegung, Aufenthalt im Freien und Trost bessert.

● Sepia D3, D4, D6, D12 – Tabletten: L: Depression und Hitzewallungen, Drängen der Gebärmutter nach unten, prämenstruell verschlechtert, heißer Kopf, kalte Füße, morgens ist alles schlimmer; S: Gleichgültigkeit, Depression; M: stickiges, warmes Zimmer, viele Menschen verschlechtern, Bewegung und frische Luft bessern.

Zahnschmerzen

Entzündungen und Schwellungen im Bereich der Zähne, die von heftigsten Schmerzen begleitet werden, sind die Notsignale unserer Zähne. Oft sind Zahnschmerzen aber auch ein Hinweis darauf, daß mit den inneren Organen etwas nicht in Ordnung ist. Hormonelle Störungen (zum Beispiel während der Wechseljahre), Stoffwechselerkrankungen (zum Beispiel Zuckerkrankheit wie Diabetes mellitus), eine Schilddrüsenunterfunktion oder Haut- und Nervenerkrankungen können Zahnschmerzen verursachen. Auch wenn die ersten Zähne kommen, tut's weh: Zunächst entsteht ein unangenehmes Spannungsgefühl in der Schleimhaut. Wenn die Zähne dann durch das Zahnfleisch durchbrechen, kommt es auch zu kleinen Verletzungen, die für die Kinder sehr schmerzhaft sein können.

Wie behandeln?

Sie sollten in jedem Fall baldmöglichst zunächst den Zahnarzt/die Zahnärztin aufsuchen. Die Schmerzen können Sie bis dahin jedoch selbst positiv beeinflussen.

Ohne Medikamente

● Wenn sich unter oder an einem Zahn ein Abszeß gebildet hat (Eiteransammlung mit Rötung und pochenden Schmerzen), helfen Eisbeutelauflagen von außen und das Lutschen von Eis.

● Gewürznelken sind schmerzstillend. Kauen Sie eine ganze Nelke möglichst dicht an der Stelle, wo der Schmerz sitzt.

● Bei Zahnungsschmerzen kleiner Kinder sollten Sie sie auf Hartes beißen lassen. Empfehlenswert sind Beißringe, harte Brotkanten, aber auch Karottenschnitze oder Selleriestangen. Veilchenwurzel oder Kalmuswurzel aus der Apotheke enthalten natürliche, schmerzlindernde Stoffe, die durch das Kauen zur Wirkung kommen. Aus hygienischen Gründen müssen sie häufig erneuert werden.

● Diese Akupressurpunkte helfen:
Ma 44 Neiting
Du 26 Renzhong
Di 4 Hegu
Wie Sie diese Punkte finden und richtig akupressieren, entnehmen Sie bitte der Tabelle und der Zeichnung auf Seite 249–251.

Mit Medikamenten

Für die Selbstbehandlung stehen nur chemisch-synthetische und homöopathische Mittel zur Verfügung.

Chemisch-synthetische Mittel

● Zahnschmerzen können mit den üblichen Schmerzmitteln Acetylsalicylsäure (ASS), Ibuprofen oder Paracetamol behandelt werden (Schmerzen, Seite 150). Acetylsalicylsäure zählt zu den bekanntesten Schmerzmitteln. Es wirkt zusätzlich entzündungshemmend, ist allerdings für einen empfindlichen Magen oft nicht gut verträglich. Vor oder nach Zahnentfernungen sollte mit ASS jedoch keine Selbstmedikation durchgeführt werden, da es Blutungen eher fördert als stillt.

● Ibuprofen ist eine stärker wirkende Substanz und auch für mittelstarke Schmerzen geeignet. Es wirkt ebenfalls gleichzeitig entzündungshemmend. Sie sollten Ibuprofen in der Selbstbehandlung aber nicht länger als sieben Tage einnehmen.

● Paracetamol wirkt zwar schmerzstillend, kann aber Entzündungen nicht beeinflussen. Es ist für den Magen besser verträglich als ASS und für Kinder und ältere Menschen eher geeignet.

Homöopathie

Hinweise zu Wirkweise und Anwendung homöopathischer Mittel finden Sie ab Seite 244. Die folgenden Beschwerdebilder sind jeweils nach den Begriffen Leitsymptom (L), seelische Verfassung (S) und mögliche Änderungen (M) geordnet.

● Atropa belladonna D3, D4, D6 - Tropfen: L: plötzlich beginnender Zahnschmerz, geschwollenes Zahnfleisch, Mundtrockenheit, großer Durst, hochroter Kopf, weite Pupillen; S: Erregung; M: im Freien und durch kalte Getränke verschlechtert sich das Befinden.

● Calcium carbonicum D30 - Tropfen: L: Zahnungsschmerz, reichlich saure Schweiße (nasses Kopfkissen), saurer Stuhl; S: bei traurigen, antriebsarmen Kindern, die in der Entwicklung eher verzögert sind; M: Kälte verschlechtert, Besserung im Freien.

● Chamomilla D6, D12 (öfters geben), D30 - Tropfen : L: Zahn- und Zahnungsschmerz, Kind will getragen werden, heißes Gesicht, Röte einer Wange; S: große Reizbarkeit, Jähzorn, Ungeduld, Überempfindlichkeit gegen äußere Eindrücke; M: Wärme verschlechtert, abends und nachts schlimmer. Die Tropfen können mehrmals täglich in die Zahnleiste eingerieben werden (jeweils 5 bis 10 Tropfen).

● Colocynthis D12, D30 - Tropfen: L: brennender, wühlender Schmerz einer Zahnreihe, anfallsweise und periodisch wiederkehrend, Gefühl des Zusammenschnürens wie mit eiserner Klammer; S: ärgerlich, ungeduldig, ruhelos; M: nachmittags und nachts verschlechtert, Druck, Liegen auf der erkrankten Seite, Ruhe und Wärme bessert.

● Mercurius solubilis D4, D6, D12 - Tropfen: L: Zahnschmerz mit geschwollener Zunge, die Zahneindrücke zeigt, übler Mundgeruch, starker Speichelfluß; M: heiße und kalte Speisen sowie Bettwärme verschlimmern Beschwerden.

● Silicea D3, D4, D6, bei chronischem Auftreten D30 - Tropfen: L: Zahnschmerzen durch Eiterung; S: depressiv, antriebslos; M: kalte Speisen und kalter Wind verschlechtern, Wärme bessert.

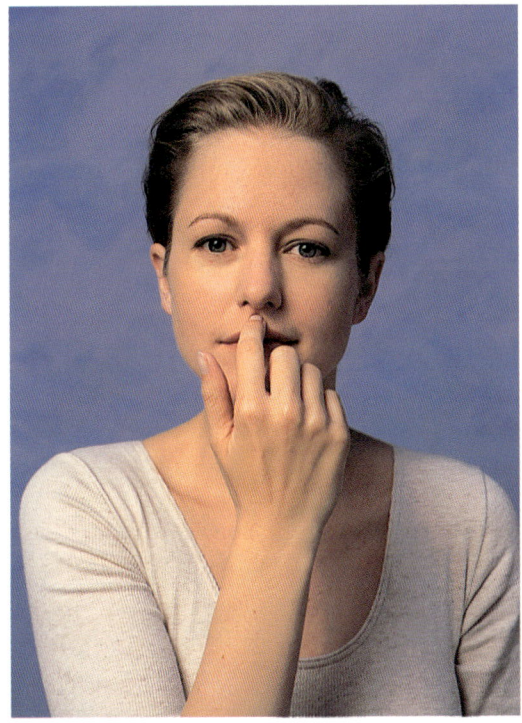

Drücken Sie bei Zahnschmerzen den Akupressurpunkt Du 26 zwischen Oberlippe und Nase.

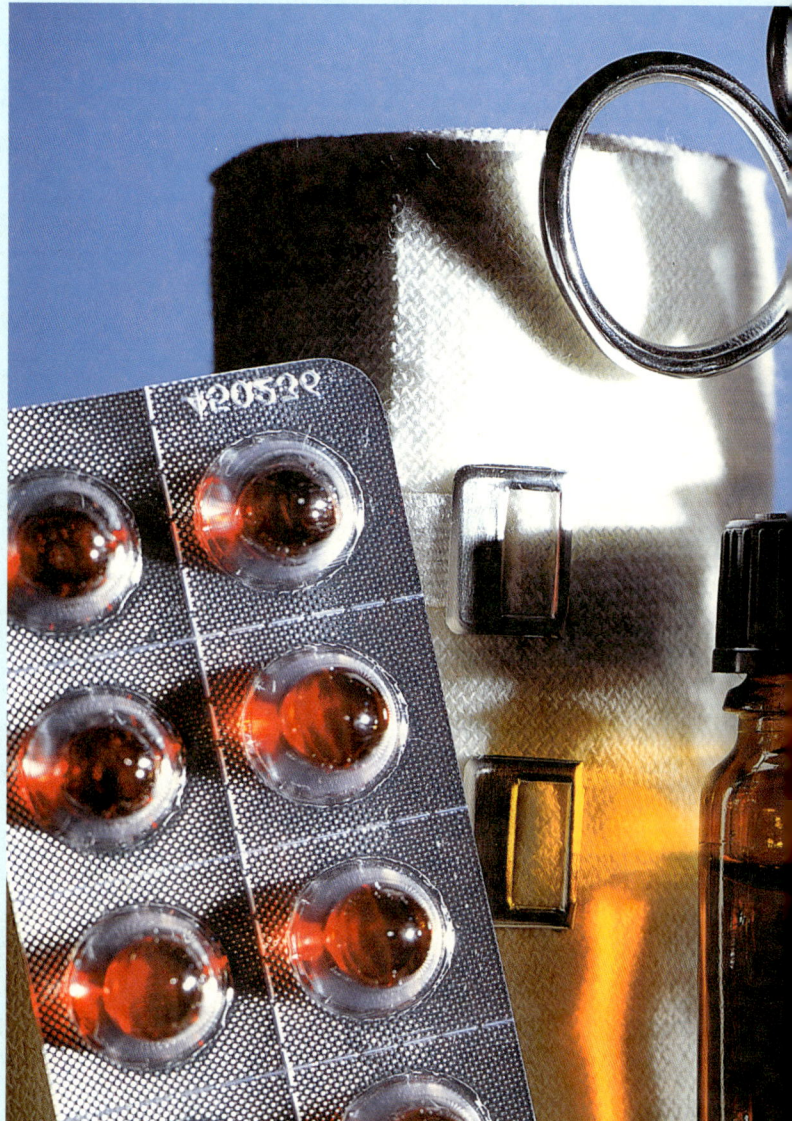

Notfälle machen uns oft hilflos oder panisch. Beides kann den Opfern zum Verhängnis werden, denn dramatische Situationen verlangen schnelles, beherztes und vor allem sachkundiges Eingreifen. Damit Sie im Zweifelsfall wissen, was zu tun ist, sind in diesem Kapitel die wichtigsten Grundbegriffe zum Thema Erste Hilfe zusammengefaßt worden. Außerdem steht Ihnen ein Lexikon mit 15 übersichtlich gegliederten Stichworten – von Augenverletzung bis Wundversorgung – zur Seite, wenn es tatsächlich einmal ernst werden sollte.

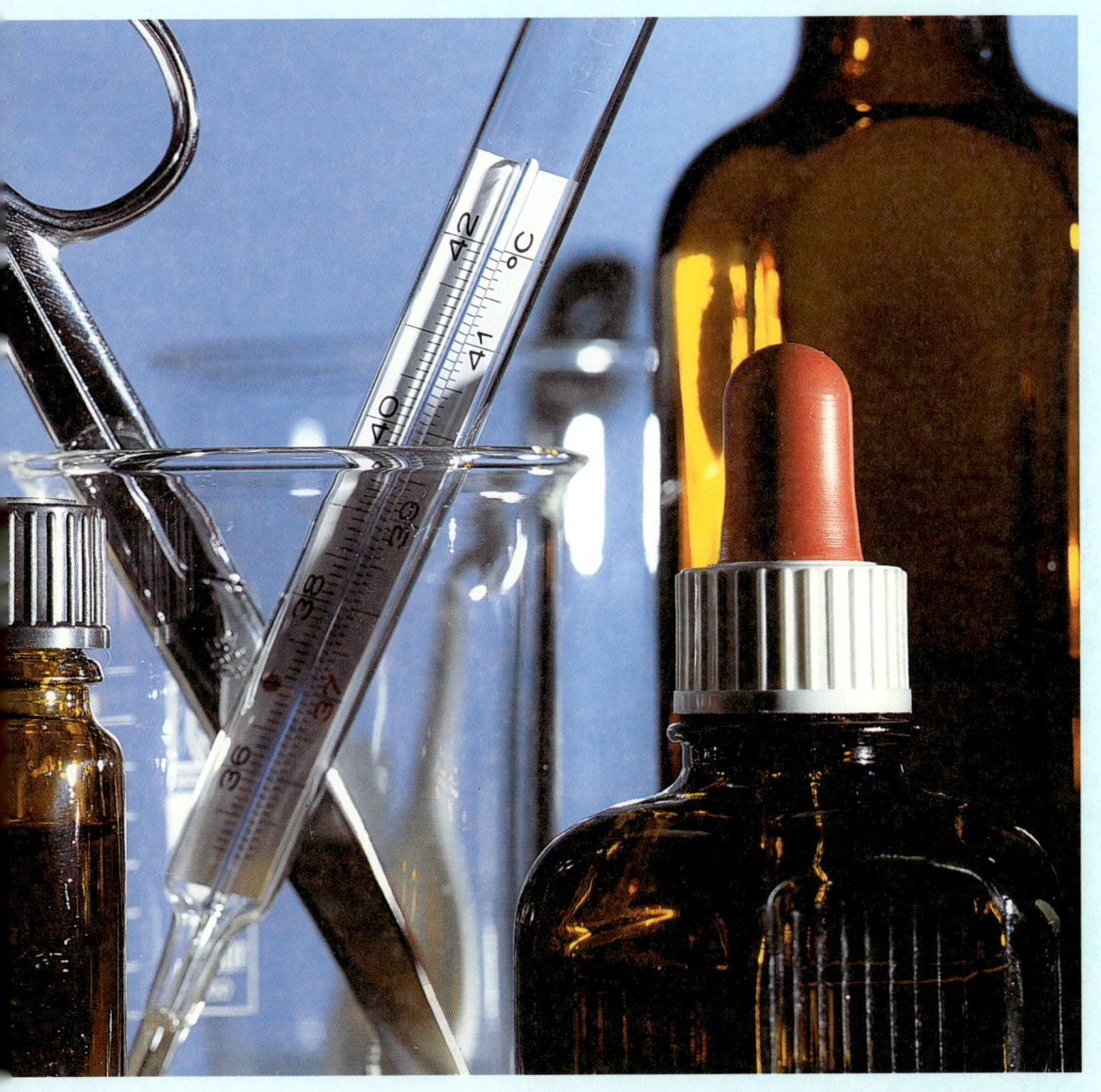

Erste Hilfe
bei Notfällen

Wenn Hilfe nottut

Viele von uns haben irgendwann einmal im Zusammenhang mit der Führerscheinprüfung einen Erste-Hilfe-Kurs absolviert und dabei die wichtigsten Verhaltensregeln gelernt. Aber meistens ist das schon Jahre her, und glücklicherweise mußte kaum einer die Mund-zu-Mund-Beatmung jemals in die Tat umsetzen. Doch Erste Hilfe kann für viele die letzte Rettung bedeuten: Laut Schätzungen des Roten Kreuzes hätte jedes fünfte Unfallopfer in Deutschland überlebt, wenn rechtzeitig von Laien Erste Hilfe geleistet worden wäre.

Sicher, wir haben ein gut funktionierendes Rettungssystem, aber ein Notarztwagen braucht in der Stadt mindestens zehn Minuten bis zum Unfallort – und schon ein Atemstillstand von nur drei bis fünf Minuten kann eine ernsthafte Schädigung des Gehirns verursachen.

Um so wichtiger ist es also, die Verhaltensregeln bei Unfällen immer wieder einmal nachzuschlagen, oder noch besser, in regelmäßigen Abständen an Erste-Hilfe-Kursen teilzunehmen. Auf den folgenden Seiten können Sie Ihr Wissen über die Basisversorgung von Verletzten noch einmal auffrischen.

Richtig handeln in Notsituationen

Bei einem Unfall oder Notfall sind gerade die zuerst getroffenen Maßnahmen für die Opfer oft von lebensentscheidender oder gesundheiterhaltender Bedeutung. Aber welche Reihenfolge gilt es zu beachten? Zuerst den Rettungsdienst rufen oder gleich mit der Wiederbelebung beginnen? Vor allen Dingen heißt es Ruhe bewahren, denn Panik nützt niemandem.

Notruf auslösen *Info*

	Deutschland	Österreich	Schweiz
Polizei	110	133	117
Unfall	112	144	144
Feuer	112	122	118

Bleiben Sie Herr (oder Frau ...) der Lage

Bedenken Sie: Zwar lastet im Moment eine große Verantwortung auf Ihren Schultern, aber nur für kurze Zeit. Dann werden Sie abgelöst durch die professionellen Rettungsdienste und Ärzte.

● Verschaffen Sie sich als erstes einen Überblick über die Situation: Um welche Art von Unfall handelt es sich?

● Retten Sie die Person aus akuter Gefahr (Stromunfall, Ertrinken, Feuer), aber vergessen Sie dabei nicht Ihre eigene Sicherheit.

● Sichern Sie die Gefahrenstelle ab, so daß keine Folgeunfälle entstehen können.

● Überprüfen Sie Bewußtsein und die sogenannten Vitalfunktionen des oder der Verletzten: Atmung und Herz-Kreislauf-Tätigkeit.

● Rufen Sie rasch Hilfe, dann beginnen Sie mit der Basisversorgung.

Rettungsdienst informieren

Wenn ein Telefon in der Nähe ist, sollten Sie den Rettungsdienst immer vor den Erste-Hilfe-Maßnahmen informieren.

Nur wenn der Unfall etwa außerhalb eines Wohngebiets passiert und das nächste Telefon mit Sicherheit zu weit entfernt ist, ist es besser, sofort mit der Basisversorgung zu beginnen und auf weitere Hilfe zu warten.

Versuchen Sie, sich am Telefon zu konzentrieren und klare Auskünfte zu geben.

Die »fünf W«

Die wichtigsten Informationen, die Sie am Telefon an die Rettungsleitstelle weitergeben müssen, sind die Antworten auf die »fünf W-Fragen«. Ohne sie kann der Rettungsdienst nicht beurteilen, welche Art der Hilfe benötigt wird.

● **Wo** geschah der Unfall?

Geben Sie eine genaue Ortsangabe, erklären Sie genaue Zufahrtsmöglichkeiten. Bei einem Unfall in freier Natur geben Sie der Leitstelle markante Orientierungspunkte durch.

● **Was** geschah?

Berichten Sie präzise, um welche Art von Unfall es sich handelt: Brand, Wasserunfall, Krankheit oder Verkehrsunfall. Das Rettungspersonal benötigt diese Angaben, um entsprechende Ausrüstung zusammenzustellen und Hilfe zu planen.

● **Wie viele** Menschen sind betroffen?

Diese Angabe ist nötig, damit auch genügend Helfer und Rettungswagen zur Unfallstelle geschickt werden können.

● **Welche Art** der Verletzungen?

Sie sollten den Rettungsdienst bereits am Telefon über Unfallfolgen wie Atem- oder Herzstillstand, Bewußtlosigkeit oder andere Krankheitszeichen informieren. So können die Helfer schon während der Anfahrt dringende Sofortmaßnahmen vorbereiten.

● **Warten** auf Rückfragen!

Dies ist beinahe das wichtigste der »fünf W's«, denn in der Aufregung drückt sich so mancher Anrufer unklar aus oder vergißt wichtige Einzelheiten. Warten Sie daher auf die Fragen der Rettungsleitstelle und legen Sie nicht gleich auf.

Was mache ich wann?

Info

Diese Einteilung soll Ihnen helfen, lebensbedrohliche Zustände sofort zu erkennen und richtig darauf zu reagieren. (Auf den nachfolgenden Seiten werden die einzelnen Punkte ausführlicher erklärt.) Wenn Sie einen Verletzten finden, ist die richtige Reihenfolge:

1. Bewußtsein kontrollieren
2. Atmung kontrollieren
3. Puls kontrollieren

Im einzelnen sollten Sie so vorgehen:

1. Bewußtsein kontrollieren

● Ist die Person ansprechbar, Wunden versorgen.

● Ist die Person nicht ansprechbar, Atmung und Puls kontrollieren.

2. Atmung kontrollieren

● Atmet die Person, ist aber nicht bei Bewußtsein, legen Sie sie in die stabile Seitenlage. Bleibt die Atmung stabil, versorgen Sie anschließend die Wunden.

● Atmet die Person nicht, kontrollieren Sie den Puls. Ist der Puls spürbar, beatmen Sie mit Mund-zu-Nase-Beatmung, so lange bis die Atmung wieder einsetzt. Beobachten Sie, ob die Atmung stabil bleibt. Dann in die stabile Seitenlage legen und die Wunden versorgen.

3. Puls kontrollieren

● Ist der Puls spürbar und die Atmung stabil, legen Sie die Person in die stabile Seitenlage und versorgen Sie die Wunden.

● Ist der Puls nicht spürbar, die Person atmet auch nicht und ist nicht bei Bewußtsein, dann sofort mit einer Herz-Kreislauf-Wiederbelebung beginnen, so lange bis der Puls wieder einsetzt. Sind zwei Helfer am Unfallort, dann abwechselnd Herzmassage und Beatmung durchführen. Setzen Puls und Atmung wieder ein, beobachten Sie, ob beides stabil bleibt. Dann in die stabile Seitenlage legen und die Wunden versorgen.

Warten Sie auf den Notarzt

Im ersten Schreck will so mancher beunruhigte Angehörige oder unerfahrene Ersthelfer den Verunglückten selbst ins Krankenhaus bringen, um Zeit zu sparen. Doch das kann gefährlich werden! Nicht nur weil dadurch vielleicht lebenswichtige Sofortmaßnahmen unterlassen werden, sondern weil es beim Krankentransport abhängig von der Art des Notfalles vieles zu beachten gilt. Warten Sie deshalb, bis Notarzt oder Sanitäter eintreffen, es sei denn, die Rettungsleitstelle hat ausdrücklich ihr o.k. zu einem Privattransport gegeben.

Verletzte bergen

Sowohl beim Autounfall als auch bei anderen Notfällen ist es lebenswichtig, einen bewegungsunfähigen Verletzten aus der Gefahrenzone beziehungsweise aus dem Auto zu bergen. Bei einem Bewußtlosen, der sich in Sitzposition in einem Wagen befindet, ist es kaum möglich Erste Hilfe zu leisten, deshalb müssen Sie ihn erst dort herausholen. Außerdem droht bei schweren Verkehrsunfällen auch immer Brand- und Explosionsgefahr.

Der Rauteck-Griff

Um einen Verletzten zu bergen, wenden Sie eine spezielle Technik an: den Rautek-Griff. Bei einem Autounfall müssen Sie zuvor die Tür geöffnet und die Sicherheitsgurte gelöst haben (wenn nötig durchschneiden). Wenn die Beine des Verletzten eingeklemmt sind, zum Beispiel unter den Pedalen, versuchen Sie, sie zu befreien.

● Drehen Sie die Person dann mit dem Rücken zu sich und stellen Sie sich mit gespreizten Beinen hinter ihm auf.

● Nun greifen Sie mit beiden Armen unter den Achseln des Verunglückten durch und fassen ihn an einem Unterarm, den Sie zuvor vor seiner Brust rechtwinkelig beugen.

● Dann ziehen Sie ihn aus dem Auto heraus, indem Sie Ihren Oberkörper aufrichten und das Gewicht nach hinten verlagern. Gehen Sie mit gebeugten Knien rückwärts und ziehen Sie den Betroffenen dabei auf Ihre Oberschenkel.

● Achten Sie darauf, daß Ihr Rücken gerade und die Arme gestreckt sind, so haben Sie die meiste Kraft und schonen sich.

Die Basisversorgung

Die meisten Unfallverletzungen sind zum Glück leicht und lassen sich mit einfachen Mitteln behandeln. Doch in ernsten Fällen kann es auch zu lebensbedrohlichen Zuständen wie Atem- oder Herzstillstand kommen. Überprüfen Sie daher bei Verletzten immer das Bewußtsein und die sogenannten Vitalfunktionen Atmung und Herz-Kreislauf-Tätigkeit.

Bewußtsein überprüfen

● Bewußtlosigkeit läßt sich leicht feststellen. Testen Sie, ob der oder die Verletzte die Augen öffnet und reagiert, wenn Sie ihn ansprechen oder sanft rütteln. Reagiert der Verunglückte darauf nicht, ist er mit Sicherheit bewußtlos.

● Reagiert das Unfallopfer eingeschränkt oder verlangsamt, ist das Bewußtsein zumindest beeinträchtigt. Vermutlich wird er oder sie bald bewußtlos werden.

● Wenn die Bewußtlosigkeit nur Sekunden oder Minuten dauert, handelt es sich nur um eine kurze Ohnmacht, die oft durch Kreislaufprobleme hervorgerufen wird.

Atmung kontrollieren

Ist die verunglückte Person bewußtlos, müssen Sie auf jeden Fall die Atmung überprüfen.

● Schauen Sie auf den Brustkorb und kontrollieren Sie, ob Atembewegungen zu sehen sind.

● Halten Sie dabei Ihr Ohr nah an den Mund des Verletzten: Hören Sie Atemgeräusche, und spüren Sie ausgeatmete Luft?

● Weitere Anzeichen für Atemstillstand sind: weite, lichtstarre Pupillen, blaue Lippen, dunkle Fingernägel und eine graublaue Hautfarbe.

Jeder Atemstillstand ist ein lebensbedrohlicher Zustand. Fällt die Sauerstoffversorgung aus, können schon nach wenigen Minuten bleibende Schäden die Folge sein.

Herz-Kreislauf-Tätigkeit überprüfen

Bei Bewußtlosigkeit und Atemstillstand müssen Sie auf jeden Fall die Herz-Kreislauf-Funktion überprüfen, indem Sie den Puls tasten.

● Am zuverlässigsten läßt sich der Puls an der Halsschlagader tasten. Dazu zwei oder drei Finger auf den Kehlkopf der betreffenden Person legen, dann die Finger nach außen gleiten lassen. In der Vertiefung zwischen Kehlkopf und Halsmuskulatur läßt sich der Puls durch leichten Druck tasten.

● Wenn kein Pulsschlag zu spüren ist, wiederholen Sie den Vorgang auf der anderen Seite. Erst wenn auf beiden Seiten kein Puls bemerkbar ist, kann das einen Herz-Kreislauf-Stillstand bedeuten.

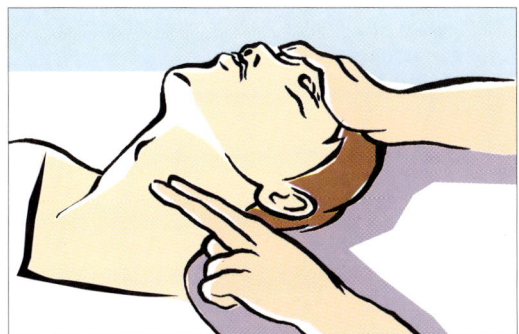

Den Puls tasten: In der Rinne neben dem Kehlkopf verläuft die Halsschlagader. Dabei den Kopf überstrecken um die Atmung zu sichern.

Was tun bei Bewußtlosigkeit?

Bei Bewußtlosigkeit müssen Sie grundsätzlich mit einer Störung der Atmung rechnen (Atemstillstand Seite 181). Ursachen für eine Bewußtlosigkeit können unter anderem Schädel-Hirn-Verletzungen (Seite 191), Vergiftungen (Seite 196), Blutungen (Seite 185), ein Schlaganfall oder ein Schock (Seite 192) sein.

Schritt für Schritt in die stabile Seitenlage

● Jeden Bewußtlosen, dessen Atmung stabil ist, müssen Sie so schnell wie möglich in die »stabile Seitenlage« bringen, damit er nicht am eigenen Speichel, Blut oder möglicherweise Erbrochenem erstickt.

● Knien Sie sich neben den auf dem Rücken am Boden Liegenden, und heben Sie ihn in Hüfthöhe (Hosenbund) ein wenig an.

● Schieben Sie den Ihnen zugewandten Arm unter das Gesäß des Betroffenen. Das auf der gleichen Körperseite befindliche Bein beugen Sie nun stark und stellen den Fuß dicht an sein Gesäß.

● Erfassen Sie die von Ihnen abgewandte Schulter- und Hüftpartie, und drehen Sie nun den Bewußtlosen über die unten liegende Hand vorsichtig zu sich herüber auf die Seite.

● Winkeln Sie den unter dem Körper liegenden Arm an. Die Finger des oben auf dem Körper liegenden Arms schieben Sie als Stütze unter die Wange des stark zurückgebeugten Kopfes.

● Bei korrekter Durchführung ist nun der Mund die tiefste Stelle des Kopfes. Nur so kann Speichel, Blut und Erbrochenes ungehindert abfließen. Legen Sie aus diesem Grund nie ein Kissen oder eine Decke unter den Kopf des Verletzten.

Was tun bei Atemstillstand?

Meist geht der Atemstillstand auch mit einem Herz-Kreislauf-Stillstand einher (Seite 183). In beiden Fällen müssen Sie sofort mit der Wieder-

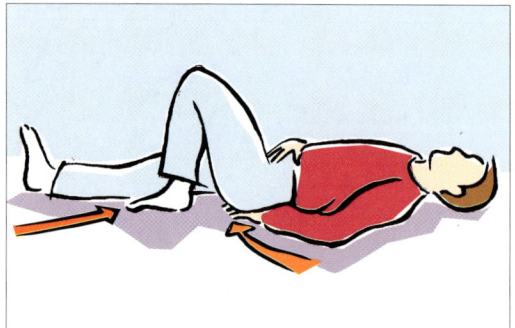

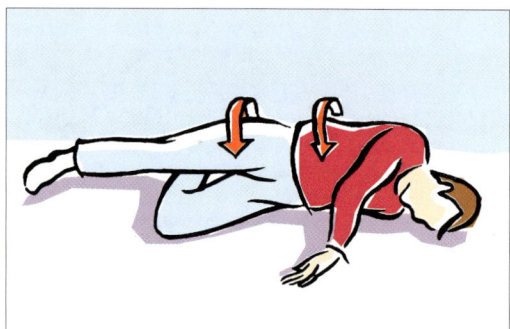

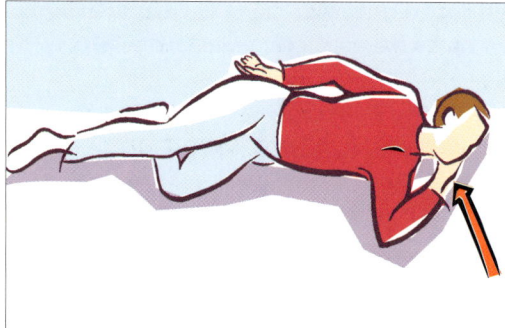

Ein Bewußtloser kann ersticken, wenn er auf dem Rücken liegt. Durch die stabile Seitenlage werden die Atemwege freigehalten.

belebung beginnen. Ursachen eines Atemstillstands können unter anderem eine Überdosis an Betäubungsmitteln (Vergiftung Seite 196), Stromschlag (Seite 192), schwere Kopfverletzungen oder ein Schlaganfall sein. Oft sind aber auch nur die Atemwege blockiert, etwa durch das Zurückfallen der Zunge.

Wiederbelebung nach der ABC-Regel

Jede Wiederbelebung wird nach der sogenannten ABC-Regel durchgeführt:
- **A**temwege freimachen
- **B**eatmung einleiten
- **C**irculation (Blutkreislauf) sichern

Wichtigster Schritt ist dabei eine sofortige Beatmung. Gehen Sie dabei nach unten aufgeführtem Schema vor.

Atemwege freimachen:

- Entfernen Sie Fremdkörper wie etwa Zahnprothesen oder Kaugummi aus dem Mund-Rachen-Raum. Sollte die Mundhöhle durch Erbrochenes verschmutzt sein, säubern Sie sie mit einem Taschentuch oder einem sauberen Stück Stoff.
- Überstrecken Sie den Kopf des Betroffenen in den Nacken. Mit diesem Handgriff wird die Zunge wieder nach vorne geholt, und die Atemwege werden frei. Durch das Überstrecken des Halses setzt die Atmung oft von alleine wieder ein.

Beatmung einleiten:

- Beatmen Sie den Verunglückten mit Ihrer Ausatemluft, die genügend Sauerstoff für die Atemspende enthält, und zwar gleichmäßig in Ihrem eigenen Atemrhythmus. Beenden Sie die Beatmung erst dann, wenn entweder der Rettungsdienst die Behandlung übernimmt oder bei dem Verunglückten die Atmung wieder einsetzt.

Eine Beatmung kann durch Mund-zu-Nase- oder Mund-zu-Mund-Beatmung erfolgen. Sie finden beide Techniken Schritt für Schritt nachfolgend erklärt.

Circulation/Kreislauf sichern:

- Fehlen bei einem bewußtlosen Verunglückten alle Vitalfunktionen, atmet er also nicht und hat auch keinen tastbaren Puls, so liegt außerdem ein Kreislaufstillstand vor. Dann muß zusätzlich zur Beatmung sofort eine Herzmassage eingeleitet werden. Wie Sie dabei korrekt vorgehen, ist auf der nächsten Seite erklärt.

Die Mund-zu-Nase-Beatmung

● Knien Sie mit beiden Beinen seitlich am Kopf des Verunglückten. Legen Sie Ihre eine Hand auf die Stirn-Haar-Grenze, Ihre andere an das Kinn des Patienten. Ihr Daumen am Kinn liegt quer unter der Unterlippe und drängt diese nach oben. So wird der Mund verschlossen.

● Überstrecken Sie nun den Kopf vorsichtig in starke Rückbeugung, und halten Sie ihn so. Wenn die Atmung des Patienten daraufhin nicht von alleine einsetzt, holen Sie selbst tief Atem.

● Setzen Sie Ihren weit geöffneten Mund fest über die Nase des Patienten auf. Blasen Sie Ihren Atem ruhig und gleichmäßig in die Lunge des Verunglückten.

● Anschließend heben Sie Ihren Mund ab und beobachten die Brust des Liegenden. Ihre Beatmung ist korrekt, wenn der Brustkorb zurücksinkt und Sie das Entweichen der Ausatemluft hören.

● Atmen Sie wieder ein, und geben Sie erneut eine Atemspende. Diesen Vorgang sollten Sie etwa 16mal pro Minute durchführen. Denken Sie daran, daß der Kopf des Betreffenden dabei unverändert stark zurückgebeugt gehalten wird.

● Wenn sich der Brustkorb des Verunglückten trotz Beatmung nicht hebt und senkt, muß eventuell die Kopflage korrigiert werden, weil die Atemwege nicht frei sind. Lassen Sie seinen Kopf kurzfristig los, und nehmen Sie den Überstreckungsvorgang noch einmal vor. Setzen Sie die Atemspende weiter fort.

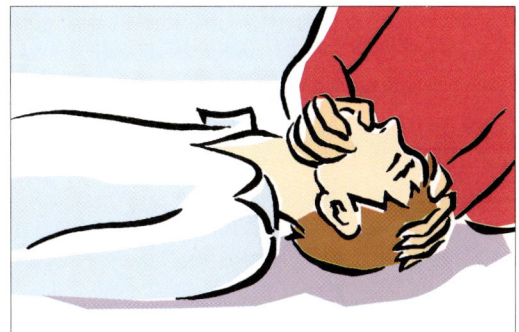

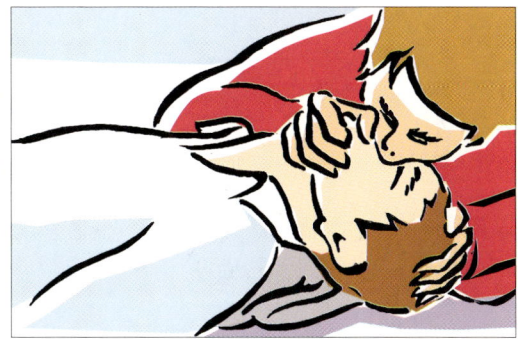

Den Kopf des Verunglückten so weit wie möglich nach hinten beugen, den Mund zuhalten und über die Nase beatmen.

Die Mund-zu-Mund-Beatmung

Falls die Mund-zu-Nase-Beatmung erfolglos ist, sollten Sie zur Mund-zu-Mund-Beatmung übergehen.

● Ihre Position bleibt dieselbe. Die an der Stirn des Bewußtlosen liegende Hand verschließt jedoch jetzt mit Daumen und Zeigefinger die Nase. Die Hand am Kinn öffnet die Lippen des Betroffenen.

● Setzen Sie Ihren weit geöffneten Mund über den Mund des Verunglückten fest auf sein Gesicht auf. Fahren Sie weiter fort wie bei der Mund-zu-Nase-Beatmung.

Was tun bei Herzstillstand?

Ursachen für einen Herzstillstand können Herzinfarkt (siehe unten), Stromunfall (Seite 192), Blutverlust (siehe Blutungen Seite 185), Überdosis von Medikamenten (siehe Vergiftung Seite 196) oder Schock (Seite 192) sein.

Wiederbelebung nach der ABC-Regel

Auch bei einem Herzstillstand müssen Sie wie beim Atemstillstand (Seite 181) beschrieben sofort Wiederbelebungsmaßnahmen nach der ABC-Regel durchführen – selbst wenn Sie unsicher sind. Die Gefahr, etwas falsch zu machen, ist gering. Gar nichts zu unternehmen, bedeutet für den Betreffenden jedoch den sicheren Tod.

Die Herzmassage

● Der Patient muß dafür flach mit dem Gesicht nach oben auf einer harten Unterlage liegen. Bei Erwachsenen wird das untere Brustbein-Drittel, bei Kindern etwa die Brustbeinmitte rhythmisch zusammengedrückt.
● Tasten Sie das Ende des Brustbeins. Von dort zwei Finger breit nach oben liegt der richtige Druckpunkt bei Erwachsenen.
● Legen Sie Ihre Hände im Bereich der Handgelenke fest übereinander. So haben Sie genügend Kraft für die gleichmäßigen Druckstöße, die das darunterliegende Herz mechanisch auspressen.
● Bei Erwachsenen soll man ungefähr 60 Stöße pro Minute setzen, bei Kindern 80 pro Minute.
● Vergessen Sie nicht, daß auch die Atemspende weiter fortgeführt werden muß. Können Sie einen zweiten Helfer hinzuziehen, so übernimmt einer von Ihnen die Herzdruckmassage und der andere die Atemspende. Auf fünf Herzstöße erfolgt ein Atemstoß.

Herzinfarkt

Ein Herzinfarkt kann, muß aber nicht immer zu einem Herzstillstand führen. Der Betroffene spürt eines oder mehrere der folgenden Symptome: Druckgefühl hinter dem Brustbein, Brustschmerzen, Schmerzausstrahlung häufig in den linken Arm, starke Angstgefühle, schnellen flachen Puls, Blässe und kalten Schweiß. Bei den ersten auftretenden Anzeichen für einen Herzinfarkt müssen Sie sofort reagieren:
● Verständigen Sie als erstes den Notarzt.
● Sorgen Sie für strengste Ruhe.
● Legen Sie den Patienten hin; lagern Sie dabei den Oberkörper möglichst hoch, um das Atmen zu erleichtern.
● Bei geschlossenen Räumen sollten die Fenster geöffnet werden. Lockern Sie beengende Kleidungsstücke wie etwa Kragen oder Gürtel.
● Lassen Sie den Kranken nicht allein, und versuchen Sie, ihn zu beruhigen.
● Leidet der Patient an Angina pectoris (Brustenge), reichen Sie ihm seine persönlichen Nitratmedikamente in der üblichen Dosierung.

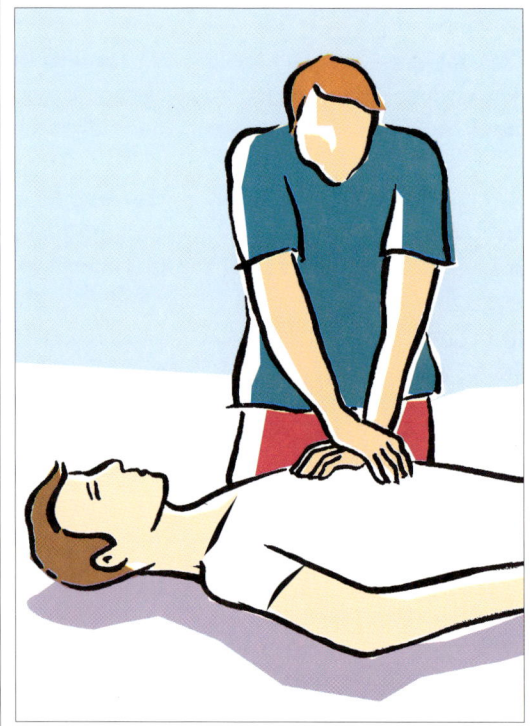

Die Hände auf dem Brustbein übereinanderlegen und rhythmische Druckstöße ausführen.

Augenverletzungen

Augenverletzungen können durch Fremdkörper, durch einen Schlag aufs Auge (zum Beispiel durch einen Sektkorken, Schneeball, Faustschlag, starken Wasserstrahl) und durch Verätzungen mit Chemikalien verursacht werden.

Typische Anzeichen
- Rötungen
- brennende Schmerzen
- Tränenfluß
- Schwellungen

Erste Hilfe
Oberflächliche und weiche Fremdkörper
- Fremdkörper wie Staub, Ruß oder Insekten sind meistens harmlos und können mit einem sauberen Taschentuchzipfel vom äußeren Augenrand zur Nase hin entfernt werden.
- Sitzt der Fremdkörper unter dem Unterlid, ziehen Sie das Unterlid herunter und lassen Sie den Betroffenen nach oben schauen. Nun wischen Sie den freiliegenden Fremdkörper vorsichtig heraus.
- Befindet sich das Teilchen unter dem Oberlid, so ziehen Sie das Oberlid über das Unterlid. Sehr häufig bleibt das Teilchen dabei in den Wimpern des Unterlids hängen und kann so entfernt werden.
- Lassen die Teilchen sich nicht entfernen, sollte ein Augenarzt aufgesucht werden.

Festsitzende Fremdkörper
- Sind Fremdkörper wie etwa Metall oder Holz ins Auge gelangt, dürfen diese wegen der möglichen Verletzungsgefahr nur von einem Augenarzt entfernt werden. Bereits kleinste, nicht sichtbare Kratzer auf der Hornhaut können zu Hornhautgeschwüren und bleibenden Schädigungen führen.
- Die Augen bis dahin mit einem lichtundurchlässigen Tuch oder einem Verband abdecken.

Prellungen
- Bei Prellungen durch einen Schlag aufs Auge muß das betroffene Auge vom Arzt untersucht werden, da die Gefahr innerer Verletzungen besteht.

Verätzungen mit Chemikalien
- Verätzungen verlangen ein sofortiges Eingreifen. Die Augen sollten etwa 15 Minuten unter fließendem, lauwarmen Wasser aus etwa 10 cm Abstand gründlich aber vorsichtig gespült werden. Ein Helfer sollte dabei die Lider auseinanderhalten.
- Das Wasser muß zum äußeren Augenwinkel ablaufen können, damit nicht auch noch das gesunde Auge in Mitleidenschaft gezogen wird.
- Steht Ihnen kein Wasser zum Spülen zur Verfügung, können Sie beispielsweise auch Tee dafür verwenden, keinesfalls jedoch Milch.
- Nach ausreichender Spülung sollten die Augen steril abgedeckt und der Patient sofort zum Augenarzt gebracht werden.

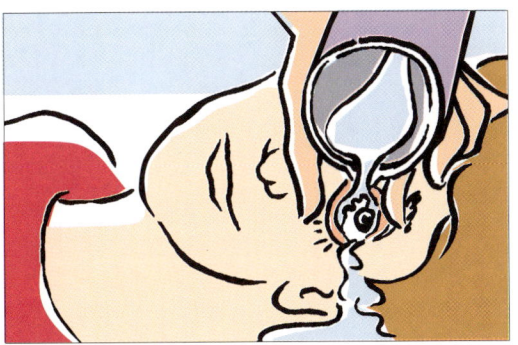

Bei Verätzungen das Auge mit viel Wasser zum äußeren Augenwinkel hin ausspülen.

Bluterguß

Durch stumpfe Gewalteinwirkung von außen wie etwa durch einen Schlag oder einen Sturz wird die Haut meistens kaum verletzt. Statt dessen tritt durch Zerreißungen kleiner Blutgefäße unter der Haut Blut in das umliegende Gewebe aus.

Typische Anzeichen
● Durch die Haut gut sichtbarer blauer Fleck, der nach einiger Zeit durch den Abbau der Blutfarbstoffe eine gelblich-grüne Farbe annimmt.
● Vor allem in tieferen Muskelschichten mitunter sehr schmerzhaft, auch wenn äußerlich kaum etwas zu sehen ist.

Erste Hilfe
● Sofern möglich, bringen Sie kleine Blutergüsse gleich unter einen kräftigen Wasserstrahl. Die Anwendung heparinhaltiger Salben verkürzt die Abheildauer.
● Größere Blutergüsse mit Schwellungen gehören in ärztliche Behandlung. Wenn keine offenen Wunden vorhanden sind, können bis zum Arztbesuch kühlende Umschläge gemacht werden.
● Wenn mehrere Stunden nach einer Verletzung (zum Beispiel Stoß oder Schlag in den Bauch bei spielenden Kindern) plötzlich Blässe und Schmerzen auftreten, kann dies ein Hinweis auf die Verletzung des Bauchraums (Riß größerer Bauchgefäße) mit erheblichem Blutverlust sein. Suchen Sie dann sofort einen Arzt auf.

Blutungen

Eine Blutstillung muß oftmals sehr schnell erfolgen, da der Blutverlust die Kreislauftätigkeit stark beeinflußen kann. Beim Erwachsenen führt der Verlust von einem Liter Blut bereits zum Schock. Denken Sie also auch immer an die Schockbekämpfung (Seite 192).

Typische Anzeichen
● eine oder mehrere große, heftig blutende Verletzungen

Erste Hilfe
In den meisten Fällen kann die Blutung durch starken Druck, meist durch einen Druckverband, gestoppt werden. Gelingt es durch diese Maßnahme nicht, die Blutung zum Stillstand zu bringen, müssen Sie abdrücken. In allen Fällen sollten Sie den Notarzt rufen!

Einen Druckverband anlegen
Blutende Arme und Beine sollten hochgelagert werden, dadurch läßt die Blutung meistens schon nach.
● Legen Sie eine erste Wundabdeckung auf die Blutung. Darüber kommt ein Druckpolster (idealerweise Verbandspäckchen oder aufge-

Was tun bei Fremdkörpern in der Wunde?   *Info*
Ein möglicherweise eingedrungener Fremdkörper sollte in jedem Fall zunächst in der Wunde verbleiben und mit in den Verband einbezogen werden. Legen Sie um den Fremdkörper ein Ringpolster, und decken Sie die Wunde steril ab. Umwickeln Sie das Ganze vorsichtig mit einem Verband, bis der Arzt kommt.

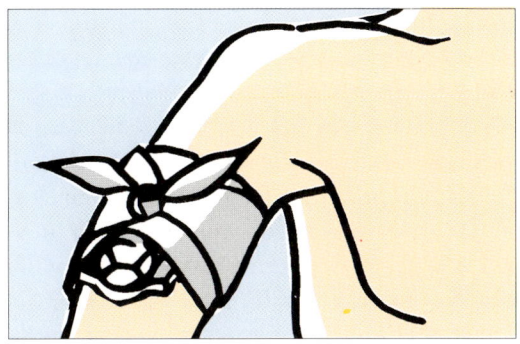

Auf eine stark blutende Wunde ein Druckpolster legen und mit einem Tuch oder Verband unter kräftigem Zug festbinden.

rollte Binden), das unter starkem Zug mit einer Binde festgewickelt wird.

● Sollte auch dieser Verband durchbluten, legen Sie einen zweiten Druckverband darüber, bis die Blutung gestillt ist.

Blutungen abdrücken

Bei spritzenden, nicht zu stillenden Schlagaderblutungen wird die Schlagader zwischen Herzen und Verletzung auf dem darunterliegenden Knochen abgedrückt. Das Abdrücken darf erst beendet werden, wenn ein Druckverband die Blutung weitgehend zum Stillstand gebracht hat oder wenn der Notarzt die Blutstillung übernimmt.

● Bei Blutungen am Unterarm oder an der Hand greifen Sie mit einer Hand von unten auf die Oberarminnenfläche. Mit dem zweiten bis vierten Finger drücken Sie nun die Oberarmschlagader gegen den an dieser Stelle deutlich tastbaren Oberarmknochen.

● Bei Blutungen aus Beinwunden knien Sie sich neben die Hüfte des Verletzten. Im Bereich der Leistenbeuge umgreifen Ihre Hände den Oberschenkel. Drücken Sie nun mit Ihren Daumen in die Mitte der Leistenbeuge die Oberschenkelschlagader gegen den Beckenknochen.

Ertrinken, Wiederbeleben

Die Gefahr bei einem solchen Unfall liegt im Sauerstoffmangel, der schließlich zum Erstickungstod führt. Da der Körper jedoch in der Kälte seinen Sauerstoffverbrauch drosselt, kann bei Unterkühlung ein Sauerstoffmangel sehr viel länger ohne Schädigungen ertragen werden. Wiederbelebungsmaßnahmen sollten daher über einen längeren Zeitraum durchgeführt werden, da es schon möglich war, scheinbar aussichtslose Fälle wiederzubeleben.

Typische Anzeichen

● Bewußtlosigkeit
● Atemstillstand
● bläulich verfärbte Haut
● oft blutig gefärbter Schaum in Mund und Nase

Erste Hilfe

● Rufen Sie einen Notarzt!
● Versuchen Sie nicht, das Wasser aus den Lungen und dem Magen zu entfernen. Einmal in die Lungen eingedrungenes Wasser können Sie nicht entfernen.
● Ist bei einem Ertrunkenen bereits ein Kreislaufstillstand eingetreten, beginnen Sie sofort mit Wiederbelebungsmaßnahmen. Als erstes muß nach der Reinigung der Atemwege eine Mund-zu-Nase-Beatmung (Seite 182), gegebenenfalls unterstützt von einer Herzmassage (Seite 183) durchgeführt werden. Die Maßnahmen sollten so lange fortgesetzt werden, bis der Notarzt eintrifft.
● Um eine weitere Unterkühlung zu verhindern, entfernen Sie die nasse Kleidung und decken Sie den Verunglückten warm zu.

Fremdkörper, Ersticken

Fremdkörper können aus Versehen oder absichtlich in eine Körperöffnung gelangen. Am häufigsten findet man Fremdkörper in der Nase, im Ohr, in der Speise- und Luftröhre.

Typische Anzeichen

● Nase: behinderte Nasenatmung, Schwellung und Schmerzen
● Ohr: blutige Flüssigkeit in der Ohrmuschel
● Speiseröhre: Schluckbeschwerden, Hustenreiz, eventuell blutiger Auswurf
● Luftröhre: pfeifendes Atemgeräusch, Hustenreiz, Blaufärbung der Haut, Panikreaktion mit steigender Atemnot

Erste Hilfe

Je nachdem, wo sich der Fremdkörper befindet, müssen Sie zu verschiedenen Maßnahmen greifen.

Fremdkörper in der Nase

● Einen Fremdkörper in der Nase (zum Beispiel eine Murmel bei Kleinkindern) können Sie versuchen, ausschnauben zu lassen. Halten Sie das freie Nasenloch zu und lassen Sie die über den Mund eingeatmete Luft unter Druck kräftig durch das verstopfte Nasenloch ausatmen.
● Auch ein künstlich erzeugter Niesreiz kann den Fremdkörper wieder herausbefördern. Dafür lassen Sie den Betroffenen Pfeffer einatmen oder kitzeln ihn am anderen Nasenloch. Wenn der Fremdkörper so nicht entfernt werden kann, muß ein Arzt aufgesucht werden.

Fremdkörper im Ohr

● Versuchen Sie niemals, einen Fremdkörper im Ohr mit Hilfsmitteln wie Pinzette, Wattestäbchen oder ähnlichem zu entfernen, da bei falschem Gebrauch schwerwiegende Verletzungen des Trommelfells entstehen können. Suchen Sie gleich einen Arzt auf!

Fremdkörper in der Speiseröhre

● Ist ein Gegenstand in der Speiseröhre steckengeblieben (zum Beispiel eine Gräte, Erdnüsse, Bonbons), verabreichen Sie dem Betroffenen breiartiges Essen (Kartoffelbrei oder Sauerkraut). Auf diese Weise wird der Gegenstand eingehüllt und kann hinuntergeschluckt werden.

Fremdkörper in der Luftröhre

● Sitzt ein Fremdkörper in der Luftröhre, so daß der Betroffene zu ersticken droht, rufen Sie einen Notarzt. Bis zum Eintreffen des Arztes müssen Sie versuchen, den Fremdkörper so schnell wie möglich zu entfernen.
● Bei größeren Fremdkörpern kann man versuchen, den Nasen-Rachen-Raum mit dem Finger auszuräumen, wobei hier allerdings die Gefahr besteht, daß der Gegenstand noch tiefer in den Hals geschoben wird.
● Schläge mit der flachen Hand zwischen die Schulterblätter lösen Hustenstöße aus, die den Fremdkörper aus der Luftröhre wieder hinausbefördern können.
Nach Möglichkeit sollte der Betroffene sich dabei nach vorn beugen. Kleinkinder können an den Beinen hochgehoben oder bäuchlings über den Oberschenkel gelegt werden. Jugendliche und Erwachsene legen sich über eine Stuhllehne oder die Tischkante oder auch über das aufgestellte Helferknie.

Hitzschlag, Sonnenstich

Normalerweise gleicht der Körper ein Zuviel an Wärme aus: durch Weitstellung der Blutgefäße und durch vermehrtes Schwitzen. Zu einem Hitzschlag kommt es, wenn der Körper längere Zeit extremen Temperaturen ausgesetzt wird und die körpereigene Wärmeregulation zusammenbricht.

Ein Sonnenstich dagegen entsteht durch zu starke Sonneneinstrahlung auf den Kopf. Häufig sind Menschen betroffen, die durch einen kühlenden Wind die Einwirkung und Intensität der Sonne nicht bemerken.

Typische Anzeichen
- heftige Kopf- und Nackenschmerzen
- Übelkeit, Fieber, Schwindel und Ohrensausen

Bei Hitzschlag zusätzlich:
- Übelkeit bis hin zur Bewußtlosigkeit
- erhöhte Pulsfrequenz
- Körpertemperatur oft über 40 °C
- rote, heiße und trockene Haut

Erste Hilfe
Vorsicht, beide Krankheitsbilder sind lebensbedrohlich.
- Bei einem Hitzschlag muß der Betroffene abgekühlt werden. Wickeln Sie kalte, feuchte Tücher um den Kopf und die Waden. Rufen Sie dann den Notarzt!
- Bei einem Sonnenstich müssen Betroffene sofort in den Schatten gebracht und der Kopf mit nassen, kalten Tüchern gekühlt werden. Sind die Betreffenden ansprechbar, sollten Sie in ärztliche Behandlung gebracht werden; ansonsten rufen Sie einen Notarzt.

Knochenbruch

Man unterscheidet zwischen geschlossenen Brüchen (unverletzte Haut über einem gebrochenen Knochen) und offenen Knochenbrüchen (Haut und Gewebe verletzt, Knochen unter Umständen sichtbar). Offene Brüche sind besonders gefährlich, da Keime in die Wunde und die Knochen eindringen und langwierige Knocheninfektionen hervorrufen können.

Typische Anzeichen
- Schmerzen
- Schwellung
- Verformung
- Fehlhaltung
- »Schonhaltung«
- aus der Wunde herausragende Knochen bei einem offenen Bruch
- auffällige Atemnot und stechende Schmerzen bei jedem Atemzug bei Rippenbruch

Erste Hilfe
Bei jedem Verdacht auf Knochenbruch muß geröntgt und ärztlich versorgt werden. Einfache Arm- oder Knöchelbrüche sollten bis zur ärztlichen Untersuchung zunächst ruhiggestellt oder stabilisiert werden.
Alle offenen Brüche, Beinbrüche sowie Rippenbrüche mit Verdacht auf Lungenverletzung sind ein Fall für den Notarzt.

Armbrüche
- Alle Knochenbrüche am Arm können Sie bis zum Aufsuchen des Arztes so ruhigstellen, daß der Betroffene möglichst schmerzfrei ist. Dazu ein zum Dreieck gefaltetes Tuch vorsichtig um den im rechten Winkel angewinkelten Unterarm des Betroffenen legen und in dessen

Nacken verknoten. So werden Bewegungen des Armes vermindert und Verschiebungen der gebrochenen Knochen gegeneinander weitgehend verhindert.

● Ein Bruch am Oberarm oder Schlüsselbein kann zusätzlich mit ein bis zwei Dreiecktüchern um Arm oder Oberkörper fixiert werden.

Beinbrüche

● Bei einem Beinbruch muß der Verletzte unverändert liegenbleiben, bis der Arzt eintrifft.

● Umgeben Sie das gebrochene Bein mit weichen Kleidungsstücken, Decken oder ähnlichem. Dann schieben Sie von beiden Seiten vorsichtig Gegenstände heran, die das Bein in seiner Lage fixieren, solange bis der Notarzt kommt.

Fußknöchelbrüche

● Bei einem Knöchelbruch rollen Sie eine Decke oder ein Handtuch zu einer langen Rolle.

● Legen Sie nun diese steigbügelartig um Fuß und Bein, und fixieren Sie das Ganze mit Tüchern oder Binden, bis der Arzt eintrifft.

Offene Brüche

● Bei allen offenen Brüchen legen Sie einen sterilen Wundverband an, um Knocheninfektionen zu vermeiden. Rufen Sie sofort den Notarzt!

Rippenbrüche

● Bei Verdacht auf Rippenbruch lagern Sie den Verletzten halb sitzend und rufen einen Arzt.

● Stellen Sie die gebrochenen Rippen nicht durch Tuchumschlingungen ruhig, sondern warten Sie, bis der Arzt eintrifft.

● Vermuten Sie aufgrund von starken Atembeschwerden des Verunglückten zusätzlich eine Lungenverletzung, so rufen Sie unverzüglich den Notarztwagen!

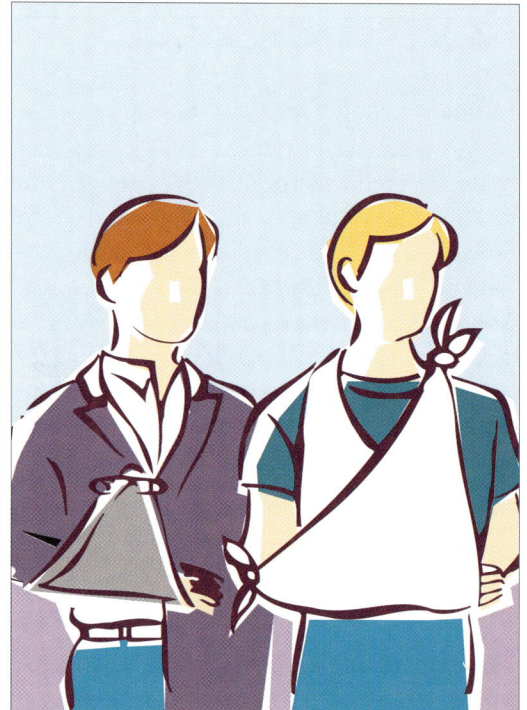

Eine Armschlinge aus einem Dreiecktuch oder ein hochgestecktes Jackett halten den gebrochenen Arm ruhig, bis ein Arzt eintrifft.

Kieferbruch

● Wenn nach stärkerem Sturz oder Verkehrsunfall der Kiefer nicht mehr bewegt werden kann, besteht Verdacht auf Kieferbruch. Hinweise sind auch lose Zähne oder starke Schmerzen im Ober- oder Unterkiefer.

● Lassen Sie den Verletzten auch bei einer starken Blutung vornübergebeugt sitzen. Knochensplitter oder lose Zähne können so nicht verschluckt werden. Der Patient kann seinen Kopf selbst aufstützen und halten. Er sollte in Bauchlage transportiert werden.

● Bei Bewußtlosigkeit müssen Sie versuchen, den Patienten in die stabile Seitenlage (Seite 181) zu bringen.

Kopfverletzung

Häufigste Kopf- und Schädelverletzungen sind Gehirnerschütterung, Kopfwunden und Schädelbasisbruch. Schädelverletzungen sind aus zwei Gründen besonders gefährlich: Zum einen befinden sich die für alle Organfunktionen notwendigen Schalt- und Koordinationsstellen innerhalb des Schädels. Ihre direkte Beschädigung oder Zerstörung kann lebensgefährlich sein. Zum anderen kann es bei offenen (blutenden) Verletzungen dazu kommen, daß Infektionen in das – normalerweise geschützte – Gehirn gelangen und Entzündungen verursachen, die das Leben des Betroffenen gefährden.

Typische Anzeichen

Nach Stürzen auf hartem Untergrund (zum Beispiel beim Reiten oder Fahrradfahren, bei Glatteis) oder Zusammenstößen mit harten Gegenständen und Verkehrsunfällen.

Gehirnerschütterung

● Kopfschmerzen
● meist nur kurze Bewußlosigkeit
● Übelkeit bis hin zu Erbrechen
● Gedächtnislücke über die Ursachen der Gehirnerschütterung

Kopfwunde

● Platzwunden: vergleichsweise kleine, aber tiefreichende Hautdefekte mit stärkeren Blutungen
● Schürfwunden: größere, mäßig stark blutende, oberflächlich verletzte Hautbezirke

Schädelbasisbruch

● nach einer stärkeren Erschütterung des Kopfes, etwa nach einem Verkehrsunfall oder einem schweren Sturz, rinnt Blut aus Nase, Mund und/oder Ohr
● bläuliche Schwellungen um ein oder beide Augen

Erste Hilfe
Gehirnerschütterung

● Lassen Sie den Verletzten in der Position, in der Sie ihn auffinden, liegen. Nur wenn der Verunglückte bewußtlos ist, bringen Sie ihn vorsichtig in die stabile Seitenlage (Seite 181). Rufen Sie einen Arzt oder den Rettungsdienst, denn der Patient sollte mindestens für eine Nacht zur Beobachtung ins Krankenhaus.
● Auch bei einer leichten Gehirnerschütterung sollten Sie zur Sicherheit zumindest zwei Tage ruhen. Sonst riskieren Sie über längere Zeit immer wiederkehrende Kopfschmerzen.

Kopfwunde

● Legen Sie eine keimfreie Wundbedeckung auf die Blutungsstelle, und befestigen Sie diese mit einer Binde oder einem Dreieckstuch. Bei stark blutenden Platzwunden legen Sie einen Druckverband an (Seite 186).
● Rufen Sie in jedem Fall einen Arzt oder den Rettungsdienst, der die weitere Wundversorgung übernimmt.

Schädelbasisbruch

● Wenn Sie bei einem bewußtlosen Verletzten einen Schädelbasisbruch vermuten, bringen Sie ihn in die stabile Seitenlage (Seite 181). Rufen Sie dann sofort den Notarzt!
● Bedecken Sie die blutenden Körperöffnungen mit einer keimfreien Wundbedeckung. Sorgen Sie für einen schnellstmöglichen Transport des Verletzten ins Krankenhaus.

Schock

Unter einem Schock versteht man ein lebensbedrohliches Kreislaufversagen, bei dem die Organdurchblutung und somit auch die Sauerstoffversorgung der Organe so stark herabgesetzt ist, daß bleibende Schäden zu befürchten sind.

Ursachen des Schocks können sein:
● Flüssigkeitsverlust durch Blutung, Verbrennung, Erbrechen, Durchfall
● Herzschock durch Infarkt, Herzversagen, Klappenfehler, Lungenembolie
● Septischer Schock durch Bakteriengiftstoffe
● Allergischer (anaphylaktischer) Schock durch Medikamentenunverträglichkeit, Insekten- und Schlangengifte sowie Impfstoffe

Typische Anzeichen
● Unruhe, Angst, fehlende Ansprechbarkeit bei beginnendem Schock
● stark beschleunigter, kaum tastbarer Puls
● stark verminderter Blutdruck und beschleunigte Atmung
● feuchtkalte und blaßgrau verfärbte Glieder (Ausnahme septischer Schock)

Erste Hilfe
● Hat der Patient einen Atemstillstand, geben Sie eine Atemspende (Seite 181).
● Bei einer Blutung sorgen Sie für eine sofortige Blutstillung (Seite 185).
● Sprechen Sie beruhigend auf den Verletzten ein, verhindern Sie, daß er herumläuft.
● Stellen Sie die Schocklage her, indem Sie die Beine anheben und etwa 30 cm hochlagern (z. B. auf einen Bierkasten).
● Decken Sie den Patienten bis zum Eintreffen des Notarztes zu.

Stromunfall

Die meisten Stromunfälle passieren noch immer im Haushalt. Trotz Warnungen können viele Menschen nicht darauf verzichten, sich in der Badewanne die Haare zu fönen oder ihr Radio auf den Badewannenrand zu stellen.

Typische Anzeichen
● Verbrennungen
● Störungen der Herztätigkeit
● Krämpfe (die Verunglückten »kleben« oft durch Muskelverkrampfung noch an den Stromleitungen)
● Übelkeit und Bewußtseinsstörungen
● Bis zu 24 Stunden nach dem Stromunfall erhöhte Gefahr des Kreislaufstillstands

Erste Hilfe
● Stellen Sie so schnell wie möglich den Strom ab. Achten Sie darauf, daß Sie nicht selber in den Stromkreis geraten! Wenn Sie die Hauptsicherung nicht abstellen und den Stecker des Gerätes nicht ziehen können, müssen Sie den Betroffenen auf anderem Wege von der Stromquelle trennen.
● Achten Sie darauf, daß Sie selber auf einer isolierenden, trockenen Unterlage aus Holz, Gummi, Glas, dicken Zeitungslagen oder Kleidern stehen. Mit einem nichtleitenden Gegenstand, wie etwa einem Besenstiel aus Kunststoff oder Holz, versuchen Sie, den Betroffenen von der Stromquelle zu trennen.
● Wenn der Verunglückte in sicherer Entfernung von der Stromquelle ist, müssen die Herz-Kreislauf- und Atmungsfunktionen überprüft (Seite 179), Brandwunden versorgt (Seite 194) und der Notarzt gerufen werden.

Unterkühlung, Erfrierungen

Von Unterkühlung spricht man, wenn der gesamte Körper betroffen ist und die Körperkerntemperatur unter 35 °C absinkt. Bei einem noch weiteren Absinken der Temperatur besteht akute Lebensgefahr, da das Herz nicht mehr arbeiten kann. Zu einer Unterkühlung kann es kommen, wenn man sich zu lange, freiwillig oder unfreiwillig, in kaltem Wasser aufgehalten hat. Auch langes Liegen in kalter Umgebung, wie zum Beispiel durch einen Ski- oder Lawinenunfall, führt meist zu einer Unterkühlung des Körpers.

Besonders gefährdet sind alte und dünne Menschen, Menschen mit Hirnschädigungen, Neugeborene und Säuglinge sowie Personen mit einer Stoffwechselerkrankung wie etwa einer Unterfunktion der Schilddrüse. Bei ihnen allen ist der körpereigene Kälte-Wärme-Ausgleich herabgesetzt.
Auch bestimmte Medikamente (Beruhigungs- und Schlafmittel) und Alkohol können bei niedrigen Außentemperaturen schneller zu einer Unterkühlung führen.

Erfrierungen

Unter Erfrierung versteht man eine Schädigung einzelner Körperteile durch Kälte, ohne daß die Körperkerntemperatur absinkt.
Besonders gefährdet sind Zehen, Finger, Nase und Ohren oder Körperteile, die von der Bekleidung zu stark eingeengt werden, zum Beispiel die Füße.

Typische Anzeichen

Bei Unterkühlung:
- Blässe
- aufgedunsenes Gesicht
- Teilnahmslosigkeit
- bei schwerer Unterkühlung deutlich verlangsamte, flache Atmung
- steife Muskulatur
- eventuell Bewußtlosigkeit
- schwacher, unregelmäßiger Herzschlag

Bei Erfrierungen:
- kalte, weiße Haut, eventuell Blasenbildung

Erste Hilfe

Bei einer Unterkühlung muß als erstes versucht werden, Kreislauf und Atmung funktionsfähig zu erhalten. Die Körpertemperatur muß ganz langsam und vorsichtig (etwa 1 °C stündlich) wieder angehoben werden.

- Als Erstmaßnahme genügt es, den Patienten mit einer Wolldecke zuzudecken und ihn – wenn möglich – in einen warmen Raum (25 bis 30 °C) zu bringen.
- Ist er bei Bewußtsein, geben Sie ihm warme, gezuckerte Getränke. Vorsicht: Bei Unterkühlung gilt strengstes Alkoholverbot, da Alkohol durch die Weitstellung der Gefäße zu einem zusätzlichen Wärmeverlust des Körpers führt!

Erfrierungen

- Bei Erfrierungen sollten Sie den betroffenen Körperteil immer langsam erwärmen, zum Beispiel in einem Wasserbad. Beginnen Sie mit lauwarmem Wasser, dem Sie langsam und schrittweise wärmeres zufügen.
- Bis zum Eintreffen des Arztes oder Erreichen des Krankenhauses sollten die erfrorenen Bereiche steril abgedeckt werden.
- Bei schweren Erfrierungen sollte die Aufwärmung nur unter ärztlicher Aufsicht stattfinden.

Verbrennung, Verbrühung

Verbrennungen entstehen überwiegend durch direkten Kontakt mit heißen Gegenständen, offenem Feuer und elektrischem Strom; Verbrühung durch kochende Flüssigkeiten oder Dampf.

Typische Anzeichen

Die Schwere der Verbrennung kann in unterschiedliche Grade eingestuft werden.

● Grad I: Rötung, Schwellung und Schmerz. Nur die obere Hautschicht ist betroffen. Die Verbrennungen heilen ohne Narbenbildung ab (Beispiel Sonnenbrand).

● Grad II a: Verbrennungen rufen Blasenbildung hervor. Auch die tieferen Hautschichten sind betroffen. Sie heilen jedoch ohne Narben.

● Grad II b: Die Blutgefäße der Haut sind mitgeschädigt. Es bleiben Narben zurück.

● Grad III: Die Haut ist graufleckig bis weiß und vollständig geschädigt. Betroffene empfinden keinen Schmerz, da die Hautnerven ebenfalls zerstört sind. Die Verbrennung bedarf einer klinischen Behandlung. Häufig muß Haut transplantiert werden.

Wenn mehr als 15 Prozent der Körperoberfläche verbrannt sind oder die Verbrennungen sehr tiefgehend sind, besteht Schockgefahr. Je weniger Schmerzen bei Verbrennungen angegeben werden, desto schlechter ist die Prognose.

Erste Hilfe

Kleinere Verbrennungen und Verbrühungen

● Kühlen Sie die verbrannte Hautstelle sofort unter fließend kaltem Wasser oder durch kalte Kompressen, und zwar so lange, bis der Schmerz dauerhaft nachläßt.

● Öffnen Sie keine Blasen, da die Blasendecke ein sauberer, körpereigener Verband ist.

● Wichtig: Sie dürfen auf Brandwunden niemals Mehl oder andere trockene Mittel aufbringen. Auch Gels, Cremes und Salben sind nicht geeignet. Sie verkleben das Gewebe und erschweren die Wundversorgung durch den Arzt.

Größere Verbrennungen und Verbrühungen

● Hat die Kleidung eines Menschen Feuer gefangen, ersticken Sie die Flammen mit einer Decke, oder rollen Sie die betroffene Person auf dem Boden.

● Verletzte Hautstellen müssen so schnell wie möglich etwa 15 Minuten lang unter fließend kaltes Wasser gehalten werden. Sie sollten die Verbrennungen so lange kühlen, bis der Schmerz dauerhaft nachläßt.

● Kleidung darf nur entfernt werden, wenn sie noch nicht mit der Wunde verklebt ist. Gegebenenfalls muß der Verletzte mit der Kleidung unter die Dusche gestellt werden.

● Bei Verbrühungen muß die durchtränkte Kleidung schnell und vorsichtig entfernt werden. Schmuck sollten Sie sofort abnehmen, da die verbrannte oder verbrühte Haut später anschwillt.

● Legen Sie anschließend eine keimfreie Wundbedeckung auf, um die Gefahr einer Infektion zu mindern.

● Denken Sie auch an eine Schockbekämpfung. Durch den Flüssigkeitsverlust aus den Blutgefäßen und den starken Schmerzen kann es zum Schock kommen (Seite 192).

● Suchen Sie einen Arzt auf, oder rufen Sie in schweren Fällen einen Notarzt!

Vergiftung, Verätzung

Vergiftungen entstehen durch verdorbene Lebensmittel, giftige Pilze und Pflanzen, aber auch durch Medikamente und übermäßigen Alkoholkonsum. Innere Verätzungen können durch Laugen und Säuren entstehen. Häufigste Gefahrenquelle sind Toilettenreiniger und Spülmittel für Geschirrspülmaschinen.

Typische Anzeichen

- Übelkeit, Erbrechen
- Durchfall
- plötzlich auftretende krampfartige Bauchschmerzen
- Kopfschmerzen, Schwindelgefühl
- beschleunigter oder verlangsamter Puls
- Bewußtseinseintrübung bis zur Bewußtlosigkeit
- Atemstörungen bis zum Atemstillstand
- Schockanzeichen

Erste Hilfe

Denken Sie bei Giftunfällen immer auch an Ihren eigenen Schutz! Legen Sie Schutzhandschuhe an, damit Sie selbst keine Giftstoffe aufnehmen.
- Rufen Sie einen Notarzt.
- Bei der Informationszentrale für Vergiftungen können Sie sich über weitere Sofortmaßnahmen informieren.
- Sichern Sie bis zum Eintreffen des Arztes die Atmung und die regelmäßige Herzfunktion (ABC-Regel Seite 181).
- Ist der Verunglückte bewußtlos, so bringen Sie ihn in die stabile Seitenlage (Seite 181).
- Sind die giftigen Substanzen durch Verschlucken in den Magen gelangt, handelt es sich dabei nicht um ätzende Substanzen und ist der Verunglückte bei Bewußtsein, bringen Sie ihn

Der Giftnotruf

Deutschland: 1 92 40 (demnächst einheitlich in allen Großstädten)
Österreich: 01/406 43 43 (Wien)
Schweiz: 01/251 51 51 (Zürich)

Info

zum Erbrechen. Erbrechen können Sie herbeiführen, indem Sie dem Vergifteten einen halben Liter lauwarmes Wasser oder Saft zu trinken geben (kein Salzwasser bei Kindern, da Gefahr einer Kochsalzvergiftung). Oder Sie reizen den Rachenhintergrund mit einem Finger.
- Wenn der Betroffene bei Bewußtsein ist und es sich nicht um eine innere Verätzung handelt, sollten Sie nach dem Erbrechen Medikamente oder andere Mittel nur nach Rücksprache mit der Giftnotrufzentrale verabreichen.

Wichtig bei inneren Verätzungen:

Es darf auf keinen Fall künstliches Erbrechen herbeigeführt werden, da die ätzenden Substanzen beim Passieren der Speisewege neue Verätzungen verursachen würden.
- Bei Verätzungen muß der Mund-Rachen-Raum ausgiebig gespült werden. Ist der Betroffene bei Bewußtsein und sind die ätzenden Stoffe in Speiseröhre oder Magen gelangt, geben Sie ihm sofort reichlich (kaltes) Wasser zur Verdünnung zu trinken.
- Für eine schnelle Giftgegenbehandlung ist es wichtig, daß die Ursache der Vergiftung oder Verätzung für eine Analyse zur Verfügung steht. Wenn sich der Zustand des Patienten stabilisiert hat, sollten Sie daher Speisereste, Tabletten und Gläser, die mit dem Unfall in Zusammenhang stehen, sicherstellen.

Verrenkung, Verstauchung

Von einer Verrenkung spricht man, wenn nach einer bestimmten Bewegung (Sturz, Schlag oder ähnliches) das Gelenk nicht mehr in seine Normallage zurückkehrt.
Bei Verstauchungen verschieben sich die Gelenkkörper, kehren jedoch in ihre Ausgangsstellung zurück. Betroffen sind dann besonders die umgebenden Bänder und Sehnen, die dabei überdehnt worden sind beziehungsweise reißen können.

Typische Anzeichen
Verrenkung

● unerträgliche Schmerzen im Moment der Verletzung
● Gelenk kann nicht mehr bewegt werden beziehungsweise nur unter heftigsten Schmerzen
● anormale Stellung sowie Schwellung des Gelenks

Verstauchung

● Schmerzen, Schwellung und gestörte Beweglichkeit des Gelenks

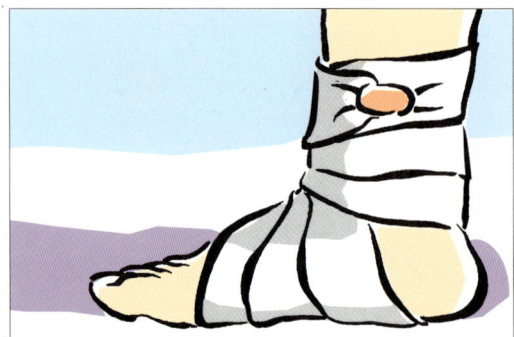

Ein verstauchter Knöchel wird mit einem elastischen Fußverband ruhiggestellt.

Nichts für Ungeduldige

Info

Auch wenn's schwerfällt, nehmen Sie sich zum Auskurieren Zeit. Bei allen Bandverletzungen ist eine ausreichend lange Ausheilungsphase unerläßlich. Andernfalls kann es sein, daß Bänder ihre alte Festigkeit nicht wieder erhalten, wodurch das Gelenk instabil und verletzungsanfälliger wird.

Erste Hilfe
Verrenkung

● Bei einer Verrenkung lagern Sie das verletzte Gelenk hoch und stellen es ruhig, damit keine zusätzlichen Verletzungen von Nerven und Gefäßen auftreten können.
● Versuchen Sie unter keinen Umständen, das Gelenk selber einzurenken. Nur der Arzt kann ein ausgerenktes Gelenk wieder einrenken.

Verstauchung

● Tragen Sie bei einer Verstauchung ein schmerzlinderndes und abschwellungsförderndes Gel oder eine Salbe auf. Geeignete chemisch-synthetische Wirkstoffe sind Salicylsäure oder Dimethylsulfoxid (DMSO), als pflanzliche Wirkstoffe empfehlen sich Extrakte aus Arnika, Roßkastanie, Beinwell oder Johanniskraut. Beachten Sie die Angaben der Hersteller zu Anwendungsgebieten und Gegenanzeigen (Überempfindlichkeit!) auf der Packungsbeilage.
● Legen Sie einen elastischen Verband an, und stellen Sie das Gelenk für ein bis zwei Tage ruhig.
● Um Schwellungen zu verringern, können Beutel mit Eiswürfeln oder spezielle Kältekompressen aufgelegt werden.
● Bei anhaltenden Beschwerden sollte der Arzt aufgesucht werden, damit die betroffene Stelle geröntgt werden kann.

Wundversorgung

Ziel der Ersten Hilfe bei Wunden ist es, durch einen Verband ein weiteres Eindringen von Fremdkörpern und Keimen in die Wunde zu verhindern und Blutungen zu stillen. Häufigste Wunden im Alltag sind Schnittwunden, Schürfwunden, Splitter- und Platzwunden.

Typische Anzeichen

● Schnittwunden: unterschiedlich tiefe, manchmal stark blutende Wunden mit glatten Wundrändern

● Schürfwunden: oberflächliche Hautabschürfungen mit austretendem Gewebewasser und geringer Blutungsneigung

● Splitterwunden: Wunden, in denen sich Fremdkörper(wie etwa Holz- oder Kunststoffsplitter) befinden

● Platzwunden: unregelmäßige Verletzungen und Wundränder, die oft durch Einblutungen bläulich gefärbt sind

Erste Hilfe

● Kleinere Schnittwunden reinigen sich von selbst, wenn man sie einige Minuten lang bluten läßt. Bei stärkeren Blutungen kann eine Wundauflage aufgelegt werden. Die Wunde wird anschließend quer zur Schnittrichtung mit einem Pflaster versehen.

● Größere und sehr stark blutende Schnittwunden sollten vom Arzt genäht werden, damit keine unschönen Narben entstehen.

● Bei Schürfwunden gelangt oft Schmutz in die Wunde hinein. Reinigen Sie sie daher zunächst mit einem Desinfektionsmittel, da eine natürliche Reinigung durch Bluten nicht stattfindet. Decken Sie die Wunde mit einem luftdurchlässigen, elastischen Wundschnellverband ab.

Vorsicht Tetanus!

Info

Gleichgültig, um was für eine Verletzung es sich handelt: Denken Sie bei allen Wunden auch an die Gefahr einer Tetanusinfektion: Überprüfen Sie den Impfschutz!

● Bei Splitterwunden dürfen kleine Splitter mit einer Pinzette entfernt werden. Achten Sie darauf, daß die Spitze des Splitters dabei nicht abbricht. Lassen Sie die Wunde von einem Arzt kontrollieren, damit keine Reste drin bleiben.

● Größere Fremdkörper sollten in der Wunde belassen werden. Umpolstern Sie den Gegenstand und legen Sie einen lockeren, sterilen Verband an. Suchen Sie einen Arzt auf. Verletzungen durch rostige Gegenstände sind stark infektionsgefährdet. Prüfen Sie nach, ob noch eine ausreichende Tetanusimpfung gewährleistet ist.

● Klaffende Platzwunden steril verbinden. Da sie häufig genäht werden müssen, sollten Sie für die weitere Wundversorgung einen Arzt aufsuchen.

Das richtige Anlegen von Verbänden und Wundauflagen ist auf Seite 17 beschrieben.

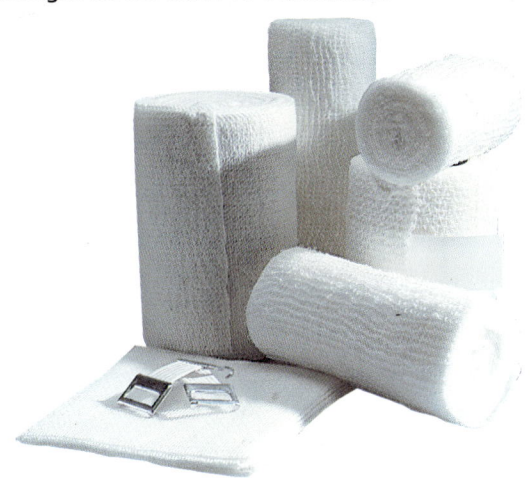

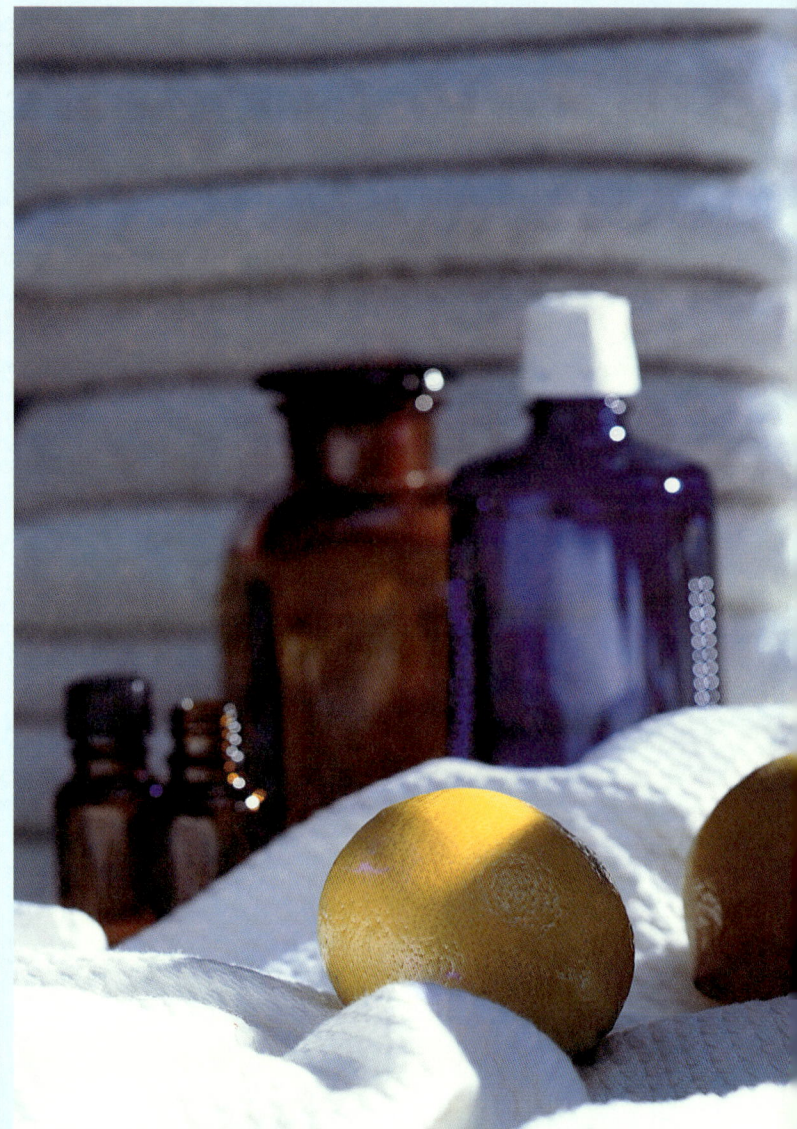

Das weiß jeder: Wasser- und Wärmeanwendungen, Akupressur oder Heilpflanzentherapie bringen oft rasche Linderung. Aber wie steht's mit der praktischen Durchführung von Wickel, Tee und Dampfbad? In diesem Kurzlehrgang finden Sie alle wichtigen Informationen über Wirkweise und gezielten Einsatz der empfohlenen Maßnahmen sowie einfache Erklärungen zu den einzelnen Handgriffen. Für einen raschen Überblick über die bekanntesten Heilpflanzen sorgen 12 kurze Heilpflanzenporträts.

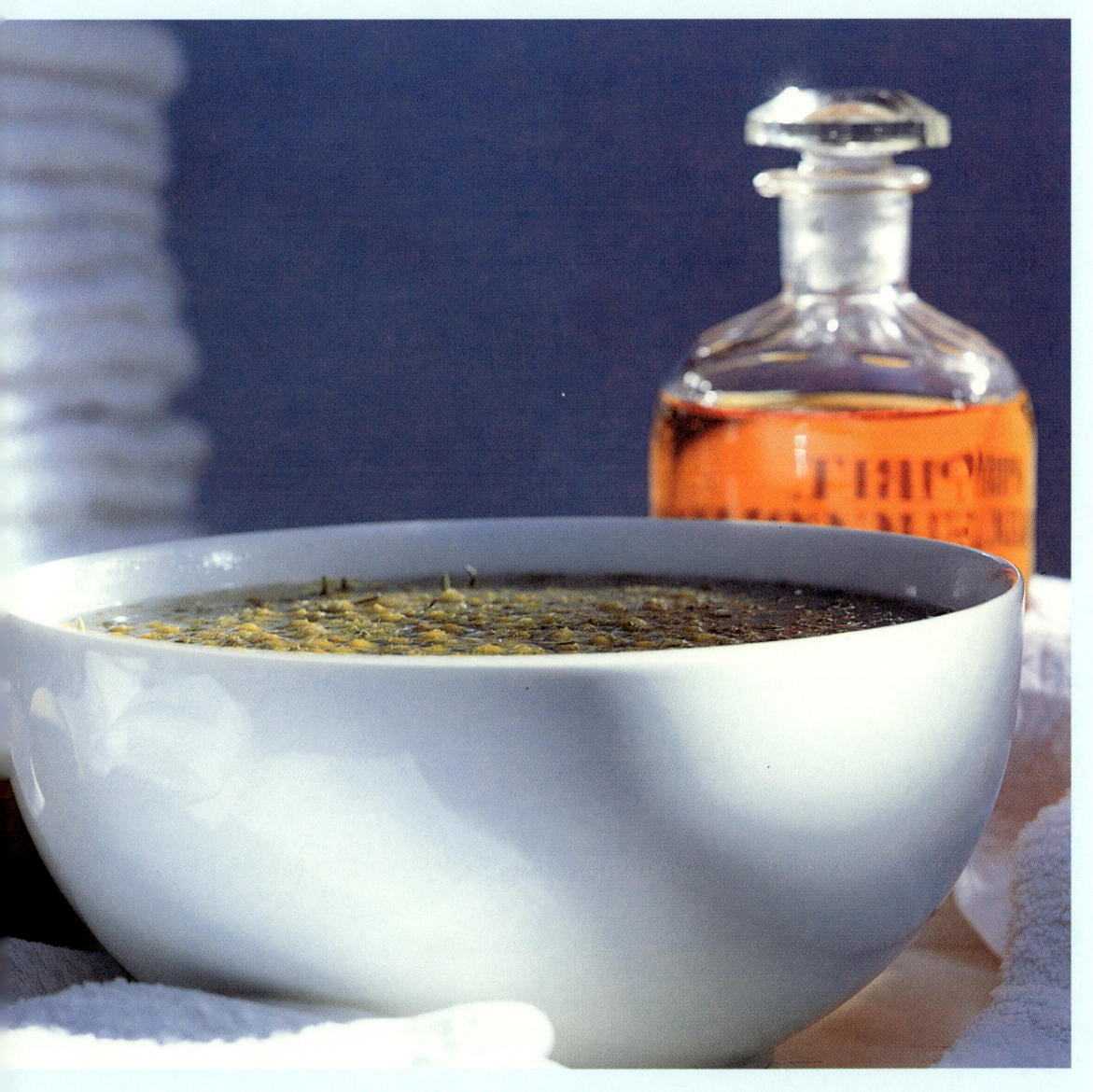

Kleines Selbsthilfe-
praktikum

Mit Wasser heilen

Die Anwendung von Wasser in Form von Bädern, Güssen, Inhalationen und Wickeln wird auch als Hydrotherapie bezeichnet. Schon die ältesten Kulturen kannten dieses natürliche Heilmittel, und an seiner Wirksamkeit hat sich bis heute nichts geändert. Besonders beliebt sind die Wasseranwendungen von Pfarrer Kneipp (1821–1897), der auch als Wasserheiler von Wörishofen bezeichnet wurde, sowie die Wickel des Naturheilkundlers Vinzenz Prießnitz (1799–1851).

So wirkt's

Die Anwendung von Wasser spürt nicht nur Ihre Haut: Bei einem warmen Bad wird zunächst die Durchblutung des gebadeten Körperteiles verstärkt. Da aber die Hautnerven in Verbindung mit den Nerven stehen, die die inneren Organe versorgen, werden auch diese besser durchblutet. Und bei längerer Badezeit kommt schließlich die gesamte Körperoberfläche in den Genuß wohliger Wärme.

Bei kalten Wasseranwendungen dagegen ziehen sich die oberflächlichen Blutgefäße zunächst blitzschnell zusammen, um den Wärmeverlust so gering wie möglich zu halten. Ist die Anwendung beendet, kommt es dann reflexartig in den betreffenden Hautbereichen ebenfalls zu einer Steigerung der Durchblutung und einem damit verbundenen Wärmegefühl.

Grundregeln für den Umgang mit Wasser

Es gibt zahlreiche Wasseranwendungen. Für den Hausgebrauch wurden nur diejenigen ausgewählt, die Sie ohne größeren Aufwand durchführen können:

● Bäder und Güsse

● Dampfbad und Waschungen
● Wickel, Auflagen und Kompressen.

Bei ihrer Anwendung sollten Sie grundsätzlich einige Regeln beachten. Wichtig ist immer der Wärmehaushalt des gesamten Körpers. Führen Sie daher keine kalten Wasseranwendungen durch, wenn Sie kalte Füße oder Hände haben oder insgesamt frösteln oder frieren. Die Füße müssen mindestens so warm wie die Stirn sein. Keinesfalls sollten Sie kalte Füße mit heißem Wasser behandeln oder überhaupt kalte Körperteile mit heißen Anwendungen therapieren. Die Erwärmung sollte vielmehr langsam ansteigend erfolgen. Warme oder heiße Glieder vertragen dagegen ausgezeichnet einen kalten Guß oder Umschlag.

Bitte beachten Sie: Eine ansteigende oder warme Anwendung wie zum Beispiel ein Bad verlangt einen kühlenden Abschluß (zum Beispiel einen Guß), denn die vorher in Wärme erweiterten Blutgefäße müssen sich wieder zusammenziehen. Nur wenn anschließend noch ein Wickel oder eine Dusche folgt, können Sie auf die Schlußabkühlung verzichten. Heiße oder warme Anwendungen sollten grundsätzlich nicht bei erhitztem Körper oder bei Fieber angewendet werden.

Hier hilft die Hydrotherapie *Info*

● bei Durchblutungsstörungen durch Training der Gefäßregulation
● bei Krämpfen und Schmerzen
● zur Stoffwechselentlastung und Entgiftung durch Schweißbildung
● bei Atemstörungen mit Schmerzen und verkrampften Bronchien
● bei Bindegewebserkrankungen: Durchblutung und Durchwärmung wird gesteigert, Spannung und Elastizität des Gewebes nehmen wieder zu
● bei gestörter Hormonproduktion
● zur Regulierung des Stoffwechsels

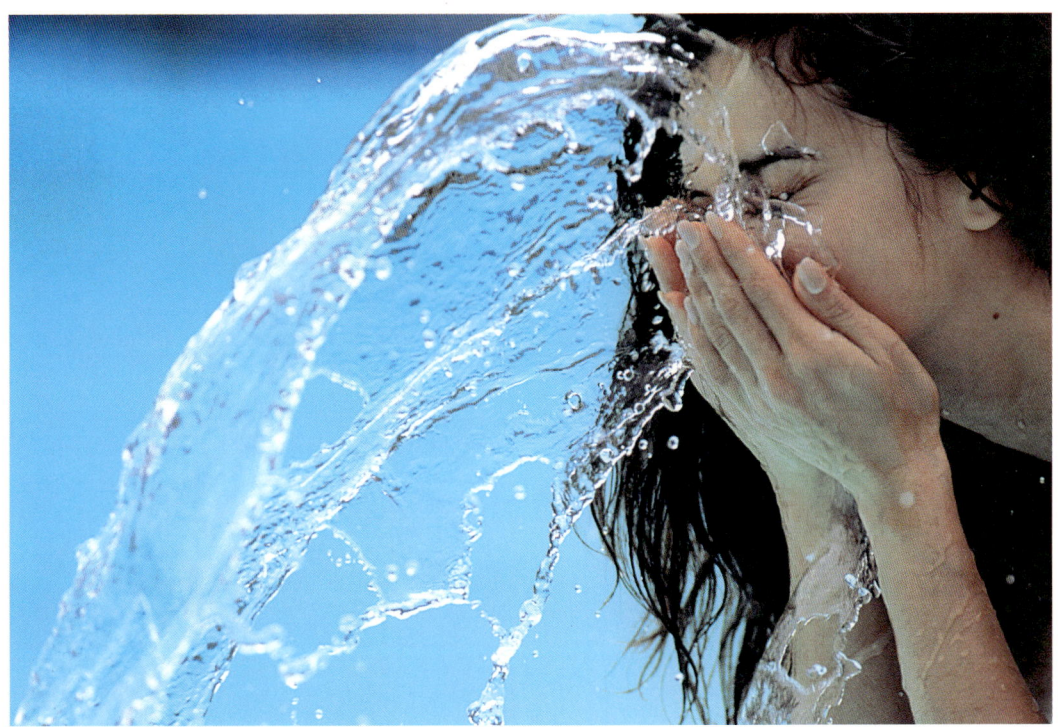

Kühlendes Naß oder warme Wohltat – Wasser ist ein ideales und vielseitiges Heilmittel.

Wann sind Wasseranwendungen erlaubt?

Wasseranwendungen sind für viele verschiedene Beschwerden geeignet. Dennoch: Bei Übelkeit, Kopfschmerzen, Herzschmerzen oder starker Müdigkeit nach einer schlaflosen Nacht sollten Sie keine anstrengenden Anwendungen wie große Wickel oder Vollbäder durchführen.

Legen Sie bitte zwischen zwei Behandlungen immer einen Mindestzeitraum von 2 Stunden ein, um dem Körper eine nötige Erholungsphase zu gönnen.

Während der Menstruation sollten Sie mit allen Bade- und Wärmeanwendungen aussetzen, die die untere Körperhälfte betreffen. Vom zweiten Tag an können Sie zumindest Behandlungen des Oberkörpers (Armbäder, Armgüsse, Wickel) wieder durchführen.

Zubehör und Vorbereitung

Am besten stellen Sie schon vor Beginn Ihrer Wasserkur die nötigen Behältnisse, eventuelle pflanzliche Zusätze sowie Badethermometer, Waschlappen, Handtücher oder Wickeltücher bereit.

● Das Zimmer sollte gut gelüftet, aber ausreichend warm sein. Während eines Wickels können ruhig die Fenster offen gehalten werden.

● Vor größeren Anwendungen (zum Beispiel einem ansteigenden Halbbad) sollten Sie Blase und Darm entleeren, eventuell mit einem Einlauf, da sie für den Körper anstrengend sind. Es können Kopfschmerzen, Herzbeschwerden und Benommenheit auftreten.

● Außerdem sollte die letzte Mahlzeit mindestens 2 Stunden zurückliegen.

Bäder

Ein warmes Bad ist nicht nur Vergnügen oder dient der Körperhygiene, sondern kann bei zahlreichen Beschwerden heilend wirken. Sie haben die Wahl zwischen verschiedenen Anwendungsformen: Teil- und Vollbäder können als kalte, einfache, warme oder temperaturansteigende Bäder durchgeführt werden. Den warmen und ansteigenden Bädern werden oft auch Badezusätze hinzugefügt. In der Tabelle auf Seite 206 können Sie sich rasch informieren, ob und wann die einzelnen pflanzlichen Zusätze für Sie sinnvoll sind.

Bevor Sie sich allerdings in die Fluten stürzen, beachten Sie bitte einige Baderegeln:
Bäder sind nicht für jeden geeignet. Wenn Sie unter Kreislaufstörungen, unter einem zu hohen oder zu niedrigen Blutdruck leiden oder einen Herzinfarkt hatten, sollten Sie auf jeden Fall zunächst mit Ihrem Arzt darüber sprechen, ob Bäder für Sie erlaubt sind.
Kalte Bäder haben Leitungswasser-Temperatur, einfache Bäder 34 bis 35 °C, warme Bäder 36 bis 38 °C, und temperaturansteigende Bäder können bis auf 41 °C gesteigert werden. Am besten, Sie benützen ein Badethermometer. Die Badedauer richtet sich jeweils nach der Wassertemperatur: je wärmer, desto kürzer! Achten Sie auf die angegebenen Zeiten!
Außerdem sollten Sie hinterher immer eine Ruhepause einlegen, die Sie am besten gut zugedeckt in einem Liegestuhl oder im Bett verbringen. Die wohlige Müdigkeit, die Sie sicherlich empfinden, trägt dazu bei, daß Verspannungen und Verkrampfungen sich lösen können.

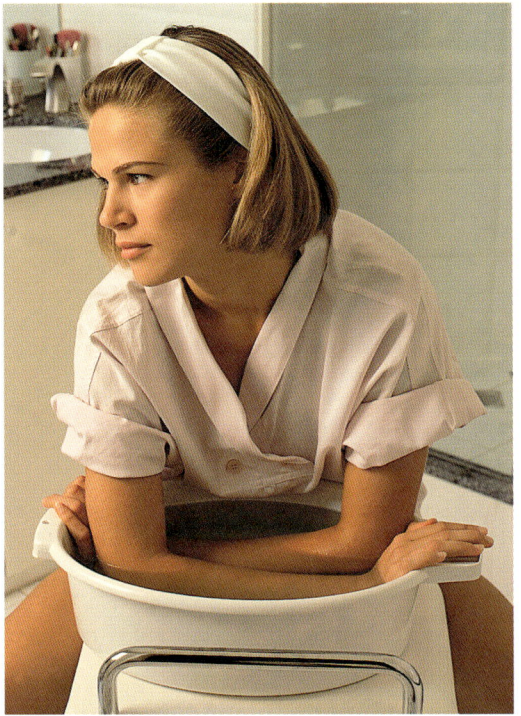

Legen Sie beide Arme in eine Wanne, so daß die Ellbogen gut mit Wasser bedeckt sind.

Ansteigendes Armbad

Armbäder kann man an einem oder auch an beiden Armen anwenden. Sie lassen sich gut im Sitzen oder Stehen entweder vor dem Waschbecken durchführen, oder in einer speziellen Armbadewanne, die bequem neben dem Körper plaziert werden kann.
Ein ansteigendes Armbad fördert die Durchblutung von Herz und Armen und stärkt den Kreislauf. Ansteigende Armbäder helfen bei Anfällen von Brustenge (Angina pectoris), Atemwegserkrankungen und Durchblutungsstörungen.
Bitte beachten Sie:
Nicht anwenden bei Venenleiden der Arme, Lymphstau, Lymphödem der Arme oder Lähmungserscheinungen an den Armen.

So wird's gemacht

Die Raumtemperatur sollte etwa 19 °C betragen, die Wassertemperatur etwa 33 °C.

Legen Sie einen oder beide Arme in eine Armbadewanne oder ein großes Waschbecken, so daß die Ellenbogen gut mit Wasser bedeckt sind. Lassen Sie nun langsam heißeres Wasser zulaufen, und steigern Sie die Temperatur auf 39 bis 41 °C. Die Badedauer beträgt etwa 15 bis 20 Minuten. Danach führen Sie einen kalten Armguß durch (Seite 211) und halten anschließend 30 Minuten Ruhe.

Sie brauchen dazu:
- eventuell Armbadewanne
- Badethermometer

Wechselarmbad

Diese Variante hilft bei Durchblutungsstörungen der Hände und Arme (auch in Kombination mit niedrigem Blutdruck), leichteren Kopfschmerzen, Kreislaufstörungen sowie Abgeschlagenheit und Erschöpfung.

Bitte beachten Sie:

Nicht anwenden bei Venenleiden der Arme, Lymphstau, Lymphödem der Arme oder Lähmungen sowie organischen Herzerkrankungen.

So wird's gemacht

In das erste Becken füllen Sie 36 bis 38 °C warmes Wasser, in das zweite kaltes Wasser (höchstens 18 °C) ein, und zwar so hoch, daß die Arme bis zur Mitte des Oberarms bedeckt sind. Verfahren Sie insgesamt wie nachfolgend beschrieben, beginnen Sie aber immer mit dem warmen Wasser zuerst. Die Warmanwendung sollte 5 bis 8 Minuten dauern, die Kaltanwendung etwa 10 Sekunden. Kehren Sie dann wieder zum warmen Wasser zurück, und wiederholen Sie alles noch einmal. Anschließend ist es, wie bei allen Bädern, wichtig sich auszuruhen und unter einer Decke aufzuwärmen.

Sie brauchen dazu:
- eventuell 2 Armbadewannen, ideal sind 2 Waschbecken nebeneinander
- Badethermometer

Ansteigendes Halbbad

Bei Halbbädern reicht das Wasser immer nur bis in Hüfthöhe. Sie sind in Anwendung und Wirkung ähnlich wie Sitzbäder und Vollbäder (Seite 208). Da der Brustkorb nicht von Wasser bedeckt ist, ist das Halbbad weniger anstrengend für Kreislaufschwache als ein Vollbad.

Ansteigende Halbbäder eignen sich zur Linderung der Beschwerden bei beginnenden und abklingenden Infekten, Nervenschmerzen (Ischialgie) und Muskelverspannungen.

Bitte beachten Sie:

Ein temperaturansteigendes Halbbad wirkt intensiver als ein normales Halbbad und ist deshalb anstrengender. Bei sehr geschwächtem Allgemeinzustand sollte man es nicht alleine durchführen.

So wird's gemacht

Setzen Sie sich in eine handbreit mit körperwarmem Wasser (36 °C) gefüllte Wanne, in die Sie langsam heißes Wasser bis auf Bauchnabelhöhe hinzufließen lassen. Die Endtemperatur sollte circa 39 bis 40 °C betragen, die Badedauer 15 bis 30 Minuten nicht überschreiten.

Ein ansteigendes Halbbad sollten Sie maximal 3mal pro Woche durchführen. Bei Gewöhnung können Sie anschließend einen kalten Guß (Seite 213) folgen lassen. Danach immer warm einwickeln und einige Zeit ruhen.

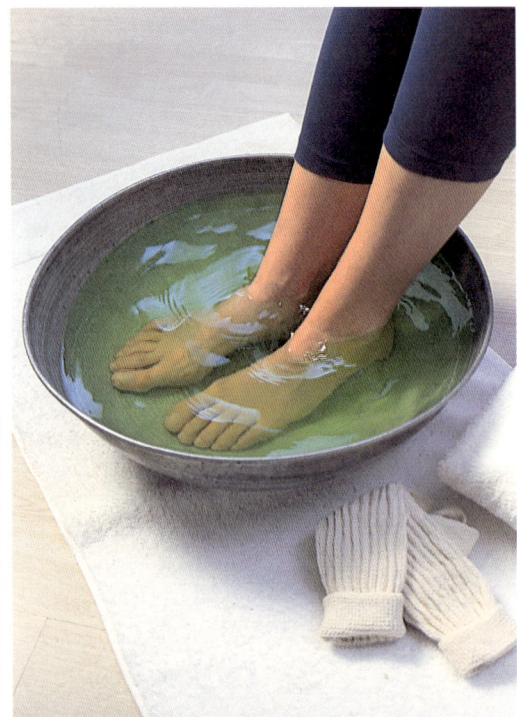

Warme Fußbäder wirken mit pflanzlichen Bade-zusätzen besonders wohltuend.

Fußbad

Fußbäder sind echte Allround-Hausmittel: Sie fördern die Durchblutung des gesamten Körpers und stabilisieren nebenbei noch den Kreislauf. Besonders streßgeplagte Menschen profitieren von der wohltuenden Entspannung durch ein Fußbad.

Warme und ansteigende Fußbäder wirken noch besser, wenn Sie geeignete pflanzliche Heilkräuterzusätze verwenden. Rezepte finden Sie auf Seite 206, oder fragen Sie in der Apotheke nach Fertigextrakten.

Bitte beachten Sie:

Bei Krampfaderleiden und Lymphödemen dürfen Sie keine warmen Fußbäder durchführen!

Warmes Fußbad

Das warme Fußbad wirkt wohltuend und schlaffördernd bei Neigung zu kalten Füßen, fördert aber auch die Durchblutung der Unterleibsorgane.

So wird's gemacht

Füllen Sie Fußbadewanne oder Duschbecken mit 36 bis 38 °C warmem Wasser, fügen Sie eventuelle Zusätze (Seite 206) hinzu, und stellen Sie Ihre Füße hinein. Die Badedauer beträgt 10 bis 15 Minuten. Sie können auch anschließend einen kurzen kalten Guß (Seite 213) durchführen. Dann die Füße abtrocknen und in dicken Socken oder Hausschuhen warm halten.

Sie brauchen dazu:

- Fußbadewanne oder hohes Plastikgefäß
- dicke Socken oder Hausschuhe

Ansteigendes Fußbad

Dieses Fußbad bewirkt eine Erwärmung des ganzen Körpers und fördert die Durchblutung der Nasen- und Rachenschleimhäute. So werden Krankheitserreger bekämpft – eine willkommene Wirkung bei einer beginnenden Erkältung.

So wird's gemacht

Halten Sie Ihre Füße in eine Fußbadewanne mit etwa 1,5 Liter warmem Wasser (35 °C), und lassen Sie langsam und schrittweise heißes Wasser hinzufließen, bis eine Endtemperatur von circa 39 bis 40 °C erreicht ist. Die Badedauer beträgt 10 bis 15 Minuten. Dann die Füße abtrocknen und in dicken Socken oder Hausschuhen warm halten. Das ansteigende Fußbad kann täglich durchgeführt werden. Bei Gewöhnung können Sie die Füße nach dem Bad noch kalt abspülen.

Sie brauchen dazu:

- Fußbadewanne oder hohes Plastikgefäß
- dicke Socken oder Hausschuhe

Wechselfußbad

Ein Wechselfußbad hilft bei Kreislaufstörungen (besonders auch bei niedrigem Blutdruck), chronischen Erkältungskrankheiten, Kopfschmerzen, Einschlafstörungen und kalten Füßen (Durchblutungsstörungen).

So wird's gemacht

Füllen Sie in ein Gefäß gut warmes, in das andere kaltes Wasser: Es sollte mindestens über die Knöchel, aber maximal bis zur halben Wade reichen. Setzen Sie sich auf einen Hocker, und stellen Sie zunächst 5 Minuten lang die Füße in das warme Wasser.

Dann ins kalte Gefäß wechseln und dort nur 1/2 Minute lang verweilen. Alles noch einmal wiederholen, dann Füße abtrocknen und in dicken Socken oder Hausschuhen warm halten.

Sie brauchen dazu:
- 2 Fußbadewannen oder 2 hohe Plastikgefäße
- dicke Socken oder Hausschuhe
- Hocker

Kopfdampfbad

Das Kopfdampfbad, die Inhalation von heißem Wasserdampf, eventuell mit pflanzlichen Zusätzen angereichert, wirkt heilend auf alle Schleimhäute der oberen Atemwege. Diese werden besser durchblutet, durchfeuchtet und gereinigt.

Bitte beachten Sie:

Das Dampfbad sollte nicht bei Hautentzündungen, Augenerkrankungen, Gefäßerkrankungen oder einer allgemeinen Herz-Kreislauf-Schwäche durchgeführt werden.

So wird's gemacht

Am besten starten Sie eine Inhalation in einem mindestens 19 °C warmen Raum. Geben Sie eine Handvoll Kräuter (zum Beispiel Kamille Seite 232) oder ein fertiges Präparat nach Dosierungsanleitung in den Topf, und übergießen Sie die Kräuter mit etwa 1 Liter kochendem Wasser. Stellen Sie den Topf auf einer Unterlage auf den Tisch, und setzen Sie sich davor.

Nun halten Sie Ihr Gesicht über den aufsteigenden Dampf - Vorsicht, nicht zu nah! - und bedecken Kopf und Oberkörper mit einer bereitgelegten Decke oder einem Handtuch. Atmen Sie tief durch Mund und Nase ein - etwa 10 Minuten lang.

Waschen Sie danach Ihr Gesicht mit warmem Wasser. In der nächsten Stunde keinesfalls an die Luft gehen, sondern besser eine Stunde Bettruhe halten.

Sie brauchen dazu:
- 1 großen Topf, der 3-5 Liter faßt
- Kräuterzusatz nach Wahl
- 1 großes Handtuch oder 1 Decke

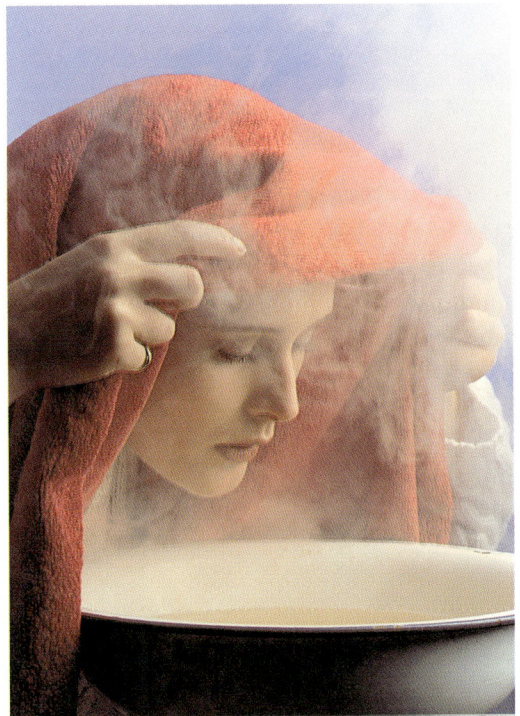

Ein Kopfdampfbad mit Kräutern lindert Erkältungsbeschwerden und befreit die Atemwege.

Badezusätze und ihre Wirkung

Badezusatz	Eigenschaften	Anwendungsformen
Arnika (Arnica montana)	● schmerzlindernd, resorptionsfördernd, entzündungshemmend	● Vollbäder, Teilbäder, Wickel, Einreibungen
Baldrian (Valeriana officinalis)	● beruhigende Wirkung	● meist als Vollbäder
Brottrunk (auch Brolacta)	● enthält Milchsäurebakterien; entzündungshemmend, hautheilend	● Vollbäder, Teilbäder, Wickel, Umschläge, Einreibungen
Eichenrinde (Cortex quercus)	● gerbsäurehaltig, zusammenziehende (adstringierende) Wirkung	● Vollbäder, Teilbäder, Spülungen von Wunden und Körperhöhlungen
Fichtennadel (Pinus silvestris)	● enthält ätherische Öle, u.a. Terpentin; wirkt beruhigend, sekretionsfördernd, desodorierend	● Vollbäder, seltener Teilbäder
Heublumen (Semina graminis)	● enthält ätherische Öle; durchblutungsfördernd, krampflösend	● Voll- und Teilbäder, Wickel, Auflagen (Heusack)
Kalmus (Acorus calamus)	● enthält ätherische Öle, Bitterstoffe, Gerbstoffe, Terpene; stark durchblutungsfördernd	● Vollbäder, Kinderbäder
Kamille (Matricaria chamomilla)	● enthält ätherische Öle, Glukoside; entzündungshemmend, desodorierend	● Spülung von Körperhöhlen (Sitzbad, Schleimhautpflege), Tränkung von Wickeltüchern
Kastanie (Aesculus hippocastanum)	● reich an Saponinen, Gerb- und Bitterstoffen; erhöht die Festigkeit der kleinsten Blutgefäße; Blutverflüssigung	● Voll- und Teilbäder, Umschläge
Lavendel (Lavendula officinalis)	● beruhigend, leicht hautreizend, desodorierend	● Vollbäder, Waschungen
Rosmarin (Rosmarinus officinalis)	● reich an ätherischen Ölen; durchblutungssteigernd für Haut und Beckenorgane	● Vollbäder, Sitzbäder, Waschungen
Salbei (Salvia officinalis)	● enthält ätherische Öle, Harze, Bitterstoffe, Gerbstoffe	● Vollbäder, Teilbäder, Spülungen von Körperhöhlen (Schleimhautpflege), Umschläge
Zinnkraut (Equisetum arvense)	● enthält Kieselsäure, Oxalsäure, Bitterstoffe; Förderung der Gewebeneubildung	● Teilbäder, Umschläge, seltener Vollbäder, Wickel

Rezepte

Anwendungsgebiete	Zubereitung und Dosierung
● Verletzungen, Blutergüsse, Rheumatismus, Muskelkater	● Vollbad: 2–4 Eßlöffel Arnika Badeextrakt, Umschläge: 1–3 Eßlöffel Arnikatinktur auf 1 l Wasser
● Schlaflosigkeit, Überfunktion der Schilddrüse, nervöse Unruhe	● meist fertige Badeextrakte nach Rezept
● Erkrankungen der Haut und der Schleimhäute, Gelenkschmerzen	● Vollbad: 1 Flasche Brottrunk oder Brolacta ins Wasser geben, für Teilbäder entsprechend weniger
● nässende Hautausschläge, Ekzem am Darmausgang, Verbrennungen, Scheidenentzündungen, Hautpilz	● für ein Vollbad 1–3 kg Eichenrinde mit 5 l Wasser ansetzen, $1/2$ h kochen, abgießen, dem Bad zusetzen
● Erkältungen, Katarrh der oberen Luftwege, vegetative Dystonie, klimakterische Beschwerden	● 150 g eines Fichtennadelextraktes für ein Vollbad
● Weichteilrheumatische Beschwerden, Gelenkentzündung (Arthritis), chronische Bronchitis, Entzündungen	● Vollbad: 1–1,5 kg Heublumen in 5 l kaltem Wasser ansetzen, $1/2$ h kochen, durchseihen, dem Bad zusetzen
● Rachitis, konstitutionelle Unterentwicklung bei Kindern, Erschöpfung, Hautausschläge	● für ein Vollbad 250 g Kalmus in 3 l Wasser kalt ansetzen und aufkochen, durchgesiebt dem Bad zusetzen
● akute, nässende Ekzeme, eitrige Wunden, Haut- und Schleimhautentzündungen	● Vollbad: Aufguß aus 0,5–1 kg Kamillenblüten mit 5 l kochendem Wasser übergießen, 30 Minuten ziehen lassen, absieben und dem Bad zusetzen
● Weichteil- und Gelenkrheumatismus, Neuralgie, Juckreiz, periphere Durchblutungsstörungen	● für ein Vollbad 0,5–1 kg gemahlene Roßkastanien mit 5 l kaltem Wasser ansetzen und 30 Minuten kochen, abgießen, dem Bad zusetzen, oder Kastanien-Badeextrakt
● klimakterische Beschwerden, Kreislaufstörungen	● Vollbad: 1–2 Eßlöffel fertigen Badeextrakt
● Kreislaufstörungen, klimakterische Beschwerden, Weichteilrheumatismus, Blutergüsse	● Vollbad: 1–2 Eßlöffel Rosmarin-Badeextrakt
● juckendes Ekzem am Darmausgang (Sitzbad, Umschläge), Spülungen bei Schleimhautkatarrhen und Wunden	● Vollbad: 250 g Salbeiblätter mit 5 l siedendem Wasser übergießen, 20 Minuten ziehen lassen, Abguß dem Bad zusetzen; Salbeibadezusatz besonders für Spülungen
● nässendes Ekzem, Unterschenkelgeschwür und andere schlecht heilende Wunden, Rheuma, Gicht	● Teilbad: 100–200 g Zinnkraut mit 2 l Wasser ansetzen, 1 h kochen, abseihen und dem Bad zusetzen

Sitzbad

Sitzbäder wirken durchblutungsfördernd und entzündungshemmend. Sie können als warmes oder ansteigendes Sitzbad durchgeführt werden.
Bitte beachten Sie:
Bei Hämorrhoiden Bäder nicht durchführen!

So wird's gemacht

Vor dem Bad sollten Sie die Füße anwärmen (zum Beispiel mit einem warmen Fußbad, Seite 204). Dann in die Wanne warmes Wasser (36 bis 38 °C) bis etwa in Bauchnabelhöhe einlaufen lassen, eventuelle Badezusätze hinzufügen (Tabelle Seite 206) und Platz nehmen. Die Füße auf einem Hocker hochlagern und nun Beine und freien Oberkörper mit großen Badetüchern sorgfältig abdecken, damit Sie während der Anwendung nicht frieren.
Die Badedauer beträgt 10 bis 15 Minuten. Anschließend abtrocknen und eine Ruhepause einlegen.
Sie brauchen dazu:
● spezielle Sitzbadewanne oder Plastikhocker, den Sie in die Badewanne stellen können, um darauf die Füße hochzulagern
● dicke Badetücher für Beine und Oberkörper

Ansteigendes Sitzbad

Diese anstrengendere Form des Sitzbades hilft bei einer ganzen Reihe von Unterleibsbeschwerden.
Bitte beachten Sie:
Nicht anwenden bei Herz-Kreislauf-Problemen oder Herzerkrankungen.

So wird's gemacht

Gehen Sie genauso wie beim warmen Sitzbad vor. Die Wassertemperatur sollte 33 °C betragen. Lassen Sie dann in den nächsten 15 bis 20 Minuten wärmeres Wasser zulaufen, bis eine Endtemperatur von 39 °C erreicht ist. Danach abtrocknen, eine halbe Stunde Bettruhe halten.

Reibesitzbad

Diese Variante des warmen Sitzbades wirkt anregend und stoffwechselfördernd auf die Bauch- und Beckenorgane.

So wird's gemacht

Gehen Sie in allen Punkten so wie beim warmen Sitzbad vor. Während der Anwendung nun unter Wasser alle Hautpartien mit der flachen Hand kräftig abreiben. Die Badedauer sollte 15 bis 20 Minuten betragen.

Vollbad

Vollbäder helfen bei Übererregbarkeit, Erschöpfung und Streß. Sie führen zu einer Weitstellung der Hautgefäße, steigern die Schweißbildung und lockern Verkrampfungen der Muskulatur. Auch die Beschwerden beginnender Erkältungskrankheiten können durch ein Vollbad gemildert werden. Rezepte für eine Vielzahl von pflanzlichen Badezusätzen, zusammen mit Empfehlungen für die Anwendung, finden Sie auf Seite 206.
Bitte beachten Sie:
Nie mit vollem Magen ein Vollbad nehmen. Warme Bäder außerdem nicht anwenden bei Venenleiden, Entzündungen der Haut sowie Herz-Kreislauf-Störungen. Fragen Sie gegebenenfalls Ihren Arzt um Rat!

So wird's gemacht

Die Raumtemperatur sollte 18 bis 21 °C betragen, die Temperatur des Badewassers etwa 35 bis 38 °C. Die Badedauer darf 10 bis 20 Minuten nicht überschreiten.
Nach dem Abtrocknen unbedingt im Bett eine Ruhepause von einer Stunde einlegen, damit das warme Vollbad seine anhaltende Wirkung entfalten kann.
Sie brauchen dazu:
● eventuell Badezusätze
● Badethermometer

Waschungen

Kalte oder temperierte Waschungen eignen sich vor allem als mildes Abhärtungstraining für Morgenmuffel, weil sie frisch machen und für wohlige Wärme sorgen. Je nach Lust und Verfassung können Sie ganz gründlich von Kopf bis Fuß loslegen oder auch nur Teilwaschungen vornehmen.

Das Vorgehen ist ganz einfach: Ein Leinenhandtuch oder Waschhandschuh wird in kaltes (12 bis 16 °C) oder temperiertes (20 bis 23 °C) Wasser getaucht, ausgewrungen und nun damit zügig der Körper abgewaschen, so daß ein leichter Wasserfilm auf der Haut zurückbleibt. Da sich

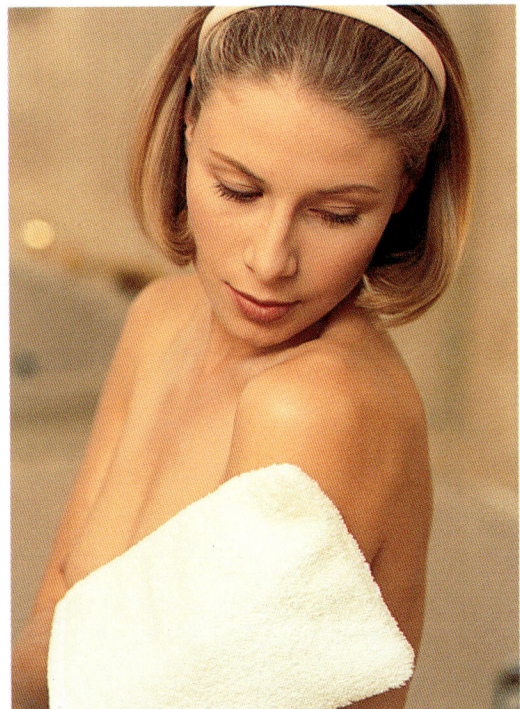

Den Körper feucht abwaschen, so daß ein leichter Wasserfilm auf der Haut zurückbleibt.

das Tuch durch die Körperwärme schnell erwärmt, sollte es häufig gewendet und wieder ins Wasser getaucht werden.

Wichtig: Danach nicht abtrocknen, sondern ein Hemd oder T-Shirt überstreifen und im Bett anwärmen lassen.

Kalte Ganzwaschung

Die Ganzwaschung setzt sich aus Oberkörper- und Unterkörperwaschung zusammen, die Sie auch nach Bedarf einzeln durchführen können. Auch bei bettlägerigen Patienten regt sie den Kreislauf an und erfrischt.

Bitte beachten Sie:

Nicht anwenden bei kalten Füßen oder Händen oder wenn Sie insgesamt frieren oder frösteln!

So wird's gemacht

Sie können die Ganzwaschung mit zimmerwarmem oder kaltem Wasser am Waschbecken vornehmen.

● Oberkörperwaschung

Beginnen Sie an der rechten Hand, und fahren Sie am Arm außen bis zu den Schultern entlang, dann innen wieder zurück. Machen Sie es am anderen Arm ebenso. Nun Hals, Brust und Bauch waschen, danach den Rücken.

● Unterkörperwaschung

Jetzt kommt das rechte Bein an die Reihe: Außen am Fußrücken beginnend hoch bis zum Gesäß waschen und an der Beininnenseite wieder nach unten fahren. Beim linken Bein ebenso vorgehen. Zum Schluß beide Fußsohlen abgießen.

Nicht abtrocknen, sondern gleich etwas anziehen und entweder 30 bis 60 Minuten Bettruhe halten oder sich aktiv bewegen, zum Beispiel Morgengymnastik machen.

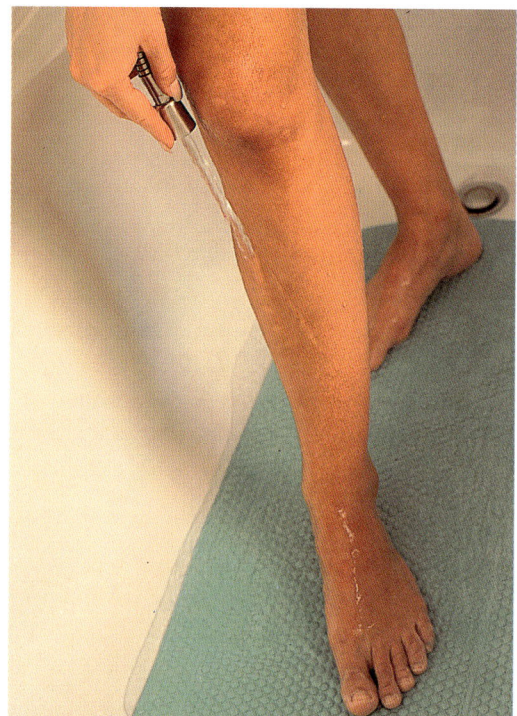

Auf die warme Dusche folgt kaltes Wasser – erst an den Beinen, dann an den Armen.

Kalte Abreibung

Die kalte Abreibung ist sozusagen die kleine Schwester der kalten Ganzwaschung, ist aber nur auf die Rückenpartie begrenzt. Kalte Abreibungen regen ebenfalls den Kreislauf an und härten ab gegen Erkältungen und Atemwegserkrankungen. Sie brauchen allerdings einen Helfer dazu, der Ihren Rücken bearbeitet.

Bitte beachten Sie:

Nicht anwenden bei kalten Füßen oder Händen oder wenn Sie insgesamt frieren oder frösteln!

So wird's gemacht

Diese Maßnahme kann nur zu zweit durchgeführt werden: Ein Handtuch in kaltes Wasser tauchen, auswringen und auf den Rücken des sitzenden Patienten legen. Dieser hält die oberen Zipfel des Tuchs an den Schultern fest, während der Helfer mit flachen Händen von oben nach unten darauf so lange hin und her reibt, bis es sich erwärmt hat. Zum Schluß wird der Rücken mit einem trockenen Tuch nachfrottiert. Ruhepause nicht vergessen!

Wechselduschen

Info

Sie sind fast Alleskönner unter den Wasseranwendungen – kein Wunder, daß viele Menschen regelrecht auf sie schwören: Wechselduschen beleben und regen den Kreislauf und Stoffwechsel an, heben müde Morgenstimmung und niedrigen Blutdruck, beruhigen aber auch die Nerven und regulieren depressive Verstimmungen, Abgeschlagenheit oder Einschlafstörungen.

So wird's gemacht

● Zunächst 1 bis 3 Minuten warm duschen: Räkeln und dehnen Sie sich dabei genüßlich unter dem warmen Strahl.

● Jetzt drehen Sie auf lauwarm bis kalt – je nachdem wie streng Sie mit sich sind. Duschen Sie das rechte Bein ab: erst die Außen- dann die Innenseite, am linken Bein ebenso. Dann kommen nach dem gleichen Schema die Arme dran. Danach folgt Brust, Bauch, Nacken und das Gesicht. Nun noch einmal den ganzen Vorgang mit Warm- und Kaltanteil wiederholen.

● Noch ein Tip: Abends vor dem Schlafengehen sollten Sie die Temperaturen etwas mildern und insgesamt nicht zu lange duschen!

Güsse – die Muntermacher

Um die Blutgefäße zu trainieren und eine angenehme Wärmeentwicklung in schmerzhaft verspannten Muskeln zu erreichen, sind Güsse unschlagbar, allerdings auch gewöhnungsbedürftig. Denn das Wasser sollte dabei nur eine Temperatur von etwa 15 °C haben. Wichtig ist, daß der Wasserstrahl ohne Druck auf den Körper gerichtet wird, so daß das Wasser wie ein Mantel am behandelten Körperteil herunterfließt.

Zu kompliziert? Probieren Sie es doch einmal aus: Schrauben Sie dazu den Duschkopf Ihrer Brause ab oder, falls möglich, stellen Sie die Brause so ein, daß das Wasser nicht spritzt, sondern die Haut weich überspült. Die Raumtemperatur sollte mindestens 19 °C betragen, sonst wird's wirklich zu kalt. Und hinterher bitte nie abtrocknen, sondern das Wasser nur mit den Händen abstreifen und anschließend gleich in bequemer Kleidung aufwärmen.

Armguß

Ein Armguß regt den Kreislauf der Arme, aber auch das Herz an: Der Puls wird gleichmäßig, die Atmung tiefer und voller.

So wird's gemacht

Machen Sie nur den Oberkörper frei, und beugen Sie sich über den Badewannenrand.
Beginnen Sie am rechten Arm: Führen Sie den Wasserstrahl über den Handrücken an der Außenseite von Unter- und Oberarm bis zur Schulter. Dort einige Sekunden verweilen.
Danach den Wasserstrahl an der Arminnenseite bis zum Handgelenk abwärts führen. Ebenso

am anderen Arm. Die ganze Anwendung sollte nur 20 Sekunden dauern. Anschließend das Wasser abstreifen, anziehen und ruhen.

Wechselarmguß

Sie wechseln während der Anwendung zwischen warmem und kaltem Wasser: Das warme Wasser sollte etwa 36 bis 38 °C haben, das kalte verwenden Sie so, wie es aus der Leitung kommt. Verfahren Sie grundsätzlich in allen Punkten wie oben beschrieben; beginnen Sie aber immer mit dem warmen Wasser, beenden Sie die Anwendung mit kaltem Wasser. Die Kaltanwendung sollte nicht länger als 20 Sekunden dauern. Warm- und Kaltanteil jeweils einmal wiederholen.

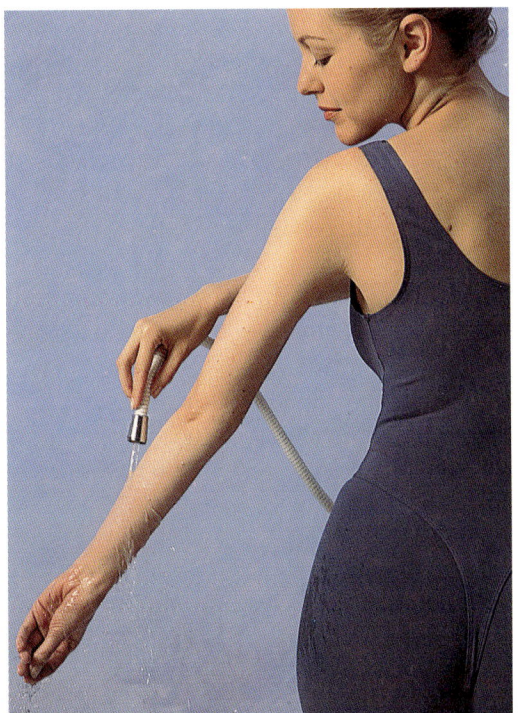

Ein Armguß führt an der Armaußenseite nach oben und auf der Innenseite wieder hinunter.

Fit ohne Wasser: Trockenbürsten

Das macht morgens auch ohne kaltes Wasser frisch: Trockenbürsten aktiviert die Haut, regt den Kreislauf und die Durchblutung an und wirkt einfach rundum belebend. Eine leichte Rötung der Haut ist die normale und erwünschte Reaktion beim Trockenbürsten. Kommt es jedoch währenddessen zu ungewöhnlichen Hauterscheinungen, brechen Sie die Anwendung ab. Bei Hautentzündungen oder -verletzungen, Stoffwechselerkrankungen der Haut sowie entzündeten Krampfadern oder Beingeschwüren sollten Sie auf Trockenbürsten verzichten.

Und so funktioniert's:

● Beginnen Sie mit einer Naturfaserbürste oder einem Sisalhandschuh am rechten Fußrücken, und bürsten Sie in kreisförmigen Bewegungen das rechte Bein bis zum Gesäß hoch: erst außen, dann innen.
● Ebenso am linken Bein verfahren.

● Dann kommt der Po an die Reihe, anschließend der Oberkörper mit beiden Armen: ebenfalls erst die Außen-, dann die Innenseite abbürsten, erst am rechten, dann am linken Arm.
● Nun führen Sie die Bürstenstriche am Oberkörper zum Brustbein hin, bürsten dann den Bauch im Uhrzeigersinn und den Nacken in Richtung Schulter. Zum Schluß kommt noch der Rücken dran.
● Das Gesicht aussparen oder statt der Bürste einen Waschlappen nehmen.

Alternative: Bürstenbad

Lieben Sie es eher sanft? Wenn Ihnen das Trockenbürsten zu intensiv ist, versuchen Sie es mit dem Bürstenbad: Nehmen Sie ein Vollbad mit oder ohne Zusatz (Seite 206) und verfahren Sie mit Sisalhandschuh oder -bürste wie beschrieben – nur unter Wasser. Sie erzielen genau die gleiche positive Wirkung, aber die empfindliche Haut wird dabei nicht so stark gereizt.

Kniguß

Kniegüsse regen den Kreislauf und die Durchblutung besonders der Organe des kleinen Beckens und der weiblichen und männlichen Geschlechtsorgane an.

Bitte beachten Sie:
Nicht anwenden während der Menstruation, bei Ischiasnervenschmerzen oder Harnwegsinfekten.

So wird's gemacht

Beim rechten Bein beginnen: Führen Sie den Strahl außen am Bein entlang vom Fußrücken aufwärts bis eine Handbreit über das Knie, und halten Sie dort kurz an. Dann den Strahl an der Innenseite des Beins wieder abwärts führen. Mit dem linken Bein verfahren Sie ebenso. Zum Schluß beide Fußsohlen kurz abgießen.

Nun das Wasser abstreifen und warme Wollsocken anziehen. Legen Sie eine Ruhepause von 20 bis 30 Minuten ein.

Wechselkniguß

Die Wirkung wird noch erhöht, wenn Sie während der Anwendung zwischen warmem und kaltem Wasser wechseln: Das warme Wasser sollte etwa 36 bis 38 °C haben, das kalte verwenden Sie so, wie es aus der Leitung kommt.
Verfahren Sie grundsätzlich in allen Punkten wie oben beschrieben; beginnen Sie aber immer mit dem warmen Wasser, beenden Sie die Anwendung mit kaltem Wasser. Die Kaltanwendung sollte nicht länger als 5 bis 10 Sekunden dauern. Warm- und Kaltanteil jeweils einmal wiederholen.

Unterguß

Der kalte Unterguß bessert Stauungszustände im Unterkörper und Magen-Darm-Bereich.

Bitte beachten Sie:

Wenn Sie an einer Blasen- oder Nierenbeckenentzündung oder akutem Ischias leiden, sollten Sie Untergüsse meiden.

So wird's gemacht

Füße und Beine sollten gut warm sein. Der kalte Unterguß besteht aus einem Schenkelguß und einem Guß über den Unterleib.

● Beginnen Sie dazu an Ihrer rechten Seite: Führen Sie den Schlauch von Ihrem rechten Fußrücken über die Außenseite der Wade das gesamte Bein bis zum Becken hinauf und von dort weiter bis unter die Schulterblätter. Dort einige Zeit innehalten. Dann den Schlauch den Rücken wieder hinunterführen, jedoch diesmal an der Innenseite des Beins entlang. Gehen Sie beim anderen Bein ebenso vor.

● Dann kommt die Vorderseite an die Reihe: Beginnen Sie wieder beim rechten Fußrücken, führen Sie den Schlauch an der Außenseite des Schienbeins und des Oberschenkels bis zur rechten Bauchseite. Etwa eine Handbreit über dem rechten Rippenbogen halten Sie einen Augenblick inne. Nun geht's wieder nach unten: an der rechten inneren Bauchseite entlang, die innere Beinseite hinunter; mit dem anderen Bein ebenso verfahren.

Streifen Sie nun mit den Händen das Wasser ab. Ankleiden und für Bewegung sorgen oder eine halbstündige Bettruhe einlegen!

Wassertreten

Neben der Abhärtung hat Wassertreten ähnliche Wirkungen wie ein Knieguß (Seite 212).

So wird's gemacht

Füllen Sie Ihre Wanne oder auch eine größere Fußbadewanne etwa 3/4 voll mit kaltem oder kühlem Wasser (maximal 18 °C.). Nun steigen Sie hinein und treten mit regelmäßigen Schritten auf der Stelle. Dabei die Füße bei jedem Schritt über den Wasserspiegel heben – etwa 20 bis 60 Sekunden lang. Danach das Wasser nur abstreifen, dicke Wollstrümpfe anziehen und gut zugedeckt ins Bett legen. Alternative: Gymnastik, bis Sie wieder warm sind.

Trockenbürsten mit Naturfaserbürste oder Sisalhandschuh.

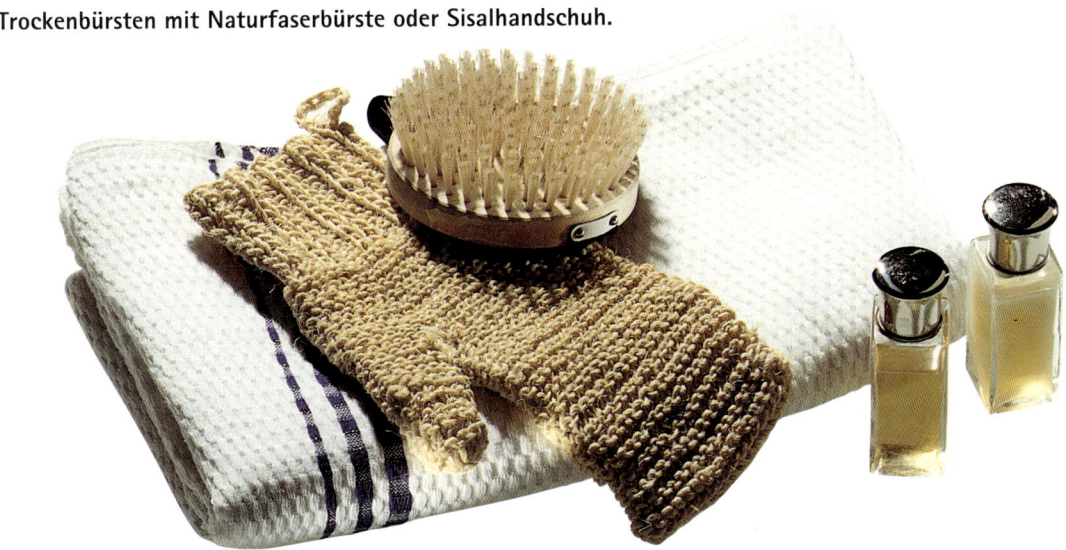

Wickel – Tricks mit Tüchern

Wickel sind eine wirkungsvolle Begleittherapie bei örtlichen Entzündungen und Fieber, wie Sie sicher selbst noch aus Kindertagen wissen. Wickel anzulegen ist nicht schwer, aber ein paar Regeln zur Anwendung sollten Sie kennen: Wickel werden in zwei oder drei Lagen angebracht. Die innerste Lage besteht aus einem kalt-feuchten Leinentuch, das auch mit Kräuterauszügen getränkt sein kann, die nächste aus einem weiteren Leinen- oder Baumwolltuch. Außen wird das Ganze mit einer Decke oder einem Wolltuch abgedeckt.

Halten Sie sich bei der Anwendungsdauer immer an die angegebenen Zeiten, die nur in Ausnahmefällen eine Stunde überschreiten. Beachten Sie bitte auch den Wärmehaushalt: Wickel werden normalerweise kalt angewendet, sollten aber immer bereits nach 5 bis 15 Minuten als warm empfunden werden, sonst muß Wärme zugeführt werden (beispielsweise mit Tee oder einer Wärmflasche). Bei Unwohlsein sollten Sie die Behandlung abbrechen.

Brustwickel

Brustwickel können kalt, warm oder mit Zusätzen wie Quark, Kartoffeln oder Senf (Rezepte Seite 218) angewendet werden.

Bitte beachten Sie:

Kalte Brustwickel nicht anwenden, wenn Sie frieren; warme Brustwickel sind bei Fieber tabu!

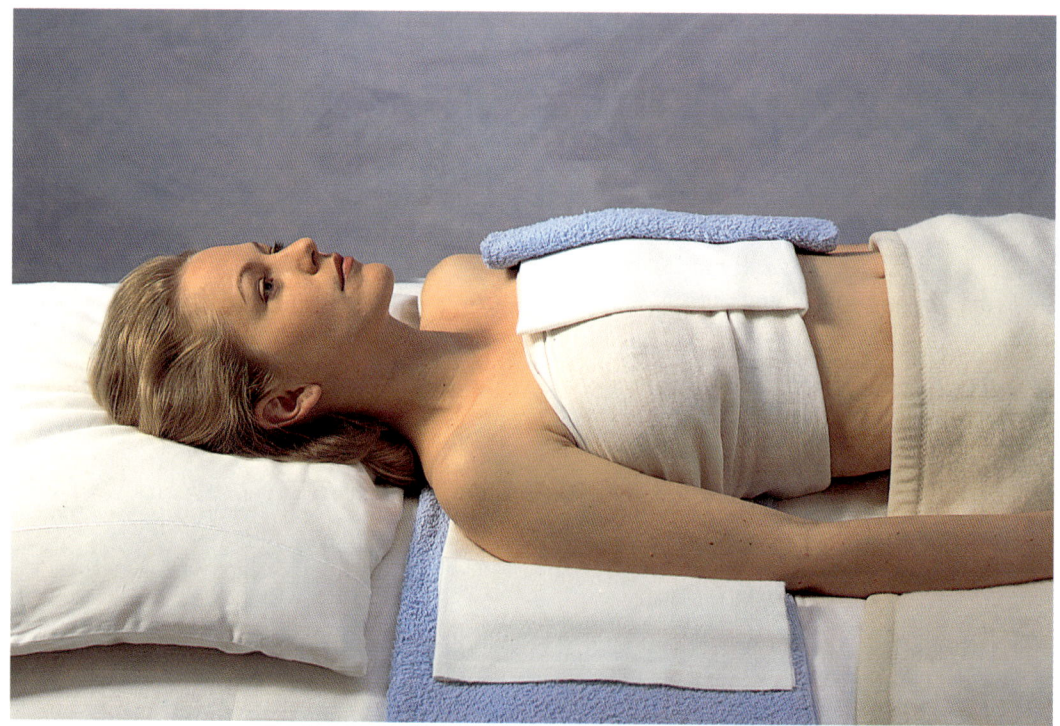

Ein Wickel besteht aus drei Lagen: einem feuchten, einem trockenen und einem wärmenden Tuch.

Wann hilft welcher Wickel?

Wickel	Anwendungsgebiet
Halswickel	● Hals- und Rachenentzündungen
Brustwickel	● Bronchitis, Asthma bronchiale, Entzündungen des Rippenfells, der Lunge (Pneumonie) und des Herzens
Leibwickel	● Entzündliche Erkrankungen des Oberbauches, Verstopfung, Gallenbeschwerden, Durchfall und Darmentzündung
Wadenwickel	● Fieber, Venenentzündung, Zellulitis, Unterschenkelgeschwür, zur Nacht bei Schlaflosigkeit

So wird's gemacht

Das Leinentuch mit kaltem oder warmem Wasser tränken, auswringen und glatt und straff um die Brust des Patienten wickeln: Der Wickel muß von den Achselhöhlen bis zum Rippenbogen reichen.

Darüber werden das Baumwolltuch und das Wolltuch gewickelt. Der kalte Wickel sollte so lange liegenbleiben, bis sich der Patient gut durchwärmt fühlt (circa 45 bis 70 Minuten), der warme Brustwickel solange er als warm empfunden wird (circa eine halbe Stunde).

Sie brauchen dazu:
● 1 Leinentuch
● 1 Baumwolltuch
● 1 Wolltuch
jeweils circa 40 x 190 Zentimeter

Halswickel

Er wird kalt oder warm angewendet, oft auch mit Zusätzen wie Quark oder Senf (Seite 218).

So wird's gemacht

Ein kleines Leinentuch mit kaltem oder warmem Wasser anfeuchten, schmal zusammenlegen und um den Hals wickeln. Darüber das

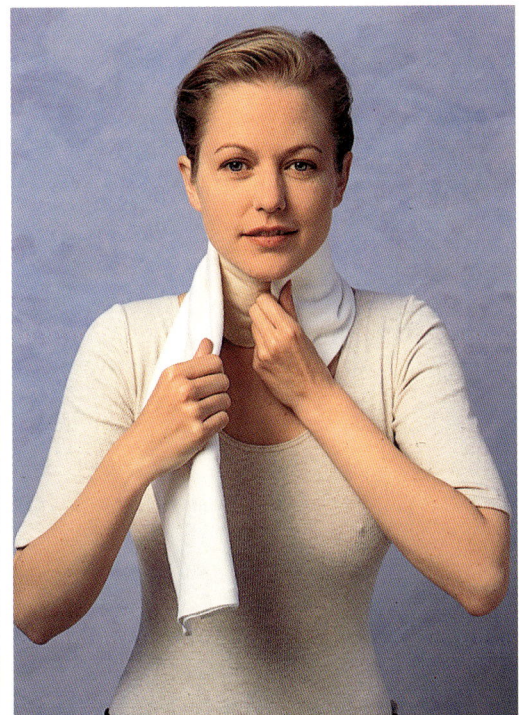

Halswickel sind einfach anzulegen und helfen bei allen Hals- und Rachenentzündungen.

zweite Leinentuch wickeln, dann mit dem Wolltuch oder Schal abschließen.

Den Halswickel tagsüber mehrmals im Abstand von einer halben bis zwei Stunden erneuern. Abends vor dem Schlafengehen angelegt, kann er über Nacht liegenbleiben.

Sie brauchen dazu:
- 1 Leinentuch
- 1 Baumwolltuch
- 1 schmaleres Wolltuch oder einen Schal jeweils etwa 10 x 70 Zentimeter

Leibwickel

Er verbessert die Durchblutung der Bauchorgane und sorgt so für Entkrampfung und Entgiftung. Der Leibwickel reicht von den Achselhöhlen bis über den Bauch. Er hilft vor allem bei Erkrankungen des Oberbauches, Gallenbeschwerden, Verstopfung, Durchfall und Darmentzündungen.

Bitte beachten Sie:
Nicht anwenden bei Magengeschwüren oder Magenblutungen.

So wird's gemacht
Diese Anwendung kann nur mit Helfer durchgeführt werden, denn der Oberkörper des Patienten muß ganz eingeschlagen werden.

Ein schmales, langes Tuch mit Kräutertee tränken, gut auswringen, zusammenfalten und zum Abkühlen kurz ins Waschbecken legen.

Das größere Duschhandtuch auf dem Bett ausbreiten, Oberkörper und Bauchregion freimachen, aufrecht hinsetzen und von der Hilfsperson die feuchte Auflage so auflegen lassen, daß sie das erkrankte Organ ganz bedeckt. Dann ausgestreckt hinlegen. Nun kommt eine Wärmflasche auf die feuchte Auflage, darüber die großen Duschtücher, die über Ihnen straff zusammengeschlagen werden. Die zweite Wärmflasche kommt an Ihre Füße. Jetzt noch zu-

decken lassen und eine Stunde ruhen. Dann den Wickel entfernen, noch eine halbe Stunde nachruhen.

Sie brauchen dazu:
- 1 schmales langes Tuch als Leibauflage
- 2 breite, lange (Dusch-) Tücher
- 2 mit heißem Wasser gefüllte Wärmflaschen
- 2–3 Liter frischen Kräutertee

Wadenwickel

Der kalte Wadenwickel wirkt fiebersenkend während einer Infektionskrankheit. Länger als 20 Minuten angewendet hilft er bei Einschlafstörungen, hohem Blutdruck, Unruhe, Kopfschmerzen und beugt Venenentzündungen vor.

Bitte beachten Sie:
Bei Reizung des Ischiasnervs, Harnwegsinfekten oder wenn Sie insgesamt frieren, ist der kalte Wadenwickel tabu!

So wird's gemacht
Leinentuch in kaltes Wasser tauchen, auswringen und straff um den Unterschenkel (bis unterhalb des Knies!) legen. Mit dem Baumwolltuch umwickeln, darüber das Wolltuch wickeln (beide über das Knie hinaus) und befestigen. Beine ruhig ausstrecken.

Liegedauer: Soll die Körpertemperatur gesenkt werden, den Wickel nur 5 Minuten liegen lassen, dafür 2 bis 3mal wiederholen. Ist eine beruhigende oder entzündungshemmende Wirkung gewünscht, beträgt die Liegedauer 20 Minuten.

Sie brauchen dazu:
- 1 Leinentuch 30 x 70 Zentimeter
- 1 etwas größeres Baumwolltuch
- 1 Wolltuch

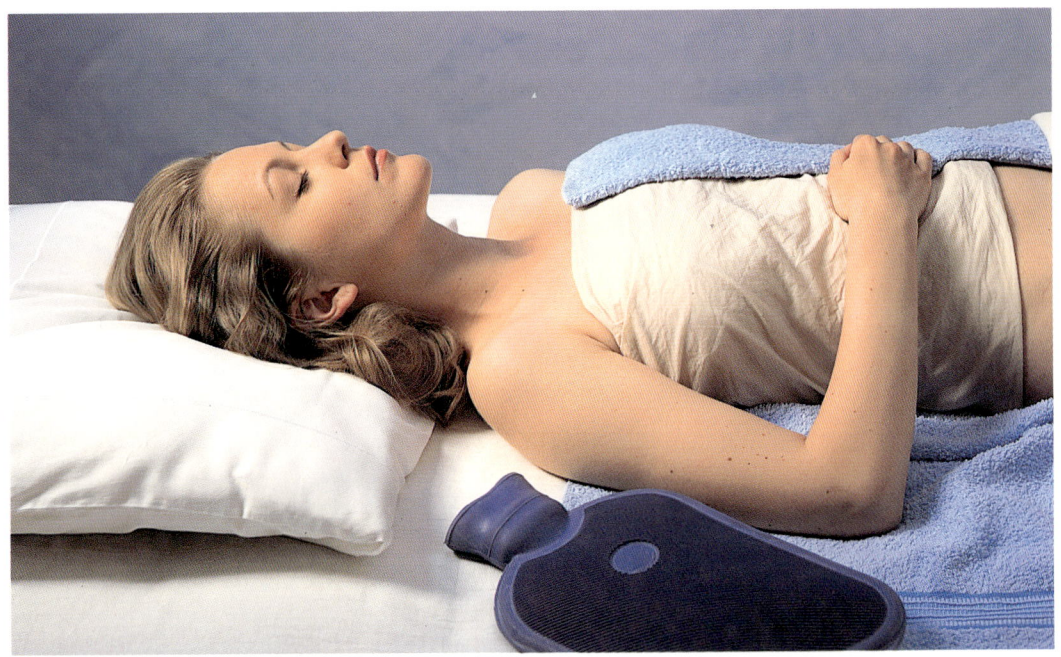

Eine feuchte Auflage, eine Wärmflasche und große Tücher sind die Bestandteile des Leibwickels.

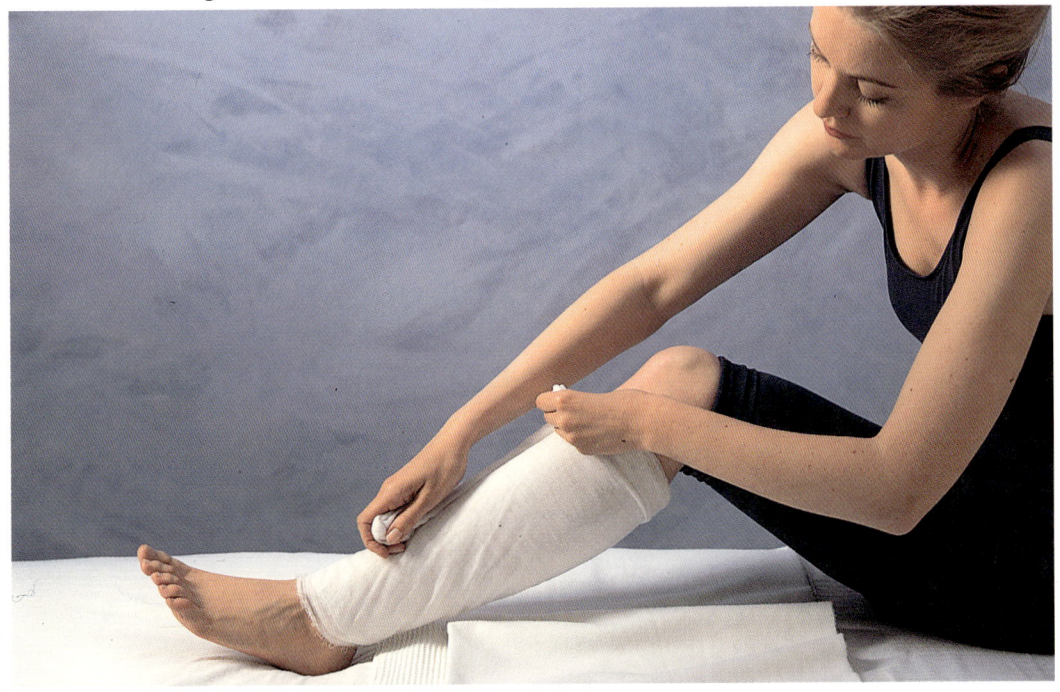

Kalte Wadenwickel sind das bekannteste Hausmittel gegen Fieber.

Die wichtigsten Wickelrezepte

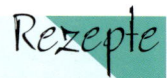
Rezepte

Hier finden Sie alle auf einen Blick, die bei kleinen und großen Patienten oft unbeliebten, aber bewährten Wickelrezepte aus Großmutters Zeiten. Kein Wunder, daß sie auch heute noch bei Halsweh oder Husten zum Einsatz kommen: Die Vorbereitung ist einfach und geht schnell, die meisten Zutaten werden Sie tatsächlich griffbereit im Haus haben, und der Erfolg gibt Ihnen recht.

Quarkwickel

Bei Schmerzen, Hautentzündungen, Sonnenbrand
Verwendung: als Hals- und Wadenwickel (Seite 215, 216), Rezept ist aber auch für einfache Auflagen oder Umschläge geeignet.
● Frischen Quark messerrückendick auf ein Leinentuch streichen und mit der bestrichenen Seite auflegen.

Lehmwickel

Bei Entzündungen, Hauterkrankungen
Verwendung: als Hals- und Wadenwickel (Seite 215, 216), Rezept ist aber auch für einfache Auflagen geeignet.
● 2–3 Eßlöffel Heilerde aus der Apotheke mit etwas Wasser zu einem festen Brei verrühren, kalt stellen. Messerrückendick auf ein feuchtes Tuch streichen, mit der bestrichenen Seite auflegen.

Kartoffelwickel

Schmerzstillende Wirkung, Magen-Darm-Beschwerden
Verwendung: als Halswickel oder Leibwickel (Seite 215, 216)
● Kartoffeln kochen, zerstampfen und heiß in ein Leinentuch einschlagen. Vorsicht, prüfen Sie unbedingt die Temperatur!

Senfwickel

Durchblutungsfördernd, bekämpft Bakterien und Pilze, schleimlösend
Verwendung: als Hals-, Waden- oder Brustwickel (Seite 214 bis 216)
Vorsicht, Überempfindlichkeitsreaktionen möglich! Bei auftretenden Beschwerden Behandlung sofort abbrechen. Wichtig: Augen mit Kompressen schützen, Brustwarzen und Achselhöhlen immer abdecken.
● Je nach Größe des Wickels 2–3 gehäufte Eßlöffel Senfmehl aus der Apotheke mit 3–4 Liter kaltem Wasser ansetzen, nach 10 Minuten mit heißem Wasser auffüllen, bis 48 °C erreicht sind (mit Badethermometer überprüfen!). Ein Leinentuch in dem Sud tränken, auswringen und auf die betreffende Körperstelle auftragen.
Anwendungsdauer: 1mal täglich 10–20 Minuten, danach den betreffenden Körperteil gründlich lauwarm abwaschen.

Zwiebelwickel

Entzündungshemmend, schleimlösend, erleichtert Schleimabfluß
Verwendung: bekannt als warmer Ohrwickel, besonders bei Kindern, aber auch als kalte Kompresse auf die Haut
● Eine Zwiebel klein schneiden, mit einer Gabel zerdrücken und für den Ohrwickel kurz ohne Fett andünsten. Auf einem Stofftaschentuch verteilen und in das Tuch einschlagen. Die Temperatur prüfen und auf das Ohr legen. Darüber ein Stück Watte und ein Tuch geben und mit einem Wollschal oder einer Mütze fixieren.
Anwendungsdauer: solange der Wickel warm ist, nach Bedarf mehrmals wiederholen.

Auflagen und Kompressen

Wärme in jeder Form ist wohl das einfachste und erfolgreichste Hausmittel. Wasser als Wärmeträger haben Sie schon in den aufwendigeren Bädern und Wickeln kennengelernt. Auflagen oder Kompressen dagegen gehören zu den kleinen, aber feinen Maßnahmen, die gezielt bestimmten Körperteilen Hilfe verschaffen – oft zusammen mit verschiedenen Zusätzen wie Heilerde, Kartoffelbrei, Leinsamen oder Kräutern. All diese feuchten Wärmeanwendungen sind ideal bei heftigen Schmerzen wie etwa Kreuzschmerzen oder Hexenschuß, denn hier wirkt Wärme über einen gewissen Zeitraum schmerzlindernd. Achten Sie aber unbedingt darauf, daß Sie sich nicht verbrühen.

Kartoffelauflage

Sie hilft bei Husten und Bronchitis, Nierenbecken- und Blasenentzündungen, Arthrosen, Schulter-, Nacken- und Rückenschmerzen.

Bitte beachten Sie:

Bei Wärmeempfindlichkeit, anstehenden Operationen, nachlassender Herzfunktion, bösartigen Erkrankungen oder nachlassender Nierenfunktion müssen Sie auf diese Anwendung verzichten!

So wird's gemacht

Die mit Schale gekochten Kartoffeln zu einem Brei zerdrücken, in ein Leinentuch einwickeln und vorsichtig auf den erkrankten Körperteil auflegen:

● bei Husten und Bronchitis: auf die Brust
● bei Nierenbeckenentzündung: Nierenregion
● bei Blasenentzündung: auf die Blasenregion

● bei Arthrosen oder Schulter-, Nacken- und Rückenschmerzen: direkt auf die schmerzenden Stellen auflegen.

Die Auflage sollte so lange liegenbleiben, wie sie als warm empfunden wird (meistens 10 bis 15 Minuten).

Sie brauchen dazu:

● etwa 500–1000 Gramm gekochte Kartoffeln (je nach Größe des behandelten Körperteils)
● 1 Leinentuch

Leinsamenauflage

Sie ist bei Schnupfen, Stirn- und Kieferhöhlenentzündung sowie Bronchitis geeignet. Außerdem bringt sie Gerstenkörner und Furunkel zur Reifung.

Bitte beachten Sie:

Bei Wärmeempfindlichkeit, anstehenden Operationen, nachlassender Herzfunktion, bösartigen Erkrankungen oder nachlassender Nierenfunktion müssen Sie auf diese Anwendung verzichten!

So wird's gemacht

In Wasser gekochte heiße Leinsamen in einem Leinensäckchen 5 Minuten auf die gewünschten Stellen aufbringen, mehrmals aufwärmen und erneut auflegen.

Sie brauchen dazu:

● etwa 200–500 Gramm geschrotete Leinsamen (je nach Größe des behandelten Körperteils)
● 1 Leinensäckchen

Peloidauflage

Darunter versteht man Auflagen mit Torfen, Mooren, Schlamm und Heilerden, die zum Beispiel als Fangokompressen gebrauchsfertig in der Apotheke erhältlich sind.

Sie sind bei Wirbelsäulenschmerzzuständen, Muskelverspannungen, Hexenschuß (Lumbago) und Nervenentzündungen geeignet.

Bitte beachten Sie:
Bei Wärmeempfindlichkeit, anstehenden Operationen, nachlassender Herzfunktion, bösartigen Erkrankungen oder nachlassender Nierenfunktion müssen Sie auf diese Anwendung verzichten!

So wird's gemacht
Fangokompressen auf 45 °C erhitzen und auf die gewünschten Stellen auflegen. Die Einwirkzeit beträgt 15 bis 20 Minuten (solange die Kompresse warm ist). Ruhen Sie anschließend 30 bis 60 Minuten nach. Nicht mehr als 1mal täglich anwenden.

Heublumensack
Eine Heublumenauflage ist bei rheumatischen Beschwerden, Muskelverspannungen und psychovegetativen Spannungszuständen geeignet. Heublumen bekommen Sie fertig in Säckchen abgepackt in der Apotheke.

Bitte beachten Sie:
Bei Wärmeempfindlichkeit, anstehenden Operationen, nachlassender Herzfunktion, bösartigen Erkrankungen oder nachlassender Nierenfunktion müssen Sie auf diese Anwendung verzichten!

So wird's gemacht
Erhitzen Sie das Säckchen in einem großen Topf, am besten in einem Siebeinsatz über Wasserdampf. Achtung: Das Wasser darf nicht kochen, weil sich sonst die Heublumen zersetzen! Nach der Entnahme wird der Beutel ausgedrückt und möglichst heiß auf die Behandlungsstelle gebracht – Vorsicht, nicht verbrühen!
Zur Wärmedämmung nun wollene Tücher oder Decken über den Heublumensack legen. Sobald Sie die Auflage nicht mehr als warm genug empfinden, entfernen. Danach 60 Minuten nachruhen. Nicht mehr als 1mal täglich anwenden. Einen Heublumensack sollten Sie aus hygienischen Gründen nur einmal verwenden!

Trockene Wärme: Rotlichtbestrahlung
Info

Die Bestrahlung mit einer Infrarotlampe wirkt schmerzlindernd, durchblutungsfördernd und schleimlösend. Die Anwendung ist völlig problemlos, Geräte erhalten Sie in Sanitätshäusern oder im Elektrohandel. Um Verbrennungen zu vermeiden, sollten Sie immer einen Abstand von mindestens 30 bis 50 Zentimetern einhalten und Kinder nie mit der Rotlichtlampe allein lassen.
Die Behandlungszeiten richten sich je nach der Schwere der Erkrankung:
● bei Ohrenschmerzen das betroffene Ohr 5 bis 10 Minuten 3mal täglich bestrahlen
● bei Bronchitis, Stirnhöhlen- oder Nasennebenhöhlenentzündung 10 bis 15 Minuten 3mal täglich von vorne bestrahlen lassen

Sie brauchen dazu:
● 1 großen Topf, eventuell mit Siebeinsatz
● 1 Kräutersäckchen
● Wolltücher oder Decken

Heiße Dampfkompresse
Dampfkompressen sind ideale Anwendungen, wenn Sie sich für anstrengende Wickel oder Bäder zu stark angeschlagen fühlen, oder zu großem Aufwand einfach einmal keine Lust haben … Sie ermöglichen dennoch die gezielte Behandlung erkrankter Körperteile und lindern schonend Schmerzen und Verspannungen.
Bitte beachten Sie:
Bei Wärmeempfindlichkeit, anstehenden Operationen, nachlassender Herz- oder Nierenfunktion oder bösartigen Erkrankungen müssen Sie auf diese Anwendung verzichten!
Sie brauchen dazu:
● 2 Frotteetücher
● Schüssel mit kochendem Wasser

So wird's gemacht

Ein in ganzer Länge einmal gefaltetes Frotteetuch an beiden Enden fassen und seine Mitte in siedend heißes Wasser tauchen. Beim Herausnehmen das Tuch an den äußeren Enden kräftig auseinanderziehen und auswringen. Das feuchtheiße Tuch nun vorsichtig auf die schmerzende Region auflegen, jedoch immer wieder kurz abheben, bis die Hitze erträglich wird. Die trockenen Tuchenden als Wärmeschutz zusammen mit dem zweiten Tuch darüberlegen und anschließend gut zudecken. Die Kompresse kann bei Bedarf etwa 2 bis 3mal erneuert werden; anschließend tut es gut, den behandelten Hautbezirk kurz und kalt abzuwaschen.

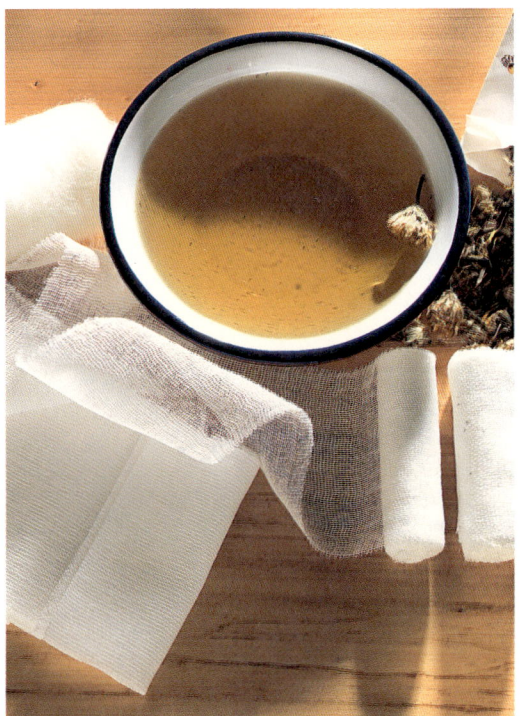

Heiße Kräuterkompressen und Heilpflanzenauflagen wirken lindernd bei Schmerzen aller Art.

Kräuterkompresse

Eine noch wirksamere Form der Dampfkompresse erhalten Sie durch die Zugabe von Kräutern in das heiße Wasser. Arnika wird unterstützend bei Zerrungen, Prellungen, Verstauchungen, Muskel- und Gelenkschmerz, Schwellungen infolge von Quetschungen und stumpfen Verletzungen eingesetzt. Auch Blutergüsse werden schneller abgebaut. Rosmarin und Thymian fördern darüber hinaus die Hautdurchblutung.

Bitte beachten Sie:

Bei Wärmeempfindlichkeit, anstehenden Operationen, nachlassender Herzfunktion, bösartigen Erkrankungen oder nachlassender Nierenfunktion müssen Sie auf diese Anwendung verzichten!

So wird's gemacht

Für eine Kräuterkompresse 1 Liter Wasser mit je 2 Eßlöffel Arnika, Rosmarin und Thymiankraut aufkochen, 10 Minuten ziehen lassen und abseihen. Ein einmal gefaltetes Frotteetuch satt befeuchten und möglichst heiß auf die schmerzende Stelle auflegen. Als Wärmeschutz nach außen dient ein trockenes Frotteetuch und eine Wolldecke. Die Kompresse so lange belassen, wie sie als warm genug empfunden wird.

Sie brauchen dazu:

● je 2 Eßlöffel getrocknete Heilkräuter
(Arnika, Rosmarin, Thymian)
● 2 Frotteetücher
● 1 Wolldecke

Gesund durch Heilpflanzen

Die Behandlung mit Heilpflanzen ist so alt wie die Menschheit selbst. Schon in der Volks- und Klostermedizin wurde ihre Heilkraft geschätzt. Damals verwendete man notgedrungen überwiegend Teezubereitungen, wußte jedoch wenig über die Hintergründe der »Wundermittel«. Auch aus der modernen Medizin sind heute Heilpflanzen nicht mehr wegzudenken – weil sie sich bewährt haben. Gerade in jüngster Zeit wurde die erstaunliche Wirkkraft von Heilpflanzen genauer unter die Lupe genommen. Bei diesen Forschungen ist etwas Gutes herausgekommen: eine Weiterentwicklung pflanzlicher Arzneimittel durch moderne industrielle Herstellungsverfahren. Diese neuen pflanzlichen Medikamente gewährleisten heute vielen Menschen eine gut verträgliche Therapie.

Was ist das Besondere an den neuen Herstellungsverfahren? Erwünschte Wirkstoffe können zusammen mit erwünschten Begleitstoffen angereichert werden, während unerwünschte Begleitstoffe, die bislang immer in Kauf genommen werden mußten, sich entfernen lassen. Zudem besitzen diese Präparate eine stets gleichbleibende Konzentration ihrer Inhaltsstoffe, so daß auch eine gleichbleibende Wirkung gewährleistet ist. Darüber hinaus kann man all diese Arzneiformen länger aufbewahren und anwenden als herkömmliche Teemischungen. Noch ein Vorteil: Einige Arzneizubereitungen irritierten bisher durch einen sehr schlechten oder bitteren Geschmack, der bei industriell hergestellten Präparaten verbessert werden

konnte. Und auch einen ökologischen Aspekt hat die industrielle Herstellung, denn sie nutzt die Wirkstoffgehalte der Arzneipflanzen bestmöglich aus – zum Wohle der Natur.

Von der Pflanze zur Arznei

Ob ein einfacher Teeaufguß oder ein Fertigpräparat später seine heilsame Wirkung entfaltet – zunächst einmal muß die Pflanze geerntet und entsprechend verarbeitet werden. Die meisten Arzneipflanzen werden für die Arzneizubereitung zunächst zerkleinert und dann schonend getrocknet. Dieser Vorgang sorgt dafür, daß die Wirkstoffe erhalten bleiben, und entzieht außerdem Mikroorganismen wie Schimmelpilzen und Bakterien den Nährboden. Getrocknete Arzneipflanzen sind daher länger halt-

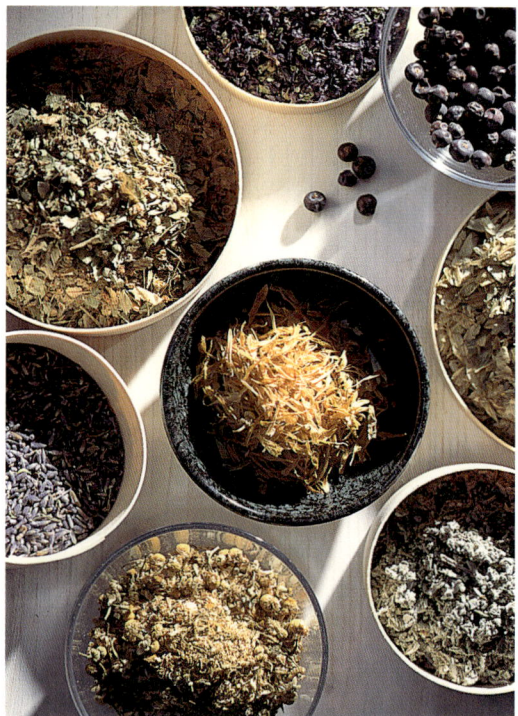

Aus Blättern, Blüten, Früchten oder Wurzeln kommen die Wirkstoffe der pflanzlichen Arzneien.

bar und können bis zur endgültigen Weiterverarbeitung gelagert werden.

Von einigen wenigen Arzneipflanzen stellt man Frischsäfte her. Dazu wird die gesamte Pflanze zerkleinert, ausgepreßt und in Flaschen abgefüllt. Sie enthalten immer noch einen großen Teil der pflanzlichen Wirk- und Begleitstoffe.

Was sind pflanzliche Arzneimittel?

Für die endgültige Herstellung von Arzneipflanzenzubereitungen werden ganze Pflanzenteile (zum Beispiel Blüten, Blütenblätter, Laubblätter oder Wurzeln) verwendet, aus denen in mehreren Arbeitsschritten die Inhaltsstoffe herausgelöst werden. Dies geschieht in der Regel durch Zugabe von Wasser und Alkohol in bestimmten Mischungsverhältnissen.

Die so entstandene Lösung enthält verschiedene Inhaltsstoffe des jeweiligen Pflanzenteils, die zur Wirkung beitragen (Wirkstoffe) oder die wirkungslos sind (Begleitstoffe). Je nach Weiterverarbeitung entstehen schließlich aus den Extrakten die auch für andere Medikamente üblichen Darreichungsformen wie zum Beispiel Tropfen, Tabletten, Dragees, Kapseln, Ampullen, Cremes und Salben.

Bitte beachten Sie:

Jedes pflanzliche Arzneimittel enthält eine ganze Reihe von verschiedenen Inhaltsstoffen, deren typische Komposition eine entscheidende Rolle für die heilende Wirkung spielt.

Per Definition werden einzelne, isolierte Inhaltsstoffe aus einer Pflanze, zum Beispiel die Substanz Digitoxin aus dem Fingerhut, nicht zu den pflanzlichen Arzneimitteln gerechnet, da die sonst in der ganzen Pflanze vorliegenden Begleitstoffe fehlen.

Heilpflanzen sinnvoll einsetzen

Pflanzliche Medikamente werden hauptsächlich eingesetzt, um Befindlichkeitsstörungen zu beheben, also bei Krankheitsbildern wie zum Beispiel Angst- und Unruhezuständen, Störungen der Verdauung oder Schlafstörungen. Aber auch leicht ausgeprägte Krankheiten in der Kinderheilkunde oder Altersmedizin lassen sich erfolgreich mit pflanzlichen Arzneimitteln behandeln, weil sie ohne Risiko auch über längere Zeit eingenommen werden können. Das liegt daran, daß Phytopharmaka viel verträglicher als chemisch-synthetische Mittel sind. Nebenbei sind sie auch noch viel preiswerter. All diese Kriterien machen deutlich, warum Heilpflanzenzubereitungen in keiner Hausapotheke fehlen sollten.

Selbstbehandlung mit pflanzlichen Arzneimitteln

Aufgrund ihrer geringen Nebenwirkungen und guten Verträglichkeit eignen sich pflanzliche Arzneimittel besonders gut zur Selbstbehandlung. Dennoch sollten Sie die Grundregeln jeglicher eigenverantwortlicher Therapie beachten:

● Versuchen Sie als erstes, die Ursache Ihrer Erkrankung herauszufinden.

● Wählen Sie nicht irgendeinen Tee oder ein beliebiges Medikament, sondern bemühen Sie sich, eine gezielte Therapie aufzubauen.

● Nehmen Sie nicht mehrere Medikamente gleichzeitig ein.

● Behandeln Sie Ihre Beschwerden mit einer möglichst niedrigen Dosis. Halten Sie sich daher immer an die auf dem Beipackzettel gegebenen Anweisungen.

Was Sie grundsätzlich über eine Selbstbehandlung wissen sollten, finden Sie auch auf Seite 10–13 beschrieben.

Welche Arzneiform soll es sein?

Wenn Sie sich selbst mit Heilpflanzen behandeln wollen, sollten Sie sich nicht scheuen, moderne Fertigpräparate in der Apotheke zu kaufen. Diese sind einfach in der Anwendung und auch für Berufstätige gut geeignet. Darüber hinaus haben sie den Vorteil, daß ihre Qualität streng kontrolliert wird und sie einen nahezu gleichbleibenden Wirkstoffgehalt aufweisen.

Tees wiederum, die aus der getrockneten Heilpflanze selbst zubereitet werden, wirken nicht nur über die darin gelösten Wirkstoffe, sondern auch durch ihre flüchtigen Stoffe wie ätherische Öle.

Tees vereinen wohltuende, lindernde Wärme mit Wirkstoffen, die über den Magen-Darm-Trakt aufgenommen werden können. Und nicht zuletzt entfaltet schon ihr Duft seine heilsame Wirkung. Tips rund um Teekauf und Teezubereitung finden Sie auf den folgenden Seiten.

Beachten Sie die Tagesdosis!

Selbst den Löffel schwingen oder zur schnellen Fertiglösung greifen – die Wahl liegt bei Ihnen. Doch in jedem Fall sollten Sie pflanzliche Arz-

Hier helfen pflanzliche Arzneimittel

Info

● Leichtere Erkrankungen der Atemwege

● Funktionelle Erkrankungen der Verdauungsorgane und andere Beschwerden im Magen-Darm-Trakt

● Herzerkrankungen

● Leistungsstörungen des Gehirns

● Arterielle Durchblutungsstörungen der Gliedmaßen

● Venenerkrankungen

● Erkrankungen der Harn- und Geschlechtsorgane

● Psychovegetative Erkrankungen (nervöse Angst-, Spannungs- und Unruhezustände)

● Hauterkrankungen

● Menstruationsbeschwerden

neimittel nur in der Apotheke erwerben, da die Qualität dort höchsten Anforderungen entspricht. Dort kann man Sie auch darüber aufklären, welche Präparate die von Wissenschaftlern empfohlene täglich einzunehmende Mindestmenge (Tagesdosis) an Wirkstoffen enthalten.

Viele Mittel, die außerhalb von Apotheken angeboten werden, enthalten zuwenig Wirkstoffe und können gar nicht nützen!

Bitte beachten Sie:

Die empfohlene Tagesdosis richtet sich entweder nach der zur Arzneiherstellung verwendeten Menge des Pflanzenmaterials (zum Beispiel Artischocke, 6 Gramm Droge pro Tag) oder nach dem Gehalt an bestimmten Inhaltsstoffen (zum Beispiel Aescin in der Roßkastanie).

Aus der Tee- und Kräuterküche

Traditionell werden viele Erkrankungen mit Teezubereitungen behandelt, schließlich ist dies die älteste Form der Phytotherapie überhaupt und denkbar leicht in der Anwendung.

Kennen Sie den Unterschied zwischen Aufguß, Abkochung und Auszug? Auf den nächsten Seiten finden Sie einige einfache Grundrezepte, die Sie für die Selbstbehandlung mit Heilpflanzen kennen und können sollten. Außerdem stehen dort auch wichtige Hinweise über Pflanzenzubereitung, Anwendung und Dosierung.

Kleine Teekunde

Ihre private Teekur kann nur dann erfolgreich sein, wenn Sie einige Grundregeln zur Qualität und Zubereitung beachten. Denn Tee ist nicht gleich Tee. Ob Sie Beutel-, Instant- oder lose Teemischungen kaufen, macht durchaus einen Unterschied. Kriterien wie Frische, Wirkstärke, Reinheit der Teekräuter und nicht zuletzt Preiswürdigkeit sind bei der Auswahl wichtige Entscheidungshilfen.

Tees in Teebeuteln

Prüfen Sie, ob gute Arzneipflanzenqualität verwendet wurde. Bei Tee aus der Apotheke ist dies gewährleistet!

Dann sollten die getrockneten Arzneipflanzen klein genug geschnitten sein, um die Wirkstoffe auch freigeben zu können.

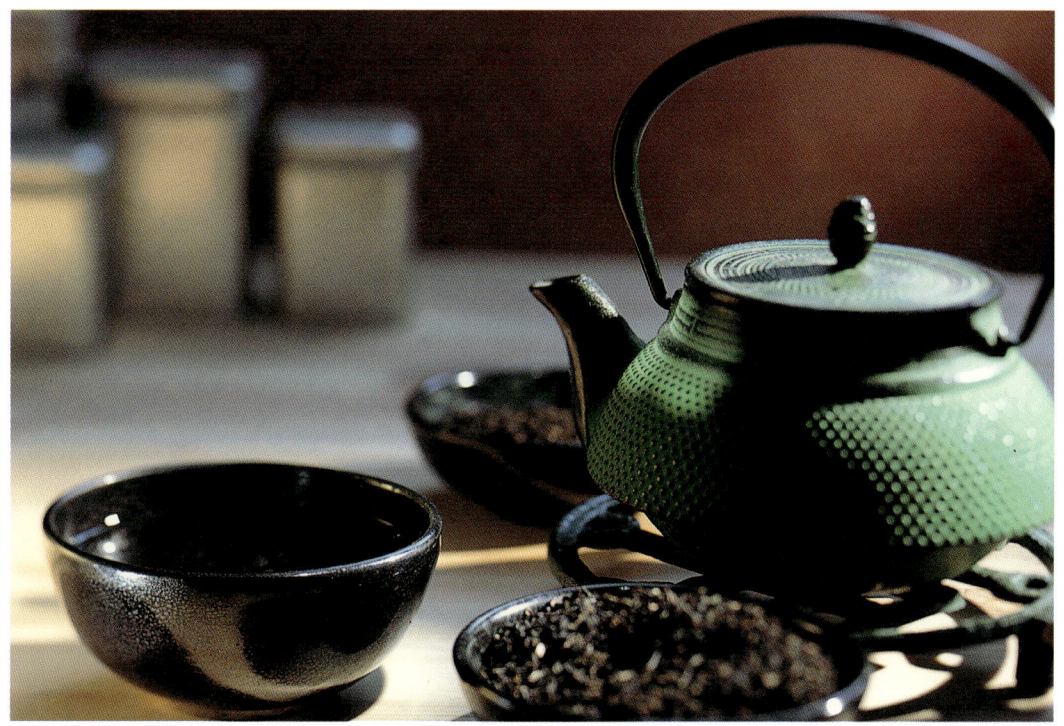

Nehmen Sie sich für Ihren Tee Zeit und Ruhe – dann wirken die Heilkräuter noch mal so gut.

Werfen Sie außerdem einen Blick darauf, wie diese Tees gelagert wurden: gut verschlossen, kühl und trocken? All diese Punkte erfüllen Teefilterbeutel in (möglichst umweltfreundlicher) Einzelverpackung; so bleiben die Inhaltsstoffe länger garantiert erhalten. Möglicherweise nicht ganz preiswert, dafür aber zuverlässiger sind Tees mit Angaben zur Haltbarkeitsdauer.

Instant-Tees

Instant-Tees sind schnell zubereitet, aber oft anders zusammengesetzt als der von Hand aufgebrühte Tee. Diese Fertigtees werden aus wäßrigen, manchmal auch alkoholisch-wäßrigen Extrakten der getrockneten Arzneipflanze hergestellt und mittels Sprüh-, Vakuum- oder Gefrierverfahren getrocknet. Dabei können aber Inhaltstoffe verlorengehen.

Um den Verlust an ätherischen Ölen auszugleichen, setzen einige Hersteller ihren Tees die isolierten Öle in standardisierter Menge zu. Das hat für Sie den Vorteil, ein Produkt mit gleichbleibender Qualität zu erhalten.

Lose Teemischungen

Lose Teemischungen bieten den Vorteil, daß unterschiedliche Teedrogen mit vergleichbarer Wirkung bereits fertig gemischt vorliegen. Lassen Sie sich von Ihrem Apotheker über die folgenden Punkte beraten:

● ob die Mischung sinnvoll ist
● ob die Schnittgröße der Drogen ausreicht, um bei der Teezubereitung eine ausreichende Wirkstoffmenge herauszulösen
● ob es bedingt durch die Schnittgröße der Drogen zu einer Entmischung kommen kann (in diesem Fall müssen Sie den Tee selbst noch einmal mischen)
● ob die Mischung aus Haltbarkeitsgründen zu Hause in ein Glasgefäß mit dicht schließendem Deckel umgefüllt werden sollte.

Der Kräuter-Kochkurs

Abrakadabra - Teeaufgüsse, Auszüge oder Abkochungen sind keine Hexerei. Mit den folgenden Rezepten läuft auch in Ihrer Kräuterküche alles nach Plan.

Pflanzenaufgüsse

Aufgüsse werden aus getrockneten Arzneipflanzen hergestellt, deren Wirkstoffe sich beim Kochen zersetzen oder verflüchtigen würden (wie etwa ätherische Öle).

Zur richtigen Herstellung eines Aufgusses wird die vorgegebene Menge an zerkleinerter, getrockneter Arzneipflanze mit 200 Milliliter nicht mehr kochendem Wasser übergossen, in einem bedeckten Gefäß 10 Minuten ziehen gelassen und durch ein Teesieb abgeseiht. Besonders einfach läßt sich das mit sogenannten Kräuter-Teetassen durchführen: Sie haben einen passenden Deckel, damit die ätherischen Öle nicht verdampfen. Geben Sie die Tropfen am Deckel mit in den Tee.

Bitte beachten Sie:
● Früchte, die ätherische Öle enthalten, wie Fenchel, Anis oder Kümmel, sollten Sie vor dem Übergießen mit heißem Wasser quetschen oder zerstoßen.

Vorsicht, Zucker! *Info*

Noch etwas gilt es bei Instant-Tees zu beachten: Damit ein Trockenextrakt dosierbar wird, muß er auf eine Trägersubstanz aufgebracht werden. Handelt es sich dabei um Zucker, besteht das Teegranulat schließlich zu 70 bis 96 Prozent daraus. Tees, die statt dessen hydrolysiertes Eiweiß als Trägerbasis verwenden, sind für Ernährungsbewußte wie für Diabetiker geeignet, weil sie mit Süßstoffen oder Zuckeraustauschstoffen gesüßt werden. Kalorienärmste Lösung: Sprühgetrocknete Tees sind zuckerfrei und haben erheblich weniger Kohlenhydrate als Tees mit Trägersubstanzen.

Ihr Tee-Standardrezept

Für die Herstellung von Tees gilt, daß ätherisch-öl-haltige Zubereitungen nur kurz mit heißem Wasser überbrüht werden. Danach läßt man den Tee 5 bis 10 Minuten ziehen und seiht ihn dann ab. Bei längerem Kochen würden ätherische Öle verlorengehen und zunehmend Gerbstoffe in den Tee übertreten.

Faustregel für die Dosierung

1–2 Teelöffel des Tees oder der Teemischung pro Glas oder Tasse Wasser (150 Milliliter)

Anwendung

In der Regel sollten Sie zwei- bis dreimal täglich eine Tasse Tee in kleinen Schlucken trinken. Günstig ist es, wenn Sie die Teebehandlung kurmäßig über drei bis vier Wochen durchführen. Verdauungsfördernde Bitterstofftees zum Beispiel können problemlos auch über längere Zeit eingenommen werden. Je nach Anwendungsgebiet und Inhaltsstoffen des Tees besprechen Sie dies am besten vorher mit Ihrem Hausarzt/Ihrer Hausärztin.

● Aufgüsse aus getrockneten Pflanzen, die kein ätherisches Öl enthalten, beispielsweise Weißdornblüten mit -blättern, können noch circa fünf Minuten auf kleiner Flamme heiß gehalten werden.

● Bitterstoff-Aufgüsse dagegen dürfen nicht gekocht werden, da bei zu langem Erhitzen Gerbstoffe freiwerden.

Abkochungen

Abkochungen werden in der Regel von härteren Holz-, Rinden- und Wurzeldrogen durchgeführt. Auch Arzneipflanzen, die langsam lösliche Stoffe enthalten, müssen so zubereitet werden.

Zur Herstellung einer Abkochung wird die vorgeschriebene Menge der zerkleinerten Arzneipflanze (Teelöffel oder Eßlöffel) mit circa 200 Milliliter heißem Wasser übergossen, auf kleiner Flamme (das heißt über 90 °C) 30 Minuten lang heiß gehalten und durch ein Teesieb heiß abgeseiht.

Auszüge

Von einigen wenigen Arzneipflanzen (Bärentraubenblätter, Eibischwurzeln, Mistelkraut, Sennesblätter) stellt man Auszüge bei Raumtemperatur her. In diesen Fällen übergießen Sie die zerkleinerte Arzneipflanzenzubereitung mit 150 bis 200 Milliliter kaltem, eventuell abgekochtem Wasser, lassen sie bis zu acht Stunden unter gelegentlichem Umrühren stehen und seihen sie danach ab.

Einen Abführtee, der zum Beispiel Faulbaumrinde enthält, können Sie gut abends kalt ansetzen, über Nacht stehen lassen und morgens abseihen.

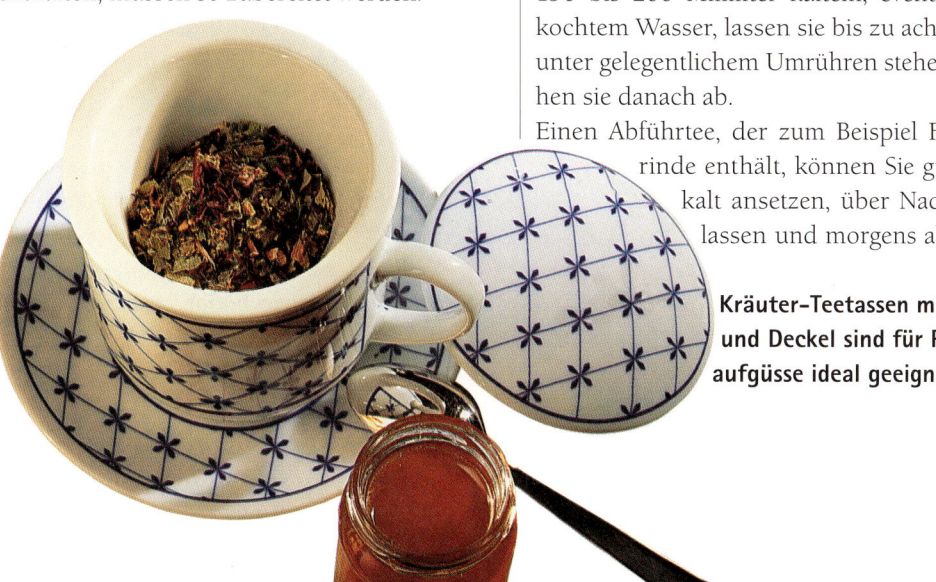

Kräuter-Teetassen mit Sieb und Deckel sind für Pflanzenaufgüsse ideal geeignet.

Heilpflanzenporträts

Who is Who im Pflanzenreich? Es gibt nicht nur eine eindrucksvoll lange Liste erfolgreicher Heilpflanzen, manche von ihnen sind in ihrer Anwendung auch noch ausgesprochen vielseitig. Die Kamille beispielsweise heilt Entzündungen im Mund- und Rachenraum, lindert Menstruationsbeschwerden und wird außerdem erfolgreich bei Ekzemen, Hautentzündungen oder Wunden verwendet. Heilpflanzen sinnvoll einzusetzen, ist also nicht immer einfach und erfordert genauere Kenntnisse.

Um es Ihnen in der Hausapotheke möglichst leichtzumachen, wurde in dieser kleinen Pflanzengalerie deshalb von vornherein eine exklusive Auswahl getroffen: Sie finden hier zu jedem Organsystem mit seinen Beschwerden immer nur eine typische Heilpflanze aufgeführt, die dort anerkannt erfolgreich eingesetzt wird. So können Sie sich auf einen Blick über Inhaltsstoffe, Wirkweise, Anwendungsgebiete sowie Zubereitung und Dosierung informieren.

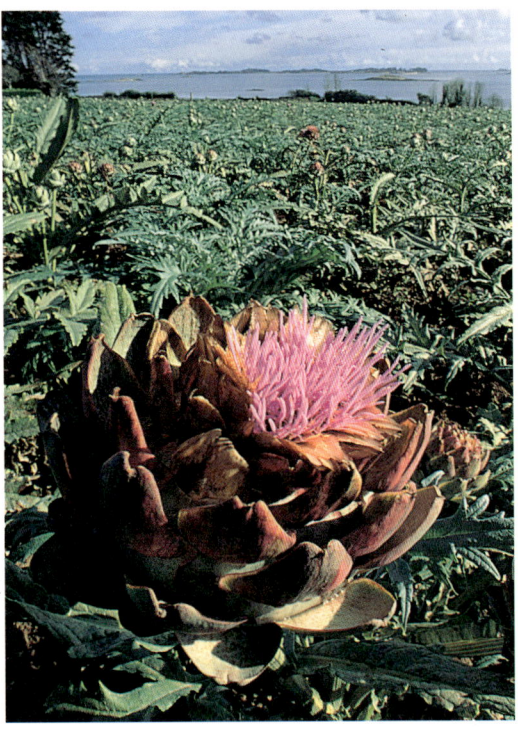

Artischockenextrakte regen die Verdauung an.

Zwölf verläßliche Helfer   *Info*

Artischocke	● fördert die Verdauung
Brennessel	● lindert Männerleiden
Fenchel	● befreit die Atemwege
Goldrute	● spült die Nieren durch
Johanniskraut	● beruhigt die Nerven
Kamille	● schützt die Haut
Knoblauch	● fördert die Durchblutung
Mönchspfeffer	● hilft bei Frauenleiden
Roßkastanie	● stärkt die Venen
Sonnenhut	● unterstützt das Abwehrsystem
Teufelskralle	● schmerzlindernd in Gelenken
Weißdorn	● unterstützt die Herzleistung

Artischocke

Die Artischocke (Cynara scolymus) gehört zu den Korbblütlern und ist im Mittelmeergebiet bis hin zu den Kanarischen Inseln und in Südamerika zu Hause. Gekocht und mit feinen Soßen serviert, kennt man sie bei uns hauptsächlich als Gemüsedelikatesse. Doch sie hat auch beachtliche Heilkräfte aufzuweisen.

Verwendete Pflanzenteile

In unserer Küche wird die ganze Artischockenblüte verzehrt. Für Heilzwecke verwendet man jedoch ausschließlich die Laubblätter der Pflanze, keinesfalls die Blütenblätter!

Inhaltsstoffe

Zu den Inhaltsstoffen gehören Bitterstoffe, Hydroxyzimtsäuren und Flavonoide.

Wirkung

Die Artischocke regt die Gallenproduktion an und senkt den Blutfettspiegel. Versuchsbeobachtungen ergaben, daß die Durchblutung der Leber gefördert und so die Leberfunktion unterstützt wird. Die Bitterstoffe führen zusätzlich zu einer Steigerung der Gallenproduktion. Das regt die Verdauung an.

Anwendungsgebiet

Die Wirkstoffe der Artischocke helfen bei Verdauungsstörungen. Nicht anwenden bei Verschluß der Gallenwege oder bei Gallensteinen!

Zubereitung und Dosierung

Artischockenpflanzen sind als Trockenextrakte und Frischpflanzenpreßsäfte im Handel. Täglich sollten Zubereitungen entsprechend 6 Gramm Droge eingenommen werden.

Brennessel

Die Brennessel (Urtica dioica) aus der Familie der Nesselgewächse kommt in allen gemäßigten Klimagebieten der Erde vor und wächst praktisch überall: auf Schutthalden, Bahndämmen oder Straßenböschungen. Sicher sind Sie schon einmal im Sommer mit nackten Beinen in den Genuß der Brennesselwirkung gekommen. Aber abgesehen von der unangenehmen Hautrötung, die durch die Berührung mit den Brennesselblättern entsteht, hat diese als Unkraut verachtete Pflanze durchaus positive Wirkungen.

Verwendete Pflanzenteile

Arzneilich genutzt wird sowohl das Kraut als auch die Wurzel.

Inhaltsstoffe

Im Kraut und in den Blättern finden sich Flavonoide, Mineralsalze und Kieselsäure, in den Wurzeln Sitosterol.

Wirkung

Die Zubereitungen des Krautes erhöhen die Harnmenge und den maximalen Harnfluß. Zubereitungen aus der Brennesselwurzel verringern bei Patienten mit einer Vergrößerung der Vorsteherdrüse (Prostata) das Wachstum der Drüse. Dadurch werden die Beschwerden gelindert, es kommt seltener zu Infektionen und anderen unliebsamen Folgen der Prostatavergrößerung.

Anwendungsgebiet

Das Kraut wird innerlich bei Entzündungen der Harnwege und vorbeugend bei Nierengrieß verwendet. Außerdem nutzt man es innerlich und äußerlich bei rheumatischen Erkrankungen und Kopfschuppen. Die Brennesselwurzel hilft innerlich bei Prostatavergrößerung.

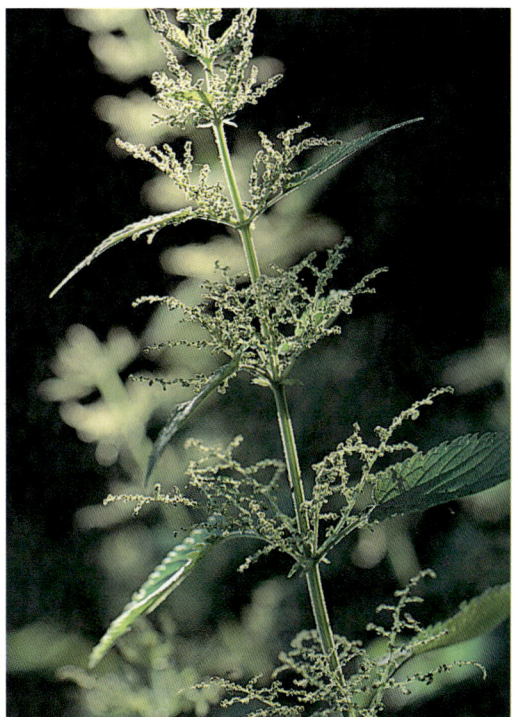

Brennesselblätter und -wurzeln helfen bei Harnwegsinfekten und Prostatabeschwerden.

Zubereitung und Dosierung

Heildrogen aus Brennessel bekommen Sie als Fertigpräparate sowie als Preßsaft. Sie können aber auch selbst einen Teeaufguß herstellen.

● Tee aus Brennesselkraut: 3-4 Teelöffel Droge auf 1 Tasse Wasser geben, 5-10 Minuten ziehen lassen, dann abseihen. 3 bis 4mal täglich 1 Tasse trinken.

● Tee aus Brennesselwurzel: 1 Teelöffel der getrockneten Wurzeln (circa 4 Gramm) auf 1 Tasse kochendes Wasser geben, 10 Minuten ziehen lassen, abseihen. Dosierung: 3 bis 4mal täglich 1 Tasse.

Fenchel

Der Fenchel (Foeniculum vulgare) aus der Familie der Doldenblütler stammt aus dem Mittel-

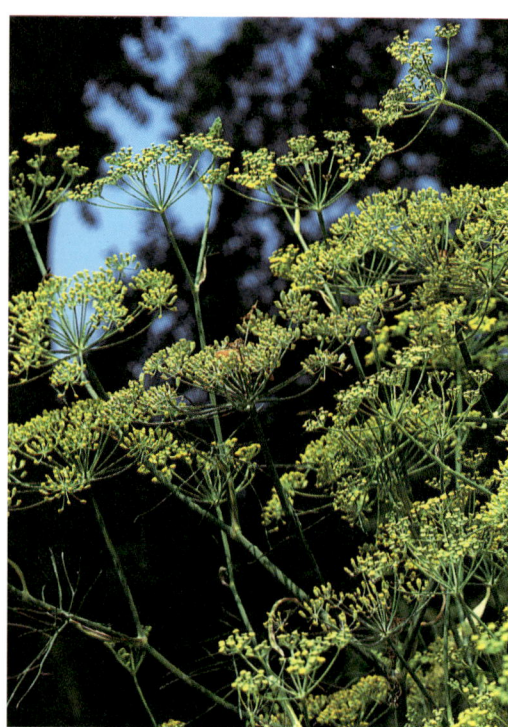

Fencheltee ist ein altbekanntes Heilmittel bei Erkältungen und Verdauungsstörungen.

meergebiet und wird mittlerweile überall dort erfolgreich angebaut, wo auch der Wein gedeiht. Als Heilpflanze bekannt ist der Fenchel schon seit der Antike, vor allem zur Förderung der Verdauung und als Hustenmittel.

Verwendete Pflanzenteile

Nur die Früchte des Fenchels werden als Heildroge genutzt.

Inhaltsstoffe

Zu den wichtigsten Inhaltsstoffen gehören ätherische Öle und Flavonoide.

Wirkung

Fenchel wirkt sekretverflüssigend, entzündungshemmend, krampflösend und verdauungsfördernd.

Anwendungsgebiet

Bei Erkältungskrankheiten, Blähungen und Krämpfen im Magen-Darm-Bereich sind Fenchelzubereitungen sehr hilfreich. Fenchel ist besonders gut für Kinder geeignet.

Zubereitung und Dosierung

Fenchel wird hauptsächlich als Tee zubereitet. Es gibt aber auch Fertigpräparate zum Einnehmen, Lutschen, Inhalieren und Einreiben.

● Fencheltee: 1-3 Teelöffel der Früchte zerquetschen und mit 150 Milliliter (1 Tasse) kochendem Wasser übergießen. Nach 10-15 Minuten den Tee abseihen. Bei Husten geben Sie Honig dazu. Dosierung: mehrmals täglich eine Tasse trinken.

● Säuglinge und Kleinkinder erhalten einen verdünnten, ungesüßten Tee aus 1/2 Teelöffel Fenchelfrüchten und 125 Milliliter Wasser. Sie können diesen Teeaufguß auch zum Verdünnen von Milch oder Breinahrung verwenden.

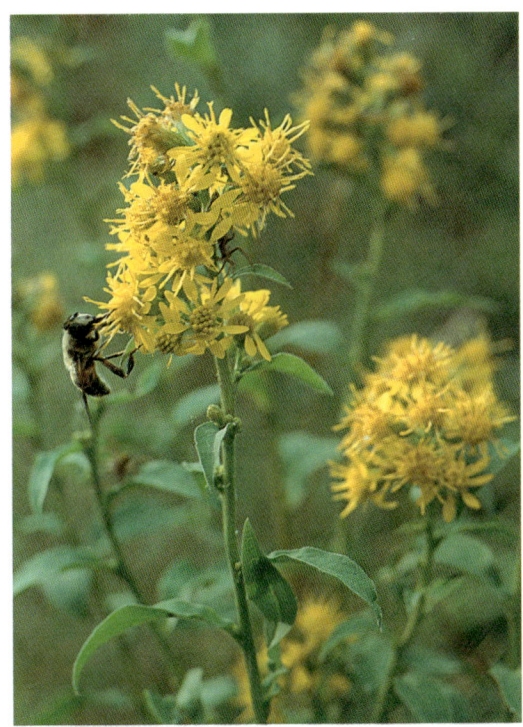

Goldrutenpräparate regen die Nierenfunktion an.

Goldrute

Die Goldrute (Solidago virgaurea) aus der Familie der Korbblütler (Asteraceae) ist in Europa, Asien, Nordafrika und Nordamerika heimisch. Leuchtendgelbe Blüten haben wohl der Pflanze ihren Namen gegeben. Seit dem Mittelalter wird sie als Blasen- und Nierenmittel benutzt.

Verwendete Pflanzenteile

Das ganze Kraut der Goldrute wird zur Herstellung von Arzneien genutzt.

Inhaltsstoffe

Als Inhaltsstoffe wurden Flavonoide, Saponine, ätherisches Öl und Gerbstoffe festgestellt.

Wirkung

Die Goldrute wirkt wassertreibend, entzündungshemmend und krampflösend.

Anwendungsgebiet

Zubereitungen aus der Goldrute eignen sich bei Entzündungen im Bereich von Niere oder Blase sowie bei Nierengrieß zur Erhöhung der Harnmenge und zur Stimulierung der Nierenfunktion. In der Volksmedizin ist die Goldrute oft Bestandteil von Blutreinigungstees, die bei Rheuma und Hautkrankheiten eingesetzt werden. Als Gurgellösung hilft Goldrute bei Entzündungen in Mund und Rachen.

Zubereitung und Dosierung

Goldrute erhalten Sie als Fertigpräparate (zur Dosierung Packungsbeilage beachten) oder Teedroge.
● Goldrutentee: 1–2 Teelöffel voll (3–5 Gramm) Goldrutenkraut mit etwa 150 Milliliter siedendem Wasser übergießen und nach etwa 15 Minuten durch ein Teesieb gießen. Dosierung: 2 bis 4mal täglich eine Tasse zwischen den Mahlzeiten trinken.

Johanniskraut

Johanniskraut (Hypericum perforatum) aus der Familie der Hartheugewächse kommt wildwachsend überall in Europa vor. Seinen Namen hat es durch seine Blütezeit erhalten: Um Johanni, den 24. Juni herum, öffnet es seine goldgelben Blüten. Zerreibt man diese, sondern sie einen blutroten Saft ab. Hält man ein Krautblättchen gegen das Licht, erkennt man kleine Pünktchen, die wie Löcher aussehen und eigentlich Öldrüsen sind. Einer Legende zufolge hat der Teufel diese Löcher in die Blätter gebohrt, weil sich eine arme Sünderin auf der Flucht vor ihm auf das Kraut gesetzt hatte. Aus diesem Grunde wird es auch als »Fuga daemonum«, sinngemäß Teufelsvertreiber, bezeichnet.

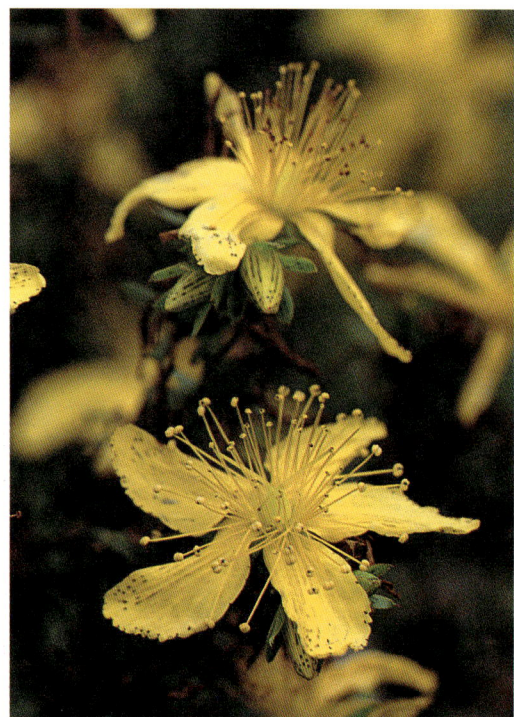

Johanniskrauttee und –öl beruhigen die Nerven und heben die allgemeine Stimmungslage.

Verwendete Pflanzenteile

Das gesamte Kraut wird verarbeitet. Besonders gehaltvoll sind Blüten und Knospen.

Inhaltsstoffe

Johanniskraut enthält Hypericin, Flavonoide, ätherische Öle und Gerbstoffe.

Wirkung

Diese Heilpflanze wirkt bei innerlicher Anwendung mild depressionslösend. Die Wirkung tritt aber erst nach längerer Einnahme ein.

Anwendungsgebiet

Innerlich angewendet hilft Johanniskraut bei depressiven Verstimmungen, Angst und nervöser Unruhe. Die Wirkung tritt erst nach zwei bis drei Wochen ein, haben Sie also Geduld. Man kann Johanniskrautöl aber auch äußerlich bei Wunden, Rheuma, Verstauchungen und Prellungen verwenden.

Zubereitung und Dosierung

Johanniskraut wird in Form von Fertigpräparaten angeboten, die höher dosierte Wirkstoffe enthalten und langfristig zuverlässiger wirken als ein Tee. Sie können aber unterstützend 2mal täglich 1–2 Tassen frisch zubereiteten Tee trinken: Dazu 1–2 Teelöffel des getrockneten Krautes mit 150 Milliliter siedendem Wasser überbrühen und nach 10 Minuten abseihen.

Kamille

Die Kamille (Chamomilla recutita), stammt aus der Familie der Korbblütler (Asteraceae) und gehört zu den am besten erforschten Heilpflanzen überhaupt. Sie war ursprünglich in Süd- und Osteuropa sowie in Vorderasien beheimatet. Heute ist sie über ganz Europa und Nordamerika sowie Australien verbreitet. Arzneilich verwendete Kamillenpflanzen dürfen keine Hundskamille enthalten, die Allergien auslösen kann (möglichst in der Apotheke kaufen.)

Vorsicht, Sonne! *Info*

Im Zusammenhang mit der Einnahme von Johanniskraut wird immer wieder vor »Lichtüberempfindlichkeit« gewarnt. Die Warnung beruht darauf, daß man bei Weidetieren, die größere Mengen von Johanniskraut gefressen haben, sonnenbrandähnliche Hautveränderungen beobachtete. Eine solche Überempfindlichkeit kann auch beim Menschen nicht ausgeschlossen werden, deshalb meiden Sie bei einer Kur die pralle Sonne.

Verwendete Pflanzenteile

Man verwendet nur die Blütenköpfchen.

Inhaltsstoffe

Kamille enthält ätherisches Öl, Alphabisabolol, Chamazulen und Flavonoide.

Wirkung

Die Kamille hat eine erstaunliche Bandbreite an Wirkungen. Sie wirkt entzündungshemmend, krampflösend, desodorierend, antibakteriell, fördert den Hautstoffwechsel und die Wundheilung.

Anwendungsgebiet

Äußerlich angewandt ist sie geeignet für die Behandlung von Haut- und Schleimhautentzündungen sowie bei bakteriellen Hauterkrankungen. Entzündungen der Mundhöhle und des Zahnfleisches können durch Pinselungen mit Kamille behandelt werden. Mit Kamille-Inhalationen lassen sich entzündliche Erkrankungen und Reizzustände der Luftwege bessern. Bäder und Spülungen mit Kamille können bei Erkrankungen im Bereich des Darmausganges und der Geschlechtsorgane angewendet werden.

Innerlich eignet sich Kamillentee zur Behandlung von entzündlichen Erkrankungen des Magen-Darm-Traktes sowie bei Krämpfen.

Zubereitung und Dosierung

Geeignete Zubereitungsarten von Kamille sind Tees und Tinkturen.

● Kamillentee: 1 Eßlöffel voll Kamillenblüten mit etwa 150 Milliliter heißem Wasser übergießen, nach etwa 10 Minuten abseihen. Dosierung: bei Erkrankungen im Magen-Darm-Be-

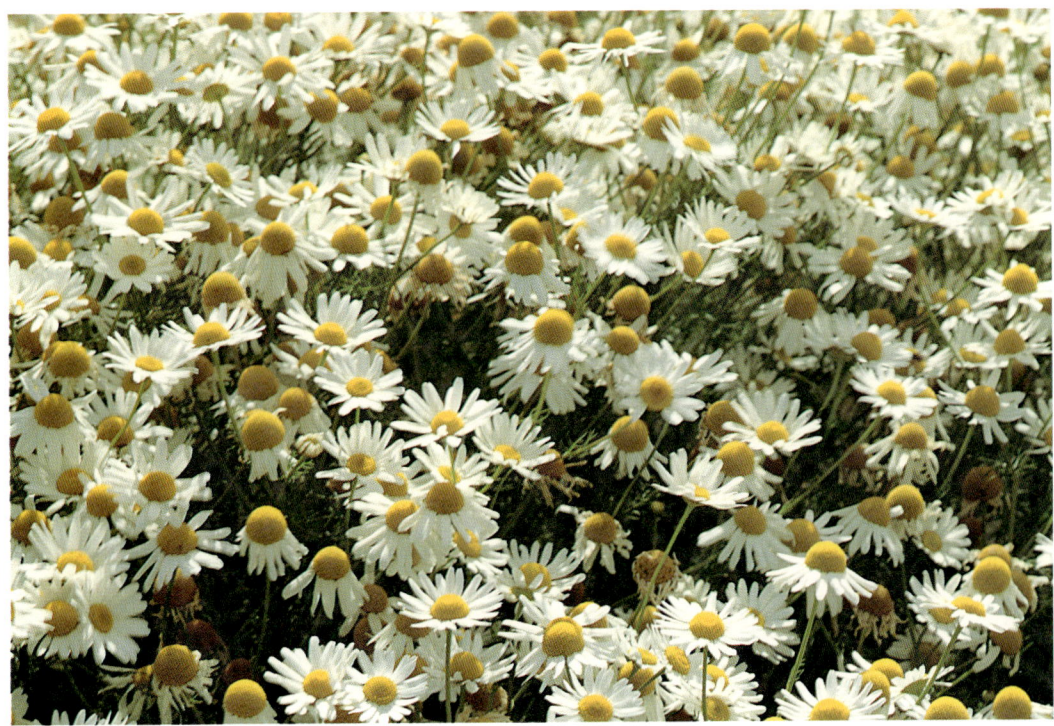

Ob als Tee, Kompresse, Dampfbad oder Salbe: Kamille wirkt heilend auf die Haut und alle Schleimhäute.

reich täglich 3 bis 4mal eine Tasse des frisch bereiteten Tees trinken. Bei Entzündungen im Mund und Rachen können Sie mit dem Aufguß täglich mehrmals spülen oder gurgeln.

Weitere Verwendung des Teeaufgusses:

● Bei schlecht heilenden Wunden eignen sich mit dem Aufguß getränkte Kamillenkompressen (Seite 221).

● Bei Abszessen, Furunkeln und Hämorrhoiden und Frauenkrankheiten sollten Sie Sitzbäder mit Kamillenzubereitungen durchführen (Seite 208).

● Entzündungen von Mund- und Rachenhöhle werden mit einer Kamillenmundspülung gebessert.

● Zur Aknebehandlung empfiehlt sich ein Kamillendampfbad (Seite 205).

● Bei Schnupfen oder Bronchitis hilft ebenfalls ein solches Kopfdampfbad (Inhalation) sowie ein Vollbad mit Kamille als Badezusatz.

Knoblauch

Knoblauch (Allium sativum) aus der Familie der Liliengewächse hat mehrere, zum Teil recht ausgeprägte Wirkungen auf das Herz-Kreislauf-System und den Darmtrakt. Doch die gerade bei Hobbyköchen und Gourmets beliebte weiße Knolle ist für einige Menschen nicht gesellschaftsfähig, so daß immer wieder die Frage gestellt wird, ob zur Behandlung oder Vorbeugung von Gefäßerkrankungen nicht auf »geruchsfreie« Knoblauchpräparate ausgewichen werden kann. Aber ausgerechnet die heilenden Wirkstoffe des Knoblauchs sind es, die auch für den Geruch sorgen. Geruchlose Präparate sind daher vermutlich unwirksam. Ein Kompromiß: Präparate, die den Knoblauch erst in tieferen Darmabschnitten freisetzen und so zumindest die »Knoblauchfahne« bannen. Allerdings entströmt der typische Geruch nicht nur dem Mund, sondern wird auch durch die Hautporen abgegeben. Ein kleiner Trost: Wie stark die Geruchsbildung ausfällt, ist Typsache. Probieren Sie es einfach aus!

Verwendete Pflanzenteile

Nur die Zwiebel der Knoblauchpflanze weist die wertvollen Inhaltsstoffe auf.

Inhaltsstoffe

Knoblauch enthält schwefelhaltige Stoffe wie Alliin und dessen Abbauprodukt, das Allicin. Wenn Knoblauchzwiebeln längere Zeit gelagert werden, nimmt der Gehalt an Alliin beziehungsweise Allicin ab.

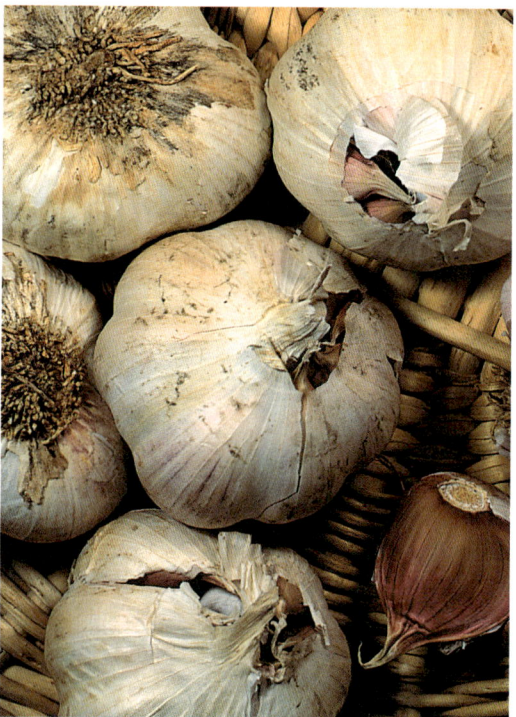

Trotz seines Geruchs ist Knoblauch ein beliebtes Mittel zur Vorbeugung von Gefäßerkrankungen.

Wirkung

Diese Heilpflanze beugt bei Arteriosklerose vor, wirkt durchblutungsfördernd, blutfettsenkend, leicht gerinnungshemmend und unterdrückt außerdem die Bakterienbildung im Darmtrakt. Durch die Einnahme von Knoblauch kann es zu einer leichten Absenkung des Blutdrucks kommen – für viele eine erwünschte Wirkung.

Anwendungsgebiet

Knoblauch hilft bei Durchblutungsstörungen, Gefäßerkrankungen und Bluthochdruck.

Zubereitung und Dosierung

Wer sich mit Knoblauch behandeln möchte, sollte täglich eine Dosis frische Zehen (4 Gramm pro Tag) zu sich nehmen. Noch ein Hinweis: Der Wirkstoffgehalt der Knoblauchzwiebeln schwankt je nach Anbaugebiet. Daher ist es sinnvoll, neben der regelmäßigen Verwendung der Zehen im täglichen Menü auch Knoblauchzwiebelpulver beziehungsweise daraus hergestellte Arzneimittel zu verwenden, da diese sehr lange stabil bleiben und sich nicht zersetzen.

Mönchspfeffer

Diese auch als »Keuschlamm« bezeichnete Pflanze (Vitex agnus castus) aus der Familie der Eisenkrautgewächse wächst im Mittelmeergebiet bis hin nach Zentralasien. Die Früchte enthalten ätherische Öle, die ihnen auch ihren typischen pfefferminzartigen Geruch verleihen, weshalb sie früher als verdauungsförderndes Mittel eingesetzt wurden.

Verwendete Pflanzenteile

Man verwendet die Früchte.

Inhaltsstoffe

Mönchspfeffer enthält Iridoide (zum Beispiel Aucubin) und ätherisches Öl.

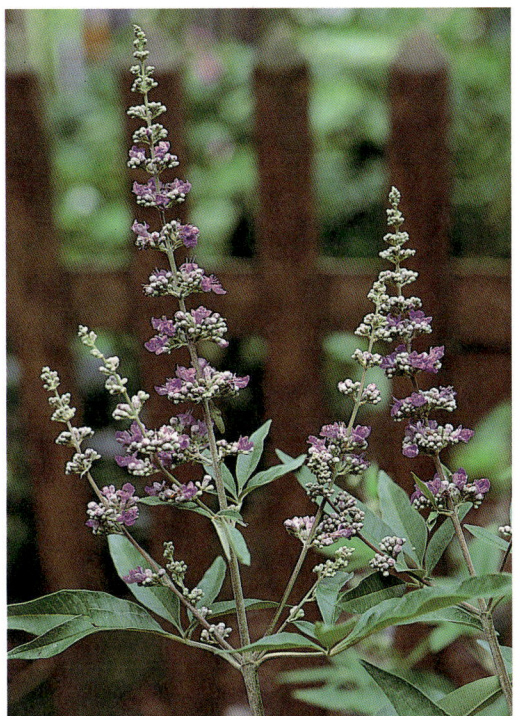

Mönchspfeffer reguliert die weibliche Hormonproduktion auf sanfte, natürliche Art.

Wirkung

Mönchspfeffer reguliert das hormonelle Gleichgewicht. Aus Untersuchungen nimmt man an, daß Zubereitungen des Mönchspfeffers die weibliche Hormonproduktion anregen. Der Fachmann spricht von einem sogenannten »Gelbkörperhormoneffekt«, da das Verhältnis der Hormone zugunsten der Gestagene verschoben wird. Dadurch wird mehr sogenanntes »luteinisierendes« Hormon gebildet, während die Ausschüttung des »follikelstimulierenden« Hormons gebremst wird.

Dieser Wirkmechanismus führt dazu, daß mit Zubereitungen des Mönchspfeffers Menstruationsstörungen behandelt werden können, die durch ein hormonelles Ungleichgewicht bedingt sind. Der Zyklus wird auf natürliche Art sanft reguliert. Außerdem kann Mönchspfeffer andere Begleiterscheinungen der Regel bessern, so zum Beispiel Akne, und Wechseljahresbeschwerden lindern.

Viele Frauen bemerken außerdem vor Eintritt ihrer Regelblutung eine starke Wassereinlagerung. Auch diese kann durch Mönchspfefferzubereitungen positiv beeinflußt werden. Stillende Frauen, die Mönchspfefferpräparate einnehmen, haben in vielen Fällen eine bessere Milchproduktion.

Anwendungsgebiet

Diese Heilpflanze wird hauptsächlich bei Menstruationsstörungen (Unwohlsein und Schmerzen vor der Menstruation sowie Blutungsstörungen) eingesetzt.

Zubereitung und Dosierung

Am besten besorgen Sie sich Fertigpräparate aus der Apotheke (zur Dosierung Packungsbeilage beachten).

Roßkastanie

Die Roßkastanie (Aesculus hippocastanum) ist nahezu überall verbreitet. Extrakte aus Roßkastaniensamen sind als Bestandteil von Venenmitteln sehr gut untersucht worden.

Verwendete Pflanzenteile

Man verwendet die braunen Kastanien, die Samen der Roßkastanie.

Inhaltsstoffe

Die Pflanze enthält Flavonoide und Saponine. Der wirksamkeitsbestimmende Inhaltsstoff ist jedoch das Aescin aus der Kastanie.

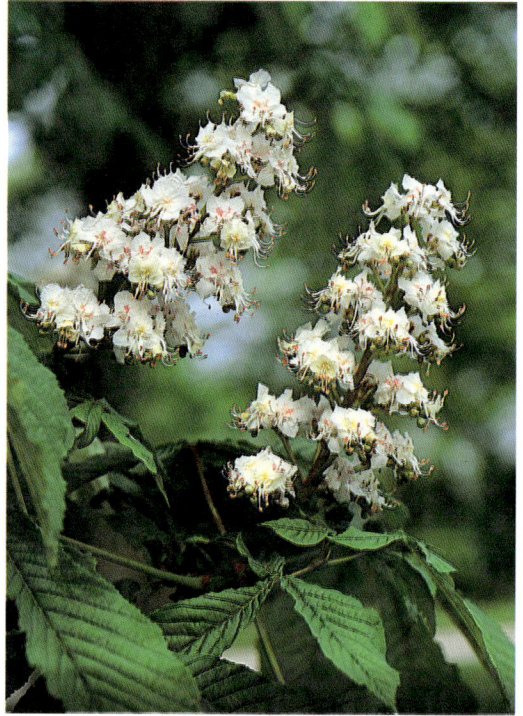

Extrakte aus dem braunen Samen der Roßkastanie stärken die Venen und beugen Krampfadern vor.

Wirkung

Die Roßkastanie wirkt gefäßstärkend, entzündungshemmend und verhindert Wassereinlagerungen. Untersuchungen haben ergeben, daß der Wirkstoff Aescin die Blutgefäße abdichtet und vermutlich über diesen Mechanismus die Wasseransammlungen im Gewebe bei Venenerkrankungen verringern kann.

In Studien wurden durch die Anwendung von Roßkastanienextrakten Krankheitserscheinungen wie Schwere und Spannungsgefühl, Juckreiz, Schmerzen und Schwellungen in den Beinen deutlich gebessert. Es ist allerdings sehr wichtig, daß die Anwendung der Salben, Tropfen oder Kapseln langfristig erfolgt.

Anwendungsgebiet

Bei Krampfadern, Venenschwäche mit Schweregefühl, Wasseransammlungen und Juckreiz kann die Roßkastanie Linderung bringen.

Zubereitung und Dosierung

Roßkastanienzubereitungen gibt es als Fertigpräparate zur inneren und äußeren Anwendung in der Apotheke. Die empfohlene Tagesdosis beträgt 100 Milligramm Aescin, fragen Sie nach geeigneten Präparaten in Ihrer Apotheke.

Bitte beachten Sie: Wenn Sie sich für die Anwendung von Extrakten aus Roßkastaniensamen entscheiden, sollten Sie trotzdem in jedem Fall die begleitende Behandlung (Wickeln der Beine, Tragen von Stützstrümpfen, Wassertherapie, Gymnastik) weiter fortsetzen.

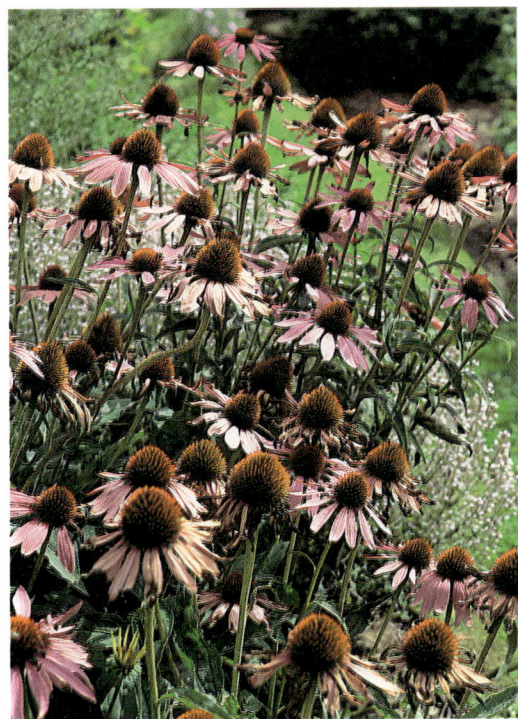

Der Wirkstoff Echinacea aus dem Sonnenhut regt das Immunsystem an.

Sonnenhut

Der Sonnenhut (Echinacea purpurea) aus der Familie der Korbblütler wird wegen seines typischen Aussehens auch als Igelkopf bezeichnet und stammt ursprünglich aus dem südlichen Nordamerika.

Erste Berichte über die medizinische Anwendung finden sich bei indianischen Ureinwohnern, welche die heilende Wirkung der Wurzel des Sonnenhuts bei eitrigen Wunden und Schlangenbissen nutzten.

Verwendete Pflanzenteile

Teilweise werden die Blätter beziehungsweise das getrocknete Kraut und teilweise die getrockneten Wurzeln verwendet.

Inhaltsstoffe

Das Immunsystem des Körpers wird vermutlich durch den Hauptinhaltsstoff, das Echinacosid, wirksam unterstützt.

Wirkung

In Untersuchungen wurde festgestellt, daß Zubereitungen aus dem Sonnenhut die Zahl der körpereigenen Immunzellen deutlich erhöhen. Gleichzeitig wird deren Aktivität gesteigert, sie sind abwehrfreudiger und können Bakterien schneller und wirksamer bekämpfen.

Anwendungsgebiet

Zubereitungen des Sonnenhuts eignen sich innerlich angewendet zur unterstützenden Behandlung von Infektionen der Atemwege und der ableitenden Harnwege. Besonders wirkungsvoll sind alkoholische Extrakte aus der Wurzel von Echinacea pallida oder Preßsäfte aus dem Kraut von Echinacea purpurea. Äußerlich angewendet fördern sie die Wundheilung.

Zubereitung und Dosierung

Am besten geeignet sind Fertigpräparate aus Preßsaft, die es als Tropfen oder auch als anwenderfreundliche Lutschpastillen gibt.

Bitte beachten Sie:

Falls Ihr Arzt Ihnen zur Behandlung Ihrer Infektion ein Antibiotikum verschrieben hat, sollten Sie dieses in jedem Fall weiter einnehmen. Sie können begleitend dazu Sonnenhutpräparate einnehmen, sollten dies Ihrem Arzt aber mitteilen. Wenn Sie eine Allergie gegen Korbblütler haben, dürfen Sie Echinacea nicht einnehmen. Eine Behandlung mit Sonnenhut sollte nie länger als acht Wochen erfolgen, da sich sonst die gewünschte Abwehrsteigerung ins Gegenteil verkehren kann. Wenn Ihr Immunsystem zu lange zusätzlich angeregt wird, wird es irgendwann erschöpft sein.

Teufelskralle

Die afrikanische Teufelskralle (Harpagophytum procumbens) aus der Familie der Pedaliaceae stammt aus den Savannen der Kalahari von Südafrika und Namibia. Die wildwachsende, nicht kultivierte Pflanze wird dort gesammelt.

Verwendete Pflanzenteile

Nur die Speicherknollen der Wurzeln werden zur Arzneiherstellung verwendet.

Inhaltsstoffe

Zu den Wirkstoffen gehören Iridoide (Harpagid) und Flavonoide.

Wirkung

Die Inhaltsstoffe (vor allem Iridoide wie Harpagid) haben pharmakologischen Untersuchungen zufolge schmerzstillende, entzündungshemmende und antiarthritische Wirkungen.

Anwendungsgebiet

Die Teufelskralle wirkt vor allem bei rheumatischen Erkrankungen. Sie kann chronische Gelenkschmerzen lindern.

Aber auch die Dosierung der Schmerzmittel läßt sich durch Einnahme von Teufelskralle in manchen Fällen so weit vermindern, daß diese besser verträglich sind.

Zubereitung und Dosierung

Es gibt hochdosierte einfach anzuwendende Fertigpräparate, die gut untersucht sind. Außerdem können Sie so sicher sein, ausreichende Wirkstoffmengen einzunehmen.

Die Pflanze ist jedoch auch als Teedroge zur Langzeitbehandlung im Handel.

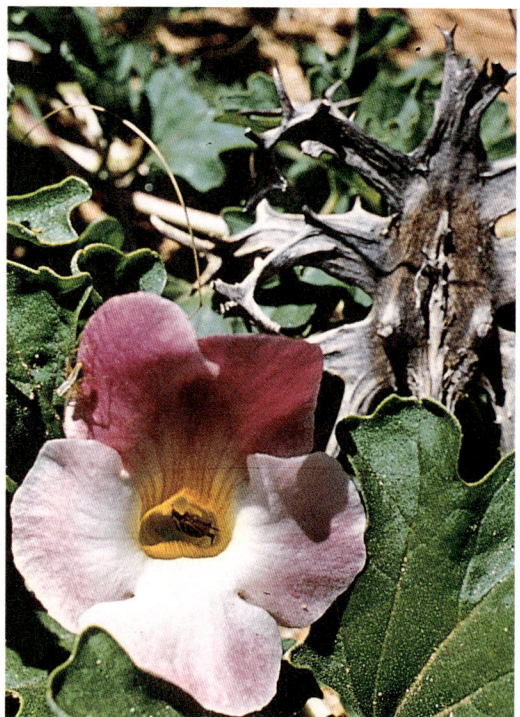

Chronische Gelenkserkrankungen können mit Teufelskralle langfristig gebessert werden.

● Teufelskrallentee: 1 Teelöffel (etwa 4,5 Gramm) der feingeschnittenen oder grob gepulverten Droge mit 300 Milliliter kochendem Wasser übergießen. Anschließend über acht Stunden bei Raumtemperatur stehen lassen, dann abseihen. Dosierung: In drei Portionen über den Tag verteilt einnehmen.

Weißdorn

Der Weißdorn (Crataegus) aus der Familie der Rosengewächse (Rosaceae) gehört seit langer Zeit zum festen Bestandteil der Volksmedizin.
Er ist in ganz Europa, auf der Balkanhalbinsel, im östlichen Mittelmeergebiet, in Ungarn und Jugoslawien beheimatet und wird dort kultiviert. Wildwachsend trifft man ihn häufig in Hecken und auf Böschungen an, wobei er sonnige Standorte bevorzugt.

Verwendete Pflanzenteile

Blüten, Früchte und Blätter des Weißdorns werden arzneilich verwendet.

Inhaltsstoffe

Die Wirkstoffe des Weißdorns sind Procyanidine, Flavonoide und Amine.

Wirkung

Weißdorn führt zu einer Steigerung der Herzleistung. Weißdornzubereitungen verbessern die Durchblutung des Herzmuskels und der Herzkranzgefäße. Beschwerden wie Atemnot durch nachlassende Herzfunktion bei Belastungen, Schlafstörungen, Herzdruck, Herzstiche oder eine unregelmäßige Herztätigkeit werden wirksam gebessert.

Anwendungsgebiet

Die Pflanze hilft bei Herzschwäche (Herzinsuffizienz) in frühen Stadien.

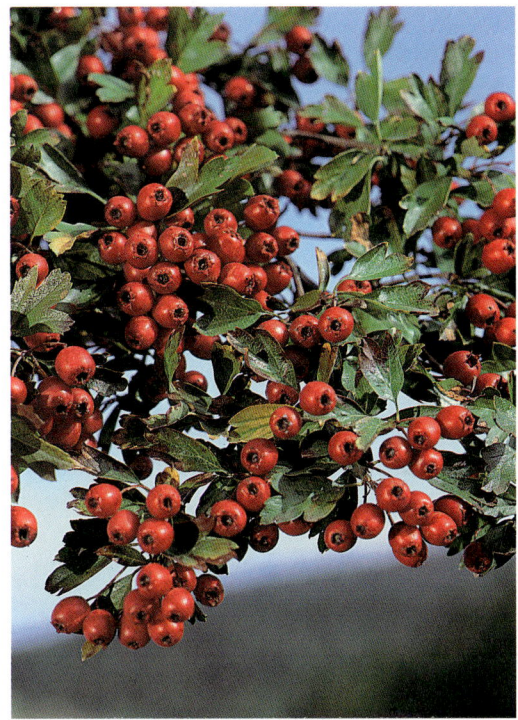

Weißdorn ist das ideale pflanzliche Mittel, um die Leistungsfähigkeit des Herzens zu steigern.

Zubereitung und Dosierung

Weißdorn ist in Form von Fertigpräparaten im Handel. Am besten untersucht sind die auch vom Bundesinstitut für Arzneimittel und Medizinprodukte positiv bewerteten Spezialextrakte. Sie sind in einem besonderen Verfahren hergestellt, wodurch wirksame Inhaltsstoffe angereichert und unverträgliche Stoffe entfernt werden. Mit diesen Arzneimitteln können Sie Ihr Herz wirksam unterstützen. Lassen Sie sich in Ihrer Apotheke beraten!

Nährstoff-Therapie

Der Körper benötigt Nährstoffe, das sind Vitamine und Mineralstoffe, aber auch Aminosäuren, Fettsäuren und Enzyme, zur Aufrechterhaltung aller Organfunktionen. Normalerweise können diese Stoffe in ausreichender Menge mit einer ausgewogenen Ernährung aufgenommen werden. Wenn alle Wirkstoffe in einer optimalen Menge im Körper vorhanden sind, entsteht kein Schaden für den Organismus.

Es ist jedoch ein Phänomen der modernen Industriegesellschaft, daß trotz ausreichendem Nahrungsangebot viele Menschen an einem Nährstoffmangel leiden.

Was Nährstoffe entzieht

Die Gründe hierfür sind vielfältig: Falsche Ernährung und Nahrungszubereitung führen dem Körper zu wenig Nährstoffe zu. Krankheiten und Medikamenteneinnahme, häufige Einnahme von Genußmitteln und außergewöhnliche Belastungen können zusätzlich Nährstoffe entziehen und zu Nährstoffmangel führen.

Ernährung

Fortschritt hat seine Tücken: Durch die immer weiter gesteigerten Erträge in der Landwirtschaft sind die Böden im Gegensatz zu früher so ausgelaugt, daß Mineralien und Spurenelemente in geringeren Mengen in die Pflanzen gelangen. Als Endglied der Nahrungskette leiden wir Menschen schließlich doppelt unter diesem Mangel, weil neben nährstoffarmem Getreide, Obst und Gemüse auch die Pflanzenfresser wie Rinder, Schweine oder Schafe zu wenig Mineralstoffe und Spurenelemente aufnehmen, deren Fleisch aber wiederum irgendwann auf unserem Teller landet. Lange Transportwege und unsachgemäße Lagerung von Nahrungsmitteln führen zu einem zusätzlichen Nährstoffverlust. Auch durch Kochen, chemisches Konservieren und Büchsennahrung gehen viele Nährstoffe verloren. Lebensmittelzusätze wie Farbstoffe, Aromastoffe, Geschmacksverstärker und chemische Konservierungsmittel können den Nährstoffgehalt vermindern.

Auch bestimmte Nahrungsmittel können einen zusätzlichen Mehrbedarf des Körpers an Nährstoffen verursachen. Wer viele ungesättigte Fettsäuren zu sich nimmt, hat beispielsweise einen erhöhten Vitamin-E-Bedarf.

Ergänzen Sie fehlende Nährstoffe nicht einfach nur durch Tabletten – Obst schmeckt viel besser.

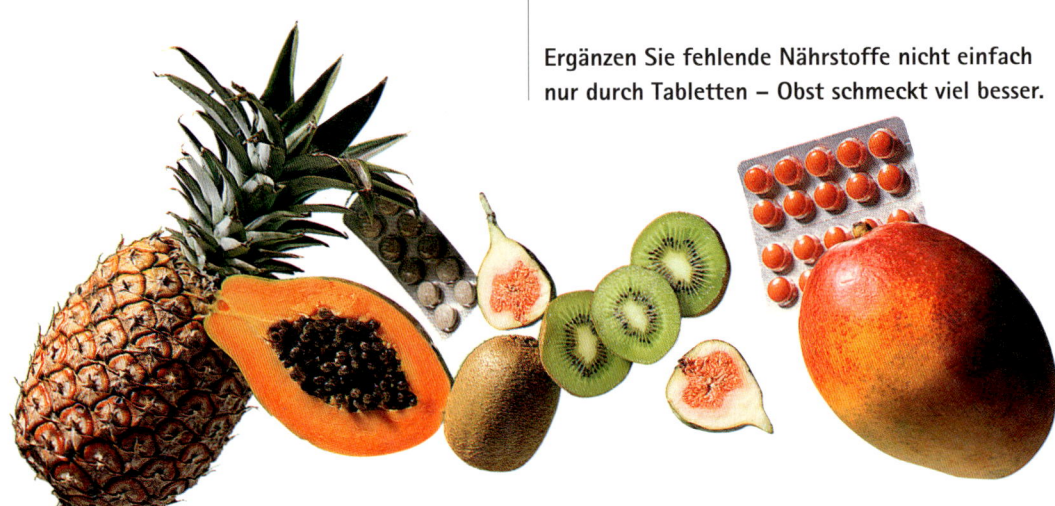

Nährstoffmangel durch Medikamente

Medikament	Vitamin B1	Vitamin B2	Vitamin B6	Vitamin B12	Folsäure	Vitamin C	Vitamin A	Vitamin D	Vitamin E	Vitamin K	Kalium	Kalzium
Schmerzmittel			●			●				●		
Säurebindende Mittel	●					●	●	●	●	●		
Antibiotika	●	●	●	●	●	●	●	●		●		
Mittel gegen Krampfleiden			●	●	●	●		●				
Wassertreibende Mittel					●						●	
Kortisonpräparate			●		●	●					●	●
Empfängnisverhütende Mittel	●	●	●	●	●	●	●		●		●	
Abführmittel							●	●	●	●	●	
Fettsenkende Mittel			●	●			●	●	●	●		
Depressionslösende Mittel					●							
Gichtmittel		●			●	●						

Krankheiten und Medikamente

Es ist bekannt, daß Nährstoffmangel Krankheiten verursachen kann (beispielsweise Skorbut durch Vitamin-C-Mangel oder eine Anämie durch einen Vitamin-B12-Mangel). Umgekehrt kann aber auch durch eine Krankheit ein Nährstoffmangel hervorgerufen werden (zum Beispiel Mineralmangel bei andauerndem Durchfall).

Medikamente können eine ähnliche Wirkung haben und dem Körper Nährstoffe entziehen (Tabelle oben). Wasserausscheidende Mittel (Diuretika) zum Beispiel verursachen unter Umständen einen Magnesiummangel und dadurch bedingt Herzrhythmusstörungen oder Muskelkrämpfe.

Genußmittel

Eine weitere mögliche Ursache ist die regelmäßige Einnahme von Genußmitteln:
● Bei kontinuierlichem Alkoholkonsum kommt es zu einem Mangel an Vitamin B1, B6, B12, Niacin, Pantothensäure, Folsäure und Magnesium.
● Durch Koffein wird die Kalium- und Magnesiumausscheidung durch die Niere erhöht.
● Regelmäßiges Rauchen führt zu einem erhöhten Vitamin-C-Bedarf sowie zu einem erhöhten Bedarf an Zink, da dieses einen Teil der schädigenden Wirkungen des im Tabakrauch enthaltenen Cadmiums abfangen kann.

Außergewöhnliche Belastungen

Nicht zuletzt können auch während starker körperlicher und seelischer Belastungen Mangelerscheinungen entstehen: in der Rekonvaleszenzzeit nach Krankheiten oder Operationen, während Schwangerschaft und Stillzeit sowie während des Wachstums.

Vorbeugen und behandeln

Lassen Sie sich von einem Arzt oder Apotheker beraten, wenn Sie bei sich einen Nährstoffmangel vermuten. Ihr Arzt/Ihre Ärztin kann durch Untersuchungen von Blut, Urin und Haar die aktuellen Nährstoffwerte feststellen lassen und so eine gezielte Behandlung einleiten. Allerdings dauert das Untersuchungsergebnis bei einigen Mineralien und Vitaminen etwas länger. Fehlende Nährstoffe können ersetzt werden.

Nährstoff-Therapie und Selbstbehandlung

Die deutsche Gesellschaft für Ernährung hat zusammen mit der entsprechenden amerikanischen Kommission Empfehlungen zum täglichen Nährstoffbedarf erarbeitet, an denen Sie sich orientieren können. Diese Empfehlungen beziehen sich nur auf den Bedarf gesunder, erwachsener Menschen, nicht berücksichtigt sind Situationen, in denen der Nährstoffbedarf erhöht ist: durch Rauchen, regelmäßige Zufuhr von Alkohol, bei Erkrankungen, Stoffwechselstörungen und Einnahme von Arzneimitteln.
Sie finden daher in der nebenstehenden Tabelle zusätzlich Einnahmeempfehlungen bei Nährstoffmangel. In der Regel kommen Sie mit diesen Empfehlungen gut zurecht. Ganz individuell werden Sie versorgt, wenn Sie sich mit Ihrem Apotheker beraten.

Reinigung und Stärkung durch den Brottrunk

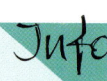

Ein ganz spezieller Energiespender ist ein Getränk mit dem Namen Brottrunk oder Brolacta. Es wird auf der Basis von fermentiertem Schwarzbrot (natürlich aus biologischem Anbau) hergestellt, gefiltert und mit Quellwasser versetzt. Das Geheimnis seiner immunstärkenden und reinigenden Wirkung ist die besondere Zusammensetzung der Inhaltsstoffe: Zum einen enthält der Brottrunk zahlreiche Vitamine, Mineralstoffe, Spurenelemente, Enzyme und bioaktive Substanzen. Darüber hinaus bilden sich während der Fermentierung in großer Zahl rechtsdrehende Milchsäurebakterien, die auch Teil unserer gesunden Darmflora sind. Sie sind fähig, schädliche Bakterien zu hemmen, produzieren selbst Vitamine und erhalten Darm und Schleimhäute gesund. Der Brottrunk entfaltet seine heilende Wirkung sowohl bei innerlicher wie bei äußerlicher Anwendung.

Anwendung

● Eine Trinkkur mit Brottrunk oder Brolacta stärkt das Immunsystem und bewirkt den Aufbau einer gesunden Darmflora. Das führt nicht nur zu einer guten Verdauung, sondern auch zu erstaunlicher Besserung von chronischen Hauterkrankungen wie Akne, Neurodermitis und Psoriasis.
● Äußerliche Anwendungen wie Bäder, Wickel und Einreibungen wirken lindernd bei Hauterkrankungen und Gelenkschmerzen.

Dosierung

● Als Trinkkur 1 Glas Brottrunk oder Brolacta 1- bis 3mal täglich nach den Mahlzeiten.
● Für ein Vollbad ein Flasche Brottrunk ins Wasser gießen, bei Teilbädern entsprechend weniger.
● Für Wickel und Einreibungen unverdünnten Brottrunk auf die erkrankten Hautstellen geben.

Ihr täglicher Nährstoffbedarf

Nährstoff	Erwünschte Tagesdosis (DGE)	Dosierung zur Therapie*
Biotin	30-100 µg	300-3.000 µg
Cholin	0,5-1,5 g	0,5-1,5 g
Chrom	50-200 µg	200-300 µg
Eisen	10-18 mg	10-50 mg
Folsäure	160-200 µg	400-2.000 µg
Inositol	0,5-1,5 g	0,5-1,5 g
Jod	150-200 µg	100-1.000 µg
Kalium	3.000-4.000 mg	1.000-8.000 mg
Kalzium	800-1.200 mg	1.000-1.500 mg
Magnesium	280-350 mg	300-800 mg
Mangan	2-5 mg	2-50 mg
Molybdän	75-250 µg	100-1.000 µg
p-Aminobenzoesäure	50-100 mg	bis 500 mg
Pangamsäure	5 mg	bis 150 mg
Pantothensäure	4-7 mg	50-1000 mg
Selen	55-70 µg	200-300 µg
Vitamin A	4.000-5.000 IE	10.000-50.000 IE (Schwangere: maximal 8.000 IE)
Vitamin B1	1,0-1,4 mg	10-2.000 mg
Vitamin B2	1,2-1,7 mg	10-50 mg
Vitamin B6	1,6-2,0 mg	10-200 mg
Vitamin B12	2 µg	10-1.000 µg
Vitamin C	60-75 mg	50-10.000 mg
Vitamin D	200 IE	400-1.000 IE
Vitamin E	8-12 IE	100-1.000 IE
Vitamin K	65-80 µg	30-100 µg
Zink	12-15 mg	20-100 mg

DGE: Deutsche Gesellschaft für Ernährung
* Fragen Sie Ihren Arzt oder Apotheker: Sie können am ehesten entscheiden, welche Dosierung einzelner Nährstoffe für Sie die richtige ist!
µg = Mikrogramm, mg = Milligramm, g = Gramm, IE = Internationale Einheiten

Homöopathie

Homöopathische Arzneimittel werden aus Pflanzen, Mineralien oder tierischen Produkten gewonnen. Ihre Herstellung und Anwendung unterscheidet sich grundlegend von chemisch-synthetischen und pflanzlichen Präparaten. Diese beiden Gruppen rechnet man zu den sogenannten Allopathika: Frei übersetzt versteht man darunter Mittel, welche eine der Krankheit entgegengesetzte Wirkung besitzen. Im Klartext heißt das, die Symptome werden bekämpft: bei Fieber mit einem fiebersenkenden Mittel, bei Husten mit einem Hustendämpfer oder Schleimlöser, bei einer bakteriellen Infektion mit einem Antibiotikum und so weiter.

Der Erfolg der homöopathischen Heilmethode, die ihr Begründer, Dr. Samuel Hahnemann (1755–1843), zu einem umfassenden Therapiesystem ausbaute, beruht dagegen auf einem völlig anderen Prinzip.

Die Ähnlichkeitsregel

Die Anwendung homöopathischer Arzneimittel erfolgt in erster Linie nach der sogenannten Ähnlichkeitsregel. Hahnemanns bahnbrechende Erkenntnis, die er bei einem Selbstversuch mit Chinarinde gewann, besagte, »Ähnliches möge mit Ähnlichem geheilt werden«. Einfach erklärt, bedeutet das: Die Homöopathie heilt die Krankheit mit einer Arznei, die bei einem Gesunden ähnliche Symptome erzeugen würde.

Ein Beispiel: Die Einnahme von Nux vomica löst in hohen Dosierungen Erbrechen aus. Gemäß der Ähnlichkeitsregel wird Nux vomica daher zur Behandlung von Erbrechen eingesetzt. Dazu verabreicht man die Arznei in hohen »Potenzierungen« (Verdünnungen), bei denen die Wirk-

stoffmenge selbst so gering ist, daß sie kein Erbrechen verursachen kann. Die Wirkungsweise eines homöopathischen Mittels erklärt man sich dadurch, daß die Mittel in ihren geringen Dosierungen die Selbstheilungskräfte des Körpers gewissermaßen wachrütteln und mobilisieren.

Das Geheimnis der Arznei: gut geschüttelt

Alle homöopathischen Arzneien werden in äußerst geringen Dosierungen eingesetzt, die in einem aufwendigen Herstellungsverfahren entstehen. Der Ausgangsstoff wird dabei in einer Trägersubstanz (Alkohol, Wasser oder Zucker) im Verhältnis 1:10 (sogenannte Dezimalpotenz D) beziehungsweise 1:100 (sogenannte Centesimalpotenz C) verschüttelt oder verrieben.

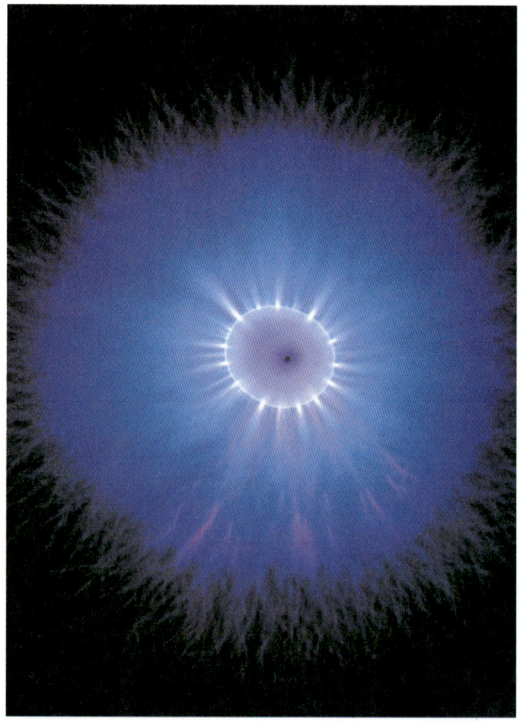

Homöopathische Arzneien zeigen in der Colorplate-Fotografie charakteristische Strahlenmuster.

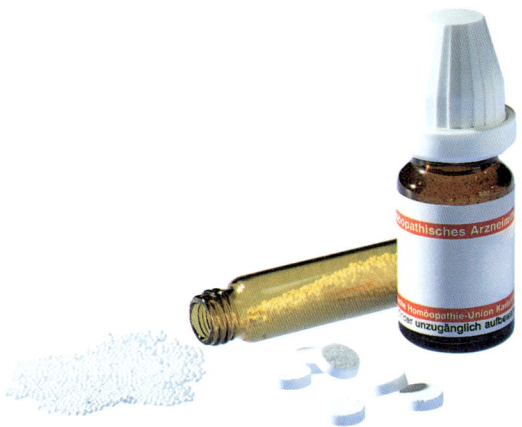

Homöopathie: Ähnliches mit Ähnlichem heilen.

Das Homöopathikum wird stufenförmig bis zur benötigten Arzneistärke weiterverdünnt, die auch als Potenz bezeichnet wird. Dezimalpotenzen werden jeweils aus einem Teil Ausgangsstoff und 9 Teilen Trägersubstanz hergestellt. Aus der ersten Dezimalpotenz D1 werden dann analog bis zur gewünschten Dezimalpotenz die anderen Potenzen hergestellt. Der Prozeß ist sehr aufwendig, da keine Zwischenstufe übersprungen werden darf.

Gesteigerte Wirkung durch Verdünnung

Eigentlich würde man erwarten, daß durch diese materiellen Verdünnungsvorgänge auch die Wirkung immer geringer wird. Ganz im Gegenteil verhält es sich jedoch so, daß – möglicherweise durch die Herstellung oder durch physikalische Veränderungen, die mit den heute üblichen Verfahren noch nicht erkennbar sind – mit jeder Verdünnung offenbar stärker wirkende Mittel entstehen. Das hängt offensichtlich nicht mit den Molekülen der Ausgangssubstanz, sondern mit einer durch dieses Herstellungsverfahren gewonnenen dynamischen Kraft zusammen. Man spricht daher im Zusammenhang mit der Herstellung homöopathischer Arzneimittel in ihren verschiedenen Potenzen auch von einer »Dynamisation«.

Gesucht: das richtige Mittel

Jedes homöopathische Arzneimittel hat ein sogenanntes »Arzneimittelbild«, das durch die Anwendung des Arzneimittels in hoher oder gar toxischer Dosierung am Gesunden erstellt wurde. Dieses Arzneimittelbild beschreibt also alle Symptome eines Menschen, die nach Einnahme des unverdünnten Mittels auftraten.

Um ein geeignetes homöopathisches Mittel für die Behandlung einer Krankheit auszuwählen, müssen jedoch nicht nur die Krankheitszeichen des Patienten mit dem Arzneimittelbild des entsprechenden Medikaments übereinstimmen, sondern es spielen auch bestimmte, individuelle Empfindungen des Kranken eine Rolle, die ein homöopathisch behandelnder Arzt genauestens abfragt, ehe er sich für ein Mittel entscheidet. So kann es wichtig sein, ob sich die Beschwerden bei Kälte verbessern oder verschlechtern, ob die Haut berührungsempfindlich ist und ob sich der Kranke ausgeglichen, müde, aggressiv oder ermattet fühlt.

Ideal für »kleinere« Beschwerden

Das komplizierte Diagnose- und Therapiesystem der Homöopathie in seiner Gesamtheit kann nur vom Fachmann beherrscht werden. Doch eine Vielzahl kleinerer Beschwerden wie

Wann hilft Homöopathie? *Info*

Diese Erkrankungen können behandelt werden:
● Funktionelle Erkrankungen (zum Beispiel Reizmagen)
● Psychosomatische Erkrankungen (etwa migräneartige Kopfschmerzen)
● Seelische Erkrankungen (zum Beispiel depressive Verstimmungen)
● Infektionskrankheiten (etwa Erkältung)
● chronisch-entzündliche und degenerative Erkrankungen (zum Beispiel Gelenkschmerzen bei Rheuma)

etwa Kopf- und Zahnschmerzen, ein verdorbener Magen oder nervöse Störungen eignen sich durchaus auch für eine Selbstbehandlung mit homöopathischen Arzneien.

Prinzipiell könnten Sie alle Krankheiten, bei denen die Selbstregulation Ihres Körpers angeregt werden muß, mit homöopathischen Mitteln behandeln. Wenn sich allerdings bereits körperliche Veränderungen entwickelt haben (etwa Gelenkveränderungen bei Rheuma), lassen sich diese auch mit Homöopathika nicht mehr rückgängig machen. Es ist aber möglich, die Begleiterscheinungen wie Entzündung oder Schmerzen mit dem richtigen Mittel günstig zu beeinflussen. Bestimmte Erkrankungen können nicht mit homöopathischen Mitteln allein behandelt, sondern nur von ihnen begleitet werden: Dazu gehören Erkrankungen, bei denen Hormone zugefügt werden müssen (zum Beispiel Insulin bei Diabetes), sowie akute lebensbedrohliche Krankheiten oder akute, schwere Krankheitsbilder.

Theoretisch kann in höherem Alter durch die Einnahme bestimmter Medikamente (Kortison, Immunsuppressiva) oder nach langwierigen Erkrankungen die Reaktionsfähigkeit des Organismus so stark beeinträchtigt sein, daß Homöopathika nicht mehr wirken.

Bleiben Sie bitte grundsätzlich verantwortungsbewußt, und beachten Sie die Warnhinweise im Text, wann Sie einen Arzt hinzuziehen sollten. Allgemeine Hinweise zu Selbstbehandlung und -medikation finden Sie ab Seite 10.

Tips zur Selbstbehandlung

Im Rahmen dieser Hausapotheke konnten nicht alle prinzipiell geeigneten Homöopathika aufgenommen werden. Im Kapitel »Beschwerden und Krankheiten von A bis Z« finden Sie unter jedem Stichwort eine Auswahl bewährter homöopathischer Arzneimittel aufgeführt.

Die Mittelauswahl

● Beachten Sie bei der Auswahl die jeweils aufgeführten Symptome, und versuchen Sie, das für Ihre Beschwerden passendste Arzneimittel auszuwählen. Eine homöopathische Arznei sollte nur dann angewendet werden, wenn die Symptombeschreibung eine auffallende Ähnlichkeit mit Ihren Beschwerden aufweist. Es müssen aber nicht alle bei dem entsprechenden Mittel aufgeführten Symptome bei Ihnen vorliegen.

● Noch ein Hinweis: Begleitmaßnahmen wie Bäder, Wickel oder ähnliches können die Krankheitserscheinungen beeinflussen. Wählen Sie ein geeignetes homöopathisches Mittel nach den ursprünglichen Symptomen aus.

● Kein Grund zur Sorge, wenn sich Ihre Beschwerden nach der Einnahme des Mittels kurzfristig verschlechtern. Diese sogenannte »Erstverschlimmerung« ist nur von kurzer Dauer und gilt als gutes Zeichen, daß Sie das für Sie geeignete Mittel gefunden haben.

Potenzen

● Es werden jeweils nur die gebräuchlichsten Potenzierungen genannt. Wenn Sie unsicher sind, sollten Sie in Ihrer Apotheke nachfragen. Im Behandlungsteil werden weitgehend Tabletten oder Tropfen empfohlen.

Dosierungen

Info

● Als Dosierungsvorschrift gilt: Wo keine weiteren Angaben gemacht werden, nehmen Sie dreimal täglich eine Tablette oder 5 bis 10 Tropfen oder 10 Kügelchen ein.

● Bei Verreibungen sollten Sie dreimal eine kleine Messerspitze ohne Verdünnung vor dem Essen im Mund zergehen lassen, damit eine Aufnahme über die Zungenschleimhaut gewährleistet ist.

Mit sanftem Druck – Akupressur

Unter Akupressur versteht man die gezielte Massage spezieller Punkte, die auf unserer Körperoberfläche liegen. Akupressur ist eng verwandt mit der Akupunktur, die im 2. und 1. Jahrhundert vor unserer Zeitrechnung in China und Indien entwickelt wurde. Beide Methoden basieren auf den gleichen Grundlagen und Vorstellungen der traditionellen fernöstlichen Medizin: Danach sind alle Krankheiten oder Beschwerden auf Störungen des Energieflusses Qi im Körper zurückzuführen. Unsere Energie bewegt sich in einem Netz von Energiebahnen, den Meridianen, die im Körper und auf der Körperoberfläche verlaufen.

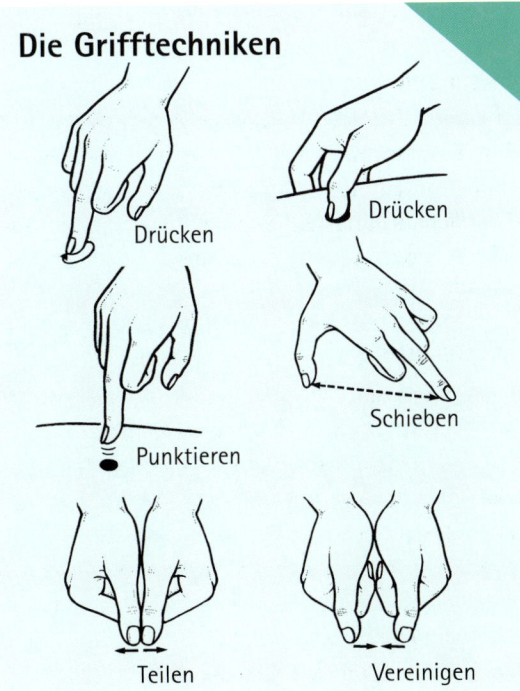

Die Grifftechniken

Drücken

Drücken

Punktieren

Schieben

Teilen

Vereinigen

Alle in der Akupunktur und Akupressur verwendeten Behandlungspunkte stellen Zugangswege zu den Energiebahnen dar: Durch ihre Stimulation von außen, nämlich Nadelung (Akupunktur) oder eben Massagedruck (Akupressur), können Energieblockaden gelöst oder überschüssige Energie abgeleitet werden. So wird das körperliche und seelische Gleichgewicht wiederhergestellt und Beschwerden beseitigt.

Ideal zur Selbstbehandlung

Die Akupressur ist eine typische Maßnahme zur Selbstbehandlung, denn sie erfordert keine Hilfsmittel, läßt sich leicht erlernen und überall schnell, einfach und nebenwirkungsfrei anwenden. In China nimmt sie deshalb auch einen wichtigen Platz in der medizinischen Versorgung der Bevölkerung ein.

Die Auswahl der Punkte

Es gibt ein Fülle von Akupressurpunkten, die ganz unterschiedliche Reaktionen auslösen können. Um Ihnen die Selbstbehandlung zu erleichtern, wurden in der Hausapotheke nur einige wichtigste ausgewählt und in der Tabelle auf Seite 251 zusammengefaßt.

Im Kapitel »Beschwerden und Krankheiten von A bis Z« finden Sie jeweils unter dem Stichwort »Ohne Medikamente« die passenden Punkte genannt, wenn die Akupressur als erfolgversprechende Maßnahme vorgeschlagen wird. Die Lage des entsprechenden Punktes entnehmen Sie bitte den Abbildungen auf den Seiten 249 und 250.

Richtig akupressieren

Alle hier beschriebenen Punkte können Sie mit der Fingerkuppe massieren, wie die Zeichnung nebenan zeigt.

● Bewegen Sie dabei Ihre Finger mit kreisender Bewegung oder in Längsrichtung zum Meri-

Meridiane – die Energiebahnen des Körpers

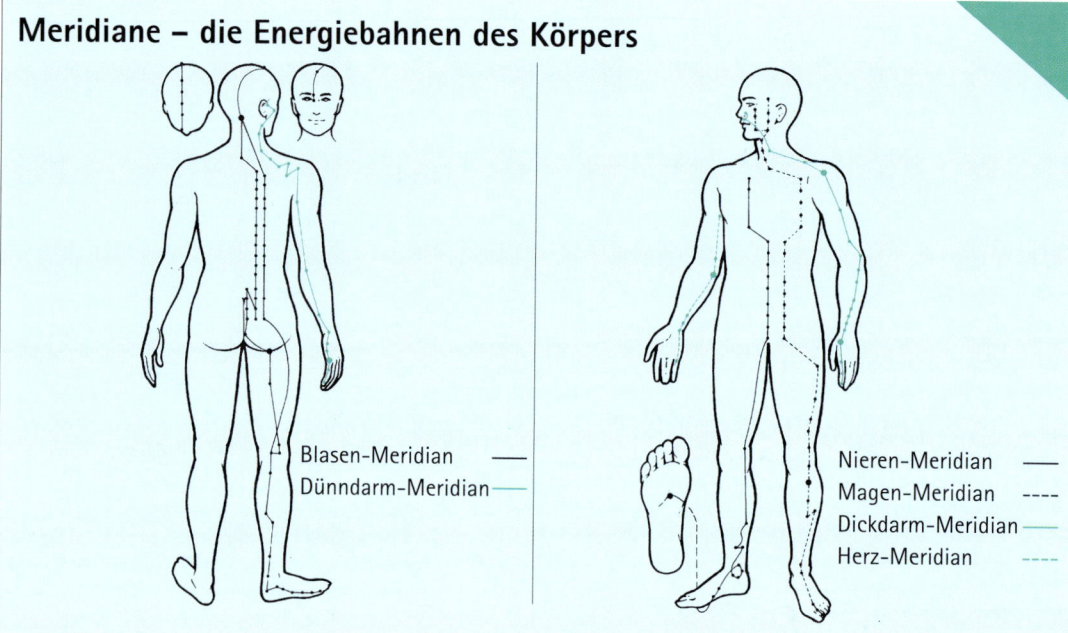

Blasen-Meridian ——
Dünndarm-Meridian——

Nieren-Meridian ——
Magen-Meridian ----
Dickdarm-Meridian——
Herz-Meridian ----

dian. Den Energieverlauf einiger Meridiane sehen Sie in der Zeichnung oben.

● Bei Schmerzzuständen ist es günstig, wenn Sie die Meridianrichtung berücksichtigen, da auch die Schmerzen oft in dieser Richtung ausstrahlen.

Druckintensität und Dauer

Der Massagedruck richtet sich nach der Lage der Akupressurpunkte: Punkte im Bereich von Muskeln können kräftig massiert werden, während Sie Punkte im Gesicht oder auf knöchernen Teilen vorsichtig behandeln sollten.

● Außerdem gilt: Kräftige, stabile Menschen vertragen eine intensivere Behandlung als geschwächte und empfindliche Patienten.

● Wenn ein Punkt nahe am erkrankten Bereich sitzt, darf er nur dreißig bis sechzig Sekunden behandelt werden, während Fernpunkte an den Armen und Beinen ein bis zwei Minuten lang massiert werden können.

Wann hilft Akupressur?

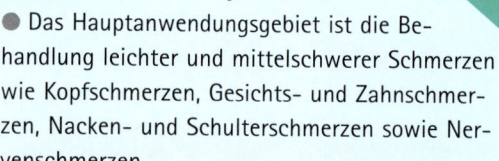

● Das Hauptanwendungsgebiet ist die Behandlung leichter und mittelschwerer Schmerzen wie Kopfschmerzen, Gesichts- und Zahnschmerzen, Nacken- und Schulterschmerzen sowie Nervenschmerzen.

● Auch Schlaflosigkeit, Nervosität, innere Unruhe, Übelkeit, Brechreiz, Seekrankheit, Verstopfung und Menstruationsstörungen lassen sich durch Akupressur sehr gut behandeln. Dabei kann die Akupressur gleichzeitig mit einer Akupunkturbehandlung erfolgen.

● Beachten Sie bitte, daß Sie wie bei jeder anderen Form der Selbsthilfe zuvor sicher sein müssen, daß keine schwerwiegende oder bösartige Erkrankung für Ihre Beschwerden verantwortlich ist. Durch eine zu ausgedehnte Eigenbehandlung ohne ärztliche Hilfe könnten Sie solche Erkrankungen verschleppen.

Wo Sie die Punkte finden

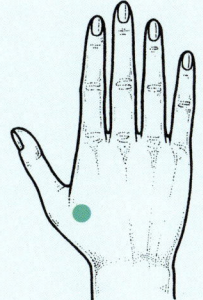

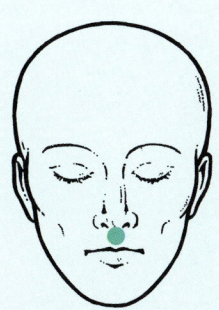

● **Di 4–Hegu – Talsenke**

Diesen Punkt finden Sie, wenn Sie den Daumen an die Hand legen. Es entsteht ein kleiner Muskelwulst, an dessen höchster Stelle der Punkt liegt.

● **Du 26–Renzhong – Wasserrinne**

Dieser Punkt liegt auf der Linie zwischen Nase und Oberlippe an der Grenze zwischen mittlerem und oberem Drittel.

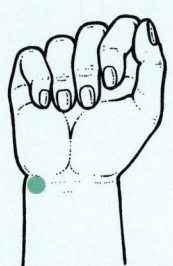

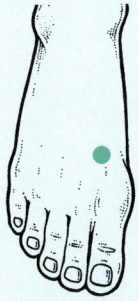

● **He 7–Shenmen – Göttliches Tor**

Auf der Beugefalte des Handgelenks befindet sich dieser Punkt am äußeren Rand der äußeren Sehne.

● **Le 3–Taichong – Höchste Attacke**

Dieser Punkt liegt im Winkel zwischen dem ersten und dem zweiten Mittelfußknochen.

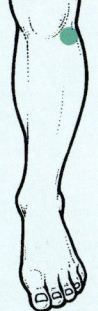

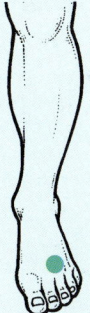

● **Ma 36–Zusanli – Göttlicher Gleichmut**

Der Punkt liegt an der Außenseite der Schienbeinkante, etwa drei Querfinger unterhalb vom Kniegelenksspalt.

● **Ma 44–Neiting – Innenhof**

Der Punkt liegt zwischen dem zweiten und dritten Zeh einen halben Querfinger entfernt von der Zwischenzehenhaut.

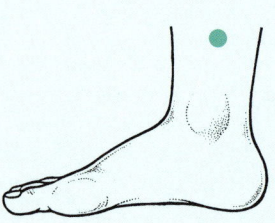

● MP 6–Sanyinjiao – Treffpunkt der drei Yin

Sie finden diesen Punkt etwa vier Querfinger über dem höchsten Punkt des inneren Knöchels an der Seite des Schienbeinknochens.

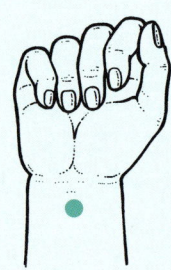

● Pe 6–Neiguan – Innerer Grenzwall

Dieser Punkt liegt zwischen den zwei tastbaren Hauptsehnen zweieinhalb Querfinger Richtung Ellenbeuge, ausgehend vom Handgelenk.

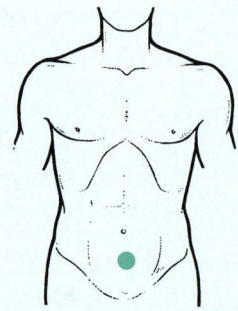

● Ren 4–Guanyuan – Meer der Energie

Sie finden ihn in der Mittellinie des Bauches vier Querfinger unterhalb des Nabels.

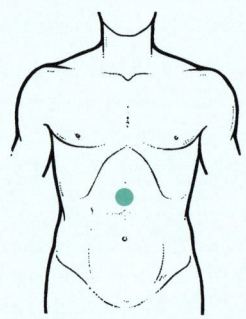

● Ren 12–Zhongwan – Zentrum des Magens

In der Mittellinie des Bauches, circa eine Handbreit oberhalb des Nabels, läßt sich dieser Punkt tasten.

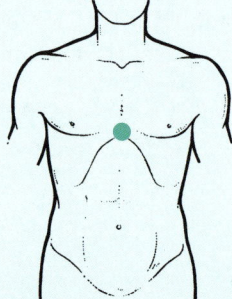

● Ren 17–Shanzhong – Taubenschwanz

Dieser Punkt liegt in der Mittellinie des Bauches, und zwar in der Mitte des Brustbeines zwischen den Brustwarzen.

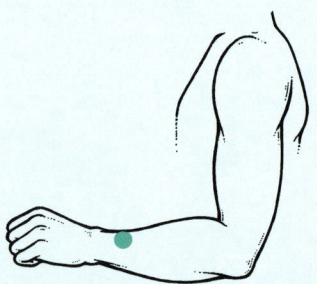

● SJ 5–Waiguan – Äußerer Paß

Er liegt auf der Mitte zwischen Elle und Speiche, zweieinhalb Querfinger ellenbogenwärts von der rückwärtigen Beugefalte des Handgelenks.

Wann die wichtigsten Punkte wirken

Punkte	Wirkung/Anwendungsgebiet	Technik
Di 4–Hegu	● Allgemeine Schmerzstillung, Augen- und Zahnschmerzen, Erkältungskrankheiten	● Massage zwischen Daumen und Zeigefinger für 60–120 s von der Hand in Richtung Körper
Du 26–Renzhong	● Notfälle, Ohnmacht, Kreislaufbeschwerden, Zahnschmerzen	● Massage mit dem Nagel des Zeigefingers oder Daumens für ca. 30 s zentral
He 7–Shenmen	● Schlaflosigkeit, innere Unruhe, Nervosität, psychosomatische Störungen, Angstzustände	● Massage mit dem Nagel des Zeigefingers für ca. 60 s vom Körper in Richtung Hand
Le 3–Taichong	● Allgemeine Schmerzen, Beinschmerzen, Gallenschmerzen, Bauchkrämpfe, Kopfschmerzen	● Massage mit dem Nagel des Zeigefingers für ca. 60 s vom Fuß Richtung Körper
Ma 36–Zusanli	● Übelkeit, Durchfall, Verstopfung, allgemeine Magen-Darm-Erkrankungen, Beinschmerzen	● Massage mit dem Zeigefinger für 60–90 s vom Körper Richtung Fuß
Ma 44–Neiting	● Kopfschmerzen, Zahnschmerzen, Erkältungskrankheiten; wichtigster Schmerzpunkt am Bein	● Massage mit dem Nagel des Zeigefingers oder Daumens für 30–60 s vom Körper Richtung Fuß
MP 6–Sanyinjiao	● Menstruationsstörungen, Bettnässen, Schlaflosigkeit	● Massage mit dem Zeigefinger für 60–90 s vom Fuß Richtung Körper
Pe 6–Neiguan	● Übelkeit, Brechreiz, Schluckauf, Seekrankheit	● Massage mit dem Zeigefinger ca. 60 s vom Körper in Richtung Hand
Ren 4–Guanyuan	● Menstruationsstörungen, Durchfall, Prostatabeschwerden	● Massage mit dem Zeigefinger für ca. 60 s auf den Nabel zu
Ren 12–Zhongwan	● Magen, Übelkeit, Appetitlosigkeit, Reisekrankheit	● Massage mit dem Zeigefinger für ca. 30 s auf dem Brustbein
Ren 17–Shanzhong	● Lungenerkrankungen, Entspannung	● Massage mit dem Zeigefinger für ca. 60 s Richtung Brustbein
SJ 5–Waiguan	● Kopfschmerzen, Erkältungskrankheiten	● Massage mit dem Zeigefinger für ca. 60 s von der Hand Richtung Körper

BÜCHER, DIE WEITERHELFEN

Collier, Renate: Wie neugeboren durch Darmreinigung. Gräfe und Unzer Verlag, München

Diener, Hans-Christoph: Migräne. Informationen und Ratschläge. Verlag Piper, München

Elmadfa, I./ Aign, W./ Fritsche, D.: GU Kompaß Nährwerte. Gräfe und Unzer Verlag, München

Feldenkrais, Moshé: Bewußtheit durch Bewegung – Der aufrechte Gang. Insel Verlag, Frankfurt/ Main

Johnen, Wilhelm: Muskelentspannung nach Jacobson. Gräfe und Unzer Verlag, München

Kitchenham-Pec, S./ Bopp, A: Beckenbodentraining. Trias Verlag, Stuttgart

Kneipp, Sebastian: So sollt Ihr leben. Kneipp Verlag, Stuttgart

Langbein, K./Martin, H.-P./ Weiss, H.: Bittere Pillen. Verlag Kiepenheuer & Witsch, Köln

Langen, Dietrich: Autogenes Training. Gräfe und Unzer Verlag, München

Pahlow, Mannfried: Der große GU Ratgeber Heilpflanzen. Gräfe und Unzer Verlag, München

Schneider, Sylvia: Das neue Frauenlexikon. Verlag Beltz Quadriga, Weinheim

Stellmann, Michael: Kinderkrankheiten natürlich behandeln. Gräfe und Unzer Verlag, München

Stiftung Warentest: Handbuch Selbstmedikation. Stiftung Warentest, Berlin

Stumpf, Werner: Großer GU Ratgeber Homöopathie. Gräfe und Unzer Verlag, München

Unger-Göbel, Ulla: GU-Kompaß Vitamine. Gräfe und Unzer Verlag, München

Waesse, Harry: Yoga für Anfänger. Gräfe und Unzer Verlag, München

Wagner, Franz: Akupressur Gräfe und Unzer Verlag, München

Wagner, Franz: Reflexzonen-Massage. Gräfe und Unzer Verlag, München

Wenzel, Petra/ Brauer, Klaus: Nierenerkrankungen – Was tun? Wissenschaftliche Verlagsgesellschaft, Stuttgart

Wenzel, Petra/ Hanke, Günther: Depressionen – Was tun? Wissenschaftliche Verlagsgesellschaft, Stuttgart

Wenzel, Petra/ Hanke, Günther: Angst und Schlafstörungen – Was tun? Wissenschaftliche Verlagsgesellschaft, Stuttgart

Werner, Monika: Ätherische Öle. Gräfe und Unzer Verlag, München

Werner, G./ Nelles, M.: Rückenschule. Gräfe und Unzer Verlag, München

Wühr, Erich: Chinesische Heilkunst. Gräfe und Unzer Verlag, München

ADRESSEN, DIE WEITERHELFEN

Aktionskommitee Kind im
Krankenhaus e.V. – AKIK –
Kirchstraße 34
61440 Oberursel

Arbeitsgemeinschaft
Allergiekrankes Kind e.V. – Hilfe
für Kinder mit Asthma, Ekzem
oder Heuschnupfen
Nassaustraße 32
35745 Herborn

BAGSO
Bundesarbeitsgemeinschaft der
Senioren-Organisationen
Schedestraße 13
53113 Bonn

Bundesgemeinschaft der Eltern
und Freunde schwerhöriger
Kinder
Pirolkamp 18
22397 Hamburg

Bundesverband Neurodermitis-
kranker in Deutschland e.V.
Oberstraße 171
56154 Boppard

Bundeszentrale für gesundheitliche Aufklärung
Ostmerheimer Straße 220
51109 Köln

Chronisches Müdigkeitssyndrom
– Immundysfunktionen
Mühlenstraße 38
53340 Meckenheim/ Rheinland

Deutsche Haut- und Allergiehilfe e.V.
Gotenstraße 164
53175 Bonn

Deutsche Herzstiftung e.V.
Voigtstraße 50
60322 Frankfurt

Deutsche Rheumaliga
Bundesverband e.V.
Maximilianstraße 14
53111 Bonn

Deutsche Schmerzhilfe
Woldsenweg 3
20249 Hamburg

Deutsche Tinnitus Liga e.V.
Lohsiepenstraße 39
42369 Wuppertal

Deutscher Neurodermitikerbund
Spaldingstraße 210
20097 Hamburg

Deutscher Psoriasisbund e.V.
Oberaltenallee 20 a
22081 Hamburg

Deutscher Verband für
Gesundheitssport und
Sporttherapie e.V.
Vogelsangerweg 48
50354 Hürth

Deutscher Zentralverein homöopathischer Ärzte e.V.
Am Hofgarten 5
53113 Bonn

GHI Gesellschaft für
Inkontinenzhilfe e.V.
Friedrich-Ebert-Straße 124
34119 Kassel

Haarausfall – Alopecia areata
Deutschland (AAD) e.V.
Postfach 10014
47701 Krefeld

Homöopathie-Forum – Organisation
klassisch homöopatisch arbeitender
Heilpraktiker e.V.
Grubmühler Feldstraße 14 a-b
82131 Gauting bei München

Internationale Gesellschaft für ganz-
heitliche Zahnmedizin e.V.
Seckenheimer Hauptstraße 111
68239 Mannheim

Kuratorium Knochengesundheit e.V.
Leipziger Straße 6
74889 Sinsheim

POLLENFLUG-VORHERSAGE

Baden-Württemberg,
Tel. 0190/ 11 54 93

Bayern,
Tel. 0190/ 11 54 94

Berlin/Brandenburg,
Tel. 0190/ 11 54 87

Hamburg,
Tel. 0190/ 11 54 82

Hessen,
Tel. 0190/ 11 54 86

Mecklenburg-Vorpommern,
Tel. 0190/ 11 54 84

Niedersachsen/Bremen,
Tel. 0190/ 11 54 83

Nordrhein-Westfalen,
Tel. 0190/ 11 54 85

Rheinland-Pfalz,
Tel. 0190/ 11 54 92

Saarland,
Tel. 0190/ 11 54 91

Sachsen,
Tel. 0190/ 11 54 90

Sachsen-Anhalt,
Tel. 0190/ 11 54 88

Schleswig-Holstein,
Tel. 0190/ 11 54 81

Thüringen,
Tel. 0190/ 11 54 89

Stiftung Deutscher
Polleninformationsdienst
Burgstraße 12
33175 Bad Lippspringe

Verband für physikalische Therapie
Hofweg 15
22085 Hamburg

Zentralverband der Ärzte für
Naturheilverfahren/Gesellschaft
für Neuraltherapie
Promenadenplatz 1
72250 Freudenstadt

GIFTINFORMATIONS-ZENTREN (24-Stunden-Dienst)

Berlin – Landesberatungsstelle für
Vergiftungserscheinungen und
Embryonaltoxikologie
Tel. 0 30/ 1 92 40 oder
Verwaltung: 0 30/ 30 68 66

Bonn – Informationszentrale
Vergiftungen,
Universitätskinderklinik und
Poliklinik
Tel. 02 28/ 1 92 40 oder
Tel. 02 28/ 287–32 11

Bremen – unter Göttingen:
Tel. 05 51/ 1 92 40 od. 38 31 80

Erfurt – Gemeinsames
Giftinformationszentrum GGIZ
Tel. 03 61/ 73 07 30

Freiburg – Informationszentrale
für Vergiftungen, Universitäts-
Kinderklinik
Tel. 07 61/ 1 92 40

Göttingen–Vergiftungsinformations-
zentrale
Tel. 05 51/ 1 92 40 od. 38 31 80

Hamburg – unter Göttingen:
Tel. 05 51/ 1 92 40 od. 38 31 80

Homburg/Saar – Beratungsstelle
für Vergiftungsfälle im Kindesalter
Tel. 0 68 41/ 1 92 40

Leipzig – Universität
Tel. 03 41/ 9 71 08

Mainz – Beratungsstelle bei
Vergiftungen
Tel. 0 61 31/ 1 92 40 od. 23 24 66

München – Giftnotruf München,
Toxikologische Abteilung,
Klinikum rechts der Isar
Tel. 0 89/ 1 92 40

ÖSTERREICH

Ärztegesellschaft für Klassische
Homöopathie
Dr. Dietmar Payrhuber
Kirchengasse 21
5020 Salzburg

Frauengesundheitszentrum Graz
Brockmanngasse 48
8010 Graz

Gift-Info-Zentrale Wien
Tel. 02 22/ 406 43 430

Kind im Krankenhaus – Verein
Kinderbegleitung
Postfach 537
1100 Wien

Medizinische Gesellschaft für
Inkontinenzhilfe Österreich
Speckbacherstraße 1
6020 Innsbruck

Medizinisches Selbsthilfezentrum
Obere Augartenstraße 26–28
1020 Wien

Österreichische
Diabetikervereinigung
Moosstraße 18/1
5020 Salzburg

Österreichische Rheuma-Liga
Postfach 1
1023 Wien

Patientenservice Tel. 1771
Für allgemeine Auskünfte bei
Nichterreichen des eigenen Arztes

Psoriatiker-Verein Austria
Stromstraße 39–45/7/R 1
1200 Wien

Verein D & A – Gesellschaft zur
Förderung der Selbsthilfe bei
Depressionen und
Angststörungen
Schattenfeldgasse 40
1070 Wien

SCHWEIZ

Beratungsstelle der Gesellschaft
für Inkontinenzhilfe
Frauenklinik/Proktologie
Kantonsspital
6000 Luzern 16

Das Band
Selbsthilfe für Asthmatiker
Gryphenhübeliweg 40
3006 Bern

Giftnotruf Zürich
Tel. 1 251 51 51

Schweizerische Diabetes-
Gesellschaft
Forchstraße 95
8032 Zürich

Schweizerische Gesellschaft für
Allergologie und Immunologie
1213 Onex, Kanton Genf

Schweizerische Herzstiftung
Schwarztorstr. 18
3007 Bern

Schweizerische
Patientenorganisation
Zähringer Str. 32
8001 Zürich

Schweizerische Rheuma-Liga
Renggerstraße 71
8038 Zürich

Schweizerischer Verband Kind
und Spital
Postfach 8053
8400 Winterthur

Schweizerisches Rotes Kreuz
Abteilung Gesundheits- und
Sozialwesen
Rainmattstraße 10
3011 Bern

Selbsthilfezentrum Hinterhuus
Feldbergstraße 55
4057 Basel

Verband Klassischer
Homöopathen
Postfach 625
8027 Zürich

Sachregister

Impressum

DIE AUTORIN

Dr. med. Petra Wenzel arbeitete nach dem Studium der Humanmedizin zunächst in der medizinischen Forschung. Sie hat heute eine eigene Praxis auf dem Land mit Schwerpunkt Naturheilweisen. Sie ist außerdem Wissenschaftsjournalistin, Autorin von Patientenratgebern und gibt Seminare und Volkshochschulkurse für Patienten. Frau Dr. Wenzel ist Mitglied der Gesellschaft für Phytotherapie und der Ärztegesellschaft für Naturheilweisen.

REDAKTION
Adriane Andreas
LEKTORAT
Corinna Gieseler
KONZEPT
Dr. Felicitas Zorn
GESAMTGESTALTUNG UND SATZ
Vision Creativ, München
BILDREDAKTION
Christine Majcen-Kohl
HERSTELLUNG
Verena Römer
REPRO
Fotolito Longo, Bozen

FOTOS
Thomas von Salomon
ZEICHNUNGEN
Martin Scharf
COVERFOTO
Thomas von Salomon

WEITERE ABBILDUNGEN
Bavaria: S. 50 (Janicek)
Gerlind Bruhn: S. 247–250
Christian Crusa: S. 55
GU Archiv: S. 45, 72
Erwin Hagen: S. 238
IFA Bilderteam: S. 93, 111
Image Bank: Info Reiseapotheke (Kuppat), S. 84 (de Lossy), S. 166 (George)
Ulla Klimmig: S. 202, 209, 210
Dieter Knapp: S. 244
Rudolf König: S. 228, 229, 231, 232, 234
Mike Masoni: S. 173
Mauritius: S. 39
Michael Nischke: S. 96
Hans Reinhard: S. 101, 158, 230, 233, 235, 236, 237, 239
Reiner Schmitz: Info Kinderapotheke, Info „Die Grundausstattung Ihrer Apotheke", Info „Rezepte für pflanzliche Badezusätze", Info „Rezepte für die Teezubereitung", S. 11, 81, 133, 147, 154, 165, 213, 220, 227, 242, 245
Christophe Schneider: S. 26, 32, 52, 57 oben, 66, 115, 135
Stiftung Warentest (Bergmann): S. 2, 86, 105, 205
Tony Stone: S. 200 (Seer)
Teubner: S. 63
Isabella Valdivieso: S. 109, 144, 171

WICHTIGER HINWEIS

Dieser Ratgeber stellt die häufigsten Alltagsbeschwerden vor, gibt Ratschläge zur Selbstbehandlung und zeigt deren Grenzen auf. Wenn Sie sich bei der Behandlung nicht sicher sind, oder wenn unvorhersehbare oder unklare Begleitumstände auftreten, suchen Sie unbedingt ärztlichen Rat!

Naturheilverfahren können nicht grundsätzlich eine schulmedizinische Behandlung ersetzen. Jede Leserin/jeder Leser muß in eigener Verantwortung entscheiden, ob sie/er die in diesem Buch dargestellten Naturheilverfahren und Vorbeugemaßnahmen einsetzen möchte.

ISBN 3–8118–1705–1
Printed in Italy

Rezepte für pflanzliche Badezusätze

Zusatz	Zubereitung und Dosierung	Wirkung	Anwendungs-formen	Wann anwenden?
Arnika (Arnica montana)	● Vollbad: 2–4 Eßlöffel Arnika Badeextrakt; Umschläge: 1–3 Eßlöffel Arnikatinktur auf 1 Liter Wasser	● resorptionsfördernd, schmerzlindernd	● Vollbad, Teilbäder, Wickel, Einreibungen	● Verletzungen, Blutergüsse, leichte Formen von Rheuma, Gliederschmerzen nach Überanstrengung
Baldrian (Valeriana officinalis)	● fertig gekauften Badeextrakt nach Anleitung	● beruhigend	● meist als Vollbad	● Schlaflosigkeit, Überfunktion der Schilddrüse, nervöse Unruhe
Eichenrinde (Cortex quercus)	● Vollbad: 1–3 kg Eichenrinde mit 5 Liter Wasser ansetzen, 1/2 Stunde kochen, abgießen, dem Bad zusetzen	● gerbsäurehaltig, zusammenziehende (adstringierende) Wirkung	● Vollbad, Teilbäder, Spülungen	● nässende Hautausschläge, Ekzem am Darmausgang, Verbrennungen, Scheidenentzündungen, Hautpilz
Fichtennadel (Pinus silvestris)	● 150 Gramm eines Extraktes für ein Vollbad	● beruhigend, sekretionsfördernd, desodorierend	● Vollbäder, seltener Teilbäder	● Nervosität, Aufregung
Heublumen (Semina graminis)	● Vollbad: 1–1,5 kg Heublumen in 5 Liter kaltem Wasser ansetzen, 1/2 Stunde kochen, durchseihen, dem Bad zusetzen	● durchblutungsfördernd, krampflösend	● Voll- und Teilbäder, Wickel, Auflagen (Heusack)	● Weichteilrheumatische Beschwerden, Gelenkentzündung, chronische Bronchitis, eitrige Entzündungen

Die wichtigsten Wickelrezepte

Hier finden Sie alle auf einen Blick, die bei kleinen und großen Patienten oft ungeliebten, aber bewährten Hausrezepte aus Großmutters Zeiten. Kein Wunder, daß sie auch heute noch bei Halsweh oder Husten zum Einsatz kommen: Die Vorbereitung ist einfach und geht schnell, die meisten Zutaten werden Sie tatsächlich griffbereit im Haus haben, und der Erfolg gibt Ihnen recht.

Quarkwickel

- Bei starken Schmerzen.
- Verwendung: als Hals- und Wadenwickel (Seite 215, 216), Rezept ist aber auch für einfache Auflagen (Seite 219) oder Umschläge geeignet.
- Frischen Quark messerrückendick auf ein Leinentuch streichen und mit der bestrichenen Seite auflegen.

Lehmwickel

- Bei Entzündungen.
- Verwendung: als Hals- und Wadenwickel (Seite 215, 216), Rezept ist aber auch für einfache Auflagen (Seite 219) geeignet.
- 2–3 Eßlöffel Heilerde aus der Apotheke mit etwas Wasser zu einem festen Brei verrühren, kalt stellen. Messerrückendick auf ein feuchtes Tuch streichen, mit der bestrichenen Seite auflegen.

Kartoffelwickel

- Schmerzstillende Wirkung.
- Verwendung: als Halswickel (Seite 215).
- Kartoffeln kochen, zerstampfen und heiß in ein Leinentuch einschlagen. Vorsicht, prüfen Sie unbedingt die Temperatur!

Senfwickel

- Durchblutungsfördernd, bekämpft Bakterien und Pilze, schleimlösend.
- Verwendung: als Hals-, Waden- oder Brustwickel (Seite 214–216).
Vorsicht, Überempfindlichkeitsreaktionen möglich! Bei auftretenden Beschwerden Behandlung sofort abbrechen. Wichtig: Augen mit Kompressen schützen, Brustwarzen und Achselhöhlen immer abdecken.
- Je nach Größe des Wickels 2–3 gehäufte Eßlöffel Senfmehl aus der Apotheke mit 3–4 Liter kaltem Wasser ansetzen, nach 10 Minuten mit heißem Wasser auffüllen, bis 48 °C erreicht sind (mit Badethermometer überprüfen!). Ein Leinentuch in dem Sud tränken, auswringen und auf die betreffende Körperstelle auflegen.
- Anwendungsdauer: 1mal täglich 10–20 Minuten, danach den betreffenden Körperteil lauwarm abwaschen.

Zwiebelwickel

- Entzündungshemmend, schleimlösend, erleichtert Schleimabfluß.
- Verwendung: bekannt als warmer Ohrwickel, besonders bei Kindern, aber auch als kalte Kompresse auf die Haut.
- Eine Zwiebel klein schneiden, mit einer Gabel zerdrücken und für den Ohrwickel kurz ohne Fett andünsten. Auf einem Stofftaschentuch verteilen und in das Tuch einschlagen. Die Temperatur prüfen und auf das Ohr legen. Darüber ein Stück Watte und ein Tuch geben und mit einem Wollschal oder einer Mütze fixieren.
- Anwendungsdauer: solange der Wickel warm ist, nach Bedarf mehrmals wiederholen.

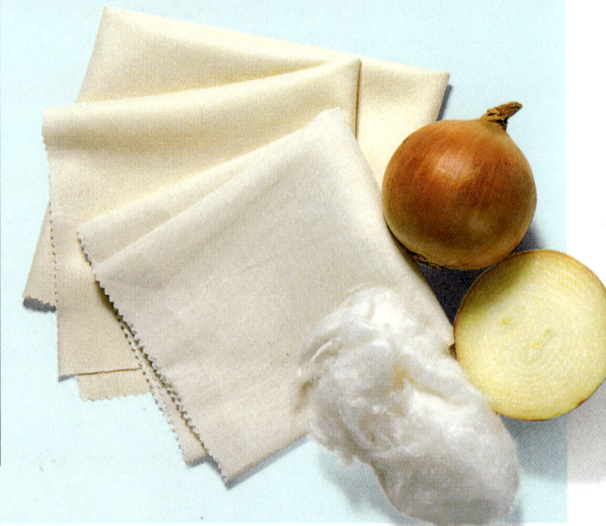

Rezepte für die Teezubereitung

Abrakadabra – Teeaufgüsse, Auszüge oder Abkochungen sind keine Hexerei. Mit den folgenden Rezepten läuft auch in Ihrer Kräuterküche zu Hause alles nach Plan.

Pflanzenaufgüsse

● Zur richtigen Herstellung eines Aufgusses wird die vorgegebene Menge an zerkleinerter, getrockneter Arzneipflanze mit 200 Milliliter kochendem Wasser übergossen, in einem bedeckten Gefäß circa 10 Minuten ziehen gelassen und durch ein Teesieb abgeseiht. Besonders einfach läßt sich das mit Kräutertee-Tassen durchführen: Sie haben einen Deckel, damit die ätherischen Öle nicht verdampfen.

● Früchte, die ätherische Öle enthalten, wie Fenchel, Anis oder Kümmel, vor dem Übergießen mit heißem Wasser quetschen oder zerstoßen.

● Aufgüsse aus getrockneten Pflanzen, die kein ätherisches Öl enthalten, beispielsweise Weißdornblüten mit -blättern, können noch circa fünf Minuten auf kleiner Flamme heiß gehalten werden.

● Bitterstoff-Aufgüsse dagegen dürfen nicht gekocht werden, da bei zu langer Erhitzung der Bitterwert abnimmt.

Abkochungen

● Abkochungen werden in der Regel von härteren Holz-, Rinden- und Wurzeldrogen durchgeführt. Auch Arzneipflanzen, die langsam lösliche Stoffe enthalten, müssen so zubereitet werden.

● Zur Herstellung einer Abkochung wird die vorgeschriebene Menge der zerkleinerten Arzneipflanze (Teelöffel oder Eßlöffel) mit circa 200 Milliliter heißem Wasser übergossen, auf kleiner Flamme (das heißt über 90 °C) 30 Minuten lang heiß gehalten und durch ein Teesieb heiß abgeseiht.

Auszüge

● Von einigen wenigen Arzneipflanzen (Bärentraubenblätter, Eibischwurzeln, Mistelkraut, Sennesblätter) stellt man Auszüge bei Raumtempera-

tur her. In diesen Fällen übergießen Sie die zerkleinerte Arzneipflanzenzubereitung mit 150 bis 200 Milliliter kaltem, eventuell abgekochtem Wasser, lassen sie bis zu acht Stunden unter gelegentlichem Umrühren stehen und seihen sie danach ab.

Ihr Tee-Standardrezept

● Für die Herstellung von Heilkräuter-Tees gilt, daß ätherisch-ölhaltige Zubereitungen nur kurz mit heißem Wasser überbrüht werden. Danach läßt man den Tee 5 bis 10 Minuten ziehen und seiht ihn dann ab. Bei längerem Kochen gehen ätherische Öle verloren, und es treten zunehmend Gerbstoffe in den Tee über.

● Faustregel für die Dosierung: 1–2 Teelöffel des Heilkräuter-Tees oder der Teemischung pro Glas oder Tasse Wasser (150 ml).

● Anwendung: In der Regel sollten Sie zwei- bis dreimal täglich eine Tasse Tee in kleinen Schlucken trinken. Günstig ist es, wenn Sie die Teebehandlung kurmäßig über drei bis vier Wochen durchführen. Je nach Anwendungsgebiet und Inhaltsstoffen des Tees sollten Sie dies am besten vorher mit Ihrem Hausarzt/Ihrer Hausärztin entscheiden. Verdauungsfördernde Bitterstofftees zum Beispiel können problemlos auch über längere Zeit eingenommen werden.

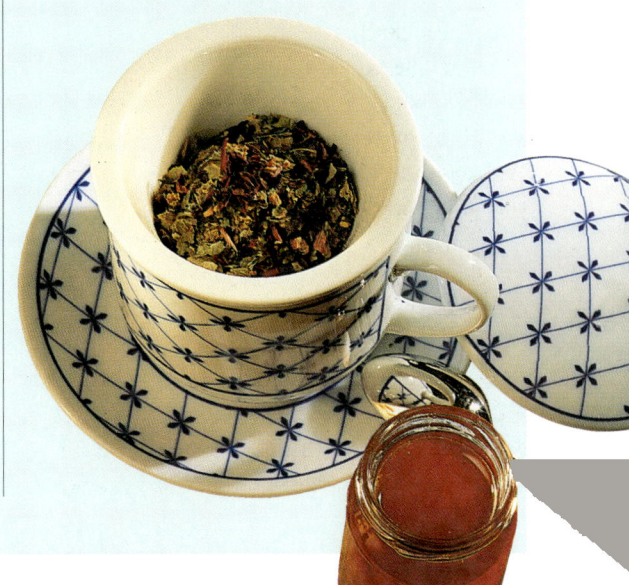

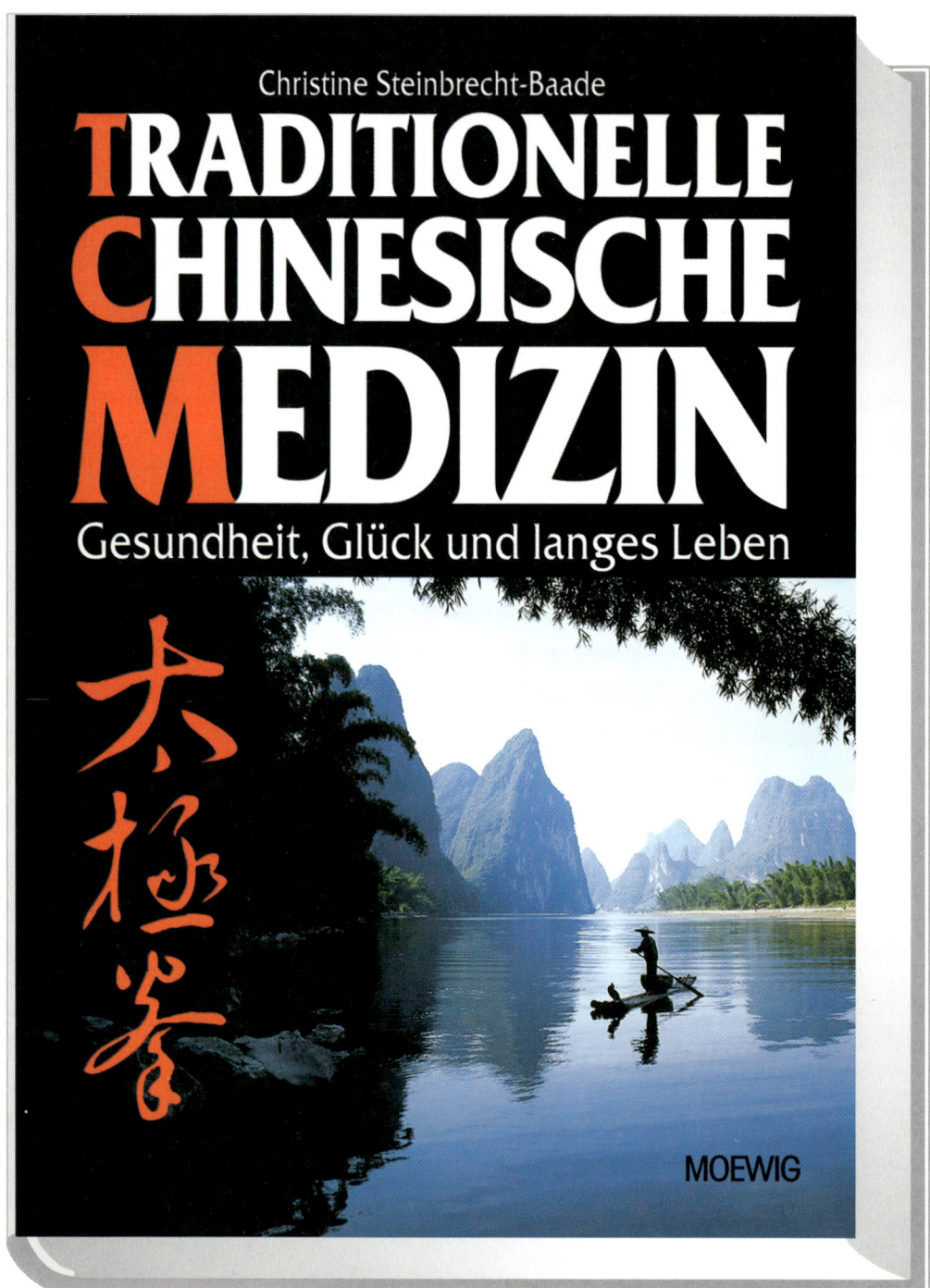

Christine Steinbrecht-Baade
Traditionelle Chinesische Medizin

208 Seiten, Hardcover
Format 15,5 x 22,7 cm
ISBN 3-8118-1651-9